基础护理学

基本技能与临床思维训练

万丽红　陈妙霞　主编

U0263963

SPM 南方传媒
广东科技出版社
全国优秀出版社
·广州·

图书在版编目（CIP）数据

基础护理学基本技能与临床思维训练 / 万丽红，陈妙霞主编. —广州：广东科技出版社，2024.3
ISBN 978-7-5359-8130-1

Ⅰ.①基… Ⅱ.①万… ②陈… Ⅲ.①护理学 Ⅳ.①R47

中国国家版本馆CIP数据核字（2023）第158151号

基础护理学基本技能与临床思维训练
Jichu Hulixue Jiben Jineng Yu Linchuang Siwei Xunlian

出 版 人：严奉强
责任编辑：何钰怡 李 旻
装帧设计：友间文化
责任校对：李云柯 廖婷婷 曾乐慧
责任印制：彭海波
出版发行：广东科技出版社
（广州市环市东路水荫路11号 邮政编码：510075）
销售热线：020-37607413
https: //www.gdstp.com.cn
E-mail：gdkjbw@nfcb.com.cn
经 销：广东新华发行集团股份有限公司
印 刷：广州市彩源印刷有限公司
（广州市黄埔区百合三路8号 邮政编码：510700）
规 格：787 mm × 1 092 mm 1/16 印张28 字数560千
版 次：2024年3月第1版
2024年3月第1次印刷
定 价：158.00元

编委会名单

主　编

万丽红（中山大学护理学院）

陈妙霞（中山大学附属第三医院）

副主编

罗凝香（中山大学附属第一医院）

吴丽萍（中山大学附属第一医院）

冯晓玲（中山大学孙逸仙纪念医院）

冯晓薇（中山大学孙逸仙纪念医院）

编写秘书

张　琪（中山大学护理学院）

编　者（按姓氏笔画排序）

万丽红（中山大学护理学院）

王玉翠（中山大学孙逸仙纪念医院）

冯晓玲（中山大学孙逸仙纪念医院）

冯晓薇（中山大学孙逸仙纪念医院）

刘　婷（中山大学护理学院）

李　元（中山大学附属第一医院）

李　瑜（广州中医药大学护理学院）

李慧娟（中山大学附属第三医院）

杨巧红（暨南大学护理学院）

吴丽萍（中山大学附属第一医院）

张　琪（中山大学护理学院）

陈玉英（中山大学附属第一医院）

陈志昊（中山大学附属第一医院）

陈妙霞（中山大学附属第三医院）

林小玲（中山大学护理学院）

罗宝嘉（中山大学附属肿瘤医院）

罗凝香（中山大学附属第一医院）

屈盈莹（中山大学孙逸仙纪念医院）

胡细玲（中山大学附属第三医院）

柯彩霞（中山大学附属第一医院）

殷　俊（中山大学附属第三医院）

曹素贞（中山大学中山医学院医学英语与医学人文中心）

主编简介

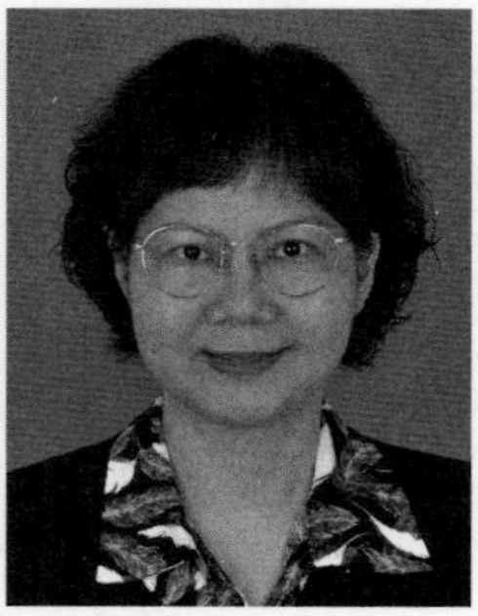

万丽红　博士、教授、博士研究生导师。1989年毕业于中山医科大学护理学系，现任中山大学护理学院副院长、基础护理学教研室主任及课程负责人、护理技能教学中心主任；兼任全国高等学校护理学专业数字教材评审委员会委员、中华护理学会高等教育专委会委员、广东省护理学会护理职业规划与创新发展委员会主任委员、广东省康复医学会脑卒中防治与康复专业委员会副会长、广东省精准医学应用学会脑卒中分会副主任委员，国家自然科学基金、广东省自然科学基金等评审专家。主编的《基础护理学基本技能（汉英对照）》获评“广东省精品教材”；主编“十四五”普通高等教育本科规划教材《基础护理学》和《高血压脑卒中家庭健康管理手册》，任国家卫生健康委员会“十四五”规划教材《基础护理学》（第七版）、国家卫生和计划生育委员会“十二五”“十三五”规划教材《护理教育理论与实践》（第一、第二版）副主编。主持国家自然科学基金面上项目、中英合作课题及省部级课题多项，以第一作者或通讯作者身份发表科研及教学高水平论文130余篇。曾获中华护理学会科技奖三等奖、广东省护理学会科技奖一等奖、广东省教育教学成果奖二等奖、中山大学教学成果奖一等奖、中山大学首届青年教师授课大赛决赛二等奖及“中山大学教学名师”称号。

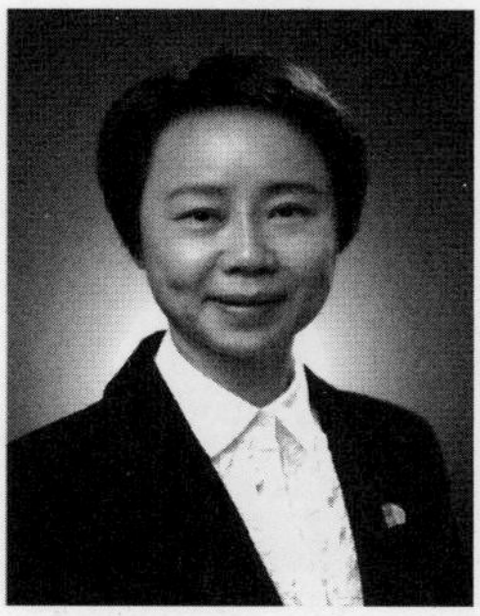

陈妙霞　硕士、主任护师、硕士研究生导师。1989年毕业于中山医科大学护理学系，曾任中山大学附属第三医院护理部主任，现任中山大学附属第三医院学科带头人、护理学教研室主任；兼任中华护理学会传染病护理学专业委员会常委、广东省护理学会心理护理学专业委员会主任委员等。主编《实用护理工作标准作业流程》《专科护理操作规程及考评细则》《基础护理学基本技能（汉英对照）》，任“十四五”普通高等教育本科规划教材《传染病护理学》副主编。主持国家及省部级课题多项，以第一作者或通讯作者身份发表论文40余篇。曾获中华护理学会科技奖二等奖、广东省护理管理创新奖特等奖，2020年3月被国家卫生健康委员会、人力资源和社会保障部、国家中医药管理局联合授予“全国卫生健康系统新冠肺炎疫情防控工作先进个人”称号。

内容提要

本书包括上、下两篇。上篇基础护理学基本技能训练，为基础护理学基本技能及其相关技能扩展，包括操作目的与评估，操作流程与图解，操作评价与注意事项。下篇基础护理学基本技能的临床思维训练，是以临床典型案例为基础、以护理程序为主线、以患者为中心、以问题为导向、以证据为基本，在基础护理技能应用中训练临床思维，包括单项技能的临床思维实训和综合技能的临床思维考核，通过重现临床真实场景，在健康评估的基础上考核学生的临床思维能力、操作技能及团队合作能力。此外，书后还附有临床护理技能模拟比赛实例、基础护理学基本技能操作会话和课堂用语的汉英对照实例，帮助学生提高临床沟通技能和护理英语口语水平。

本书以国家卫生健康委员会规划教材为基础，参考国内外有关临床思维训练的专著，由护理学院教授及各教学医院一线护理专家共同编写，内容充实、层次清晰、图文并茂、案例丰富、简明实用，可供护理学专业全日制本科及相应水平的学生使用，也可作为新护士岗前培训及各类护理技能大赛集训的培训教材。

前言

党的“二十大”从全面建设社会主义现代化国家的使命和全局出发，进一步对推进健康中国建设作出了部署，“十四五”时期的全面推进健康中国建设对护理事业发展也提出了新要求和新任务。夯实基础护理，是实现临床优质护理服务的关键。如何运用护理程序、如何将理论联系实际、如何在护理操作中与患者有效沟通、如何培养学生的临床思维，是基础护理技能教学中的重点和难点。

本书编写的指导思想是：围绕立德树人的教育目标，在2017年出版的《基础护理学基本技能（汉英对照）》（第二版）的基础上，通过案例情境模拟的单项技能的临床思维实训和综合技能的临床思维考核，引导学生正确评估患者病情、提出护理问题并实施相应的护理措施，帮助学生在学习基础护理学基本技能的同时，更好地将所学知识和技能与患者的病情紧密联系，提高学生灵活运用理论知识于临床实际的能力，提高学生与患者有效沟通及团队合作的综合能力。

本书具有三大特点：一是操作流程简洁清晰、贴近临床，体现科学性、先进性和实用性；二是采用实景图片进行解析，更加清晰、直观地帮助学生理解和掌握操作要领；三是立足基础、联系临床，增设临床情境、临床实训任务、实训拓展和案例启示，巧妙融入课程思政元素，使学生在早期接受临床思维训练的同时，提高学习兴趣和专业认同感，培养人文关怀精神，助力学生全面发展，为日后走上护理工作岗位、向患者提供优质护理服务打下坚实的基础，以满足临床护理工作的需要。此外，书后还附有临床护理技能模拟比赛实例、基础护理学基本技能操作会话和课堂用语的汉英对照实例，帮助学生提高临床沟通技能和护理英语口语水平。

本书编者来自广东省各高校护理学院及附属医院，具有丰富的教学经验和临床护理经验，编写严谨求实。本书以临床典型案例为基础、以护理程序为主线、以患者为中心、以问题为导向、以证据为基本，在基础护理学基本技能应用中训练临床思维，所有案例均由编者精心设计且来自临床实际的护理情境，力求在基础护理教学的同时，培养学生的临床护理思维、良好的职业道德和职业情感，真正达到课堂理论紧密联系临床实际的目的，可供护理学专业全日制本科及相应水平的学生使用，也可作为新护士岗前培训及各类护理技能大赛集训的培训教材。

本书得到主编所在护理学院及各附属医院、中山大学中山医学院医学英语与医学人文中心、暨南大学护理学院、广州中医药大学护理学院等单位的专家们的大力支持和帮助。在此对他们的辛勤付出表示最衷心的感谢。

尽管在编写过程中付出了大量心血，但由于编者能力和水平有限，书中难免存在不足之处，恳请国内同道斧正。

万丽红

中山大学护理学院

2024年1月

目录

上篇 基础护理学基本技能训练

目录

目录

目录

上篇

SHANG PIAN

基础护理学基本技能训练

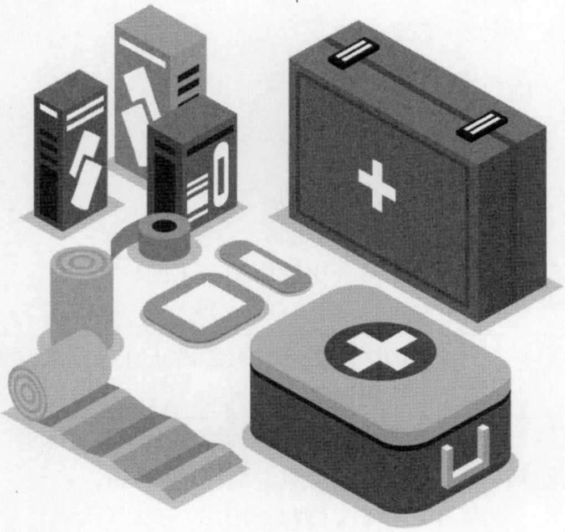

第一章　铺床法

第一节　铺备用床

【目的】

1. 保持病房整洁。
2. 准备接收新患者。

【评估】

1. 检查病房内有无患者正在接受治疗或进餐。
2. 评估病床及床垫是否完好。
3. 检查被子是否适合季节的需要。
4. 检查环境是否清洁、通风。

【操作流程】

详见表1-1。

表1-1　铺备用床的操作流程

项目	项目分类	操作步骤
准备	1.护士	着装整洁。洗手，戴口罩。
	2.物品	（1）床、床垫。 （2）治疗车上层： 1）大单。 2）被套。 3）毛毯或棉胎。 4）枕套。 5）枕芯。 6）速干手消毒剂。 （3）治疗车下层： 1）床刷及一次性床刷套（图1-1）。 2）弯盘。
	3.环境	（1）确保病房内没有患者正在接受治疗或进餐。 （2）病房清洁、通风。
操作过程	1.移床旁桌椅	（1）将放置用物的治疗车推至患者床旁。 （2）移开床旁桌，离床约20 cm。 （3）将床旁椅移至床尾。
	2.检查床垫	（1）检查床垫并根据需要翻转床垫。 （2）用带湿套的床刷扫床，用弯盘接清扫物。 （3）弃去用过的一层床刷套。

续表

项目	项目分类	操作步骤
操作过程	3.铺大单	方法一：床罩法 （1）将床罩放在床垫上，使其横、纵中线对齐床垫的相应中线。 （2）从床头到床尾、从近侧到远侧依次打开床罩。 （3）将床罩四角从上至下套在床垫上，使床罩平紧、床罩角与床垫角吻合。 （4）将余下部分的床单折入床垫下。 方法二：大单法 （1）将大单放在床垫上，使其横、纵中线对齐床垫的相应中线。 （2）从床头到床尾、从近侧到远侧依次打开大单。 （3）将床头余下部分的大单折入床垫下。 （4）铺近侧床头角（图1-2）。 （5）操作者移至床尾，将床尾余下部分的大单折入床垫下，铺同侧床尾角。 （6）操作者移至床中间，将大单中部边缘折入床垫下。 （7）操作者转至床远侧，将大单拉直，使其无折皱。 （8）同法铺远侧大单的床头角、床尾角和大单中部。
	4.套被套	（1）将被套放在床上，使其纵中线对齐床的纵中线，被套上缘距床头15 cm。 （2）依次打开被套，将被套尾端开口处的上层向上打开至1/3处。 （3）将S形折叠的毛毯或棉胎放入被套尾端开口处，底边与被套开口边缘平齐。 （4）将毛毯或棉胎上端拉至被套顶端。 （5）展开毛毯或棉胎，先近侧后远侧，使其平铺于被套内，并充实被套顶角。 （6）系好被套尾端开口处的系带。 （7）折被筒：盖被两侧平齐床沿内折，尾端平齐床尾内折成筒状。
	5.套枕套	（1）打开枕套并套于枕芯外。 （2）将枕头平放于床头，枕套开口端背门（图1-3）。
整理	1.物品/环境	（1）移回床旁桌、床旁椅。 （2）用物分类处理。
	2.护士	洗手。

评分说明：床单、被套明显不平整者不合格。

【操作图解】

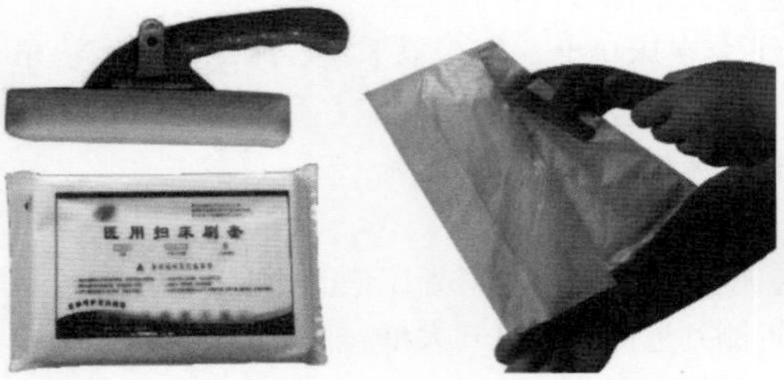

图1-1 床刷及一次性床刷套

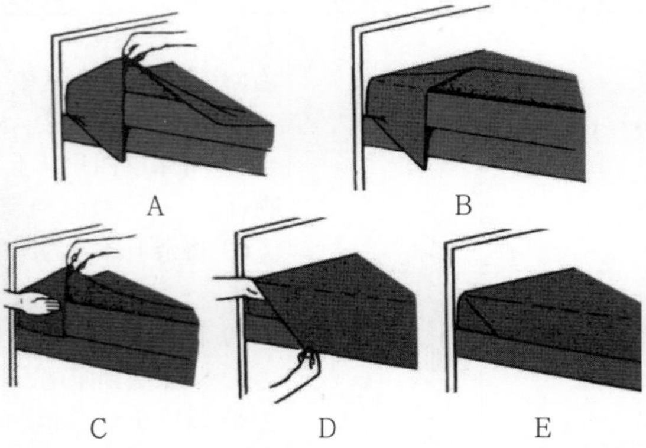

图1-2 铺床角法

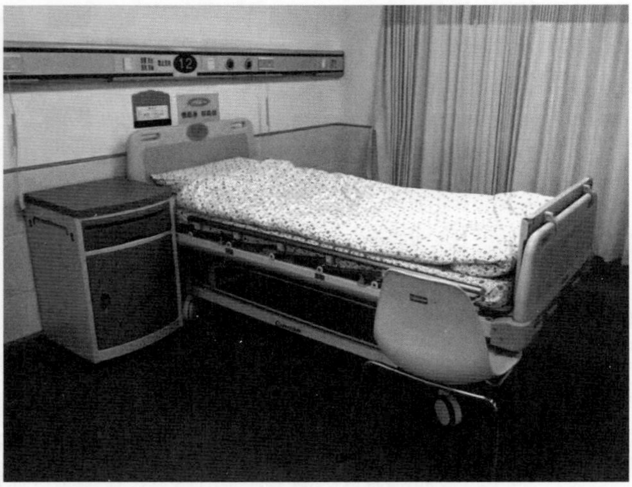

图1-3 备用床

【评价】

1. 动作准确、轻巧、稳重、熟练，符合节力原则，顺序正确。
2. 床铺整洁、舒适、无折皱。
3. 大单中线对齐床垫中线，四角平整紧扎。
4. 盖被充实、平整，三边内折平齐床沿。
5. 枕头充实、平整，枕套开口端背门。
6. 在规定的时间内完成操作。

【注意事项】

1. 铺床时，病房内没有患者正在接受治疗或进餐。
2. 运用人体力学原则以省时、节力，如调节升降床、将床栏放下时采取正确姿势，以减轻操作者的肌肉紧张、疲劳。

3. 床铺平整无折皱，以免刺激患者皮肤，引起不适。

第二节　铺暂空床

【目的】

1. 保持病房整洁。
2. 供新入院患者或住院患者暂时离床（如外出检查或治疗）时使用。

【评估】

1. 新入院患者：了解新入院患者的病情。
2. 住院患者：评估住院患者的病情是否允许其暂时离床活动或外出检查和治疗。
3. 检查病房内其他患者是否正在接受治疗或进餐。
4. 检查环境是否清洁、通风。

【操作流程】

详见表1-2。

表1-2　铺暂空床的操作流程

项目	项目分类	操作步骤
准备	1.患者	（1）护士评估患者。 （2）解释操作目的，以取得患者的同意。
	2.护士	着装整洁。洗手，戴口罩。
	3.物品	（1）治疗车上层： 1）根据需要准备更换用的床上用物。 2）速干手消毒剂。 （2）治疗车下层： 1）床刷及一次性床刷套。 2）弯盘。
	4.环境	（1）确保病房内没有患者正在接受治疗或进餐。 （2）病房清洁、通风。
操作过程	1.移床旁桌椅	（1）携用物到患者床边。 （2）移开床旁桌，离床约20 cm。 （3）将床旁椅移至床尾。
	2.放置用物	（1）确认患者已外出检查或治疗。 （2）将患者的盖被、枕头放在椅子上。
	3.检查、清扫	（1）检查患者有无手表等个人物品落在床上。 （2）检查有无已被弄脏的床上用物，根据需要进行更换。 （3）用带湿套的床刷扫床，用弯盘接清扫物。 （4）弃去用过的一层床刷套。
	4.铺床角	如果床角松散，则重新铺床角，方法同第一章第一节“铺备用床”（图1-2）。

续表

项目	项目分类	操作步骤
操作过程	5.扇形折盖被	（1）将盖被放在床上，使其纵中线对齐床的纵中线，上缘距床头15 cm。 （2）盖被两侧平齐床沿内折，尾端平齐床尾内折。 （3）将盖被扇形三折于床尾（图1-4）。
	6.松枕	拍松枕头，将枕头平放于床头，枕套开口端背门。
整理	1.物品/环境	（1）移回床旁桌、床旁椅。 （2）用物分类处理。
	2.护士	洗手。

操作补充说明：为新入院患者准备的暂空床与备用床（图1-3）的铺法一致，只是暂空床的盖被扇形折叠于床尾（图1-4），以方便住院患者上床。

评分说明：床单、被套明显不平整者不合格。

【操作图解】

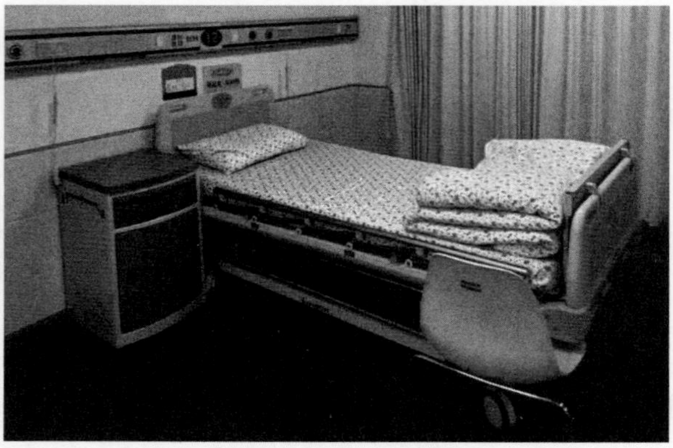

图1-4　暂空床

【评价】

1. 动作准确、轻巧、稳重、熟练，符合节力原则，顺序正确。
2. 床铺整洁、舒适、无折皱。
3. 大单中线对齐床垫中线，四角平整紧扎。
4. 盖被充实、平整，三边内折平齐床沿，盖被扇形三折于床尾。
5. 枕头充实、平整，枕套开口端背门。
6. 在规定的时间内完成操作。

【注意事项】

1. 铺床时，病房内没有患者正在接受治疗或进餐。

2. 运用人体力学原则以省时、节力，如调节升降床、将床栏放下时采取正确姿势，以减轻操作者的肌肉紧张、疲劳。

3. 床铺平整无折皱，以免刺激患者皮肤，引起不适。

4. 用物准备符合患者病情需要。

5. 床单位方便患者上床或下床。

第三节　铺麻醉床

【目的】

1. 便于患者手术后转床和接受治疗及护理。

2. 为手术后患者提供安全、舒适的环境，以预防术后并发症。

3. 避免术后患者床上用物被排泄物或其他体液污染，也便于更换。

【评估】

1. 评估患者的诊断、病情、麻醉方式、手术部位及术后需要的抢救物品。

2. 检查病房内其他患者是否正在接受治疗或进餐。

3. 检查环境是否清洁、通风。

【操作流程】

详见表1-3。

表1-3　铺麻醉床的操作流程

项目	项目分类	操作步骤
准备	1.患者	（1）护士术前评估患者。 （2）向患者解释操作目的，以取得患者的同意。
	2.护士	着装整洁。洗手，戴口罩。
	3.物品	（1）治疗车上层： 1）大单。 2）被套。 3）枕套。 4）一次性中单。 5）速干手消毒剂。 6）术后护理用物。 ①托盘。 ②开口器及舌钳。 ③口咽通气导管。 ④盛无菌0.9%氯化钠溶液用的容器（如无菌治疗碗）。 ⑤鼻导管或鼻套管。 ⑥无菌吸痰管。 ⑦无菌棉签。 ⑧压舌板。 ⑨无菌镊子。 ⑩方纱或纸巾。

续表

项目	项目分类	操作步骤
准备	3.物品	⑪手电筒。 ⑫血压计及听诊器（或心电监护仪）。 ⑬治疗巾。 ⑭弯盘。 ⑮胶布。 ⑯记录单及笔。 （2）治疗车下层： 1）床刷及一次性床刷套。 2）弯盘。 （3）床边用物： 1）输液架。 2）吸氧、吸痰装置及呼叫器。 （4）其他物品：污衣袋。
	4.环境	（1）患者已被送入手术室。 （2）确保病房内没有患者正在接受治疗或进餐。 （3）病房清洁、通风。
操作过程	1.移床旁桌椅	（1）携用物到患者床边。 （2）移开床旁桌，离床约20 cm。 （3）将床旁椅移至床尾。
	2.放置床上用物	（1）按使用的先后顺序将床上用物放在椅子上。 （2）撤去用过的大单、被套及枕套，放入污衣袋内。
	3.检查床垫	（1）检查床垫并根据需要翻转床垫。 （2）用带湿套的床刷扫床，用弯盘接清扫物。 （3）弃去用过的一层床刷套。
	4.铺大单	方法同第一章第一节“铺备用床”。
	5.铺中单	（1）根据患者的麻醉方式及手术部位将一次性中单放于床上患者需要的位置，使其纵中线对齐床的纵中线，以防呕吐物、分泌物或伤口渗液污染病床。 1）腹部手术：将中单铺在床中部。 2）下肢手术：床中部和床尾各铺一张中单。 3）全麻手术及头部手术：除了床中部和床尾各铺一张中单外，于床头再铺一张中单，上缘与床头平齐，下缘压在床中部的中单上。 （2）分别将一次性中单展开，将两侧余下部分依次折入床垫下。
	6.套被套	（1）用被套套毛毯或棉胎，方法同第一章第一节“铺备用床”。 （2）盖被尾端平齐床尾内折。 （3）将背门一侧盖被内折，平齐床沿。 （4）将近门一侧的盖被扇形三折于背门一侧，以便于患者术后过床（图1–5）。
	7.套枕套	（1）打开枕套并套于枕芯外。 （2）将枕头横立于床头，枕套开口端背门（图1–5）。

续表

项目	项目分类	操作步骤
整理	1.物品/环境	（1）移回床旁桌。 （2）将术后护理用物放床旁桌上。 （3）检查中央吸氧、吸痰装置性能，或将吸氧、吸痰装置及输液架放至适当位置。 （4）将呼叫器放于患者易取处。 （5）用物分类处理。
	2.护士	洗手。

评分说明：床单、被套明显不平整者不合格。床单位不符合麻醉术后护理要求者不合格。

【操作图解】

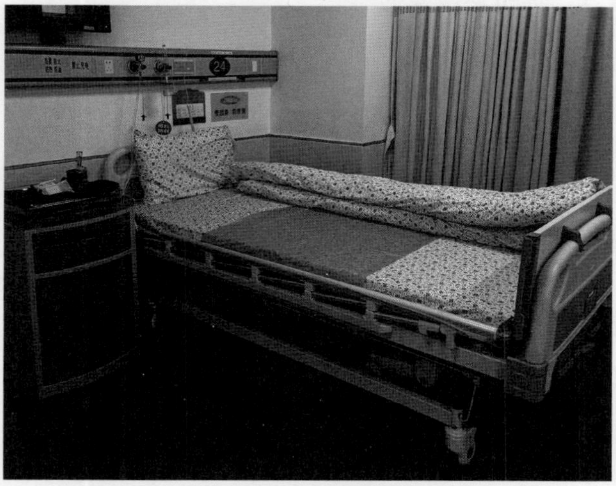

图1-5　麻醉床

【评价】

1. 动作准确、轻巧、稳重、熟练，符合节力原则，顺序正确。
2. 床铺整洁、舒适、无折皱。
3. 大单中线对齐床垫中线，四角平整紧扎。
4. 能根据患者手术部位放置中单，其纵中线对齐床的纵中线。
5. 盖被充实、平整，扇形三折于背门一侧。
6. 枕头充实、平整，横立于床头且枕套开口端背门。
7. 术后护理用物符合患者的需要，物品放置方便患者术后过床。
8. 在规定的时间内完成操作。

【注意事项】

1. 铺床时，病房内没有患者正在接受治疗或进餐。

2. 运用人体力学原则以省时、节力，如调节升降床、将床栏放下时采取正确姿势，以减轻操作者的肌肉紧张、疲劳。

3. 床铺平整无折皱，以免刺激患者皮肤，引起不适。

4. 根据患者的麻醉方式及手术部位将一次性中单放于床上患者需要的位置。如果需要铺两张以上中单，上中单的下缘应压在下张中单的上缘上面。

5. 术后护理用物符合患者的需要，以使患者术后得到及时抢救和护理。

第四节　卧床患者更换床单法

【目的】

1. 保持病床整洁，使患者感觉舒适。

2. 预防压力性损伤等并发症发生。

【评估】

1. 评估患者的年龄、性别、体重及病情，包括意识状态，有无躯体移动障碍、偏瘫、截瘫和骨折，有无留置引流管、输液管及伤口，有无大小便失禁等。

2. 评估患者床上用物的清洁程度。

3. 评估患者的心理状态、合作程度及表达能力。

4. 检查病房内其他患者是否正在接受治疗或进餐。

5. 检查是否需要关闭门窗或使用屏风遮挡。

【操作流程】

详见表1-4。

表1-4　卧床患者更换床单法的操作流程

项目	项目分类	操作步骤
准备	1.患者	（1）护士评估患者。 （2）解释操作目的，以取得患者的同意与合作。 （3）询问患者是否需要使用便器或更换尿布。
	2.护士	着装整洁。洗手，戴口罩。
	3.物品	（1）治疗车上层： 1）大单。 2）一次性中单。 3）被套。 4）枕套。 5）清洁衣裤（必要时）。 6）速干手消毒剂。 （2）治疗车下层： 1）床刷及一次性床刷套。

续表

项目	项目分类	操作步骤
准备	3.物品	2）弯盘。 （3）其他物品：污衣袋、屏风（必要时）。
	4.环境	（1）确保病房内没有患者正在接受治疗或进餐。 （2）酌情关闭门窗，必要时以屏风遮挡。 （3）按季节变化调节室内温度。
操作过程	1.移床旁桌椅、放置床上用物	（1）携用物到患者床边。 （2）告知患者在操作过程中如有不适，应立即告知护士。 （3）移开床旁桌，离床约20 cm。 （4）将床旁椅移至床尾。 （5）按使用的先后顺序将床上用物放在椅子上。
	2.放平床	（1）如果病情许可，放平床，使床垫上缘平齐床头。 （2）根据需要放下床栏，操作后及时竖起床栏，以确保患者翻身时安全。 （3）松开固定在床上的各种引流管并妥善处理，以防脱落。
	3.更换大单、中单	（1）松盖被，移枕至远侧。 （2）协助患者移向远侧，患者侧卧、背向操作者。指导清醒患者手扶床边以防坠床。 （3）松开近侧各层底单。 （4）上卷污中单、污大单至床中线处，塞于患者身下。 （5）清扫近侧床垫，用弯盘接清扫物。 （6）将清洁大单放在床垫上并展开近侧，使其横、纵中线对齐床垫的横、纵中线。将远侧清洁大单内卷至床中线处，塞于患者身下（图1-6）。 （7）铺近侧床角（图1-2），将大单中部边缘折入床垫下。 （8）将清洁的一次性中单放在床垫上并展开近侧，使其纵中线对齐床垫的纵中线，将其远侧内卷至床中线处，塞于患者身下。 （9）将一次性中单边缘塞入床垫下。 （10）协助患者平卧，将枕头移至近侧。 （11）协助患者移至近侧，患者侧卧、面向操作者。指导清醒患者手扶床边。 （12）操作者转至床远侧。 （13）松开远侧各层底单。 （14）分别将污中单及污大单内卷成团并撤去。 （15）清扫远侧床垫，用弯盘接清扫物，并放到治疗车下层。 （16）展开清洁大单并铺好远侧床角，将大单中部边缘折入床垫下。 （17）展开清洁中单并将其边缘塞入远侧床垫下。 （18）协助患者平卧，将枕头移至床中间。
	4.更换被套	（1）如有可能，让患者配合抓住被套两角。解开污被套尾端开口。 （2）清洁被套铺于污被套上，将毛毯或棉胎在被套内S形折叠后取出并放入清洁被套内铺平，系紧被套。

续表

项目	项目分类	操作步骤
操作过程	4.更换被套	（3）撤去污被套，放在治疗车下层或放入污衣袋内。 （4）盖被两侧平齐床沿内折，尾端平齐床尾内折。
	5.更换枕套	（1）取出患者所枕的枕头，更换枕套。 （2）将枕头拍松垫于患者头下，枕套开口端背门。
	6.观察	全程观察患者病情及引流管情况，注意患者的安全、保暖及保护患者的隐私。
	7.健康教育	（1）告知患者被服一旦被排泄物或引流液污染，应及时通知护士更换。 （2）指导患者掌握呼叫器的用法，并将呼叫器放于患者易取处。
整理	1.患者	（1）协助患者取舒适卧位，整理或更换衣服。 （2）固定各种引流管。
	2.物品/环境	（1）移回床旁桌、床旁椅。 （2）打开门窗。 （3）用物分类处理。
	3.护士	洗手。

操作补充说明：如果使用橡胶单，则上卷污中单后清扫橡胶单并搭橡胶单于患者身上，铺好清洁大单后铺平橡胶单并铺清洁中单，将近侧橡胶单和中单边缘塞入床垫下；远侧取出污中单后亦清扫橡胶单并搭橡胶单于患者身上，铺好远侧清洁大单后放平橡胶单并取出清洁中单，最后将远侧橡胶单和中单边缘塞入床垫下。

评分说明：床单、被套明显不平整者不合格。操作时无安全意识者不合格。

【操作图解】

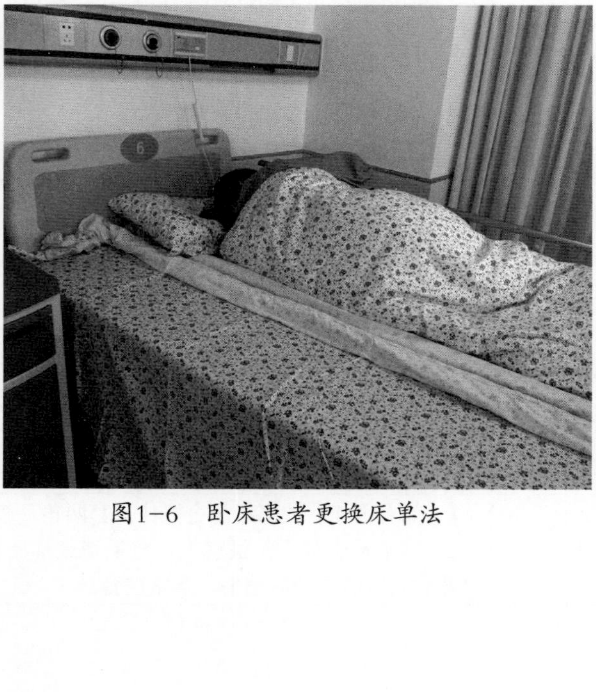

图1-6　卧床患者更换床单法

【评价】

1. 患者理解卧床更换床单的目的并配合良好，对护理操作表示满意。

2. 更换床单时，对各种引流管处理得当。

3. 能注意患者的安全、保暖及保护患者的隐私。

4. 动作准确、轻巧、稳重、熟练，符合节力原则，顺序正确。

5. 床铺整洁、舒适、无折皱。

6. 大单中线对齐床垫中线，四角平整紧扎。

7. 盖被、枕头充实、平整。

8. 在规定的时间内完成操作。

【注意事项】

1. 铺床时，病房内没有其他患者正在接受治疗或进餐。

2. 运用人体力学原则以省时、节力。

3. 注意患者的安全、保暖及保护患者的隐私，注意观察患者的病情。

4. 如果使用了橡胶单，中单必须完全遮盖橡胶单，因为橡胶单暴露会刺激患者皮肤。

5. 床铺应平整、清洁、无折皱，以免刺激患者皮肤，引起不适。

6. 对于病情重、全身管道多、脊柱损伤或脊柱手术的患者应两人以上协同更单。如患者有伤口，应先更换伤口敷料，再更换床单。

7. 避免抖动床单，以防病原微生物播散及尘埃飞扬。使用带湿套的床刷清扫床垫。一个床刷套只扫一张床垫。

8. 污被服应放在治疗车下层或污衣袋中，不可放在地上或其他患者的病床上。

第五节　相关技能扩展

一、常用卧位

【仰卧位】

仰卧位（supine position），又称平卧位，患者背部平躺仰卧，头下垫一枕头，两臂置于身体两侧，两腿自然伸直，是一种自然的休息方式。临床上根据治疗和检查的需要又可分为去枕仰卧位、屈膝仰卧位和中凹卧位。

1. 去枕仰卧位：患者仰卧，头偏向一侧，枕头横立于床头，防止患者头部撞伤。用于昏迷和全身麻醉未清醒的患者，可防止因呕吐物流入气管而引起的窒息及肺部感染等并发症；用于椎管麻醉和脊髓腔穿刺的患者，可防止因脑脊液漏出而使颅内压降低引起的头痛。

2. 屈膝仰卧位：患者仰卧，手臂自然放于身体两侧，两膝屈曲、稍外展。常用于腹部检查、导尿术等，此体位可使腹部肌肉放松，便于进行触诊等检查。

3. 中凹卧位：又称休克体位，床头抬高10°～20°，下肢抬高20°～30°。主要用于休克患者。抬高患者的头胸部，使膈肌下降，胸腔容积增大，有利于呼吸；抬高患者的下肢，可促进下肢静脉回流，增加回心血量和心输出量。

【侧卧位】

侧卧位（lateral position），患者躺于一侧，身体与床面呈30°～45°，患者一手放在枕旁，另一手放在胸前，下腿稍伸直，上腿弯曲。分别垫软枕于患者背部及上腿下，以保持患者卧位舒适、稳定。注意身体不要压着手。常用于行灌肠术、肛门检查、胃镜检查、肠镜检查的患者。长期卧床的患者需交替使用侧卧位与平卧位，以防止发生压力性损伤。

【半坐卧位】

半坐卧位（semi-Fowler position），患者平卧，先摇起床头30°～50°，然后摇起膝下支架15°～20°或在膝下垫枕，以防患者下滑。必要时，床尾可置一软枕，垫于患者足底。放平时，先摇平膝下支架，再摇平床头。常用于：

1. 有心肺疾患和呼吸困难的患者：一方面，可以使膈肌下降，胸腔容积增大，有利于呼吸；另一方面，由于双下肢位置较低，有助于减少回心血量，减轻心脏负担。

2. 腹部手术后的患者：有利于减轻腹部伤口的张力，减轻疼痛，促进伤口愈合。

3. 盆腔手术后及盆腔或腹腔有炎症的患者：有利于渗出物流入盆腔，使感染范围受局限，防止感染向上蔓延引起膈下脓肿；由于盆腔部位腹膜抗感染性能较强而吸收性能较差，半坐卧位可以减少毒素的吸收，以减轻中毒反应。

4. 颜面及颈部手术后的患者：有利于减少头面部出血。

5. 疾病恢复期的患者：可助其由卧床逐渐向下地活动过渡。

【端坐位】

端坐位（sitting position），将床头摇起60°～70°，甚至90°，床尾摇起15°～20°，患者端坐于床上，背部垫软枕，身体前倾，或伏于跨床小桌上休息，注意竖起床栏以防止坠床。常用于：

1. 心力衰竭、心包积液、支气管哮喘发作的患者。

2. 急性肺水肿、呼吸困难严重者，可将患者安置于床边，并使其双下肢下垂。端坐时，部分血液由于重力作用转移至下半身，回心血量减少，肺淤血减轻；膈肌位置相对下移，胸腔容积相对增大，肺活量增加，呼吸困难减轻；下半身水肿液被吸收入血的情况减少，肺淤血减轻。

【俯卧位】

俯卧位（prone position），患者腹部俯卧，头偏向一侧，两臂屈曲放于头的两侧，两腿伸直。胸下、髋部及踝部各放一软枕。常用于：

1. 腰背部检查、腰背部手术及腰背部或臀部有伤口而不能仰卧和侧卧的患者。

2. 胃肠胀气患者也可取俯卧位，以减轻疼痛。注意：呼吸困难、气管切开、颈部受伤的患者不适宜采用此体位。

【头低足高位】

头低足高位（Trendelenburg position），患者仰卧于床上，升高床尾或在床尾处用木墩等支托物将床脚垫高15～30 cm。枕头横放于床头，以防损伤头部。常用于：

1. 胎膜早破的产妇，有助于防止脐带脱垂。

2. 下肢或骨盆骨折后行牵引术的患者，可以利用人体的重力作为反牵引力。

3. 严重失血性休克的患者，有利于促进下肢静脉血回流。

4. 十二指肠引流及胆汁引流的患者，有利于胆汁顺着重力的作用流出。十二指肠引流者应取头低足高右侧卧位。

5. 肺底部有分泌物需行体位引流术的患者，借助重力的作用可使肺底部的分泌物向外流出。

注意：颅内压升高的患者禁用此体位。此体位易使患者感到不适，不可长时间使用，使用期间应密切观察患者反应。

【头高足低位】

头高足低位（dorsal elevated position），患者仰卧，升高床头或在床头处用木墩或其他支托物将床脚垫高15～30 cm，或根据具体情况酌情抬高床头。常用于：

1. 脑水肿的患者，有利于预防或减轻脑水肿。

2. 颅脑手术后或头部外伤的患者，有利于减少颅内出血。

3. 颈椎骨折行颅骨牵引术的患者，可利用人体的重力进行反牵引。

【膝胸卧位】

膝胸卧位（knee-chest position），患者跪于床上，两腿稍分开，小腿平放，大腿垂直床面，胸部尽可能贴近床面，腹部悬空，臀部抬高，头偏向一侧，两臂屈曲放于头两侧。常用于：

1. 肛门、直肠、乙状结肠镜检查和治疗的患者。

2. 矫正胎位不正和子宫后倾。

【截石位】

截石位（lithotomy position），患者仰卧于检查床上，臀部齐床沿，两腿分开放在支架上，两手放于胸部或身体两侧均可。常用于：

1. 肛门、会阴部检查、治疗及手术的患者。

2. 产妇分娩。

二、协助患者翻身

【目的】

协助不能自行移动的患者翻身，以减少局部组织受压和避免压力性损伤等卧床并发症的发生。

【评估】

1. 评估患者的性别、年龄、体重、意识及病情，注意患者有无瘫痪、昏迷、伤口、留置引流管、使用石膏固定或牵引等。

2. 评估患者的心理状态、配合翻身的能力及表达能力。

【物品】

1. 皮肤减压用具，如翻身枕等。

2. 翻身卡。

3. 速干手消毒剂。

【操作重点步骤】

1. 确认患者。

2. 评估患者，解释定时翻身的重要性和方法，以取得患者的同意与合作。

3. 询问患者是否需要大小便。

4. 固定病床刹车。

5. 如果病情许可，放平或尽可能摇低床头。放下近侧床栏，竖起远侧床栏。

6. 松开固定在床上的各种引流管并妥善处理，以防脱落。夹闭引流管，防止引流液反流。

7. 患者仰卧，双手放在胸前或腹部，双腿屈膝或将近侧腿搭在远侧腿上。

8. 将患者移至操作者近侧：双手环抱患者颈肩部，将患者上半身平移至近侧，再将双手伸入患者腰臀下，将患者下半身平移至近侧。

9. 一手托住患者近侧肩部，另一手托住患者膝部或臀部，将患者翻转至远侧。

10. 观察患者背部皮肤情况，必要时为患者拍背、按摩。

11. 整理好患者身下的床单和衣服，避免出现折皱。

12. 分别垫软枕于患者背部及大腿下，以保持患者卧位舒适、稳定。注意身体不要压着手。

13. 使用适当的皮肤减压用具保护患者肘部、足跟、骶骨等压力性损伤好发部位。

14. 整理、固定各种引流管，避免被压在患者身下，及时松开夹闭的引流管。

15. 竖起近侧床栏。

16. 指导患者掌握呼叫器的用法，并将呼叫器放于患者易取处。离开病房前询问患者有无不适及其他需求。

17. 为患者定时翻身并检查皮肤情况。填写床头翻身卡，包括翻身时间、患者体位及皮肤情况。

18. 洗手，记录。

【评价】

1. 患者理解翻身的目的并配合良好，对护理操作表示满意。

2. 操作方法正确，无擦伤患者皮肤。

3. 协助患者翻身至正确卧位，保持各管道通畅。

【注意事项】

1. 根据患者的病情决定协助患者翻身的频率、卧位及方法。

（1）颅脑手术患者只能采取健侧卧位或平卧位。

（2）为牵引患者翻身时应有专人维持牵引。

（3）为脊柱受损或脊柱手术的患者翻身时至少需两人协同进行，并采取头、颈、肩、腰、臀在同一水平的轴式翻身法。

（4）有伤口的患者，如果敷料渗血或渗液较多，应先换敷料再翻身。

2. 操作全程应观察患者病情及管道情况，注意患者的保暖及保护患者的隐私。

3. 翻身时避免拖拽患者，以免擦伤患者皮肤；使用床栏保护患者的安全。

三、协助患者移向床头

【目的】

协助不能自行移动的患者移向床头，以保持患者舒适。

【评估】

1. 评估患者的性别、年龄、体重、意识及病情，注意患者有无瘫痪、昏迷、留置引流管、使用石膏固定或牵引等。

2. 评估患者的心理状态、配合能力及表达能力。

【物品】

1. 皮肤减压用具，如翻身枕等。

2. 速干手消毒剂。

【操作重点步骤】

1. 确认患者。

2. 评估患者，解释身体向床头移动的目的和方法，以取得患者的同意与合作。

3. 固定病床刹车。

4. 如果病情许可，放平或尽可能摇低床头。放下床栏，将枕头横立于床头。

5. 松开固定在床上的各种引流管并妥善处理，以防脱落。

6. 协助患者仰卧。

7. 指导患者双手放在胸前或握住床头栏杆，双脚平放床面，双腿屈膝。

8. 一手托住患者近侧肩部，另一手托住患者臀部，同时让患者两臂用力，两脚蹬床面，托住患者向床头移动。

9. 放回枕头，协助患者取舒适卧位，必要时摇高床头。

10. 固定各种引流管。竖起床栏。

11. 洗手。

【评价】

1. 患者理解身体向床头移动的目的并配合良好，对护理操作表示满意。

2. 操作方法正确，无擦伤患者皮肤。

3. 协助患者移向床头并取正确卧位，保持各管道通畅。

【注意事项】

1. 对于病情重或不能配合的患者至少需两人协同操作。而对于特殊患者，如颈椎疾病/损伤/手术、石膏固定或牵引、气管插管或气管切开者，应由专人扶持头颈部、牵引绳或固定肢体。

2. 操作全程应观察患者病情及管道情况，注意患者的保暖及保护患者的隐私。

3. 移动时避免拖拽患者，以免擦伤患者皮肤。

（林小玲　刘婷）

第二章　患者的清洁卫生

第一节　特殊口腔护理

【目的】

1. 保持口腔清洁、湿润，预防口腔感染等并发症。

2. 预防或减轻口腔异味，清除牙垢，以增进患者食欲，保持患者舒适。

3. 通过观察口腔情况监测患者的病情变化。

【评估】

1. 评估患者的年龄、意识及病情，包括有无手术，有无留置胃管、气管插管或气管套管，有无正在接受化学治疗（化疗）或放射治疗（放疗）。

2. 评估患者口腔的卫生状况及各种异常情况。

（1）评估患者的口唇，注意有无干裂或出血。

（2）评估患者牙齿的情况，注意有无龋齿及活动义齿。

（3）评估患者的牙龈、口腔黏膜及舌的情况，注意口腔有无水泡、溃疡，有无炎症、肿胀或出血，有无口臭。

（4）评估患者的上颚及舌底。

3. 评估患者的心理状态、合作程度、表达能力、自理能力及口腔卫生知识水平。

【操作流程】

详见表2-1。

表2-1　特殊口腔护理的操作流程

项目	项目分类	操作步骤
准备	1.患者	（1）护士查阅治疗单。 （2）确认患者。 （3）评估患者。解释特殊口腔护理的操作目的和方法，以取得患者的同意与合作。
	2.护士	（1）着装整洁。洗手，戴口罩。 （2）必要时戴手套。
	3.物品	（1）治疗车上层： 1）托盘（治疗盘）。 2）治疗单。 3）无菌治疗碗（内盛无菌棉球数个，无菌棉球数量视口腔情况准备）、漱口液（按医嘱或常规准备）。 4）无菌镊子与弯止血钳。 5）弯盘。 6）纸巾。 7）一杯温开水（带吸管）。 8）无菌棉签。 9）液体石蜡。 10）手电筒。 11）一次性压舌板。 12）缠绕纱布的金属压舌板及开口器（用于昏迷患者）。 13）治疗巾。 14）贴有标签的冷水杯（必要时）。 15）速干手消毒剂。 16）手套（必要时）。 （2）治疗车下层： 1）生活垃圾桶。 2）医用垃圾桶。
	4.环境	操作环境光线充足。

续表

项目	项目分类	操作步骤
操作过程	1.核对	（1）携用物到患者床边。 （2）核对患者的床号、姓名和住院号。
	2.摆体位	协助患者取侧卧位或仰卧位，头偏向一侧，面向操作者。
	3.铺巾置盘	（1）在颌下铺治疗巾以保护患者衣服及枕头。 （2）放弯盘于患者口角旁。
	4.润唇	用无菌棉签蘸水湿润口唇。
	5.漱口	协助清醒患者用吸管吸水漱口，告诉患者不要吞下漱口液。昏迷患者禁止漱口。
	6.评估口腔	（1）使用手电筒、压舌板观察患者的口腔情况。对于昏迷患者，可用开口器协助张口。 （2）如果患者有活动义齿，将其取下并放于贴有标签的冷水杯中。
	7.擦洗	（1）清点棉球。用弯止血钳夹取浸透漱口液的棉球并用无菌镊子辅助拧干（图2-1），按顺序擦洗口腔，每次夹取一个棉球。 （2）嘱患者咬合上、下齿，用压舌板轻轻撑开左侧颊部，纵向擦洗左侧牙齿的外表面，由臼齿洗向门齿。同法擦洗右侧。 （3）嘱患者张开上、下齿，沿纵向擦洗牙齿的左上内侧面、左上咬合面、左下内侧面、左下咬合面；以弧形擦洗左侧颊部。同法擦洗右侧。 （4）横向擦洗硬腭、舌面及舌底。
	8.再次漱口	（1）协助清醒患者用吸管吸水再次漱口，并将漱口液吐到弯盘中。 （2）用纸巾擦净口唇。
	9.检查	（1）清点棉球。 （2）检查口腔的清洁效果及有无损伤。
	10.润唇或涂药	（1）如果患者口唇干燥，可涂上一薄层液体石蜡或润唇膏。 （2）如有患者口腔溃疡或出血，则遵医嘱涂药。
	11.健康教育	（1）告知患者保持口腔卫生的重要性，介绍口腔护理的相关知识，以预防各种口腔并发症。 （2）告知患者如有不适，应立即告知护士。 （3）指导患者掌握呼叫器的用法，并将呼叫器放于患者易取处。
整理	1.患者	（1）协助患者取舒适卧位。 （2）询问患者的感受及需求。
	2.物品/环境	（1）整理床单位。 （2）用物分类处理。
	3.护士	脱手套（如有使用）。洗手。
	4.观察、记录	（1）在治疗单上记录并签名。 （2）在护理记录单上记录患者的口腔情况及口腔护理的效果。

操作补充说明：a.气管插管或气管切开者可使用负压吸引式牙刷，其牙刷柄由两个中空管组成，分别为负压吸引通道和口腔冲洗通道。b.使用负压吸引式牙刷时，先连接负压吸引器，刷毛与牙面呈45°，采用水平颤动法（巴斯刷牙法）刷牙2～3 min。c.对于气管插管患者，将气管套管移至近侧，先刷洗远侧；然后将气管套管移至远侧，刷洗近侧；刷牙后用20 mL注射器吸温开水冲洗口腔，也可边刷牙边吸引。

评分说明：因护理失误致患者口腔出血、窒息、牙齿脱落或棉球遗留在患者口腔内者不合格。

【操作图解】

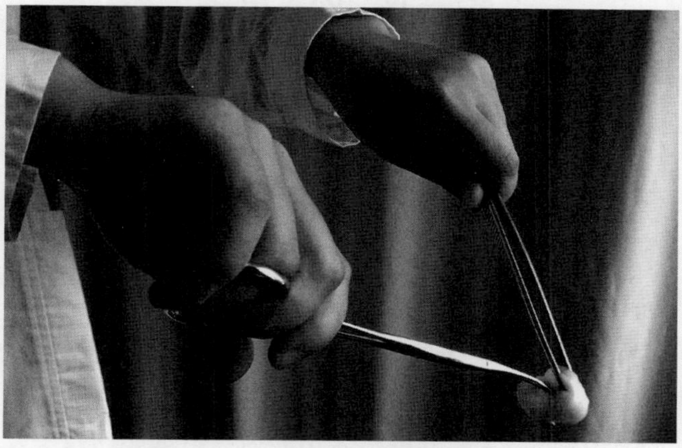

图2-1　夹取棉球并拧干

【评价】

1. 患者理解特殊口腔护理的目的并配合良好，对护理操作表示满意。
2. 执行特殊口腔护理的方法及顺序正确，无损伤口腔黏膜和牙龈。
3. 能正确处理患者口腔的各种异常情况。
4. 给患者提供相关的健康教育。
5. 在规定的时间内完成操作。

【注意事项】

1. 用含漱口液的棉球擦洗口腔，每个棉球应用止血钳拧至干湿适中，以防误吸。

2. 止血钳每次夹取一个棉球，一个棉球擦洗一个部位，以防棉球遗留在口腔内。棉球应包裹止血钳尖端，擦洗时动作轻柔，防止碰伤黏膜及牙龈。

3. 对长期使用抗生素者，观察口腔内是否有真菌感染。

4. 如果患者有活动义齿，将其取下并放于贴有标签的冷水杯中，禁用热水或消毒液浸泡。

5. 对昏迷患者，禁止漱口，以免引起误吸。用开口器协助昏迷患者张口。先用缠绕纱布的金属压舌板分开患者上、下齿，然后轻轻将缠绕纱布的开口器从臼齿放入。切忌用力过猛。

6. 对气管插管患者，应先清理患者口腔和呼吸道分泌物，再清洗口腔。维持气囊压力在25～30 cmH_2O，防止误吸漱口液。且应双人操作，其中一人清洁患者口腔时，另一人固定气管套管，防止套管移位或脱出。

7. 操作前及操作后，应清点棉球数量，避免将棉球遗留在患者口腔内。

第二节 床上洗头

【目的】

1. 去除头屑及污垢，清洁头发，预防感染，使患者感觉舒适。

2. 按摩头皮，促进患者头皮血液循环和头发的生长代谢。

【评估】

1. 评估患者的意识及病情。

2. 评估患者的头发及头皮，注意头发卫生状况，有无脱发，头皮及周围皮肤有无感染、破损等。

3. 评估患者的心理状态、合作程度、表达能力、自理能力及头发护理习惯。

【操作流程】

详见表2-2。

表2-2 床上洗头的操作流程

项目	项目分类	操作步骤
准备	1.患者	（1）护士确认患者。 （2）评估患者。解释操作目的和方法，以取得患者的同意与合作。 （3）了解患者头发护理的喜好，如洗发液、水温等。 （4）询问患者是否需要大小便，按需给予便盆或尿壶。
	2.护士	着装整洁。修剪指甲，洗手。
	3.物品	（1）治疗车上层： 1）托盘（治疗盘）。 2）治疗单。 3）浴巾、小方巾、小橡胶单。 4）干毛巾2条。 5）夹子或别针。 6）纱布、棉球、胶布、弯盘。 7）洗发液及梳子。 8）杯子。 9）水温计。 10）床上洗头盆。 11）电吹风机（需要时）。 12）速干手消毒剂。 （2）治疗车下层： 1）一桶温水（43～45 ℃或根据患者的需要调节水温）。 2）污水桶。
	4.环境	操作环境保持合适的室温。酌情关闭门窗。

续表

项目	项目分类	操作步骤
操作过程	1.核对	（1）携用物到患者床边。 （2）核对患者的床号、姓名和住院号。
	2.摆体位	协助患者取仰卧位，并将上半身移向床边。
	3.摆放物品	（1）移开床旁桌、床旁椅。 （2）将污水桶放床头旁，洗头盆横立于床头（图2-2），其余物品放于易取处。
	4.围毛巾	解开衣领并向内折，将干毛巾围于颈部，并用夹子夹好。
	5.放洗头盆	（1）将小橡胶单和浴巾铺于枕头上。 （2）一手抬起患者头部，另一手移开枕头或将枕头垫于患者肩下，然后置洗头盆于患者头下，调整位置使患者的卧位舒适，并使洗头盆排水位置对准污水桶。
	6.保护眼耳	用棉球塞好双耳，用纱布遮盖双眼并用胶布固定。
	7.洗发	（1）将温水桶移至身旁，桶边放一小方巾，以免取水时弄湿地面。 （2）松开头发，梳理头发。 （3）用温水充分湿润头发。 （4）将洗发液均匀涂抹在头发上，并从发际至脑后反复揉搓头发，同时用指腹按摩头皮。 （5）用温水冲洗头发，必要时再涂抹一次洗发液并揉搓头发。 （6）彻底冲洗头发至干净。
	8.包头	解下颈部毛巾，用毛巾包好头发。
	9.撤洗头盆	（1）撤去洗头盆，枕头归原位，使患者枕于小橡胶单及浴巾上。 （2）取下眼部的方纱和耳内棉球并放于弯盘内，将弯盘放到治疗车下层。
	10.擦干头发	（1）解开包头发的毛巾，用毛巾擦干头发。 （2）用另一条毛巾为患者洗脸并擦干脸部。 （3）必要时用电吹风机吹干头发并梳理成型。
	11.健康教育	（1）告知患者洗头及梳头的重要性。 （2）指导患者掌握呼叫器的用法，并将呼叫器放于患者易取处。
整理	1.患者	（1）撤去枕上小橡胶单及浴巾。 （2）将衣领外折并扣好。如果弄湿患者衣服及床单，应立即更换。 （3）协助患者取舒适卧位。 （4）询问患者的感受及需求。
	2.物品/环境	（1）整理床单位。 （2）用物分类处理。
	3.护士	洗手。
	4.观察、记录	（1）在治疗单上记录并签名。 （2）在护理记录单上记录执行时间及护理效果。

操作补充说明：临床上洗头用具很多，采用电子自控洗头车时，应遵循洗头车使用指引，先调节好水温，然后采用喷淋法洗头。

评分说明：患者被服明显被弄湿、使患者耳朵严重入水者或有明显洗发液残留者不合格。

【操作图解】

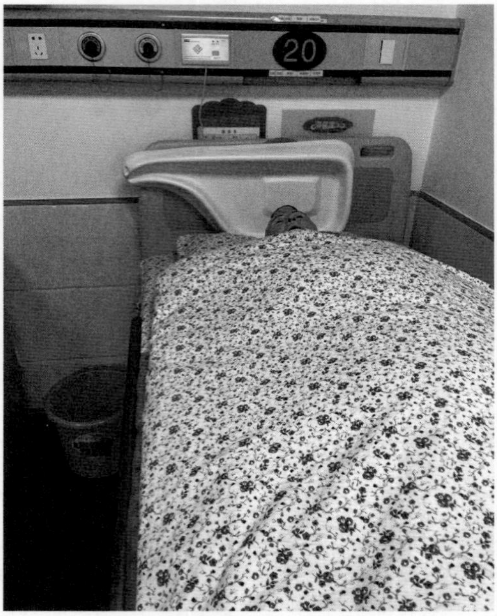

图2-2 将洗头盆横立于床头

【评价】

1. 患者理解洗头的目的并配合良好，对护理操作表示满意。
2. 执行床上洗头的方法及顺序正确。患者感觉舒适、安全。无弄湿被服。
3. 给患者提供相关的健康教育。
4. 在规定的时间内完成操作。

【注意事项】

1. 注意室温和水温，及时擦干头发，避免患者着凉。
2. 揉搓头发时动作轻稳，避免过多晃动患者头部。
3. 冲洗头发时，避免水流流入患者的眼睛和耳朵。
4. 操作中严密观察患者的病情。

第三节 床上擦浴

【目的】

1. 去除皮肤污垢，保持皮肤清洁。
2. 促进皮肤血液循环，预防感染和压力性损伤等并发症。
3. 通过按摩放松肌肉，使患者感觉舒适。

4. 通过擦浴活动患者肌肉、骨骼，防止肌肉痉挛和关节僵硬等并发症。

5. 为护士提供密切观察患者生理、心理状态，以及与患者建立良好护患关系的机会。

【评估】

1. 评估患者的性别、年龄、意识及病情，注意患者有无瘫痪、昏迷，有无留置引流管，有无使用石膏固定或牵引。

2. 评估患者的皮肤，注意皮肤卫生状况，观察有无皮肤感染、破损或伤口等。

3. 评估患者的心理状态、合作程度、表达能力、自理能力及皮肤护理习惯。

【操作流程】

详见表2-3。

表2-3 床上擦浴的操作流程

项目	项目分类	操作步骤
准备	1.患者	（1）护士确认患者。 （2）评估患者。解释操作目的和方法，以取得患者的同意与合作。 （3）了解患者对床上擦浴有无特殊要求，如对毛巾、脸盆或水温的要求等。 （4）询问患者是否需要大小便，按需给予便盆或尿壶。
	2.护士	着装整洁。修剪指甲，洗手。
	3.物品	（1）治疗车上层： 1）托盘（治疗盘）。 2）治疗单。 3）浴巾、毛巾。 4）肥皂及肥皂盒或沐浴露。 5）指甲钳、梳子、弯盘。 6）50%乙醇溶液。 7）润肤露、爽身粉等护肤用品（必要时）。 8）清洁衣裤。 9）水温计。 10）清洁被服。 11） 速干手消毒剂。 12）手套（必要时）。 13）消毒液棉球（留置导尿管时准备）。 （2）治疗车下层： 1）一桶温水（50～52 ℃或根据患者的需要调节水温）。 2）污水桶。 3）脸盆。 4）便盆或尿壶（必要时）。 （3）其他物品：屏风。
	4.环境	（1）操作环境保持合适的室温。 （2）关好门窗、拉上窗帘或使用屏风遮挡以保护患者的隐私。

续表

项目	项目分类	操作步骤
操作过程	1.核对	（1）携用物到患者床边。 （2）核对患者的床号、姓名和住院号。
	2.摆体位	（1）如果病情许可，放平床头及床尾支架，放下近侧床栏，松开盖被。 （2）协助患者移至操作者近侧并取舒适卧位。
	3.备温水	（1）将床旁椅移至操作者身旁，将脸盆和肥皂放于椅上。 （2）脸盆内倒入约2/3满的温水。
	4.擦洗脸部及颈部	（1）将浴巾平铺于患者胸前被子上端。 （2）浸湿毛巾，拧干，包于操作者手上（图2-3）。 （3）擦洗患者眼部：使用毛巾的不同部位，由内眦擦至外眦，分别擦洗干净双眼。 （4）擦洗患者的前额、面颊、鼻部、下颌、颈前和耳部。
	5.擦洗胸腹部	（1）为患者脱去上衣。 （2）在被子里将浴巾铺于患者胸腹部。 （3）浸湿毛巾，拧干，折叠于操作者手上（图2-4）。 （4）操作者一手掀起浴巾的一边，另一手擦洗患者的胸腹部。 （5）用浴巾擦干胸腹部。
	6.擦洗上肢	（1）将浴巾纵向包裹患者近侧上肢，开口向操作者。 （2）擦洗上肢及腋窝，然后擦干。 （3）同法擦洗远侧上肢并擦干。
	7.洗手	（1）协助患者侧卧，面向操作者。 （2）将浴巾对折并铺于床边，把床旁椅和脸盆等移到床边。 （3）协助患者把手伸至脸盆上，轮流洗净患者的双手并擦干。 （4）按需修剪手指甲。 （5）换水。
	8.擦洗背部及臀部	（1）协助患者侧卧，背向操作者。 （2）将浴巾纵向铺于患者背部及臀部。 （3）擦洗颈后、背部及臀部，然后擦干。 （4）协助患者穿好清洁上衣。 （5）换水。
	9.擦洗会阴	（1）协助患者取仰卧位并脱去裤子。 （2）了解患者是否可以自己擦洗会阴部。用另一条专用毛巾擦洗会阴，并根据患者要求视情况更换脸盆。若患者有留置导尿管，则用消毒液棉球为患者擦洗会阴部。 （3）擦洗会阴部后换水。
	10.擦洗下肢	（1）用盖被遮盖患者的远侧下肢，确保盖住会阴部。 （2）将浴巾纵向包裹近侧下肢，开口向操作者，擦洗并擦干该侧下肢。 （3）同法擦洗远侧下肢并擦干。 （4）协助患者穿好清洁裤子。

续表

项目	项目分类	操作步骤
操作过程	11.洗脚	（1）将浴巾铺在床尾，置脸盆于浴巾上。 （2）协助患者卷起裤脚并将脚浸于脸盆水中，轮流洗净患者的双脚并擦干。 （3）按需修剪脚趾甲。
	12.润肤、梳头	（1）按需使用润肤露、爽身粉等护肤用品。 （2）梳理头发。
	13.健康教育	（1）告知患者皮肤护理及预防压力性损伤的重要性。 （2）告知患者预防感染和压力性损伤等卧床并发症的方法。 （3）指导患者掌握呼叫器的用法，并将呼叫器放于患者易取处。
整理	1.患者	（1）按需更换床单。 （2）协助患者取舒适卧位。 （3）询问患者的感受及需求。
	2.物品/环境	（1）整理床单位。 （2）用物分类处理。 （3）酌情开门窗，撤屏风。
	3.护士	脱手套（如有使用）。洗手。
	4.观察、记录	（1）在治疗单上记录并签名。 （2）在护理记录单上记录患者的皮肤情况及床上擦浴的护理效果。

操作补充说明：根据患者的需要和习惯决定是否使用肥皂或沐浴露擦洗身体，并根据患者背部皮肤情况和有无乙醇过敏史决定是否使用乙醇溶液进行背部按摩。

评分说明：因护理失误致患者坠床或烫伤者不合格。

【操作图解】

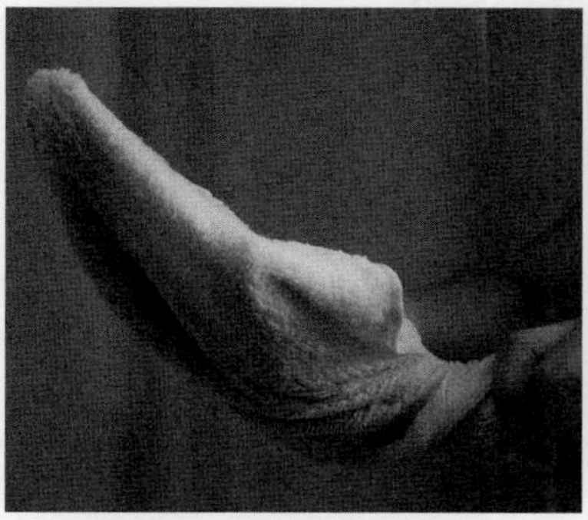

图2-3　将毛巾包于手上

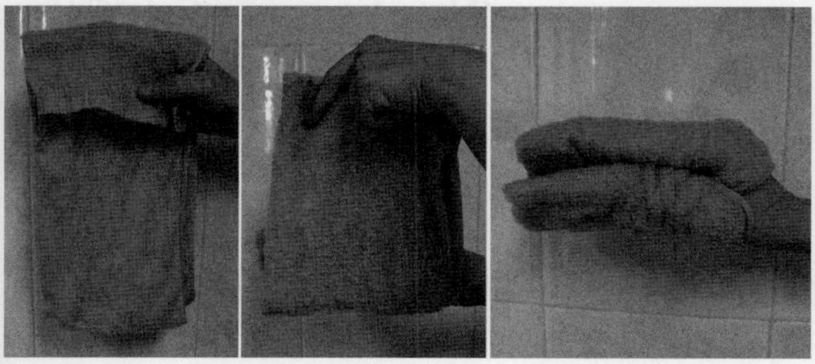

A　B　C

图2-4　将毛巾折叠于手上

【评价】

1. 患者理解床上擦浴的目的并配合良好，对护理操作表示满意。

2. 执行床上擦浴的方法及顺序正确。患者皮肤擦洗干净，患者感觉舒适、安全。床上用物没有被弄湿。操作中顾及患者的静脉输液、各种引流管及伤口等。

3. 能在操作的同时观察患者病情及皮肤情况，正确处理操作中的各种异常情况。

4. 给患者提供相关的健康教育。

5. 在规定的时间内完成操作。

【注意事项】

1. 床上擦浴时要注意患者的安全、保暖及保护患者的隐私。

2. 如果患者伤口渗血或渗液较多，应先更换伤口敷料再擦浴。

3. 擦洗顺序合理，每次只暴露需擦洗的部位，以防受凉。特别要注意擦洗干净皮肤的褶皱处（耳后、腋窝、脐及腹股沟等）和指、趾缝。

4. 对于危重及昏迷患者，应减少翻身次数和减少身体暴露的时间，以防不适和受凉。

5. 协助患者正确穿、脱衣服：一般情况下，先脱近侧后脱远侧。如肢体有外伤或活动障碍，脱衣时，应先脱健侧后脱患侧；穿衣时，应先穿患侧后穿健侧。

6. 擦洗时应注意观察患者的皮肤情况及患者的反应，如患者出现寒战、面色苍白或脉率增快的情况，应立即停止床上擦浴并给予适当处理。

7. 留意患者是否正在输液。如果移动过患者静脉输液的手臂，擦浴后应检查输液滴数。

8. 擦浴完毕，妥善固定和检查各种管道，并保持其通畅。

（张琪　刘婷）

第三章　感染的预防与控制

第一节　无菌持物钳/镊的使用

【目的】

无菌持物钳/镊用于取放和传递无菌物品。

【评估】

1. 评估操作环境是否符合无菌技术操作原则。

2. 评估需夹取的无菌物品的种类及其放置的位置，以选择合适的无菌持物钳/镊。

3. 评估无菌持物钳/镊的保存方法（独立包装或干式保存）。

【操作流程】

详见表3–1。

表3-1　使用无菌持物钳/镊的操作流程

项目	项目分类	操作步骤
准备	1.护士	着装整洁。修剪指甲，洗手。戴口罩。
	2.物品	（1）无菌持物钳/镊。 1）种类： ①三叉钳。 ②卵圆钳/海绵钳。 ③长、短镊子。 2）存放方法： ①独立包装法：此法目前广泛应用于临床。 ②干式保存法：使用前，打开无菌包，取出无菌持物钳/镊，然后放进干燥的无菌容器中。 （2）其他需夹取的无菌物品。
	3.环境	（1）无菌操作环境清洁、宽敞、明亮。 （2）操作台应清洁、干燥、平坦。物品放置合理、有序。 （3）无菌操作前30 min应停止清扫工作，减少走动，以避免尘埃飞扬。
独立包装无菌持物钳/镊的使用	1.检查	检查无菌包的名称、灭菌或生产日期、有效期、灭菌效果及包装的完好性。
	2.开包	打开无菌包，暴露无菌持物钳/镊，方法同第三章第三节“无菌包的使用”。 ▲打开布类无菌包 （1）将无菌包放在清洁、干燥和平坦的操作台上，解开系带。 （2）将系带卷放于无菌包布下，手持包布外表，按原折叠顺序逐层打开无菌包。 ▲打开一次性无菌包 （1）一手持塑料包装的无菌包，与另一手一起撕开封口膜以暴露无菌物品（图3-4）。 （2）如果是双层封口膜的纸塑包装，双手分别握住封口膜，轻轻撕开（图3-5），同时保持包内物品无菌。
	3.取出持物钳/镊	手持无菌持物钳/镊的上1/3，从包装内向上取出。
	4.使用持物钳/镊	（1）用无菌持物钳/镊从无菌包内取出无菌物品时，注意钳/镊端勿触及无菌包包装袋或包布的边缘及外面。 （2）使用时保持钳/镊端向下，不可倒转向上。 （3）无菌持物钳/镊在身体前面、腰部以上及视线范围内活动，勿跨越无菌区。
	5.使用后	使用后，弃去一次性持物钳/镊，可重复使用的则放入弯盘，集中送消毒供应中心处理。
干式无菌持物钳/镊的使用	1.检查	检查无菌容器及无菌持物钳/镊的有效期。
	2.开盖	将存放无菌持物钳/镊的容器盖打开。
	3.取出持物钳/镊	手持无菌持物钳/镊的上1/3，闭合钳/镊端，将钳/镊移至容器中央，然后垂直取出（图3-1）。
	4.关盖	关闭容器盖。
	5.使用持物钳/镊	（1）用无菌持物钳/镊从无菌包内取出无菌物品时，注意钳/镊端勿触及无菌包包装袋或包布的边缘及外面。

续表

项目	项目分类	操作步骤
干式无菌持物钳/镊的使用	5.使用持物钳/镊	（2）使用时保持钳/镊端向下，不可倒转向上。 （3）无菌持物钳/镊在身体前面、腰部以上及视线范围内活动，勿跨越无菌区。
	6.使用后	使用后，闭合钳/镊端，打开容器盖，立即将无菌持物钳/镊从容器中央垂直放回容器中（图3–1），关闭容器盖。

评分说明：操作中发生污染者不合格。

【操作图解】

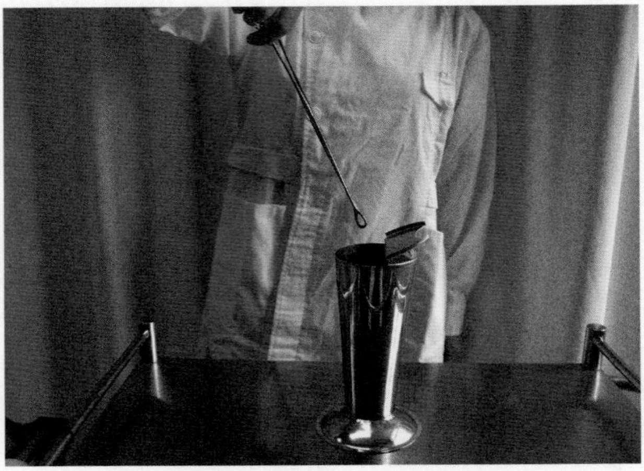

图3–1　取放无菌持物钳

【评价】

1. 能根据需夹取的无菌物品的种类选择合适的无菌持物钳/镊。

2. 能正确使用不同保存方式的无菌持物钳/镊，操作过程无污染。

3. 动作稳重、熟练。

【注意事项】

1. 严格遵守无菌技术操作原则。

2. 使用前应检查无菌持物钳/镊的灭菌或生产日期、有效期、灭菌效果及包装的完好性，并定期更换，以保持其无菌状态。

（1）如果是独立包装法，无菌持物钳/镊应在使用前才开包取出。采用普通棉布包装的无菌持物钳/镊的有效期为7天，采用纸塑包装、医用皱纹纸包装及医用无纺布包装的无菌持物钳/镊的有效期为180天。

（2）如果采用干式保存法，每个容器只放一把无菌持物钳/镊，每4 h更换1次，若有污染随时更换。

3. 从无菌容器取放无菌持物钳/镊时，钳/镊端应闭合，不可触及容器口边缘以防污染；容器盖闭合时不可从盖口取放无菌持物钳/镊，而应打开容器盖再取放，然后关闭容器盖。

4. 无菌持物钳/镊使用过程中应始终保持钳/镊端向下，不可倒转向上。

5. 不可使用公用的无菌持物钳/镊为伤口换药或消毒皮肤，以防伤口或皮肤被污染。

6. 用无菌持物钳/镊从无菌包内取出无菌物品时，注意钳/镊端勿触及无菌包包装袋或包布的边缘及外面，也不可触及非无菌区。

7. 用无菌持物钳/镊夹取无菌物品时，手应保持在身体前面、腰部以上及视线范围内，在腰部以下范围视为被污染。勿跨越无菌区。

8. 到远处夹取无菌物品时，应将无菌持物钳/镊与其存放容器一起移至操作处，就地使用。

9. 无菌持物钳/镊一经污染或受可疑污染应立即更换。

第二节　无菌容器的使用

【目的】

无菌容器用于盛放无菌物品，以保持其无菌状态。

【评估】

1. 评估操作环境是否符合无菌技术操作原则。

2. 检查无菌容器的类型、灭菌日期、有效期及灭菌效果。

【操作流程】

详见表3-2。

表3-2　使用无菌容器的操作流程

项目	项目分类	操作步骤
准备	1.护士	着装整洁。修剪指甲，洗手。戴口罩。
	2.物品	（1）无菌持物钳/镊。 （2）无菌容器（如治疗碗）（内盛棉球或纱布等）。
	3.环境	（1）无菌操作环境清洁、宽敞、明亮。 （2）操作台应清洁、干燥、平坦。物品放置合理、有序。 （3）无菌操作前30 min应停止清扫工作，减少走动，以避免尘埃飞扬。
操作过程	1.检查	检查无菌容器外包装的完好性、名称、灭菌日期、有效期及灭菌效果。
	2.开盖	从无菌容器取物时，打开容器盖，盖的内面向上置于台面，或内面向下拿在手中（图3-2）。
	3.取物	必须用无菌持物钳/镊从无菌容器内夹取无菌物品。
	4.关盖	取出无菌物品后，立即将容器盖盖严。
	5.手持容器	手持无菌容器（如治疗碗）时，应托住容器底部（图3-3）。

评分说明：操作中发生污染者不合格。

【操作图解】

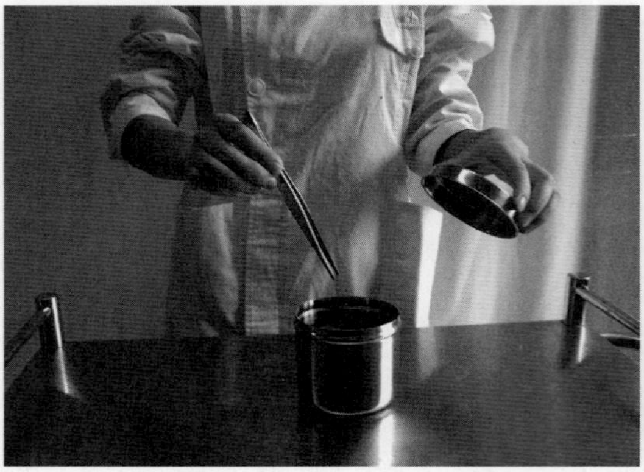

图3-2 打开无菌容器盖

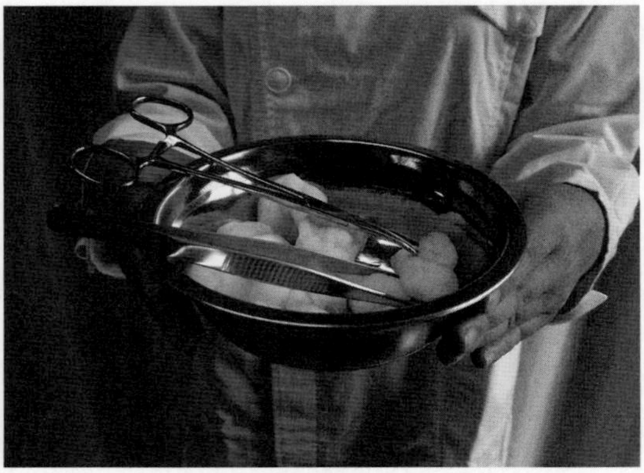

图3-3 手持无菌治疗碗

【评价】

1. 能正确使用各种类型的无菌容器，保持其无菌状态，操作过程无污染。

2. 动作稳重、熟练。

【注意事项】

1. 严格遵守无菌技术操作原则。

2. 使用前应检查无菌容器的灭菌或生产日期、有效期、灭菌效果及包装的完好性，并定期更换，以保持其无菌状态。采用普通棉布包装的无菌容器的有效期为7天，采用纸塑包装、医用皱纹纸包装及医用无纺布包装的无菌容器的有效期为180天。

3. 在打开无菌容器盖和盖上无菌容器盖的过程中，避免跨越无菌区。手指不可触及无菌容器的边缘及内面。

4. 打开无菌容器盖后，盖的内面不可向下置于台面，且避免容器内的无菌物品长时间暴露于空气中。

5. 必须用无菌持物钳/镊从无菌容器内夹取无菌物品，不可触及无菌容器的边缘及外面。取出的无菌物品，即使未使用，也不可以再放回无菌容器内。

6. 移动或手持无菌容器时，应托住容器底部，手不可触及无菌容器的边缘及内面。

7. 无菌容器一经打开，使用时间不超过24 h。

第三节 无菌包的使用

【目的】

使采用各种医用包装材料（棉布、塑料、纸塑等）包裹的无菌物品在一定时间内保持无菌状态，供无菌操作使用。

【评估】

1. 评估操作环境是否符合无菌技术操作原则。

2. 检查无菌包的名称、类型、灭菌或生产日期、有效期、灭菌效果及包装的完好性。

【操作流程】

详见表3-3。

表3-3　使用无菌包的操作流程

项目	项目分类	操作步骤
准备	1.护士	着装整洁。修剪指甲，洗手。戴口罩。
	2.物品	（1）无菌持物钳/镊。 （2）布类无菌包或一次性无菌包。 （3）用于盛放无菌物品的无菌容器或无菌区。 （4）记录纸、笔和手表。
	3.环境	（1）无菌操作环境清洁、宽敞、明亮。 （2）操作台应清洁、干燥、平坦。物品放置合理、有序。 （3）无菌操作前30 min应停止清扫工作，减少走动，以避免尘埃飞扬。
操作过程	1.检查	（1）检查无菌包的类型、灭菌或生产日期、有效期、灭菌效果及包装的完好性。 （2）检查无菌包是否曾被开包并检查其保存期限。
	2.开包	▲打开布类无菌包 （1）将无菌包放在清洁、干燥和平坦的操作台上，解开系带。 （2）将系带卷放于无菌包布下，手持包布外表，按原折叠顺序逐层打开无菌包。 ▲打开一次性无菌包 （1）一手持塑料包装的无菌包，与另一手一起撕开封口膜以暴露无菌物品（图3-4）。 （2）如果是双层封口膜的纸塑包装，双手分别握住封口膜，轻轻撕开（图3-5），同时保持包内物品无菌。
	3.取出无菌物品	▲取出布类无菌包内部分物品的方法 （1）取物：用无菌持物钳/镊夹取所需物品，放在准备好的无菌容器或无菌区内。 （2）包扎：如果包内物品未用完，则按原折痕包好，横向系紧系带。 （3）标记：注明无菌包的开包日期、时间并签名。 （4）整理：将无菌包放回原处。 ▲取出布类无菌包内全部物品的方法 （1）一手持无菌包，另一手打开包布并将四角抓住，暴露物品。 （2）将无菌包内物品放到无菌容器或无菌区内，或传递给另一位戴无菌手套的操作者。 ▲取出一次性无菌包内物品的方法 采用无菌技术。

评分说明：操作中发生污染者不合格。

【操作图解】

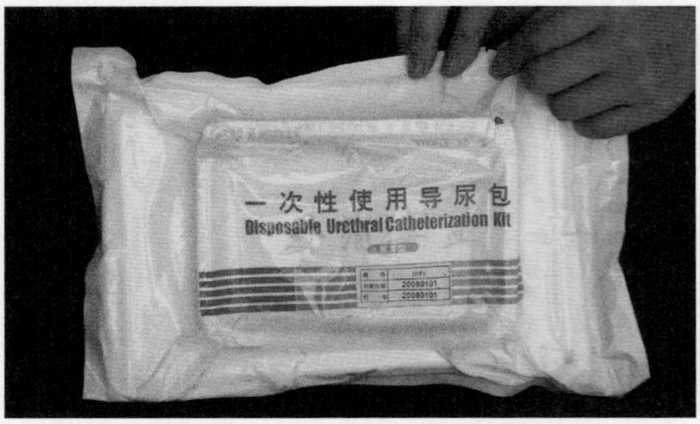

图3-4　一次性塑料无菌包开包法

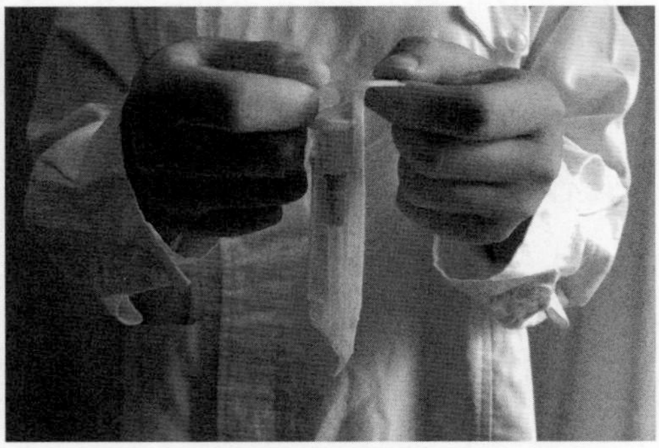

图3-5　一次性纸塑无菌包开包法

【评价】

1. 能正确使用各种类型的无菌包，操作过程无污染。

2. 动作稳重、熟练。

【注意事项】

1. 严格遵守无菌技术操作原则。

2. 打开无菌包时，手不可触及包装袋或包布的内面，不可跨越无菌区。

3. 如果无菌包内无菌物品未用完，应按原折痕包好，横向系紧系带，注明开包日期、时间并签名，限24 h内使用。如包布内物品超过有效期、被污染或包布潮湿，可复用物品则需重新消毒、灭菌。

4. 无菌包如有标签模糊、已过有效期、封包漏气或破损等情况均不可使用。

第四节　铺无菌盘

【目的】

将无菌治疗巾铺在清洁、干燥的治疗盘内形成无菌区域，以放置无菌物品，供治疗或护理使用。

【评估】

1. 评估操作环境是否符合无菌技术操作原则。

2. 检查无菌治疗巾外包装的完好性、名称、灭菌日期、有效期、灭菌效果等。

3. 检查治疗盘是否清洁、干燥。

【操作流程】

详见表3-4。

表3-4　铺无菌盘的操作流程

项目	项目分类	操作步骤
准备	1.护士	着装整洁。修剪指甲，洗手。戴口罩。
	2.物品	（1）无菌持物钳/镊。 （2）无菌包（内装治疗巾）。 （3）无菌物品。 （4）托盘（治疗盘）。 （5）记录纸和笔。
	3.环境	（1）无菌操作环境清洁、宽敞、明亮。 （2）操作台应清洁、干燥、平坦。物品放置合理、有序。 （3）无菌操作前30 min应停止清扫工作，减少走动，以避免尘埃飞扬。
操作过程	1.检查	检查治疗巾无菌包的名称、灭菌或生产日期、有效期、灭菌效果及包装的完好性。
	2.开包	（1）打开无菌包，方法同第三章第三节“无菌包的使用”。 （2）用无菌持物钳/镊取出一块无菌治疗巾放在治疗盘内。 （3）如果包内治疗巾未用完，则按原折痕包好。 （4）标注无菌包的开包日期、时间并签名。
	3.铺盘	（1）将无菌治疗巾双折铺于治疗盘上，双手捏住无菌治疗巾上层外面两角，将上层折成扇形，边缘向外（图3-6A）。 （2）根据需要用无菌持物钳/镊将无菌物品放入无菌区内。 （3）拉开扇形折叠层并遮盖于物品上，上下层边缘对齐，将开口处向上折两次，两侧边缘分别向下折一次，露出治疗盘边缘（图3-6B）。
	4.记录	如果是备用无菌盘，需注明无菌盘的名称、铺盘的日期、时间并签名。

评分说明：操作中发生污染者不合格。

【操作图解】

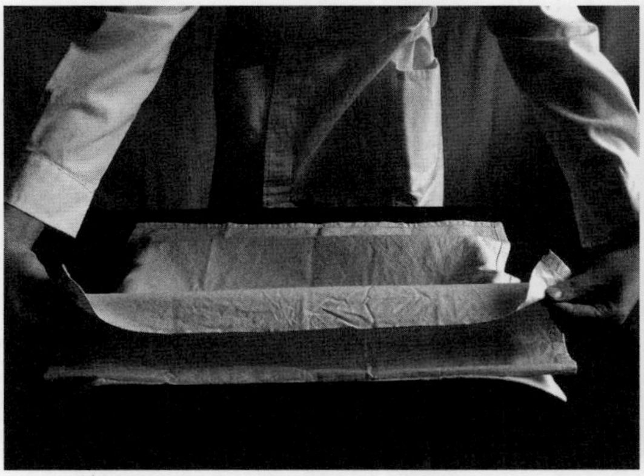

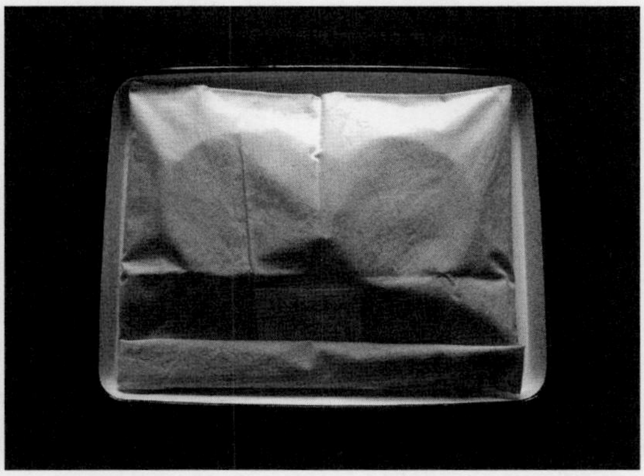

A　　　　B

图3-6　铺无菌盘

【评价】

1. 铺无菌盘的方法正确、无污染。无菌盘平整、美观。

2. 无菌盘内无菌物品齐全，放置合理、有序。

3. 动作稳重、熟练。

【注意事项】

1. 严格遵守无菌技术操作原则，不可跨越无菌区。

2. 铺无菌盘的区域须清洁、干燥，无菌治疗巾应避免潮湿和被污染。

3. 铺好的无菌盘应尽早使用，有效期不超过4 h。

第五节 取用无菌溶液

【目的】

正确取用无菌溶液以保持溶液的无菌状态，供无菌操作使用。

【评估】

1. 评估操作环境是否符合无菌技术操作原则。

2. 检查瓶装无菌溶液的名称、浓度、有效期和质量。

【操作流程】

详见表3-5。

表3-5 取用无菌溶液的操作流程

项目	项目分类	操作步骤
准备	1.护士	（1）着装整洁。修剪指甲，洗手。戴口罩。 （2）查阅医嘱单或护理计划。
	2.物品	（1）托盘（治疗盘）。 （2）无菌溶液瓶（图3-7）。 （3）盛装无菌溶液的无菌容器。 （4）开瓶器。 （5）弯盘。 （6）消毒液。 （7）无菌棉签。 （8）无菌方纱。 （9）笔和手表。
	3.环境	（1）无菌操作环境清洁、宽敞、明亮。 （2）操作台应清洁、干燥、平坦。物品放置合理、有序。 （3）无菌操作前30 min应停止清扫工作，减少走动，以避免尘埃飞扬。
操作过程	1.清洁	（1）取盛有无菌溶液的密封瓶。 （2）擦净瓶外灰尘。

续表

项目	项目分类	操作步骤
操作过程	2.核对	（1）检查并核对无菌溶液瓶签上的药名、剂量、浓度和有效期。 （2）检查无菌溶液瓶的完好性，确认瓶盖无松动、瓶身无裂缝。 （3）倒置、摇晃无菌溶液瓶，对光检查无菌溶液的质量，确认无菌溶液无浑浊、变色或沉淀。
	3.开瓶塞	（1）胶塞式无菌溶液瓶： 1）用开瓶器撬开瓶盖。 2）用蘸有消毒液的无菌棉签常规消毒瓶塞外周。 3）用无菌方纱包裹瓶塞后打开瓶塞，手不可触及瓶口及瓶塞内面。 （2）拧开式无菌溶液瓶：拧开瓶盖。
	4.倒溶液	（1）手握溶液瓶，瓶签朝向掌心。 （2）在弯盘上方倒出少量溶液并旋转冲洗瓶口。 （3）再由原处倒溶液至无菌容器中（图3-8）。
	5.盖瓶塞	倒好溶液后，立即将瓶塞塞进瓶口，或拧紧瓶盖。
	6.记录	如果溶液未用完，需在瓶签上注明开瓶日期、时间并签名。
	7.再次核对	再次核对无菌溶液的标签，将无菌溶液瓶放回原处。

评分说明：操作中发生污染者不合格。查对不严格致发生差错者不合格。

【操作图解】

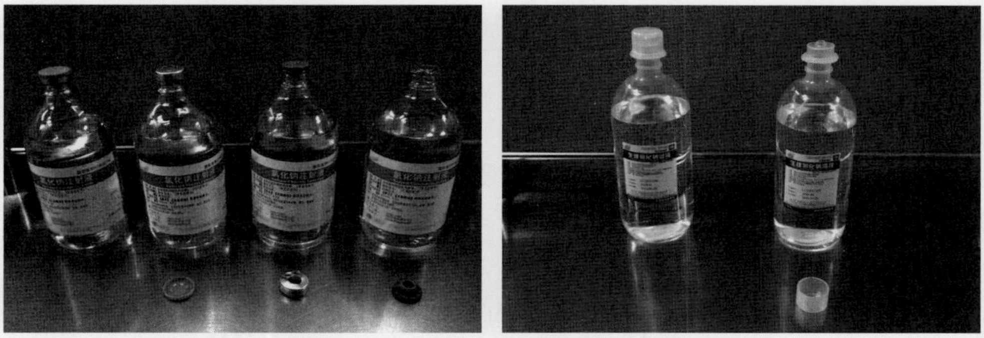

图3-7　临床常用的无菌溶液瓶（胶塞式、拧开式）

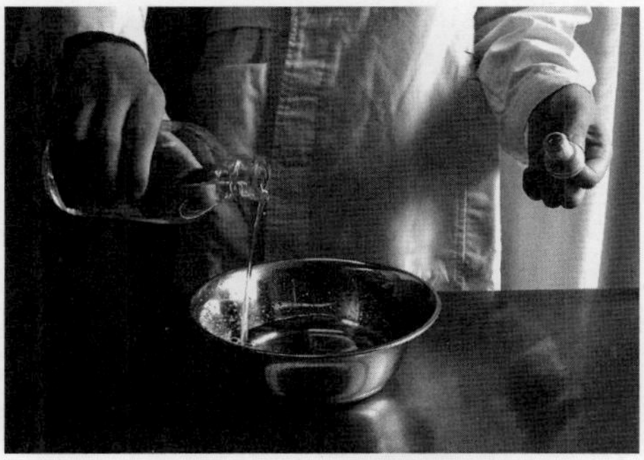

图3-8　倒无菌溶液

【评价】

1. 仔细核对医嘱或护理计划，准确取用无菌溶液。

2. 取无菌溶液方法正确，操作过程无污染。倒无菌溶液时无液体溅出及浸湿瓶签。

3. 动作稳重、熟练。

【注意事项】

1. 严格遵守无菌技术操作原则。不可跨越无菌区，手不可触及瓶口及瓶塞内面。

2. 不可将物品伸入无菌溶液瓶内蘸取溶液。

3. 倒无菌溶液前，先倒出少量溶液冲洗瓶口。

4. 倒无菌溶液时，溶液瓶的任何部位均不可接触无菌区。

5. 已倒出的溶液不可再倒回瓶内以免污染剩余的溶液，瓶内剩余的无菌溶液限24 h内使用。

第六节 戴、脱无菌手套

【目的】

在进行无菌操作时，正确戴、脱无菌手套可确保操作的无菌效果及保护患者和医务人员免受感染。

【评估】

1. 评估操作环境是否符合无菌技术操作原则。

2. 检查无菌手套的类型、号码、灭菌或生产日期、有效期及灭菌效果。

【操作流程】

详见表3-6。

表3-6 戴、脱无菌手套的操作流程

项目	项目分类	操作步骤
准备	1.护士	（1）着装整洁。 （2）取下手表和手上其他饰物。 （3）修剪指甲，洗手。 （4）戴口罩。
	2.物品	（1）一次性无菌手套（图3-9）。 （2）医用垃圾桶。
	3.环境	（1）无菌操作环境清洁、宽敞、明亮。 （2）操作台应清洁、干燥、平坦。物品放置合理、有序。 （3）无菌操作前30 min应停止清扫工作，减少走动，以避免尘埃飞扬。

续表

项目	项目分类	操作步骤
操作过程	1.检查	（1）选择号码合适的无菌手套。 （2）检查无菌手套的类型、灭菌或生产日期、有效期、灭菌效果及包装的完好性。
	2.打开手套袋	（1）打开外包装，取出内包装。 （2）将内包装放于清洁、干燥的操作台上或无菌区内，按原折叠顺序逐层打开内包装，并使手套的袖口端靠近操作者。
	3.戴手套	（1）分次取手套法： 1）一手捏住一只手套的袖口反褶部分（手套内面），取出手套，并对准另一手五指戴上（图3-10A）。 2）用戴好手套的手指插入另一只手套的袖口反褶内面（手套外面），取出手套，同法戴好第二只手的手套（图3-10B）。 （2）一次性取手套法： 1）两手分别捏住两只手套的袖口反褶处（手套内面），取出手套。 2）将手套五指对准，先戴一只手套；再以戴好手套的手指插入另一只手套的袖口反褶内面（手套外面），同法戴好第二只手的手套。
	4.调整	双手调整平顺手套位置，将手套的翻边扣套在工作服衣袖外面。
	5.脱手套	（1）用戴手套的一手捏住另一手的手套腕部外面，翻转脱下（图3-11A），使污染面在内。 （2）将脱下手套的手指插入另一手套内（图3-11B），将其翻转脱下。
整理	1.物品	将用过的手套放入医用垃圾桶。
	2.护士	洗手。

评分说明：操作中发生污染者不合格。

【操作图解】

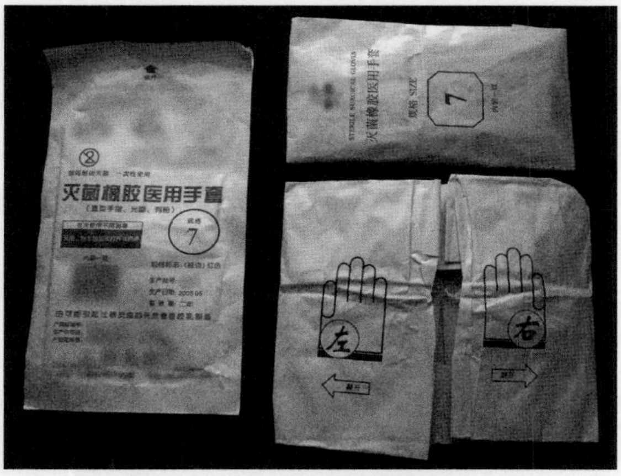

图3-9　一次性无菌手套

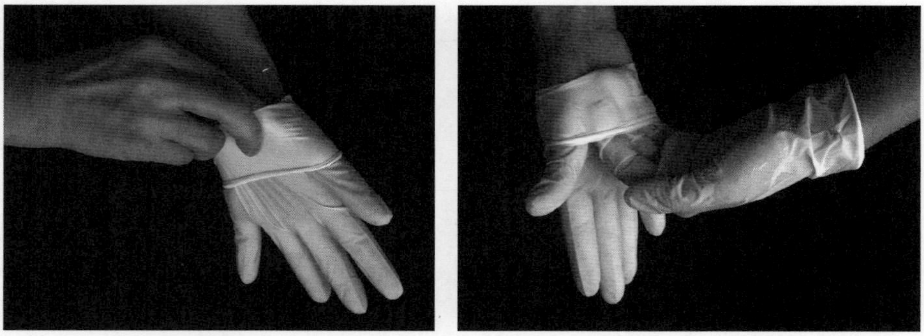

A　　B

图3-10　戴无菌手套

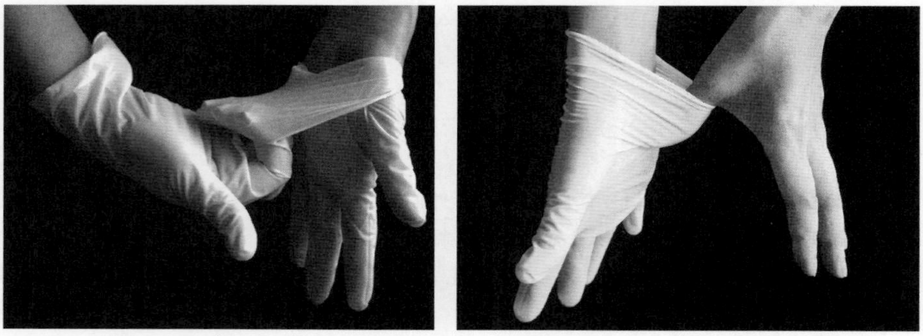

A　　B

图3-11　脱无菌手套

【评价】

1. 戴无菌手套的方法正确，操作过程无污染。

2. 脱手套的方法正确并妥善处理使用过的手套。

3. 动作稳重、熟练。

【注意事项】

1. 严格遵守无菌技术操作原则。

2. 注意修剪指甲以防刺破手套，并选用号码合适的无菌手套。

3. 戴无菌手套时，未戴手套的手不可触及手套的外面，已经戴好手套的手不可触及未戴手套的手及另一手套的内面。

4. 戴无菌手套后，双手应始终保持在腰部或操作台面以上、视线范围以内。手套如有破洞、污染或可疑污染，应立即更换或加戴一副无菌手套。

5. 脱手套的关键点是“污染面对污染面，清洁面对清洁面”。即手套外面（污染面）只能接触手套外面，勿接触皮肤和周围环境；手部皮肤只能接触另一只手套的内面，即清洁面，将手套翻转脱下，使污染面在内。

第七节　穿、脱隔离衣

【目的】

1. 保护医务人员和患者。
2. 防止病原微生物传播，避免交叉感染。

【评估】

1. 评估患者病情、采取的隔离种类及隔离措施。
2. 评估本次进入患者隔离单位的目的和需要的用物。
3. 评估操作环境、洗手及手消毒的设施。

【操作流程】

详见表3-7。

表3-7　穿、脱可重复使用的隔离衣的操作流程

项目	项目分类	操作步骤
准备	1.护士	（1）了解患者的流行病学史和实验室检查结果，明确感染类型、传播途径，确定在患者病房中应采取的隔离措施。 （2）明确进入患者隔离单位的目的。 （3）着装整洁。修剪指甲，取下手表，卷袖过肘。 （4）洗手、戴口罩。
	2.物品	（1）可重复使用型隔离衣。 （2）挂衣架。 （3）洗手及手消毒设施。 （4）橡皮圈（必要时）。 （5）污衣袋（必要时）。
	3.环境	（1）环境清洁、宽敞。 （2）隔离区域的清洁区、半污染区、污染区可被明确区分。
穿隔离衣	1.取衣	（1）选择种类及号码合适的隔离衣。 （2）手持衣领取隔离衣，清洁面朝向操作者（图3-12A）。 （3）将衣领两端向外折，露出肩袖内口。
	2.穿衣袖	（1）一手持衣领，另一手伸入衣袖内，举起手臂，将衣袖穿好（图3-12B）。 （2）换手持衣领，同法穿好另一袖。
	3.系衣领	两手持衣领，由前向后理顺领边，在颈后扣上领扣或系好衣领（图3-12C）。
	4.扎袖口	卷紧袖口，扣好袖口或系上袖带（图3-12D），需要时用橡皮圈束紧袖口。
	5.系腰带	（1）自一侧衣缝腰带下5 cm处将隔离衣向前拉，见到衣边捏住（图3-12E）；同法将另一侧衣边捏住。 （2）两手在背后将衣边边缘对齐，向一边折叠并按住折叠处（图3-12F）。 （3）将腰带在背后交叉，回到身体的前面打活结系好（图3-12G）。

续表

项目	项目分类	操作步骤
脱隔离衣	1.解腰带	解开腰带，在腰前打活结（图3-13A）。
	2.解袖口	解开袖口，在肘部将部分衣袖塞入工作衣袖内（图3-13B）。
	3.消毒双手	消毒双手（图3-13C）。
	4.解领口	解开领口（图3-13D）。
	5.脱衣袖	（1）右手伸入左手袖口内（图3-13E），拉下衣袖过手。 （2）再用衣袖遮住的左手在外面拉下右手衣袖（图3-13F）。 （3）双手在袖内将衣袖拉下使双臂退出，不要污染到手和手臂。
	6.挂衣	（1）如隔离衣需重复使用，双手撑着隔离衣内面双肩接缝处（图3-13G）。 （2）双手并拢，将一侧隔离衣肩部反折至另一侧上，使隔离衣清洁面（内面）朝外。 （3）将隔离衣衣领及其两边对齐后挂在衣架上。 （4）不再穿的隔离衣，将清洁面（内面）朝外卷好后放入污衣袋内。
整理	护士	洗手。

操作补充说明：a.一次性隔离衣的穿法无特殊要求；脱一次性隔离衣时，应使清洁面向外，将衣领及衣边卷至中央，放入医用垃圾桶。b.医用一次性防护服由帽子、上衣、裤子组成，可分为连身式结构和分身式结构。当进入甲类传染病病房、进行传染病患者的侵入性治疗或可能被传染病患者的血液、体液污染时需要穿防护服。穿衣顺序为穿下衣→上衣→戴帽→拉上防护服的拉链。穿好后，只限定在规定区域内进行操作活动。脱衣顺序为拉开拉链并向上提拉帽子，待头部脱离帽子后再脱袖子，从上向下将污染面向里边脱边卷至完全脱下，然后放入医用垃圾桶。

评分说明：操作中发生污染者不合格。

【操作图解】

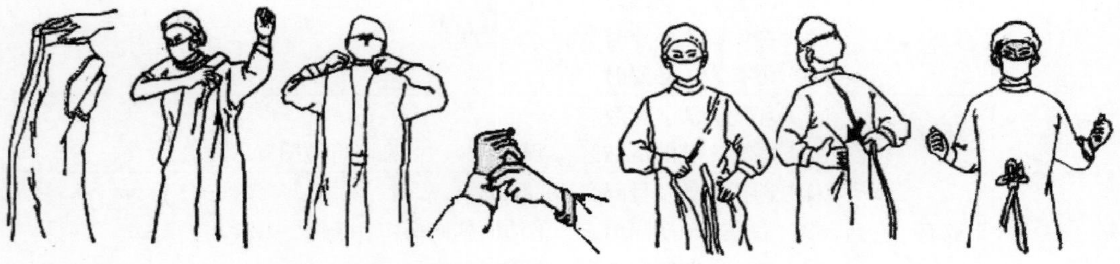

A　B　C　D　E　F　G

图3-12　穿隔离衣

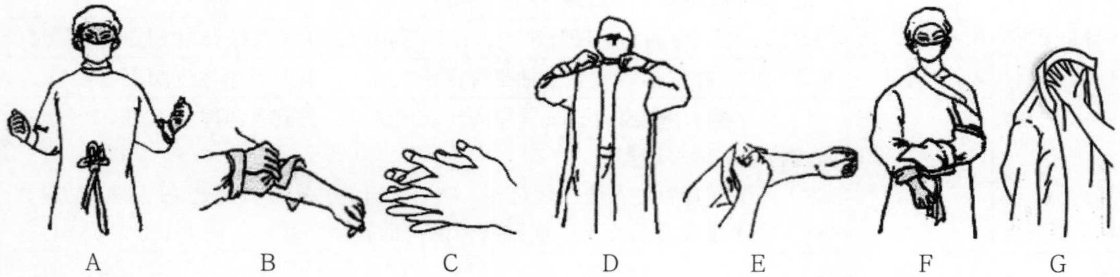

A　B　C　D　E　F　G

图3-13　脱隔离衣

【评价】

1. 穿、脱隔离衣的顺序及方法正确，无污染周围环境和操作者。

2. 进入隔离病房前，能明确患者的感染类型、传播途径及应采取的隔离措施。

3. 所选隔离衣的种类及号码合适。

4. 洗手和手消毒的方法正确。

【注意事项】

1. 隔离衣的号码要合适，应能全部遮盖工作服。

2. 穿隔离衣前，做好个人及物品准备，以减少穿、脱隔离衣的次数。

3. 穿、脱隔离衣过程中避免污染衣领和清洁面，始终保持衣领清洁。

4. 穿隔离衣过程中，手不可触及隔离衣的内面。

5. 穿好隔离衣后，双臂保持在腰部以上、视线范围以内，不得进入清洁区，避免接触清洁物品。

6. 消毒手时不能沾湿隔离衣，隔离衣也不可触及其他物品。

7. 脱隔离衣过程中，手消毒后不可触及隔离衣的外面，不要污染到手和手臂。

8. 隔离衣每天更换，如有潮湿或污染，应立即更换。

9. 挂在半污染区的隔离衣其清洁面向外，挂在污染区的隔离衣其污染面向外。

第八节　相关技能扩展

【相关概念】

1. 手卫生（hand hygiene）：洗手、卫生手消毒和外科手消毒的总称。

2. 洗手（hand washing）：用普通肥皂或皂液和流动水洗手，去除手部污垢和部分暂居菌。

3. 卫生手消毒（hand antisepsis）：用含乙醇的速干手消毒剂擦洗双手，以去除或杀灭皮肤上的暂居菌和减少常居菌。

4. 外科手消毒（surgical hand hygiene）：用肥皂或皂液和流动水彻底清洗手和前臂，用无菌毛巾擦干手，然后使用长效外科速干手消毒剂，以去除或杀灭皮肤上的暂居菌和减少常居菌。在进行侵入性操作前要求进行外科手消毒。

一、用肥皂和流动水洗手

【目的】

洗手能去除手部污垢和大部分暂居菌，使手部皮肤得到彻底清洁。

【评估】

1. 确定操作最合适的洗手方法。

2. 评估有无洗手设施。

【物品】

1. 洗手池，水龙头采用非手动开关（肘动、脚踏或感应式）。

2. 流动水。

3. 肥皂或皂液。

4. 感应式干手机、纸巾或干毛巾。

【操作重点步骤】

1. 取下手表和手上其他饰物，衣袖上推到腕上约20 cm，修剪指甲。

2. 检查手上有无伤口，任何伤口都应先贴好防水敷贴。

3. 站在洗手池前，洗手过程中衣服不要触及洗手池。

4. 采用非手动开关打开流动水，使水量充足但不会溅出。

5. 用流动水弄湿双手和手腕。保持手的位置低于肘部，使水流向指尖。

6. 取适量肥皂或皂液，均匀涂抹于双手。

7. 认真揉搓双手至少15 s。揉搓双手的每个部位，包括手掌、手背、手指、指缝、指关节、指尖和手腕。推荐采用六步洗手法（图3-14）。必要时采用七步洗手法，第七步是洗手腕和手臂。

（1）掌心对掌心，手指并拢，相互揉搓。

（2）掌心对手背，手指交叉沿指缝相互揉搓，两手交替。

（3）掌心对掌心，手指交叉沿指缝相互揉搓。

（4）两手互握，互搓指背。

（5）一手握另一手拇指旋转揉搓，两手交替。

（6）指尖在对侧掌心中前后揉搓，两手交替。

8. 在流动水下彻底冲净双手，指尖朝下，直至皂液冲净为止。

9. 如果手污染严重，重新取用肥皂或皂液，再次揉搓并清洗。

10. 用脚或手肘关水龙头。如果水龙头不是肘动、脚踏或感应式开关，应先擦干双手再用纸巾关水龙头。

11. 用纸巾擦干双手，或用感应式干手机吹干双手。如果使用清洁毛巾擦手，毛巾应一用一消毒。

【操作图解】

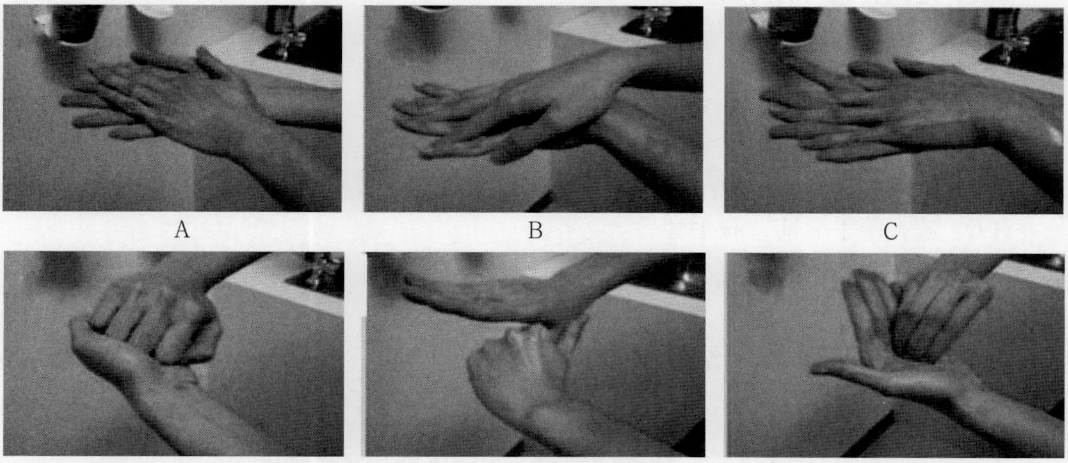

A　B　C　D　E　F

图3-14　六步洗手法

注：以上六步是洗手法的核心。腕部污染机会较大时（如夏季），或在清洁度要求较高的科室（如手术室），需增加第七步洗手（握住手腕，旋转揉搓，两手交替）。

【评价】

1. 洗手设施完善。

2. 遵循洗手指征。洗手程序及方法正确。手部皮肤得到彻底清洁。

3. 双手洗后无致病性微生物。

4. 工作服未被溅湿，周围环境无被污染。

【注意事项】

1. 手上有可见污染物时，应用肥皂和水彻底洗净手的每个部位，洗手范围为从指尖到手腕上10 cm。揉搓时间至少15 s。双手洗后应无致病性微生物。当手上无可见污染物时，才可用速干手消毒剂消毒双手代替洗手。

2. 手上不要佩戴手表及其他饰物。

3. 调节合适的水温和水流量，避免水溅出污染周围环境。

4. 确保彻底清洗干净指甲、指尖、指缝和指关节等部位。

5. 应当使用一次性纸巾擦干双手，或用感应式干手机吹干双手。如果使用清洁毛巾擦手，毛巾应一用一消毒。不可使用公用毛巾，以防感染传播。

6. 肥皂或皂液应置于清洁容器中。容器应每周清洁、消毒。禁止将皂液直接添加到未用完的取液器中，使用的固体肥皂应保持干燥。

7. 合理配备洗手后的干手物品及设施，以免造成手的二次污染。

8. 以下情况医务人员应洗手：

（1）进入和离开病房前。

（2）接触清洁物品前，处理污染物品后。

（3）无菌操作前后。

（4）接触患者伤口前后。

（5）护理任何患者前后。

（6）戴无菌手套前，脱手套后。

（7）上厕所前后。

二、用速干手消毒剂洗手

【目的】

手消毒法用于清除手部的致病性微生物，预防感染与交叉感染。

【评估】

检查双手的污染程度和范围，选择合适的手消毒方法。

【物品】

速干手消毒剂。

【操作重点步骤】

1. 检查双手的污染程度和范围。

2. 手上无可见污染物时，可用速干手消毒剂消毒双手代替洗手。

（1）取适量的速干手消毒剂于掌心。

（2）按照六步洗手法认真揉搓，确保手消毒剂完全揉搓到手的每个部位。

（3）揉搓直至手部自然干燥，因为速干手消毒剂能快速自动干燥，不需用纸巾擦干。

【评价】

1. 选择的手消毒剂恰当。

2. 手消毒的程序及方法正确。

3. 手消毒后无致病性微生物。

【注意事项】

1. 如果手上有患者血液、体液之类的蛋白性物质等可见的污染物时，直接使用速干手消毒剂无效，使用前应先用肥皂和清水洗手并擦干双手。

2. 临床已不推荐使用浸泡消毒法进行手消毒。

3. 以下情况必须先洗手再进行手消毒：

（1）实施侵入性操作前，如动脉或静脉导管置入术、留置导尿术等。

（2）护理新生儿或免疫力低下的患者前。

（3）接触血液、体液和分泌物后。

（4）接触被致病性微生物污染的物品后。

（5）护理传染病患者后。

（冯晓玲　刘婷）

第四章　生命体征的评估

第一节　体温的测量

【目的】

1. 判断患者的体温是否正常。

2. 动态监测体温的变化，分析患者的热型及伴随症状。

3. 协助诊断或为预防、治疗、康复和护理提供依据。

【评估】

1. 评估患者的年龄、意识、病情、心理状态及合作程度。

2. 评估有无影响患者体温变化的因素，如半小时内运动、进食、冷热饮、冷热疗、洗澡或坐浴、灌肠等。

3. 评估患者测量体温的部位（口腔黏膜、腋窝及肛门皮肤）的状况，确定患者最合适的体温测量部位。

【操作流程】

详见表4-1。

表4-1　测量体温的操作流程

项目	项目分类	操作步骤
准备	1.患者	（1）护士确认患者。 （2）评估患者并确定最合适的体温测量部位以准备合适的体温计。 （3）评估有无影响患者体温变化的因素。 （4）解释操作目的、方法、注意事项及配合要点，以取得患者的同意与合作。
	2.护士	着装整洁。修剪指甲，洗手。
	3.物品	（1）托盘（治疗盘）。 （2）治疗单。 （3）已消毒的水银体温计（口表、腋表或肛表）（图4-1）。 （4）放有纱布或纸巾的弯盘（用后的体温计放于此）。

续表

项目	项目分类	操作步骤
准备	3.物品	（5）表（有秒针）。 （6）润滑剂、棉签、纸巾、一次性手套、屏风（用于测量肛温）。 （7）速干手消毒剂。 （8）记录单和笔。
	4.环境	环境清洁、安静，光线充足，室温适宜。
操作过程	1.核对	（1）携用物到患者床边。 （2）核对患者的床号、姓名、住院号。 （3）再次检查体温计的质量及读数是否在35 ℃以下。必要时，将体温计的水银柱甩至35 ℃以下。
	2.测温	选用适当的方法测量体温并告知患者注意事项。 （1）测量口温法： 1）协助患者取舒适的体位。 2）嘱患者张口，将口表体温计水银端放于舌下热窝处。指导患者闭紧口唇但勿咬体温计。放置时间为3 min。 （2）测量腋温法： 1）指导或协助患者取舒适的体位。 2）暴露患者腋窝。如果有汗，用毛巾或纸巾擦干。 3）将腋表体温计水银端置于腋窝中央。协助患者屈臂过胸以夹紧体温计。放置时间为10 min。 （3）测量肛温法： 1）使用屏风遮挡，以保护患者的隐私。 2）戴一次性手套。协助患者取舒适的体位：侧卧、俯卧或屈膝仰卧位，只暴露臀部。 3）用蘸有润滑剂的棉签润滑肛表体温计水银端。 4）一手分开臀部，暴露肛门口，指导患者深呼吸放松，另一手轻轻将肛表体温计水银端插入肛门并固定。患者的年龄不同，插入的深度不同：成年人3～4 cm，幼儿2.5 cm，婴儿1.25 cm。放置时间为3 min。
	3.取出体温计	（1）取出体温计，用纸巾擦净体温计并弃去纸巾。 （2）如果测量肛温，则擦净肛门并协助患者穿好裤子。
	4.读数	（1）手持体温计与视线平行，注意勿接触体温计水银端。转动体温计至能看清水银柱，读取体温值并告知患者。 （2）将体温计放于弯盘内纱布上。
	5.记录	记录体温读数。
	6.健康教育	（1）向患者解释体温监测的重要性，指导患者正确测量体温，告诉患者测量体温过程中的注意事项，以获取准确的体温值。 （2）向患者介绍体温的正常值。如果体温过高或过低，则根据患者病情提供相关的指导。
整理	1.患者	（1）协助患者取舒适卧位，整理衣服。 （2）询问患者的感受及需求。
	2.物品／环境	（1）整理床单位。 （2）用物分类处理。 （3）正确消毒体温计并存放。

续表

项目	项目分类	操作步骤
整理	3.护士	洗手。
	4.记录	（1）在治疗单上记录并签名。 （2）在体温单上绘制体温变化曲线并在护理记录单上记录，或将体温信息输入移动护理信息系统的终端设备上。体温表示符号：腋温“×”、口温“●”、肛温“○”。

操作补充说明：a.电子体温计以安全、测温速度快的优点，广泛用于临床发热筛查。b.常用的有电子体温计（图4-2）、多功能红外线体温计（耳温或额温）（图4-3）；有片式、笔式、枪式、奶嘴式、穿戴式体温持续监测仪。c.电子体温计的示值准确度受电子元件及电池供电状况等因素影响；额温计易受环境温度（包括出汗、吹风扇、开空调等）的影响；中耳炎患者因为耳道里有液体会大大影响耳温计的精度。d.水银体温计测量稳定性好，但易破碎、存在水银污染的可能、测量时间长。e.水银体温计使用前需检查性能，检测方法为将全部体温计的水银柱甩至35 ℃以下，于同一时间放入已测好温度的40 ℃以下的水中，3 min后取出检查；将误差在0.2 ℃以上、玻璃管有裂痕、水银柱自行下降的视为不合格；合格体温计用纱布擦拭，放入清洁容器内备用。

评分说明：读取体温误差≥1 ℃者不合格。

【操作图解】

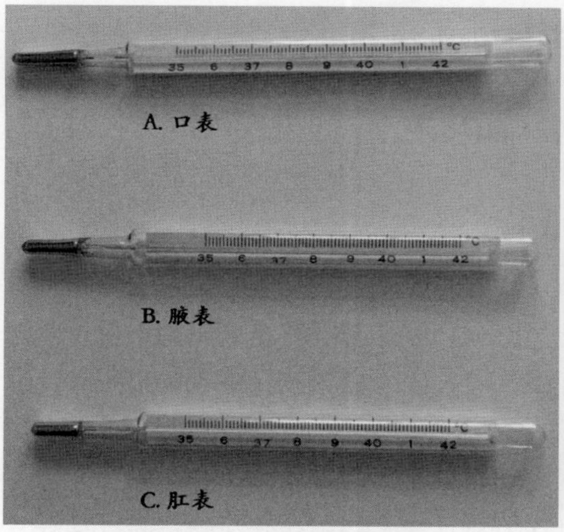

图4-1 常用水银体温计

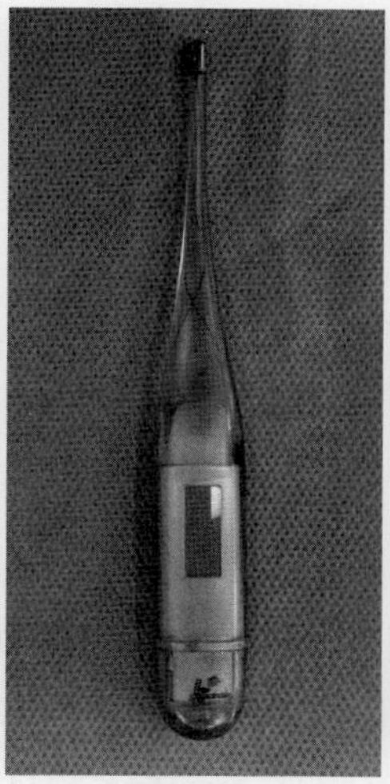

图4-2　电子体温计

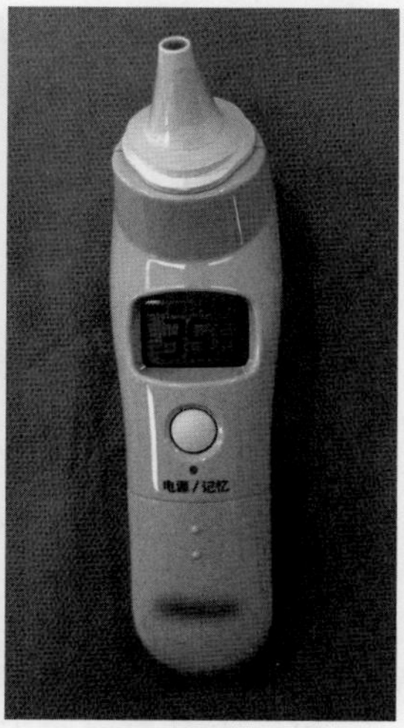

图4-3　红外线体温计

【评价】

1. 患者理解测量体温的目的并配合良好，对护理操作表示满意。
2. 测量体温的方法正确、安全，无造成患者损伤。测量结果及记录准确。
3. 给患者提供相关的健康教育。
4. 在规定的时间内完成操作。

【注意事项】

1. 测量体温前，应检查体温计的质量及水银柱是否在35 ℃以下。集体测温时，测温前后应清点体温计的数量，以防丢失或打破体温计。

2. 注意评估有无影响患者体温变化的因素。测量前，若有运动、进食、冷热饮、冷热疗、洗澡、坐浴或灌肠等，应休息30 min后再测量。

3. 选择患者最合适的体温测量部位。

（1）口温测量法仅适用于清醒、合作的患者，婴幼儿或张口呼吸者、精神异常者、昏迷患者、口腔疾患及口腔手术的患者忌用口温测量法。

（2）腋温测量法安全但耗时。腋下创伤、炎症、手术，腋下出汗较多者，肩关节受伤或过于消瘦的患者忌用腋温测量法。

（3）直肠或肛门手术、腹泻及急性心肌梗死的患者忌用肛温测量法。

4. 安全使用水银体温计。

（1）对婴幼儿或危重、躁动等患者，应采用恰当的体温测量方法，并设专人守护以固定好体温计。

（2）患者不慎咬破体温计，先立即清理玻璃碎屑，再让患者口服蛋清或牛奶以延缓汞的吸收。如果病情许可，可进食粗纤维食物，加速汞的排出。

5. 根据病情制定测量体温的计划。

（1）新入院患者：每天测量体温4次，连续测量3天，3天后体温正常者改为每天测量2次。

（2）手术患者：手术前1天及手术后3天内每天测量体温4次，体温恢复正常者改为每天测量2次。

（3）危重患者、高热或体温过低患者、早产儿：需严密观察体温变化。采用降温措施后半小时应复测体温。采用降温措施后的体温应绘制在降温前体温的相应纵格内，以红“○”表示，并用红色虚线与降温前的体温相连。体温不升时，在35 ℃以下纵格栏内用黑（蓝）笔写“体温不升”。

6. 体温与病情不相符时，应重新测量。体温异常者，应观察其伴随症状、体征，并向医生汇报。

7. 体温计使用后应消毒，以防交叉感染。

（1）水银体温计消毒方法：用75%乙醇浸泡消毒30 min后，予清水冲洗、擦干，放入清洁储物盒里。75%乙醇溶液每天更换，储物盒每周消毒1次；口表、腋表、肛表体温计分开单独存放。

（2）电子体温计消毒方法：清洁、消毒电子感温探头部分，根据制作材料的性质选用不同的消毒方法，如擦拭、熏蒸、浸泡等。

第二节　脉搏的测量

【目的】

1. 判断患者的脉搏是否正常。

2. 动态监测脉搏的变化，间接了解患者的心脏状况。

3. 协助诊断或为预防、治疗、康复和护理提供依据。

【评估】

1. 评估患者的年龄、意识、病情、治疗、用药、心理状态及合作程度。

2. 评估有无影响患者脉率变化的因素，如剧烈运动、紧张、恐惧、哭闹、疼痛等。

3. 评估患者脉搏测量部位的皮肤情况并选择合适的测量部位。

【操作流程】

详见表4-2。

表4-2　测量脉搏的操作流程

项目	项目分类	操作步骤
准备	1.患者	（1）护士确认患者。 （2）评估患者及有无影响患者脉率变化的因素。 （3）解释操作目的、方法、注意事项及配合要点，以取得患者的同意与合作。
	2.护士	着装整洁。修剪指甲，洗手。
	3.物品	（1）托盘（治疗盘）。 （2）治疗单。 （3）表（有秒针）。 （4）记录单和笔。 （5）听诊器（必要时）。 （6）速干手消毒剂。
	4.环境	环境清洁、安静，光线充足，室温适宜。
操作过程	1.核对	（1）携用物到患者床边。 （2）核对患者的床号、姓名、住院号。
	2.摆体位	（1）协助患者取合适的体位（坐位或卧位）。 （2）选择合适的部位测量脉搏。桡动脉是最常用的诊脉部位，将患者手臂放于舒适位置。
	3.触脉	以示指、中指、无名指的指端按于桡动脉处（图4-4），按压力量适中，以能清楚触到脉搏搏动为宜，注意其节律及脉搏强弱。
	4.计数	（1）正常脉搏测量30 s，将所测脉搏数乘2，得出脉率。 （2）脉率不齐时应测量1 min。脉搏细弱难触诊时，应用听诊器听心率1 min。

续表

项目	项目分类	操作步骤
操作过程	4.计数	（3）若发现患者脉搏短绌，应由2名护士同时测量。1人数脉搏，另1人听心率，由听心率者看表并向另一名护士发出“起”“停”口令，两人分别同时测量脉搏、心率1 min。心脏听诊部位选择左锁骨中线内侧第5肋间隙处。
	5.记录	记录脉搏情况。脉搏短绌的记录方式为“心率/脉率”，如心率为180次/min，脉率为65次/min，则写成180/65次/min。
	6.健康教育	（1）向患者解释脉搏监测的重要性并告知患者测量脉搏的注意事项。 （2）如果患者的脉搏异常，应严密观察伴随的症状、体征（包括心悸、头晕等），并及时向医生汇报。
整理	1.患者	整理衣服。
	2.物品/环境	整理床单位。
	3.护士	洗手。
	4.记录	（1）在治疗单上记录并签名。 （2）在体温单上绘制脉率变化曲线并在护理记录单上记录，或将脉率信息输入移动护理信息系统的终端设备上。脉搏用红“●”表示，心率用红“○”表示。

评分说明：评分者即时复测，脉搏测量误差≥10次/min者不合格。

【操作图解】

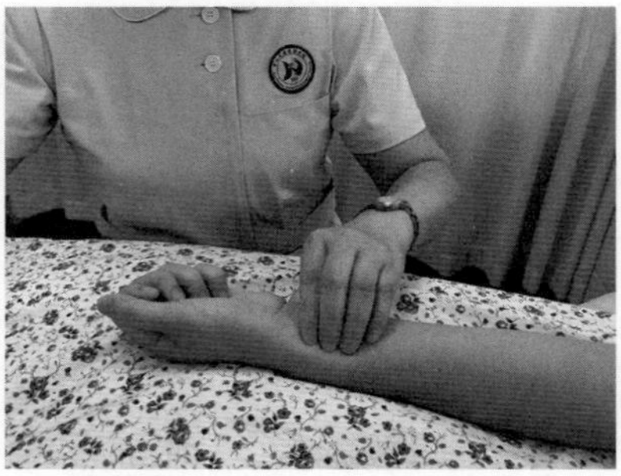

图4-4　脉搏的测量

【评价】

1. 患者理解测量脉搏的目的并配合良好，对护理操作表示满意。
2. 测量脉搏的方法正确，测量结果及记录准确。
3. 给患者提供相关的健康教育。
4. 在规定的时间内完成操作。

【注意事项】

1. 注意有无影响患者脉率变化的因素。测量前，若有剧烈运动、紧张、恐惧、哭闹等，应休息20～30 min后再测量。

2. 选择合适的脉搏测量部位，避免在偏瘫侧或局部有伤口的部位测量脉搏。

3. 勿用拇指诊脉，因操作者拇指小动脉搏动易与患者的脉搏相混淆。

4. 脉率不齐时应测量1 min。脉搏细弱难触诊时，应复测心率1 min。若发现患者脉搏短绌，应由2名护士分别同时测量心率和脉率，计时1 min。心脏病、心律不齐、使用洋地黄类药物的患者应测量心率，测量时应注意脉律、脉搏强弱等情况。

第三节　呼吸的测量

【目的】

1. 判断患者的呼吸是否正常。

2. 动态监测呼吸的变化，以了解患者的呼吸功能情况。

3. 协助诊断或为预防、治疗、康复和护理提供依据。

【评估】

1. 评估患者的年龄、意识、病情、治疗、用药、心理状态及合作程度。

2. 评估有无影响呼吸变化的因素，如剧烈运动、疼痛、情绪激动（或哭闹）、使用影响呼吸的药物、胸部手术史、外伤史等。

【操作流程】

详见表4-3。

表4-3　测量呼吸的操作流程

项目	项目分类	操作步骤
准备	1.患者	（1）护士确认患者。 （2）评估患者及有无影响患者呼吸变化的因素。
	2.护士	着装整洁。修剪指甲，洗手。
	3.物品	（1）托盘（治疗盘）。 （2）治疗单。 （3）表（有秒针）。 （4）记录单和笔。 （5）速干手消毒剂。 （6）棉絮（必要时）。
	4.环境	环境清洁、安静，光线充足，室温适宜。
操作过程	1.核对	（1）携用物到患者床边。 （2）核对患者的床号、姓名、住院号。
	2.摆体位	协助患者取舒适的体位。
	3.观察	（1）转移患者的注意力，使其处于自然呼吸状态。 （2）将手放在患者的桡动脉处似诊脉状，观察患者胸部或腹部的起伏，或将患者手臂放于胸部或腹部，通过似诊脉状的手感受患者胸部或腹部的起伏（图4-5）。 （3）危重患者呼吸微弱难以测量时，可将少许棉絮置于患者鼻孔前，观察棉絮被吹动的次数。

续表

项目	项目分类	操作步骤
操作过程	3.观察	（4）检查患者的呼吸频率、节律、深度、声音、形态及有无呼吸困难等。一吸一呼为一次呼吸。
	4.计数	正常呼吸患者测量30 s，将所得数值乘2，得出呼吸频率。异常呼吸患者或婴儿应测量1 min。
	5.记录	记录呼吸情况。
	6.健康教育	如果患者的呼吸异常，应严密观察伴随的症状、体征，包括意识改变、发绀、咳嗽、咳痰、咯血、胸痛等，并及时向医生汇报。
整理	1.患者	整理衣服。
	2.物品/环境	整理床单位。
	3.护士	洗手。
	4.记录	（1）在治疗单上记录并签名。 （2）在体温单上填写呼吸频率并在护理记录单上记录，或将呼吸频率输入移动护理信息系统的终端设备上。使用呼吸机的患者，其体温单上应绘制符号“R”。

评分说明：评分者即时复测，呼吸测量误差≥5次/min者不合格。

【操作图解】

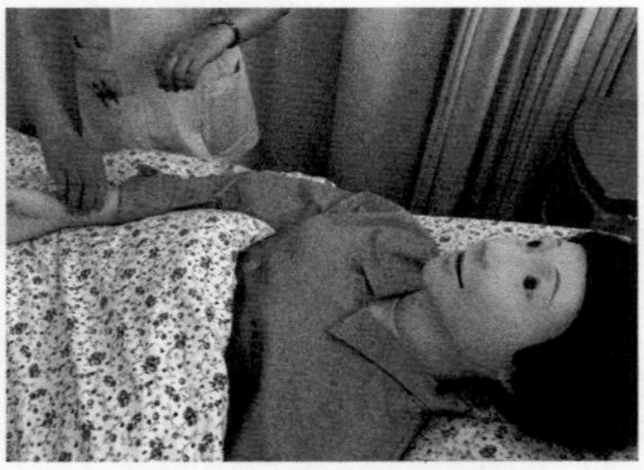

图4-5　呼吸的测量

【评价】

1. 测量呼吸的方法正确，测量结果及记录准确。
2. 给患者提供相关的健康教育。
3. 在规定的时间内完成操作。

【注意事项】

1. 注意有无影响患者呼吸变化的因素。测量前，若有剧烈运动、情绪激动或哭闹等，应休息20～30 min后再测量。

2. 呼吸受意识控制，因此测量呼吸前不要让患者知道，以免患者改变呼吸形态而不能测得准确的呼吸频率。

3. 危重患者呼吸微弱难以测量时，可将少许棉絮置于患者鼻孔前，观察棉絮被吹动的次数，计时1 min。

第四节　血压的测量

【目的】

1. 判断患者的血压是否正常。

2. 动态监测血压的变化，间接了解循环系统的功能状况。

3. 协助诊断或为预防、治疗、康复和护理提供依据。

【评估】

1. 评估患者的年龄、意识、病情、治疗、用药、既往血压情况、服药情况、心理状态及合作程度。

2. 评估有无影响患者血压的因素，如吸烟、运动、情绪激动等。

3. 评估患者的肢体功能和皮肤情况，选择合适的血压测量部位。

【操作流程】

详见表4-4。

表4-4　测量血压的操作流程

项目	项目分类	操作步骤
准备	1.患者	（1）护士确认患者。 （2）评估患者及有无影响患者血压变化的因素。 （3）根据患者的年龄及血压测量部位，选用袖带规格合适的血压计。 （4）解释操作目的、方法、注意事项及配合要点，以取得患者的同意与合作。
	2.护士	着装整洁。修剪指甲，洗手。
	3.物品	（1）托盘（治疗盘）。 （2）治疗单。 （3）袖带规格合适的血压计。 （4）听诊器。 （5）记录单和笔。 （6）速干手消毒剂。
	4.环境	环境清洁、安静，光线充足，室温适宜。
操作过程	1.核对	（1）检查血压计及听诊器的质量。 （2）携用物到患者床边。 （3）核对患者的床号、姓名、住院号。
	2.摆体位	协助患者取合适且舒适的体位（坐位或卧位），使前臂位置（肱动脉）与心脏在同一水平，坐位时前臂平第四肋，仰卧位时前臂平腋中线。
	3.暴露手臂	充分暴露患者上臂，手掌向上，肘部伸直。如果患者衣服过紧，则应脱下袖子。
	4.放置血压计	（1）打开血压计盒盖，垂直平稳放置。 （2）开启水银槽开关，水银柱处于“0”位。注意肱动脉、心脏、血压计零点应处于同一水平。

续表

项目	项目分类	操作步骤
操作过程	5.缠绕袖带	（1）排尽袖带内空气，平整地缠绕于上臂，使袖带气袋中部置于上臂中部。 （2）袖带下缘置于肘窝上2～3 cm，袖带松紧度以能插入1指为宜。
	6.注气	（1）指导患者在血压测量过程中不要移动或讲话，以免影响测量结果。 （2）使听诊器耳件稍前倾并戴在耳上。 （3）一手固定听诊器胸件于肘窝肱动脉搏动最明显处，另一手握加压气球（图4-6），关闭气门后注气至肱动脉搏动消失，再升高20～30 mmHg（1 mmHg≈0.133 kPa）。
	7.放气	打开气门，以4 mmHg/s的速度缓慢放气。两眼平视观察水银汞柱缓慢下降，同时听取肱动脉搏动的柯氏者。
	8.判断	留意第一个清晰的搏动音出现时水银柱所指的刻度，即为收缩压。继续缓慢放气，留意搏动音突然低钝或消失时水银柱所指的刻度，即为舒张压。
	9.整理血压计	（1）完全打开气门，排尽袖带内余气。取下袖带，整理患者衣服。 （2）将袖带、加压气球及胶管置于血压计盒内。右倾血压计45°，使水银全部流入水银槽内，关闭水银槽开关，盖上血压计盒盖。
	10.记录	记录血压值。
	11.健康教育	（1）向患者解释血压监测的重要性并告知患者测量血压的注意事项。 （2）如果患者的血压异常，应严密观察伴随的症状、体征，包括血压过高时有无头晕、头痛、面色潮红、流鼻血、恶心、呕吐、胸闷、心悸及肢体麻木等，血压过低时有无脉搏细弱或脉律不齐、心悸、头晕等，并及时向医生汇报。 （3）告知患者引起高血压的危险因素，包括肥胖，高盐、高胆固醇饮食，吸烟和缺少运动等。 （4）对于口服降压药的患者，评估他们对用药目的及重要性的理解情况，并告诉他们保持血压平稳及提高用药依从性的重要性。
整理	1.患者	协助患者取舒适卧位，整理衣服。
	2.物品/环境	整理床单位。
	3.护士	洗手。
	4.记录	（1）在治疗单上记录并签名。 （2）在体温单上记录血压值并在护理记录单上记录，或将血压值输入移动护理信息系统的终端设备上。

操作补充说明：血压计主要分为水银柱式、压力表式、电子血压计（图4-7）3大类。水银血压计测量数值准确可靠，但易破碎、存在水银污染的可能；压力表式血压计携带方便，但可信度稍差；电子血压计测量结果常比水银血压计稍高，分为手腕式与手臂式，手腕式因离心脏较远，测量结果差异更大，自测血压常用手臂式电子血压计。若采用腘动脉测量血压，则协助患者取仰卧、俯卧或侧卧位，一般不采用屈膝卧位，袖带下缘距腘窝3～5 cm，其余操作同肱动脉血压测量法。

评分说明：评分者即时复测，反复测量血压3次以上均听不到搏动音或测量误差≥10 mmHg者不合格。

【操作图解】

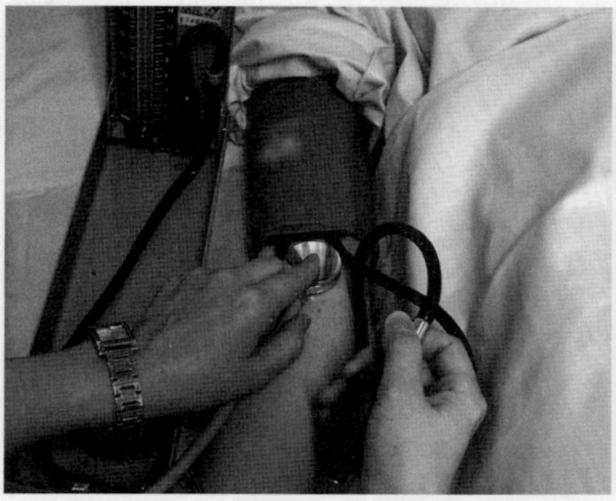

图4-6　水银血压计测量血压法

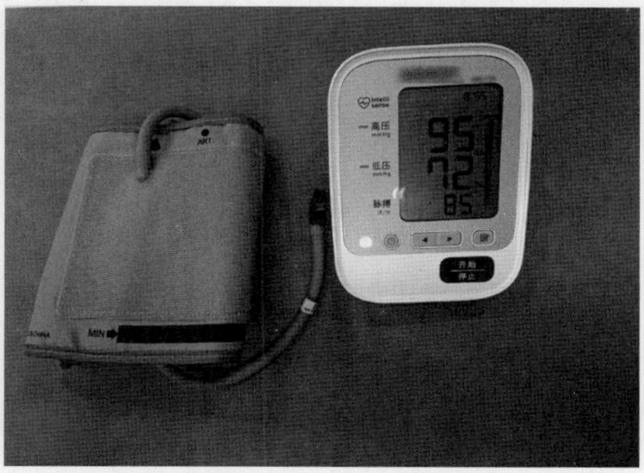

图4-7　电子血压计

【评价】

1. 患者理解测量血压的目的并配合良好，对护理操作表示满意。

2. 测量血压的方法正确，测量结果及记录准确。

3. 给患者提供相关的健康教育。

4. 在规定的时间内完成操作。

【注意事项】

1. 定期检测血压计的准确性。测量血压前，需检查血压计的玻璃管有无裂缝，水银有无漏出，加压气球和橡胶管有无漏气，以及气门阀和听诊器的质量。

2. 注意有无影响患者血压变化的因素。测量前，若有吸烟、运动、情绪激动等，应休息20～30 min后再测量。

3. 使患者前臂（肱动脉）位置与心脏在同一水平。若肱动脉低于心脏水平，测得的血压值偏高；若高于心脏水平，则测得的血压值偏低。

4. 根据患者的年龄及血压测量部位，选用袖带规格合适的血压计。袖带过窄或过宽会分别使测得的血压值偏高或偏低。排尽袖带内空气，平整地缠绕于上臂。袖带缠得过松或过紧也会分别导致测得的血压值偏高或偏低。

5. 发现搏动音听不清或血压异常时，应间隔1～2 min后重新测量。重测时，应排尽袖带内的气体，待水银柱降至“0”位，稍等片刻后再测量。必要时双侧对照。

6. 评估患者的肢体功能和皮肤情况，选择合适的血压测量部位。

（1）如果患者接受静脉治疗，应避免在有静脉套管或静脉输液的肢体上测量血压。

（2）避免在腋窝淋巴结清扫术（如乳腺癌根治术）或有动静脉瘘（用于透析）的肢体上测量血压。

（3）避免在有外伤、偏瘫或麻痹的肢体上测量血压。

7. 对需要密切观察血压的患者，应定时间、定部位、定体位、定血压计，这样有助于提高测量的准确性和对照的可比性。

8. 主动脉夹层患者应测量四肢血压，以较高一侧为准；首诊患者应测量双上肢血压，以较高一侧为准。

9. 血压计的消毒方法：血压计使用后，血压计袖带用含氯消毒剂浸泡消毒30 min，血压计表面用含氯消毒剂擦拭。

（柯彩霞　林小玲）

第五章　冷、热疗法

第一节　温水/乙醇拭浴

【目的】

为高热患者降温。

【评估】

1. 评估患者的年龄、意识、体温、病情、治疗情况、躯体活动能力及有无乙醇过敏史。

2. 评估患者的皮肤情况，注意有无皮肤感染、破损等。

3. 评估患者的心理状态、合作程度及对温水或乙醇拭浴的了解程度。

【操作流程】

详见表5-1。

表5-1　温水/乙醇拭浴的操作流程

项目	项目分类	操作步骤
准备	1.患者	（1）护士查阅治疗单。 （2）确认患者。 （3）评估患者，确定本操作适合患者。询问患者有无乙醇过敏史，对乙醇过敏者选用温水拭浴。 （4）解释温水/乙醇拭浴的操作目的和方法，以取得患者的同意与合作。 （5）询问患者是否需要大小便。
	2.护士	（1）着装整洁。修剪指甲，洗手。 （2）必要时戴口罩和手套。
	3.物品	（1）托盘（治疗盘）、治疗单。 （2）浴巾、小毛巾。

续表

项目	项目分类	操作步骤
准备	3.物品	（3）热水袋及布套。 （4）冰袋及布套。 （5）脸盆（内盛32～34 ℃温水）或治疗碗（内盛200～300 mL 30℃的25%～35%乙醇溶液）。 （6）清洁衣裤、清洁被服、便盆或尿壶、屏风（必要时）。 （7）速干手消毒剂。
	4.环境	（1）调节室温至患者舒适的温度。 （2）关好门窗、拉上窗帘或使用屏风遮挡以保护患者的隐私。
操作过程	1.核对	（1）携用物到患者床边。 （2）核对患者的床号、姓名和住院号。
	2.置冰袋、热水袋	（1）松盖被。 （2）将套布套的冰袋置于患者头部，以助降温并减轻头痛。 （3）将套布套的热水袋置于患者足底并防止移位，以促进足底血管扩张而减轻头部充血，增加患者舒适感。
	3.拍拭上肢	（1）协助患者取仰卧位、脱去上衣，注意遮盖身体。 （2）将浴巾纵向包裹近侧上肢，开口端向操作者。 （3）两块小毛巾浸入温水或乙醇溶液中交替使用，拧至半干，缠于手上成手套状（图5-1），以离心方向拍拭各部位：a.颈外侧→肩→上臂外侧→前臂外侧→手背；b.侧胸→腋窝→上臂内侧→前臂内侧→手心。每侧肢体拍拭3 min。 （4）用浴巾擦干以上部位。 （5）重复上述步骤拍拭（轻拍）对侧上肢并擦干。
	4.拍拭腰背部	（1）协助患者侧卧，背向操作者。 （2）将浴巾纵向铺于患者背部。 （3）同法拍拭肩部→背部→臀部，并擦干。 （4）协助患者穿好清洁上衣。
	5.拍拭下肢	（1）协助患者取仰卧位并脱去裤子。 （2）用被子遮盖患者的对侧下肢，确保盖住会阴部。 （3）将浴巾纵向包裹近侧下肢，开口端向操作者。 （4）同法拍拭近侧下肢并擦干：a.髂骨→大腿外侧→足背；b.腹股沟→大腿内侧→内踝；c.臀下→大腿后侧→腘窝→足跟。 （5）重复上述步骤拍拭对侧下肢并擦干。 （6）协助患者穿好清洁裤子。
	6.观察	（1）拭浴全过程不超过20 min，每侧（四肢、腰背部）3 min。 （2）如果患者出现寒战、面色苍白、脉搏及呼吸异常等，应立即停止操作并及时处理。
	7.健康教育	（1）鼓励非禁食患者多喝水。 （2）告知患者如有不适，应立即告知医生或护士。
整理	1.患者	（1）撤去足底热水袋。 （2）协助患者取舒适卧位。

续表

项目	项目分类	操作步骤
整理	1.患者	（3）询问患者的感受及需求。 （4）拭浴结束后30 min测量体温，如果患者体温降至39 ℃以下，则撤去头部冰袋。
	2.物品/环境	（1）整理床单位。 （2）酌情开门窗，撤屏风。 （3）用物分类处理。
	3.护士	洗手。
	4.观察、记录	（1）在拭浴同时观察患者的反应并正确处理所发生的异常情况。 （2）根据病情给予相应的健康教育，如鼓励非禁食患者多喝水等。 （3）在治疗单上记录并签名。 （4）在体温单上和护理记录单上记录拭浴后的体温，或将体温信息输入移动护理信息系统的终端设备上。

评分说明：漏拭一侧肢体或腰背部、拭浴了禁忌部位、拭浴30 min后没测量患者体温、不按要求准备热水袋及冰袋而造成患者损伤者不合格。

【操作图解】

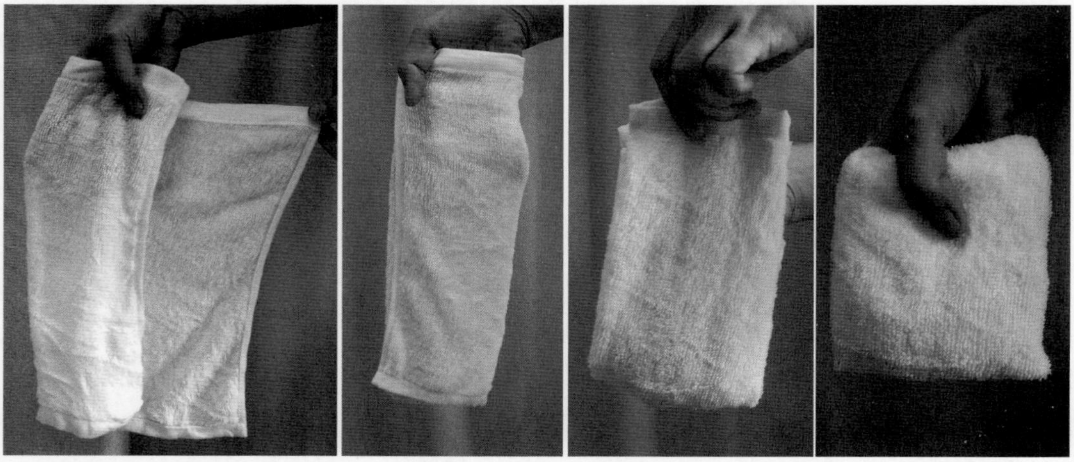

A　　B　　C　　D

图5-1　将小毛巾折叠于手上成手套状

【评价】

1. 患者体温下降，感觉舒适，对操作满意。
2. 执行温水/乙醇拭浴的方法正确、顺序合理。
3. 床上用物没有被弄湿。
4. 护士操作符合人体力学原则。
5. 在规定的时间内完成操作。

【注意事项】

1. 拭浴中要注意安全。禁止在颈后、胸前区、腹部及足底拍拭。对高热的新生儿、高热的血液病患者及乙醇过敏者禁止进行乙醇拭浴。对高热处于寒战期的患者，禁止进行温水/乙醇拭浴。

2. 拍拭顺序合理，每次只暴露需拍拭的部位以防受凉，并保护患者的隐私。体表大血管处如颈部两侧、腋窝、肘窝、掌心、腹股沟、腘窝等的拍拭时间应稍长，使血管扩张以利于散热。

3. 拭浴时应注意观察患者皮肤情况及反应。拭浴全过程不超过20 min。如患者出现寒战或呼吸、脉搏异常，应立即停止拭浴，报告医生并及时处理。

4. 以拍拭（轻拍）方式进行拭浴，避免摩擦皮肤或按摩，以免产热影响降温效果。

第二节　热水袋的使用

【目的】

1. 给患者保暖，增加患者舒适感。

2. 为患者解痉、镇痛。

【评估】

1. 评估患者的年龄、意识、体温、病情、治疗情况及躯体活动能力，注意患者有无瘫痪、昏迷等。

2. 评估患者热敷局部皮肤情况，注意有无皮肤感染、破损，以及患者对温度的敏感性和耐受性。

3. 评估患者的心理状态、合作程度及使用热水袋的知识水平。

【操作流程】

详见表5-2。

表5-2　使用热水袋的操作流程

项目	项目分类	操作步骤
准备	1.患者	（1）护士查阅治疗单。 （2）确认患者。 （3）评估患者，确定本操作适合患者。 （4）解释使用热水袋的目的和方法，以取得患者的同意与合作。
	2.护士	着装整洁。洗手。
	3.物品	（1）托盘（治疗盘）、治疗单。 （2）热水袋及布套。

续表

项目	项目分类	操作步骤
准备	3.物品	（3）量筒（内盛水温合适的热水）。 （4）水温计。 （5）毛巾。 （6）速干手消毒剂。
	4.环境	调节室温至患者舒适的温度。
操作过程	1.备热水袋	（1）根据患者的情况调配合适温度的热水。一般成年人的水温为60～70 ℃，老年人、婴幼儿或昏迷、感觉迟钝、循环不良等患者的水温应低于50 ℃。 （2）放平热水袋，取下塞子。一手持热水袋口边缘，另一手灌水至热水袋的1/2～2/3满（图5-2）。 （3）缓慢降低袋口端，使水位到达袋口以排尽袋内气体，然后拧紧塞子。 （4）用毛巾擦干灌水口周围及热水袋外壁，倒提热水袋并检查有无漏水。 （5）将热水袋装入布套中，系好布套口。
	2.核对	（1）携用物到患者床边。 （2）核对患者的床号、姓名和住院号。
	3.用热水袋	（1）协助患者取舒适卧位。 （2）将热水袋放于所需部位，袋口朝向患者身体外侧。询问患者温度是否合适。 （3）热敷时间一般不超过30 min。
	4.观察	（1）定时观察患者热敷局部的皮肤情况及患者的反应。 （2）检查热水袋有无漏水、移位及温度情况。
	5.健康教育	（1）告诉患者不要自行更换热水。 （2）告知患者如有皮肤潮红、疼痛等，应撤去热水袋并立即告知医生或护士。
整理	1.患者	（1）检查患者热敷局部皮肤情况。询问患者的感受及需求。 （2）协助患者取舒适卧位，整理衣服。
	2.物品／环境	（1）整理床单位。 （2）使用后，撤去热水袋。将热水袋倒空。在阴凉处倒挂、晾干热水袋，吹气、拧紧塞子备用。 （3）布套清洗后备用。
	3.护士	洗手。
	4.记录	（1）在治疗单上记录并签名。 （2）记录热水袋使用的时间及效果、患者的反应等。

操作补充说明：也可使用电热水袋（图5-3），充电方法及注意事项详见产品使用说明书。

评分说明：没有测量水温、水温没有按患者的情况调配、热水袋没有装入布套内而直接给患者使用、没有定时观察热敷情况而导致患者发生烫伤等情况者不合格。

【操作图解】

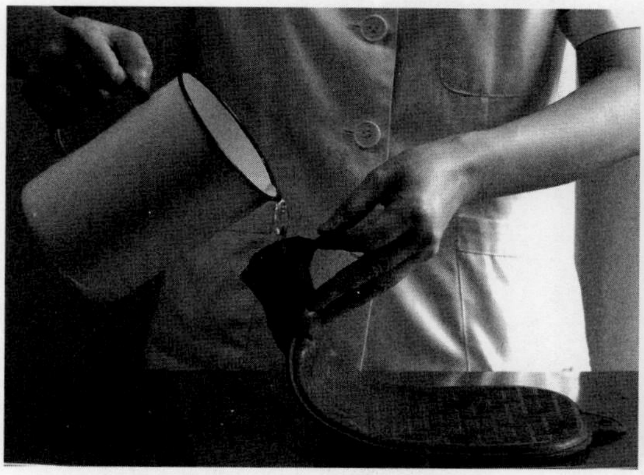

图5-2　备热水袋

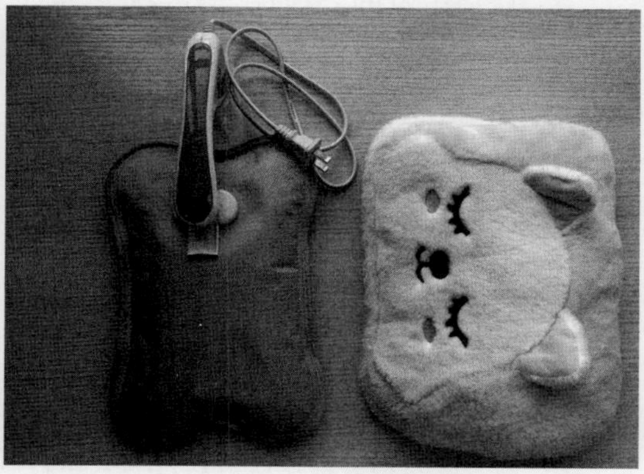

图5-3　电热水袋及布套

【评价】

1. 患者理解使用热水袋的目的并配合良好，对护理操作表示满意。

2. 使用热水袋的方法正确。患者感觉舒适、安全，没有发生皮肤烫伤。

【注意事项】

1. 使用热水袋时要注意安全。做好床边交接班。

2. 根据患者的情况调配合适温度的热水。

3. 热水袋必须装入布套内方可给患者使用，可避免热水袋与患者皮肤直接接触，以防烫伤并增加患者舒适感。老年人、婴幼儿或昏迷、感觉迟钝、循环不良等患者需另加大毛巾裹于热水袋外或将热水袋放于两层盖被之间使用。

4. 热敷时间一般不超过30 min。应定时观察患者热敷局部的皮肤情况及患者的反应。检查热水袋有无漏水、移位及温度情况。如有皮肤潮红、疼痛等，应立即撤去热水袋并给予相应的处理。

5. 炎症部位的热敷，热水袋灌水至1/3满即可，以免局部压力过大，引起疼痛。

6. 使用电热水袋时一定要加用布套，以免烫伤患者。

第三节　相关技能扩展

一、冰袋的使用

【目的】

降温、止血或减轻充血水肿、镇痛、控制炎症扩散。

【评估】

1. 评估患者的年龄、意识、体温、病情、治疗情况及躯体活动能力。

2. 评估患者冷敷局部的皮肤，注意有无皮肤感染、破损及有无皮肤感觉障碍等。

3. 评估患者的心理状态、合作程度及对冷的敏感性和耐受性。

【物品】

1. 冰袋。

2. 小冰块。

3. 布套或毛巾。

4. 重复使用型凝胶冰袋（图5-4）。

【操作重点步骤】

1. 查阅治疗单。

2. 评估患者，了解患者使用冰袋的目的。

3. 如果使用冰袋，将小冰块装袋至1/2～2/3满。排出冰袋内空气并夹紧袋口。如果使用凝胶冰袋，从冰箱中取出（使用前已放入冰箱内冷藏2～3 h）。

4. 将冰袋装入布套中，系好布套口。

5. 携用物到患者床边。核对患者的床号、姓名、住院号。

6. 解释使用冰袋的目的和方法，以取得患者的同意与合作。

7. 将冰袋放于所需部位。高热降温时，置冰袋于前额和体表大血管流经处（颈部两侧、腋窝、腹股沟等）；扁桃体摘除术后将冰袋置于颈前颌下。

8. 局部冷敷时间一般不超过30 min，或根据病情需要确定。

9. 定时观察患者冷敷局部的皮肤情况及患者的反应，检查冰袋有无漏水、移位和冰融化。

10. 使用后，倒空冰袋，倒挂晾干，吹气、夹紧袋口备用。重复使用型凝胶冰袋则用消毒液擦拭后放入冰箱内（-15 ℃）备用。

11. 布套或毛巾洗净、消毒备用。

12. 如冷敷目的为降温，使用冰袋30 min后测量体温；如果患者体温降至39 ℃以下，则撤去冰袋。

13. 在体温单上绘制使用冰袋后的体温变化曲线并在护理记录单上记录，或将体温信息输入移动护理信息系统的终端设备上。

14. 记录冰袋或凝胶冰袋使用的部位、时间、效果及患者的反应等。

【操作图解】

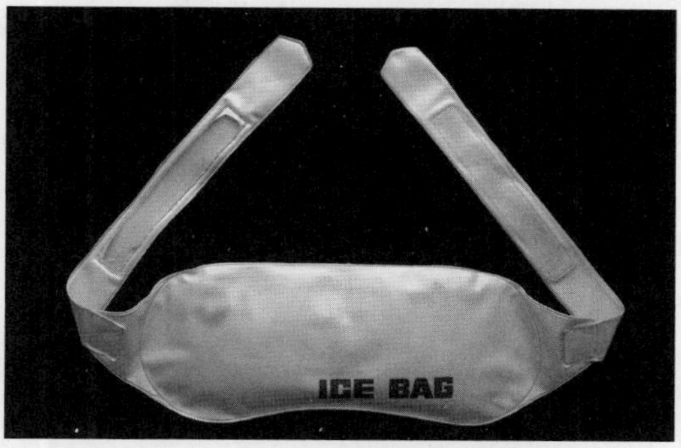

图5-4 重复使用型凝胶冰袋

【评价】

1. 患者理解使用冰袋的目的并配合良好，对护理操作表示满意。

2. 使用冰袋的方法正确。患者感觉舒适、安全，没有发生冻伤。床上用物没有被弄湿。

【注意事项】

1. 使用冰袋要注意安全。禁止在胸前区、腹部、颈后、耳廓、阴囊及足底使用冰袋，以减少不良反应。

2. 冰袋必须装入布套内方可给患者使用，可避免冰袋与患者皮肤直接接触，以增加患者舒适感并防止冻伤。定时检查冰袋有无漏水，如果布套被弄湿，应及时更换。冰融化后应及时更换。

3. 局部冷敷时间一般不超过30 min，降温目的除外。应定时检查冰袋有无移位，观察患者冷敷局部的皮肤情况及患者的反应，如局部皮肤有无发紫、麻木感等，如有不适，应立即取下冰袋。必要时应床边交班。

4. 如果冷敷目的为降温，使用冰袋30 min后要测量体温。不能在放置冰袋的腋下测量体温。如果患者体温降至39 ℃以下，则撤去冰袋并做好记录。

二、一次性速冷冰袋的使用

【目的】

降温、止血或减轻充血水肿、镇痛、控制炎症扩散。

【评估】

1. 评估患者的年龄、意识、体温、病情、治疗情况及躯体活动能力。

2. 评估患者冷敷局部的皮肤，注意有无皮肤感染、破损及有无皮肤感觉障碍等。

3. 评估患者的心理状态、合作程度及对冷的敏感性和耐受性。

【物品】

1. 一次性使用速冷冰袋（室温保存）（图5–5）。

2. 布套或毛巾。

【操作重点步骤】

1. 查阅治疗单。

2. 评估患者，了解患者使用一次性速冷冰袋的目的。

3. 携用物到患者床边。核对患者的床号、姓名、住院号。

4. 解释使用速冷冰袋的目的和方法，以取得患者的同意与合作。

5. 手握速冷冰袋上包装指示处，用力捏破内袋，上下抖动数次混匀袋内化学制剂。

6. 检查速冷冰袋有无破损或裂口。

7. 用布套或毛巾包裹速冷冰袋。

8. 将速冷冰袋放于所需部位，使冰袋与局部充分接触并固定。

9. 冷敷时间一般不超过30 min或遵医嘱。

10. 使用后，弃去一次性冰袋。

11. 在体温单上绘制使用一次性冰袋后的体温变化曲线并在护理记录单上记录，或将体温信息输入移动护理信息系统的终端设备上。

12. 记录一次性冰袋使用的部位、时间、效果及患者的反应等。

【操作图解】

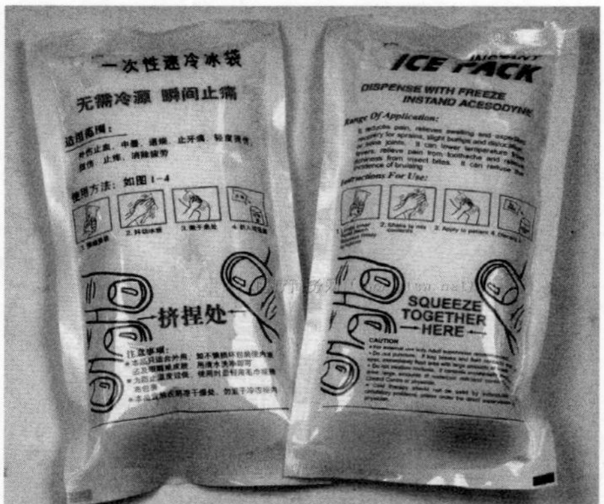

图5–5　一次性使用速冷冰袋

【评价】

1. 患者理解使用冰袋的目的并配合良好，对护理操作表示满意。

2. 使用冰袋的方法正确。患者感觉舒适、安全，没有发生冻伤。床上用物没有被弄湿。

【注意事项】

1. 用前检查速冷冰袋有无破损或开口。忌用别针固定冰袋，以防刺破冰袋致袋内化学制剂渗漏导致局部损伤，如化学制剂沾到皮肤，应用大量清水洗净，必要时通知医生处理。

2. 速冷冰袋必须用布套或毛巾包裹后方可给患者使用，可避免冰袋与患者皮肤直接接触，防止冻伤并增加患者舒适感。

3. 局部冷敷时间一般不超过30 min，降温目的除外。应定时检查冰袋有无移位，观察患者冷敷局部的皮肤情况及患者的反应，如局部皮肤有无发紫、麻木感等，如有不适，应立即取下冰袋。必要时应床边交班。

4. 禁止在胸前区、腹部、颈后、耳廓、阴囊及足底使用速冷冰袋。

5. 如为患者降温，则使用速冷冰袋30 min后测量体温。不能在放置冰袋的腋下测量体温。如患者体温降至39 ℃以下，则撤去冰袋并做好记录。

（陈妙霞　冯晓玲）

第六章　饮食与营养

第一节　插胃管、鼻饲法

【目的】

对不能经口进食的患者以鼻胃管供给食物或药物，以维持患者营养和治疗的需要，常用于早产儿或昏迷、口腔疾病、口腔手术后、破伤风、病情危重、上消化道肿瘤所致吞咽困难等患者。

【评估】

1. 评估患者的年龄、意识、病情（包括吞咽能力、胃肠道功能、有无鼻腔或口腔疾病、有无食管静脉曲张或食管梗阻、营养状况）、诊断、插胃管及鼻饲的目的。

2. 评估患者鼻腔黏膜情况，包括有无肿胀、出血或炎症等。

3. 评估患者鼻道通畅情况，注意有无鼻中隔偏曲或鼻息肉等。

4. 评估患者的心理状态、合作程度、表达能力及对插胃管和鼻饲的了解程度。

【操作流程】

详见表6-1。

表6-1 插胃管、鼻饲法的操作流程

项目	项目分类	操作步骤
准备	1.患者	（1）护士查阅医嘱单和治疗单。 （2）确认患者。 （3）评估患者。 （4）向患者解释操作目的及方法。指导患者掌握减轻不适的方法，如深呼吸的方法及吞咽动作。 （5）根据患者的年龄、病情、鼻道通畅情况及医嘱鼻饲液的黏稠度确定胃管型号。
	2.护士	着装整洁。洗手，戴口罩。
	3.物品	（1）治疗车上层： 1）医嘱单或治疗单。 2）托盘（治疗盘）。 3）鼻饲液或药液（38～40 ℃）。 4）一杯温开水。 5）无菌鼻饲包或一次性使用胃管包（图6-1）。 ①规格合适的一次性胃管（末端有塞子）（图6-2）。 ②50 mL的一次性喂食器（图6-2）。 ③无菌治疗碗或无菌弯盘（用于盛放喂食器）。 ④无菌镊子。 ⑤无菌手套。 ⑥无菌治疗巾。 ⑦无菌纱布。 ⑧水溶性润滑剂（如液体石蜡）。 6）棉签。 7）弯盘。 8）手电筒。 9）压舌板。 10）听诊器。 11）胶布。 12）小胶布或油性笔。 13）橡皮圈或夹子。 14）别针。 15）速干手消毒剂。 （2）治疗车下层： 1）生活垃圾桶。 2）医用垃圾桶。
	4.环境	病房环境清洁、无异味。
操作过程	1.核对	（1）根据医嘱核对鼻饲液的种类、量及鼻饲时间。检查鼻饲液的有效期及温度。 （2）携用物到患者床边。核对患者的床号、姓名、住院号。 （3）协助患者取下眼镜。

续表

项目	项目分类	操作步骤
操作过程	2.摆体位	（1）清醒患者取半坐位或坐位。如果无法坐起，则协助其取右侧卧位。 （2）昏迷患者取去枕平卧位，头向后仰。
	3.保护床单位	（1）颌下铺治疗巾。 （2）将弯盘放在便于取用处。
	4.准备口鼻	（1）检查口腔有无义齿。如果患者有义齿，取下活动义齿以防脱落或误咽。 （2）检查鼻腔是否通畅，选择较通畅、没有黏膜损伤或炎症的一侧鼻腔插管。 （3）用棉签清洁鼻腔。
	5.标记胃管	确定插管的长度并用小胶布或油性笔做标记（一般成年人插入长度为45～55 cm）。 方法一：测量从鼻尖经耳垂至胸骨剑突处的长度 方法二：测量从前额发际至胸骨剑突处的距离
	6.润滑胃管	用蘸有液体石蜡的无菌纱布润滑胃管前段。
	7.插入胃管	（1）告诉患者开始插胃管。 （2）用无菌镊子或戴无菌手套夹持胃管前端，沿选定的鼻腔轻轻插入胃管。 （3）当插至咽喉部（大约15 cm）时，根据患者的意识状况进行插管。 1）清醒患者：鼓励其做吞咽动作或饮少量水（除非禁忌），以助胃管插入。 2）昏迷患者：一手托起患者头部，使其下颌靠近胸骨柄，另一手插胃管。 （4）继续插入胃管至标记处。如遇阻力，轻轻旋转胃管或让患者张口，检查胃管是否卷曲在咽后壁。
	8.检查胃管位置	用以下一种或多种方法确认胃管是否在胃内。 （1）在胃管末端连接喂食器并回抽。如果能抽吸出胃液，说明胃管在胃内。 （2）如果没有胃液抽出，将胃管末端置于水中，嘱患者深呼吸，如无气泡逸出，说明胃管没有进入气管，或置听诊器于患者胃部，快速经胃管向胃内注入10 mL空气，如能听到气过水声，说明胃管已到胃内。
	9.固定胃管	（1）证实胃管在胃内后，揭去标记长度用的胶布。 （2）用胶布固定胃管在患者鼻翼及颊部，以防胃管移位。
	10.开始鼻饲	（1）鼻饲前，检查胃残留液量，然后用少量温开水冲洗胃管。 （2）用喂食器抽吸鼻饲液或药液，连接于胃管末端，并缓慢经胃管注入。 （3）分离喂食器时，反折胃管末端，避免空气进入胃管。 （4）再次抽吸并注入鼻饲液或药液，直至全部注完。 （5）再次用少量温开水冲洗胃管，以防胃管被鼻饲液堵塞。
	11.盖紧或反折胃管末端	（1）将胃管末端盖紧，或用无菌纱布包好并反折后用橡皮圈或夹子夹紧。 （2）用别针固定胃管于患者衣服上，留下松动的空间以便患者转动头部。
	12.健康教育	（1）对于清醒患者，提醒患者勿拔出胃管并告知胃管固定的重要性。 （2）告诉患者维持原卧位20～30 min，然后取舒适卧位。 （3）告知患者如有不适，应立即告知护士。

续表

项目	项目分类	操作步骤
整理	1.患者	清洁患者口鼻。
	2.物品/环境	（1）整理床单位。 （2）洗净鼻饲用的喂食器，放于治疗盘内并盖好，每天更换1次。 （3）用物分类处理。
	3.护士	洗手，脱口罩。
	4.观察、记录	（1）在医嘱单或治疗单上记录并签名。 （2）观察、记录鼻饲时及鼻饲后患者的反应，包括有无呛咳、呼吸困难、恶心、呕吐、腹胀或腹痛等。 （3）记录鼻饲液的种类、量，鼻饲时间，胃残留液量、颜色。

评分说明：插胃管导致患者鼻黏膜损伤或出血者不合格。鼻饲前未确认胃管在胃内者不合格。

【操作图解】

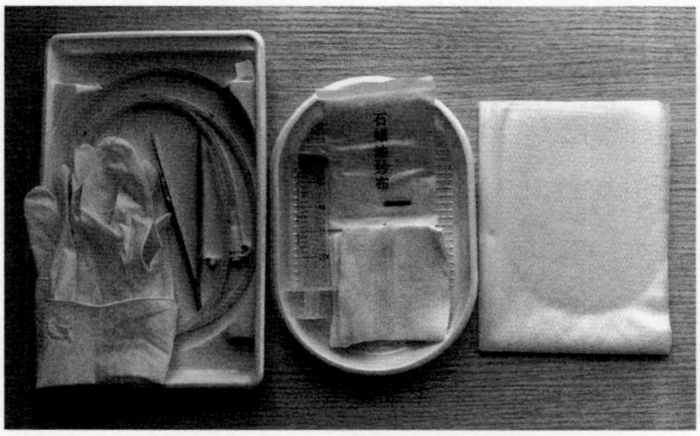

图6-1　一次性使用胃管包

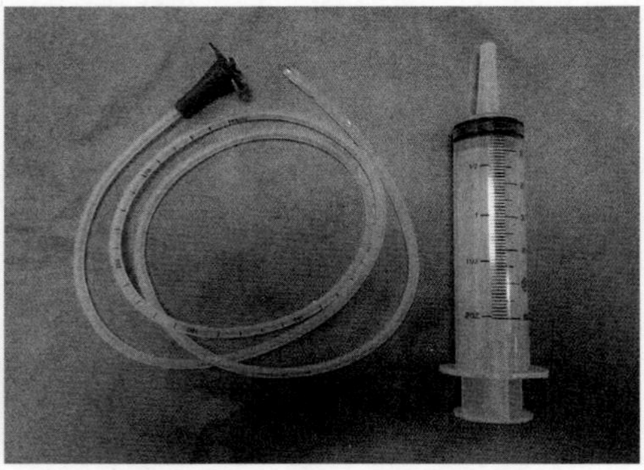

图6-2　一次性胃管（末端有塞子）及喂食器

【评价】

1. 患者理解插胃管及鼻饲的目的并配合良好，对护理操作表示满意。

2. 插胃管的操作方法正确，动作轻柔，无鼻黏膜损伤、出血及其他并发症。确保胃管在胃内，固定牢固、美观，无移位和脱出。

3. 鼻饲方法正确，保持胃管通畅，患者无误吸。

4. 给患者提供相关的健康教育。

5. 在规定的时间内完成操作。

【注意事项】

1. 插胃管的注意事项：

（1）插管时动作应轻柔，以减少对鼻黏膜和食管黏膜的刺激及黏膜损伤的可能性。

（2）插管中若患者出现呛咳，应暂停插管，轻轻拔出胃管少许，指导患者深呼吸。但如果呛咳合并呼吸困难、发绀，表明胃管可能误入气管，应立即拔出胃管，让患者休息片刻后再重插。

（3）插管中如患者出现恶心、呕吐，应暂停插入，嘱患者做深呼吸，休息片刻后再继续插入。

（4）插入不畅时，应检查口腔，了解胃管是否盘在咽喉部，或将胃管拔出少许，再小心插入。

2. 鼻饲的注意事项：

（1）每次鼻饲前，应确保胃管在胃内且通畅，并用少量温开水冲管后再进行鼻饲。鼻饲完毕后再次用温开水冲管，以防鼻饲液积存于管腔而变质或阻塞胃管。

（2）每次灌注食物前用喂食器抽出胃内容物并测量胃残留液量，并马上经胃管注回胃内以防水电解质丢失。

（3）每次鼻饲量不超过200 mL，间隔时间＞2 h。鼻饲液温度应保持在38～40 ℃。

（4）药片应研碎（肠溶片不可研碎），胶囊应打开，用温开水溶解药粉后经胃管给药。

（5）新鲜果汁与奶液应分别注入，以防产生凝块。

（6）每次分离喂食器时应反折胃管末端，避免灌入空气引起患者腹胀。

（7）鼻饲后让患者维持原卧位20～30 min。坐位能减少胃液反流及防止呕吐物误吸，但脊柱损伤者不宜抬高床头。

（8）长期鼻饲者应每天进行口腔护理2次，并定期更换胃管，普通胃管每周更换1次，硅胶胃管每月更换1次。

（9）食管静脉曲张或食管梗阻的患者禁用鼻饲法。

第二节　相关技能扩展

一、胃肠减压术

【目的】

1. 对胃肠穿孔患者，减少胃肠道内容物流入腹腔。

2. 对肠梗阻患者，抽出胃内气体、液体，以减轻腹胀、腹痛等症状，改善肠壁血运及促进胃肠功能的恢复。

3. 对胃肠手术患者，抽出胃内气体、液体，方便术中操作，增加手术安全性；减轻胃肠吻合口张力，促进伤口愈合，还可监测术后并发症的发生等。

【评估】

1. 评估患者的年龄、意识、病情、诊断及胃肠减压的目的。

2. 评估患者鼻腔黏膜情况，包括有无肿胀、出血或炎症等。

3. 评估患者鼻道通畅情况，注意有无鼻中隔偏曲、鼻息肉等。

4. 评估患者的心理状态、合作程度、表达能力及对胃肠减压的了解程度。

【物品】

1. 医嘱单或治疗单。

2. 胃肠减压器（一次性负压引流瓶）（图6-3）。

3. 规格合适的胃管。

4. 其余物品同第六章第一节“插胃管、鼻饲法”。

【操作重点步骤】

1. 查阅医嘱单或治疗单，向患者解释胃肠减压的目的及方法，以取得患者的同意与合作。

2. 检查胃管的通畅情况、胃肠减压器的性能及各管道的连接情况。

3. 插胃管（方法同第六章第一节“插胃管、鼻饲法”）。用以胃肠减压的胃管前端应插至胃窦部。

4. 妥善固定胃管。对食管手术、部分或全胃切除术的患者，应记录或标记体外胃管的长度。

5. 将胃管末端连接胃肠减压器。

6. 如果使用一次性负压引流瓶进行胃肠减压，则使用前拧紧瓶盖，固定引流瓶于床边，将引流瓶导管与胃管末端连接，挤压瓶身后松手，即可开始引流胃液（图6-4）。

7. 告知患者：①勿拔出胃管，管道不可受压或扭曲；②勿自行调节负压；③遵医嘱禁食；④如病情许可，口干时可漱口；⑤如病情许可，取半坐卧位；⑥理解固定胃管并保持管道通畅的重要性；⑦如有明显腹胀、呕吐等不适，或有肛门排气时，应及时告知医生或护士。

8. 定时检查胃管是否通畅、减压装置是否有效。

9. 在医嘱单或治疗单上签名和记录执行时间。

10. 观察并记录引出的胃液的量、性质、颜色及患者的反应。

【操作图解】

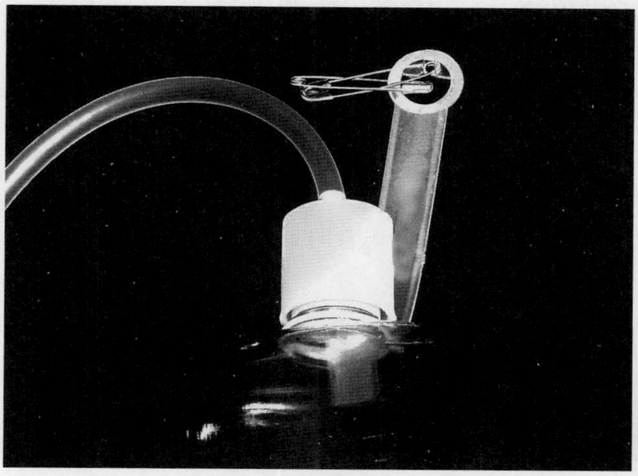

图6-3　一次性负压引流瓶

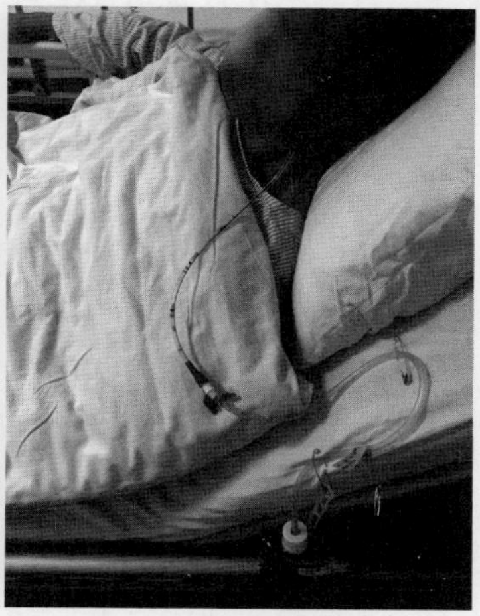

图6-4　胃肠减压术

【评价】

1. 患者理解插胃管及胃肠减压的目的并配合良好，对护理操作表示满意。

2. 插胃管的操作方法正确，动作轻柔，无鼻黏膜损伤、出血及其他并发症。

3. 确保胃管前端在胃窦内或肠腔内，固定牢固、美观，无移位和脱出。

4. 实施胃肠减压方法正确，保持胃管通畅及有效的胃肠减压，患者无误吸、无胃肠黏膜损伤。

5. 给患者提供相关的健康教育。

6. 在规定的时间内完成操作。

【注意事项】

1. 保持有效的胃肠减压，定时检查胃管是否通畅，注意管道有无受压或扭曲、减压装置是否有效。如果使用一次性负压引流瓶进行胃肠减压，瓶内有液体时不可将瓶体倒置或平放着挤压，瓶体可多次垂直挤压以保持有效的引流。

2. 妥善固定胃管，防止胃管移位或脱出。对食管手术、部分或全胃切除术的患者，应记录或标记体外胃管的长度。每天检查该长度标记。一旦发现胃管脱出，不可自行插入，应立即通知医生处理。

3. 胃肠减压期间应禁食。如病情许可，口干时可漱口。经胃管注入药液后，应夹管1 h。

4. 及时倾倒贮液瓶，观察并记录引出的胃液的量、性质、颜色及患者的反应。观察有无吸入性肺炎、消化道出血、术后吻合口瘘等并发症及有无因引流而造成水电解质平衡紊乱的表现等。

5. 每天进行口腔护理2次，以预防口腔感染。

6. 胃肠减压拔管指征是胃肠功能恢复，包括胃肠引流量减少、有肛门排气、肠鸣音恢复、无明显腹胀。

二、拔除胃管法

【目的】

用于停止鼻饲或胃肠减压；或用于中途需要更换胃管时。

【评估】

评估患者病情，了解患者目前是否适合拔除胃管。

【物品】

1. 治疗车上层：

（1）医嘱单或治疗单。

（2）托盘（治疗盘）。

（3）弯盘。

（4）纱布或纸巾。

（5）漱口水。

（6）一次性手套。

（7）速干手消毒剂。

2. 治疗车下层：

（1）生活垃圾桶。

（2）医用垃圾桶。

【操作重点步骤】

1. 查阅医嘱单或治疗单。

2. 洗手。携用物到患者床边。

3. 确认患者并评估病情。

4. 向患者解释拔除胃管的理由，告知患者配合的方法。

5. 戴一次性手套。

6. 置弯盘于患者颌下，取下患者衣服上固定胃管的别针。

7. 若有胃肠减压，将胃管与胃肠减压器分离。盖紧胃管末端塞子后反折远端胃管（图6-5）。揭去鼻翼及颊部的胶布。

8. 用纱布或纸巾包裹近鼻处的胃管，边拔边擦胃管（图6-6）。拔除胃管的方法有以下2种。

（1）慢慢拔管，当胃管将到咽喉时，让患者深呼吸后屏气并快速拔出胃管。

（2）嘱患者深呼吸，在患者呼气时拔管，到咽喉处快速拔出。

9. 将胃管放入医用垃圾桶。

10. 观察患者鼻腔、口腔黏膜有无因胃管压迫导致的损伤等。清洁患者面部及鼻孔，协助患者用漱口水漱口并取舒适卧位。

11. 脱下手套放入医用垃圾桶。

12. 整理床单位，用物分类处理。洗手。

13. 在医嘱单或治疗单上签名。

14. 记录拔管时间和引流装置内的胃液量。

15. 观察并记录患者有无腹胀、恶心、呕吐等。

【操作图解】

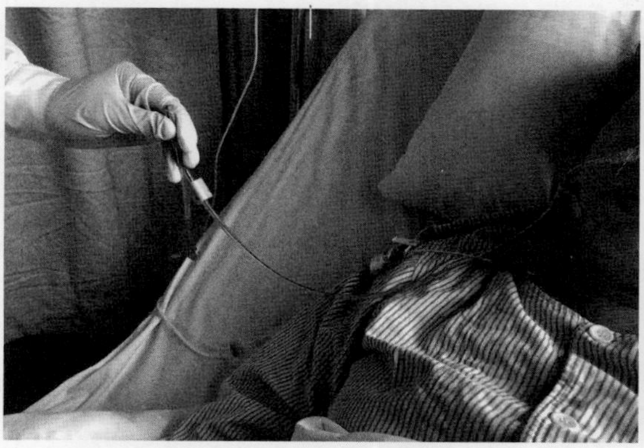

图6-5　盖紧胃管末端塞子后反折

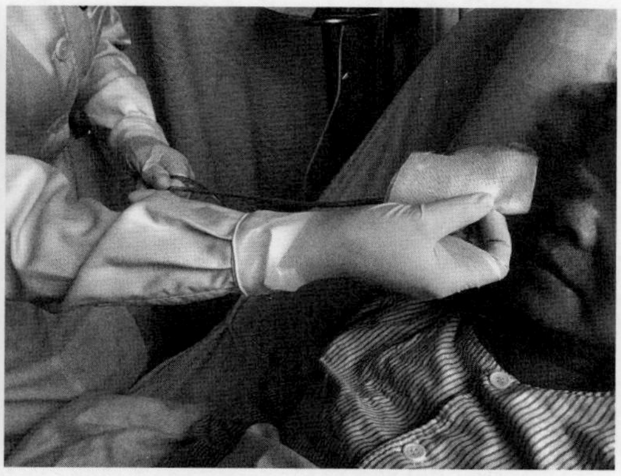

图6-6　拔除胃管

【评价】

1. 患者理解拔胃管的目的并配合良好，对护理操作表示满意。

2. 拔胃管的操作方法正确，患者无误吸。

【注意事项】

1. 拔胃管时，应盖紧胃管末端塞子并反折远端胃管后，嘱患者屏气，以防胃管内容物进入口咽引起误吸。

2. 如果胃管用于胃肠减压，拔管后应监测患者的肠鸣音及腹胀情况。

三、肠内营养（滴注法）

【目的】

通过鼻胃管、鼻肠管、胃或空肠造瘘管，为不能经口进食的患者滴注营养和水分。

【评估】

1. 评估患者的年龄、意识、病情及诊断。

2. 评估患者肠内营养的途径。

3. 评估患者的心理状态、合作程度、表达能力及对滴注肠内营养的了解程度。

【物品】

1. 治疗车上层：

（1）医嘱单或治疗单。

（2）托盘（治疗盘）。

（3）肠内营养液。

（4）肠内营养泵。

（5）恒温器（图6-7）。

（6）肠内营养输注器。

（7）温开水。

（8）“肠内营养液”的标志。

（9）50 mL的喂食器（图6-2）。

（10）听诊器。

（11）无菌治疗碗或无菌弯盘。

（12）无菌手套。

（13）无菌治疗巾。

（14）无菌纱布。

（15）棉签。

（16）弯盘。

（17）手电筒。

（18）压舌板。

（19）别针。

（20）胶布。

（21）橡皮圈或夹子。

（22）速干手消毒剂。

2. 治疗车下层：

（1）生活垃圾桶。

（2）医用垃圾桶。

（3）弯盘。

3. 输液架。

【操作重点步骤】

1. 严格执行查对制度。仔细查阅医嘱单或治疗单，包括肠内营养液名称、滴注速度、肠内营养途径及频率。检查营养液的有效期、质量及营养液瓶的完整性。

2. 评估患者是否需要肠内营养及有无禁忌证。

3. 解释操作目的及方法，以取得患者的同意与合作。

4. 协助患者取半坐卧位或抬高床头30°～45°，但有脊柱损伤等禁忌证的患者不宜抬高床头。

5. 揭去肠内营养瓶的保护盖，按厂商说明书将肠内营养输注器插入瓶塞。将肠内营养瓶挂在输液架上，使营养液顺着输注管流出以排尽空气并夹管，这可避免将空气注入胃肠内。

6. 输液架上挂“肠内营养液”的标志（图6-8，图6-9）。

7. 确认管饲导管的位置。

（1）鼻胃管的位置确认法在第六章第一节“插胃管、鼻饲法”中已描述。

（2）采用pH值检测法确认鼻肠管的位置。回抽液pH值为7以上表示导管在小肠内。

（3）检查胃或空肠造瘘管位置的方法：可比较目前体外导管长度与插管后记录的体外导管长度的差异，或观察原体外导管出口处的标记。

8. 检查胃残留液量。评估患者有无胃潴留、腹胀、腹痛等。

9. 用喂食器抽吸温开水20 mL，连接于管饲导管末端，并冲洗导管。

10. 将肠内营养输注器与管饲导管牢固连接（图6-10）。

11. 将恒温器（图6-7）安装在肠内营养输注器上，插上电源，温度设为38～40 ℃。恒温器使用时应裹上治疗巾以防烫伤患者。打开管夹。

12. 根据医嘱调节滴数：前15 min滴注速度缓慢、均匀，约15滴/min，使患者的胃适应管饲以减少胃肠不适。然后根据患者对营养液的耐受情况、血糖值、胃残留液量及营养液的黏稠度确定滴注的速度。

（1）持续滴注：在12～24 h内持续将营养液滴入胃肠道，速度由30～60 mL/h逐渐递增至120 mL/h，最高可达150 mL/h。

（2）间歇滴注：每天4～6次，每次250～400 mL，速度为30 mL/min。

13. 如果使用肠内营养泵，按厂商说明书将肠内营养输注器插入营养泵，打开管夹。将营养泵电源插上，按医嘱设置好滴数，然后按“开始”键（图6-9）。

14. 交代患者不要自行调节滴数，如出现呛咳、呼吸困难、恶心、呕吐等，应立即告知护士。

15. 滴注完毕后，用20～50 mL温开水冲洗管道，以防营养液滞留在管内。

16. 让患者维持原卧位20～30 min，然后取舒适卧位。

17. 留意患者大便的次数、性质，有无腹胀、腹痛、肠鸣音等。

18. 记录肠内营养液的量和种类、患者的出入液量及反应。

【操作图解】

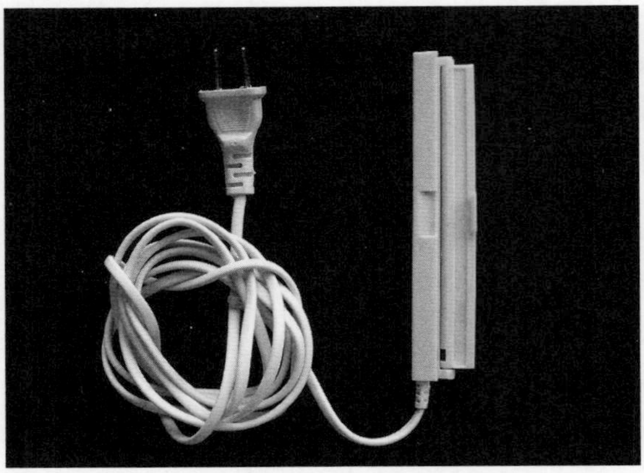

图6-7 恒温器

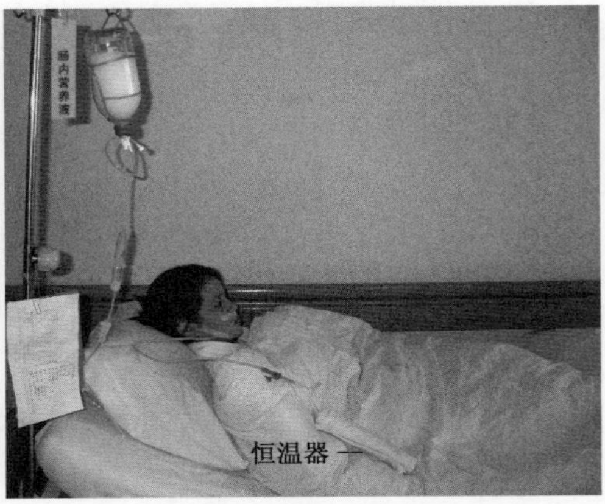

图6-8 经鼻胃管供给肠内营养，输液架上挂“肠内营养液”的标志

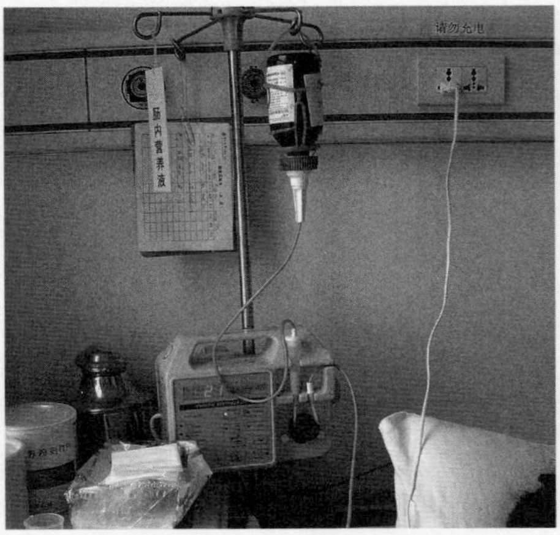

图6-9 应用肠内营养泵输注肠内营养，输液架上挂“肠内营养液”的标志

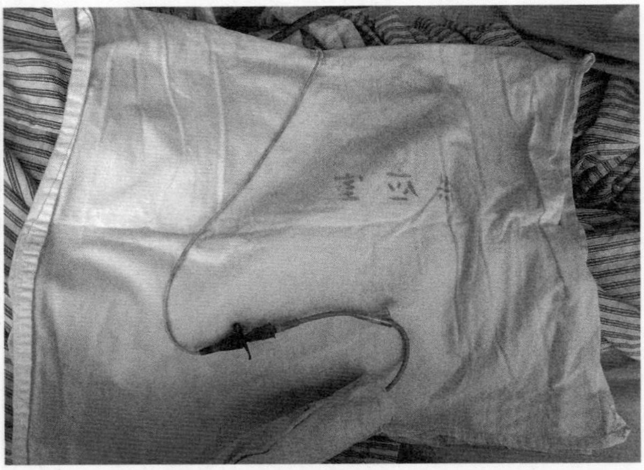

图6-10 肠内营养输注器末端与空肠造瘘管连接

【评价】

1. 患者理解滴注肠内营养的目的并配合良好，对护理操作表示满意。
2. 准确滴注肠内营养。
3. 能有效处理肠内营养滴注时发生的故障。
4. 给患者提供相关的健康教育。

【注意事项】

1. 患者应取半坐卧位或抬高床头30°～45°，以减少误吸的风险，但有脊柱损伤等禁忌证的患者不宜抬高床头。

2. 每次滴注前，应确认患者鼻胃管、鼻肠管、胃或空肠造瘘管的位置。

3. 初始滴注速度宜缓慢、均匀，然后根据患者对营养液的耐受情况、血糖值、胃残留液量及营养液的黏稠度调节滴注的速度。

4. 每3 h回抽胃液1次，如胃液残留量大于前1 h滴注量的两倍，应减慢滴入的速度或停止滴入。但禁止回抽空肠造瘘内容物，除非有医嘱指示。

5. 记录患者的滴注量、出入液量。每周测体重1次。如发现患者的出入液量不平衡，应及时通知主管医生调整治疗方案。

6. 观察在营养液滴注过程中患者的反应，如有呛咳、呼吸困难、恶心、呕吐等，应立即停止滴注并吸出其口鼻腔及呼吸道的误吸物。

7. 留意患者滴注肠内营养液后的反应，如大便的次数、性质，有无腹胀、腹痛、肠鸣音等。

8. 根据医嘱定时检测血糖、电解质的情况，观察患者的意识变化，有无出冷汗及心悸等。

9. 间歇滴注法应在滴注营养液前后用温开水冲管，持续滴注法则每4～8 h冲管1次。使用喂食器直接连接管饲导管进行冲洗。

10. 肠内营养输注器每天更换1次。

11. 成品肠内营养液开启后在室温下最多只能输注24 h。

四、肠外营养

根据补充营养的量，肠外营养（parenteral nutrition，PN）可分为全肠外营养（total parenteral nutrition，TPN）和部分肠外营养（partial parenteral nutrition，PPN）；根据应用途径，肠外营养可分为周围静脉营养（图6-11）和中心静脉营养（图6-12）。

【目的】

为不能经口或胃肠道摄入营养、胃肠道需要充分休息、消化吸收障碍及超高代谢的患者，提供足够的能量和营养，以维持机体新陈代谢，促进患者的康复。

【评估】

1. 评估患者是否需要肠外营养及有无禁忌证。

2. 评估患者的静脉导管是否通畅、固定是否牢固，穿刺部位有无红肿、渗液，还需观察中心静脉导管的外露长度，以判断导管有无脱出。

3. 评估患者的意识、心理状态、合作程度及对肠外营养的了解程度。

【物品】

1. 医嘱单或治疗单。

2. 配制好的肠外营养液，如全营养混合液。

3. 已建立的静脉通道。

4. 输液泵（必要时）。

5. 一次性输液器。

6. 注射用0.9%氯化钠溶液。

7. 注射器。

8. 肝素钠稀释液。

【操作重点步骤】

1. 查阅医嘱单或治疗单，携用物到患者床边。核对患者的床号、姓名、住院号。

2. 再次核对配制好的营养液标签：核对患者的病区、床号、姓名；营养液的成分、量及浓度，配置日期及时间，配置者与核对者的签名。

3. 评估患者，告知患者肠外营养的目的、方法、输液可能持续的时间、不良反应及注意事项。

4. 输注前用注射器抽吸50～100 mL 0.9%氯化钠溶液，连接静脉通道后冲管，然后连接营养袋的输液器。如有条件，用输液泵调节滴数。

5. 输注过程中，每4 h用20 mL 0.9%氯化钠溶液冲管1次，以确保中心静脉管道通畅。

6. 每次输注结束后，用50～100 mL 0.9%氯化钠溶液冲管，再用肝素钠稀释液或0.9%氯化钠溶液脉冲式冲管、正压封管，肝素钠稀释液的最少量应为导管和附加装置容量的2倍。

【操作图解】

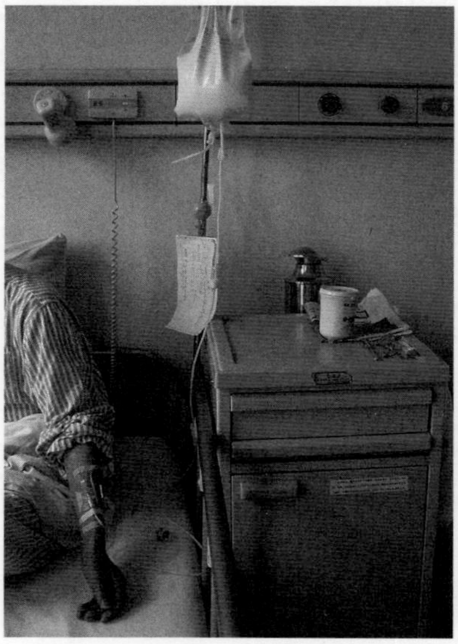

图6-11　周围静脉营养

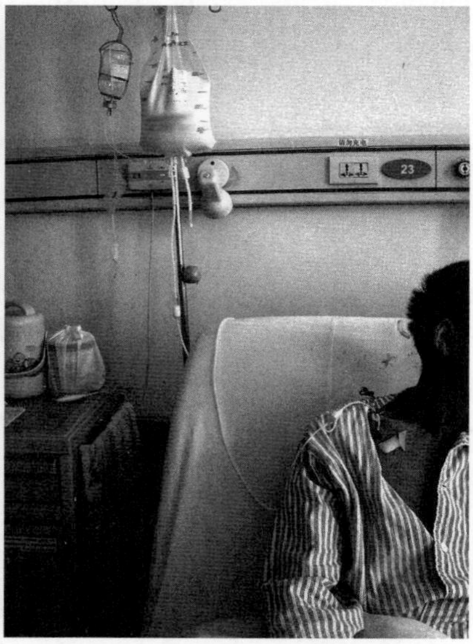

图6-12　中心静脉营养

【评价】

1. 患者理解肠外营养的目的并配合良好，对护理操作表示满意。

2. 准确、安全执行肠外营养。

3. 能有效处理输液故障。

4. 能采取措施预防输液反应及肠外营养的并发症。

【注意事项】

1. 严格执行查对制度及无菌技术的操作原则。

2. 正确进行静脉导管的冲管及封管，预防导管堵塞。

3. 经常巡视，检查输液管道有无漏液、扭曲或受压等。

4. 穿刺部位的无菌透明敷贴每7天更换1次，无菌纱布敷料应每2天更换1次，做好更换日期及时间的标记。如发现敷贴或纱布潮湿，有渗血、渗液或松脱，应及时更换。

5. 严密监测并记录患者的意识、体温、血压、心率、尿量、血糖值、电解质；注意患者有无恶心、出冷汗、气促、寒战、高热等症状。

6. 准确记录24 h出入量，记录输营养液的开始时间、量、速度、结束时间及患者的反应。

（罗凝香　刘婷）

第七章　排泄

第一节　导尿术

【目的】

1. 为尿潴留患者引流出尿液，以减轻患者痛苦。

2. 留取未受污染的尿标本作细菌培养检查。

3. 测量膀胱容量、压力及检查残余尿液量。

4. 注入对比剂进行尿道及膀胱造影。

5. 为需要局部用药治疗的患者进行膀胱内注入。

【评估】

1. 评估患者的性别、年龄、意识、病情、诊断及导尿的目的。

2. 评估患者的排尿状况、上次排尿时间、膀胱充盈度、会阴部皮肤黏膜情况及清洁度等。

3. 评估患者的心理状态、合作程度、表达能力、自理能力及对导尿的了解程度。

【操作流程】

详见表7-1。

表7-1 女性患者导尿术的操作流程

项目	项目分类	操作步骤
准备	1.患者	（1）护士查阅治疗单。 （2）确认患者。 （3）评估患者。 （4）解释操作目的、方法及注意事项，以取得患者的同意与合作。 （5）嘱患者清洗干净外阴。如患者不能自理，则由操作者协助清洗。
	2.护士	着装整洁。洗手，戴口罩。
	3.物品	（1）治疗车上层： 1）治疗单。 2）一次性使用导尿包（图7-1A）。 ①外阴初步消毒用物：小方盘、手套、镊子、一小袋消毒液棉球、方纱（按需使用）（图7-1D）。 ②再次消毒及导尿用物（用无菌治疗巾包裹）：手套；孔巾；弯盘、一小袋消毒液棉球、镊子、方纱（按需使用）；方盘、导尿管、镊子、润滑油棉球袋、自带10 mL无菌液体的注射器（本操作未用到）、标本瓶；集尿袋（图7-1E）。 3）弯盘。 4）一次性防水垫单。 5）速干手消毒剂。 （2）治疗车下层： 1）生活垃圾桶。 2）医用垃圾桶。 3）便盆及便盆巾。 （3）屏风（根据环境情况酌情准备）。
	4.环境	（1）操作环境保持合适的室温和充足的光线。 （2）关好门窗、拉上窗帘或使用屏风遮挡以保护患者的隐私。
操作过程	1.核对	（1）携用物到患者床边。 （2）核对患者的床号、姓名和住院号。
	2.摆体位	（1）协助患者脱去对侧裤腿并盖在近侧腿上，用盖被遮盖对侧腿。 （2）协助患者取仰卧位，两腿屈膝、外展，只暴露外阴。
	3.垫巾	将一次性防水垫单铺于臀下。
	4.消毒外阴	（1）弯盘置于近外阴处，消毒双手。 （2）检查一次性使用导尿包（图7-1A）的名称、生产日期、有效期及包装的完好性，并打开外包装。 （3）取出外阴初步消毒包（图7-1B）。 （4）操作者戴上手套，将消毒液棉球倒入小方盘内。 （5）一手持镊子夹取消毒液棉球，按由外向内、自上而下的顺序消毒外阴，先消毒阴阜、大阴唇，另一手分开大阴唇，消毒小阴唇、尿道口。每个棉球只用1次，用后放进弯盘内。

续表

项目	项目分类	操作步骤
操作过程	4.消毒外阴	（6）消毒完毕，脱下手套并置于弯盘内，将弯盘和小方盘移至床尾处。
	5.打开再次消毒及导尿包	（1）用速干手消毒剂消毒双手，将再次消毒及导尿包（图7-1C）放在患者两腿之间。 （2）按无菌技术操作原则打开治疗巾。
	6.戴无菌手套，铺孔巾	（1）取出无菌手套，按无菌技术操作原则戴好无菌手套。 （2）取出孔巾，铺无菌孔巾于患者会阴部。
	7.整理用物，润滑导尿管	（1）按操作顺序摆放好无菌区内的物品。 （2）取出导尿管，用润滑油棉球润滑导尿管前段并置于方盘内。根据需要将导尿管和集尿袋连接，取消毒液棉球放于弯盘内。
	8.再次消毒尿道口	（1）弯盘置于外阴处，一手分开并固定小阴唇，充分暴露尿道口，该手固定不动，以防污染尿道口。 （2）另一手持镊子夹取消毒液棉球，分别消毒尿道口、小阴唇、尿道口。棉球、镊子用后放于弯盘内，一起撤至床尾。
	9.插导尿管	（1）将盛导尿管的方盘置于孔巾口旁，嘱患者深呼吸。 （2）用另一镊子夹持导尿管对准尿道口，轻轻插入尿道4～6 cm（成年人）或直至见尿液流出。见尿后再插入1～2 cm，以确保导尿管进入膀胱内。 （3）松开固定小阴唇的手以固定导尿管，使尿液流入方盘内或集尿袋内。
	10.放尿或留取尿标本	（1）当方盘内盛有约2/3满的尿液时，夹闭导尿管尾端，将尿液倒入便盆内，再打开导尿管继续放尿或将尿液引流入集尿袋内至合适的量。 （2）按需留取尿标本，用无菌标本瓶收集中段尿5 mL，盖好瓶盖并放在合适处。
	11.拔管	（1）导尿完毕，轻轻拔出导尿管，撤下孔巾，抹干外阴，收拾导尿用物并弃于医用垃圾桶内，撤去患者臀下的一次性防水垫单并置于治疗车下层。 （2）脱下手套，消毒双手，协助患者穿好裤子。
	12.健康教育	鼓励患者多喝水，并根据病情向患者介绍疾病相关知识。
整理	1.患者	（1）询问患者的感受及需求。 （2）协助患者取舒适卧位。
	2.物品/环境	（1）整理床单位。开门窗，撤屏风。 （2）用物分类处理。 （3）尿标本贴标签后及时送检。
	3.护士	洗手。
	4.观察、记录	（1）在治疗单上记录并签名。 （2）观察并记录尿液的量、颜色、澄清度、气味及患者的反应。

操作补充说明：a.导尿管分为单腔导尿管（用于一次性导尿）、双腔导尿管（用于留置导尿）和三腔导尿管（用于膀胱冲洗或膀胱内滴药）3种（图7-2）。其中双腔导尿管和三腔导尿管均有一个气囊，以达到将导尿管头端固定在膀胱内以防止脱落的目的。b.男性患者导尿术的插导尿管方法请参照第七章第二节“留置导尿术”中表7-2的“9.插导尿管”，插管深度为“见尿后再插入1～2 cm”。

评分说明：违反无菌技术操作原则、导尿管被污染后仍继续操作者不合格。导尿管错插入阴道且未更换导尿管却重插者不合格。

【操作图解】

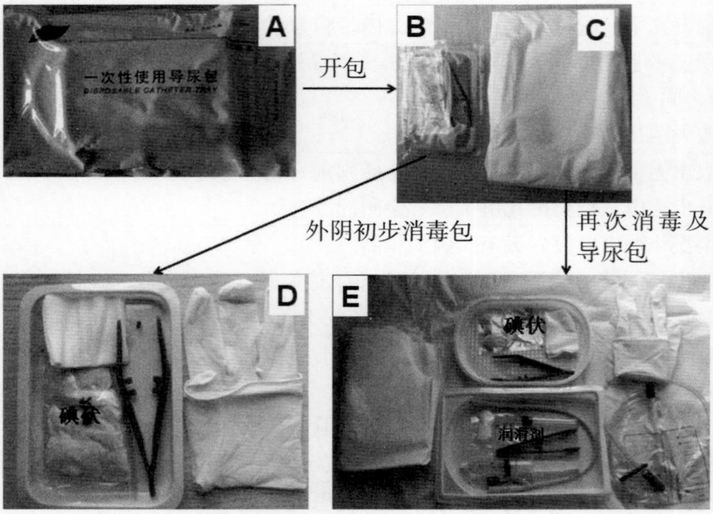

图7-1　一次性使用导尿包内物品

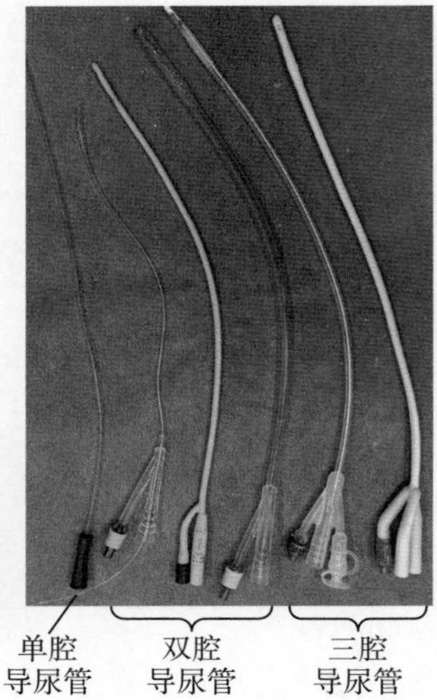

图7-2　导尿管的种类

【评价】

1. 患者理解导尿的目的并配合良好，对护理操作表示满意。

2. 准确、安全执行导尿术。插管位置及长度准确，动作轻稳，无损伤尿道。

3. 能有效处理导尿术中的各种问题。关爱患者，注意保护患者的隐私，注意保暖。

4. 给患者提供相关的健康教育。

5. 在规定的时间内完成操作。

【注意事项】

1. 严格执行查对制度和无菌技术的操作原则。

2. 操作过程注意保护患者的隐私，并采取适当的措施为患者保暖。

3. 为女性患者插导尿管时，应准确辨别尿道口。老年女性尿道口回缩，插管时更应细心辨别。如导尿管误插入阴道，应另换无菌导尿管后再重新插入尿道。

4. 应熟悉男性、女性尿道的解剖特点，动作轻稳，以避免损伤患者尿道。

5. 对膀胱高度膨胀且极度虚弱的患者，第一次放尿不得超过1000 mL，若放尿速度过快、量过多，患者腹腔内压突然下降，血液大量滞留在腹腔内，可导致血压下降，引起虚脱，还可引起膀胱黏膜急剧充血进而引发血尿。

第二节　留置导尿术

【目的】

1. 抢救危重、休克患者时准确记录每小时尿量、测量尿比重，以密切观察患者的病情变化。

2. 为盆腔手术患者排空膀胱，使膀胱保持空虚，避免术中误伤。

3. 为泌尿系统疾病手术后的患者留置导尿管，便于引流或冲洗，并可减轻手术切口张力，有利于切口的愈合。

4. 为尿失禁或会阴部有伤口的患者持续引流尿液，以保持会阴部清洁、干燥。

5. 帮助尿失禁患者进行膀胱功能训练。

【评估】

1. 评估患者的性别、年龄、意识、病情、诊断及留置导尿管的目的。

2. 评估患者的排尿状况、膀胱充盈度及会阴部皮肤黏膜情况等。

3. 评估患者的心理状态、合作程度、表达能力、自理能力及对留置导尿术的了解程度。

【操作流程】

详见表7-2。

表7-2　男性患者留置导尿术的操作流程

项目	项目分类	操作步骤
准备	1.患者	（1）护士查阅治疗单。 （2）确认患者。 （3）评估患者。 （4）解释操作目的、方法及注意事项，以取得患者的同意与合作。 （5）嘱患者清洗干净外阴。如患者不能自理，则由操作者协助清洗。
	2.护士	着装整洁。洗手，戴口罩。
	3.物品	（1）治疗车上层： 1）治疗单。 2）一次性使用导尿包（图7-1A）。 ①外阴初步消毒用物：小方盘、手套、镊子、一小袋消毒液棉球、方纱（图7-1D）。 ②再次消毒及导尿用物（用无菌治疗巾包裹）：手套；孔巾；弯盘、一小袋消毒液棉球、镊子、方纱；方盘、导尿管、镊子、润滑油棉球袋、自带10 mL无菌液体的注射器、标本瓶（本操作未用到）；集尿袋（图7-1E）。 3）弯盘。 4）一次性防水垫单。 5）止血钳。

续表

项目	项目分类	操作步骤
准备	3.物品	6）胶布。 7）尿管标识。 8）安全别针。 9）速干手消毒剂。 （2）治疗车下层： 1）生活垃圾桶。 2）医用垃圾桶。 3）便盆及便盆巾。 （3）屏风（根据环境情况酌情准备）。
	4.环境	（1）操作环境保持合适的室温和充足的光线。 （2）关好门窗、拉上窗帘或使用屏风遮挡以保护患者的隐私。
操作过程	1.核对	（1）携用物到患者床边。 （2）核对患者的床号、姓名和住院号。
	2.摆体位	（1）协助患者脱去对侧裤腿并盖在近侧腿上，用盖被遮盖对侧腿。 （2）协助患者取仰卧位，两腿屈膝、外展，只暴露外阴。
	3.垫巾	将一次性防水垫单铺于臀下。
	4.消毒外阴	（1）弯盘置于近外阴处，消毒双手。 （2）检查一次性使用导尿包（图7–1A）的名称、生产日期、有效期及包装的完好性，并打开外包装。 （3）取出外阴初步消毒包（图7–1B）。 （4）操作者戴上一次性手套，将消毒液棉球倒入小方盘内。 （5）一手持镊子夹取消毒液棉球，先消毒阴阜、阴茎（自阴茎根部向尿道口消毒）、阴囊，另一手用无菌方纱裹住阴茎，将包皮向后推暴露冠状沟，旋转擦拭尿道口、龟头、冠状沟。每个棉球只用1次，用后放进弯盘内。 （6）将一无菌方纱置于阴茎下，污方纱放于弯盘内。 （7）消毒完毕，脱下手套并置于弯盘内，将弯盘和小方盘移至床尾处。
	5.打开再次消毒及导尿包	（1）用速干手消毒剂消毒双手，将再次消毒及导尿包（图7–1C）放在患者两腿之间。 （2）按无菌技术操作原则打开治疗巾。
	6.戴无菌手套，铺孔巾	（1）取出无菌手套，按无菌技术操作原则戴好无菌手套。 （2）取出孔巾，铺无菌孔巾于患者会阴部。
	7.整理用物，检查、润滑导尿管	（1）按操作顺序摆放好无菌区内的物品。 （2）检查导尿管，用润滑油棉球润滑导尿管前段并置于方盘内。 （3）取消毒液棉球放于弯盘内。
	8.再次消毒尿道口	（1）一手用方纱裹住阴茎并将包皮向后推，暴露尿道口，该手固定不动，以防污染尿道口。 （2）另一手持镊子夹取消毒液棉球，再次消毒尿道口、龟头及冠状沟。棉球、镊子用后放于弯盘内，一起撤至床尾。

续表

项目	项目分类	操作步骤
操作过程	9.插导尿管	（1）将盛导尿管的方盘置于孔巾口旁，嘱患者深呼吸。 （2）用另一镊子夹导尿管并从尿道口插入导尿管，然后提起阴茎与腹壁呈60°角。将导尿管轻轻插入尿道20～22 cm（成年人）或直至见尿液流出。见尿后再插入7～10 cm，以确保导尿管的气囊在膀胱内。
	10.固定导尿管	（1）放下阴茎，固定导尿管，用止血钳夹住导尿管尾端。 （2）根据导尿管上注明的气囊容积向气囊内注入等量无菌液体（图7-3）。 （3）轻拉导尿管，若有阻力感，即证明导尿管前端已固定于膀胱口内。
	11.连接集尿袋	（1）撤去孔巾。 （2）将导尿管末端与集尿袋的引流管接头相连。在导尿管上贴上尿管标识，用胶布将导尿管末端固定在患者大腿内侧，用安全别针将集尿袋引流管固定在床单上。松开止血钳，开放导尿管。
	12.撤去导尿包	（1）抹干患者外阴，撤去导尿包。 （2）脱下手套，用速干手消毒剂消毒双手，协助患者穿好裤子。
	13.健康教育	（1）鼓励患者多喝水（除非禁忌）并向患者介绍疾病相关知识。 （2）告知患者集尿袋不要超过膀胱高度并要避免挤压，以防止尿液逆流。 （3）告知患者翻身时勿牵拉导尿管，以防导尿管脱出，且导尿管不可受压或扭曲。 （4）告诉患者每天要进行1～2次会阴护理，以保持外阴清洁。
整理	1.患者	（1）询问患者的感受及需求。 （2）协助患者取舒适卧位。
	2.物品/环境	（1）整理床单位。开门窗，撤屏风。 （2）用物分类处理。
	3.护士	洗手。
	4.观察、记录	（1）在治疗单上记录并签名。 （2）记录留置导尿管的时间。 （3）观察并记录尿液的量、颜色、澄清度、气味及患者的反应。

操作补充说明：a.女性患者留置导尿术的插导尿管方法请参照第七章第一节“导尿术”中表7-1的“9.插导尿管”；b.集尿袋分为普通型和精密型（图7-4），普通型为常用的一次性尿袋，精密型常用于必须严格准确记录尿量的危重患者。

评分说明：违反无菌技术操作原则、导尿管被污染后仍继续操作者不合格。因操作导致患者尿道损伤者不合格。

【操作图解】

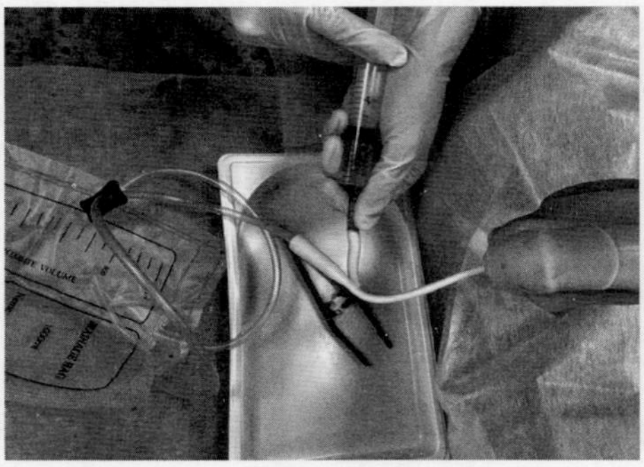

图7-3 向导尿管气囊内注入无菌液体

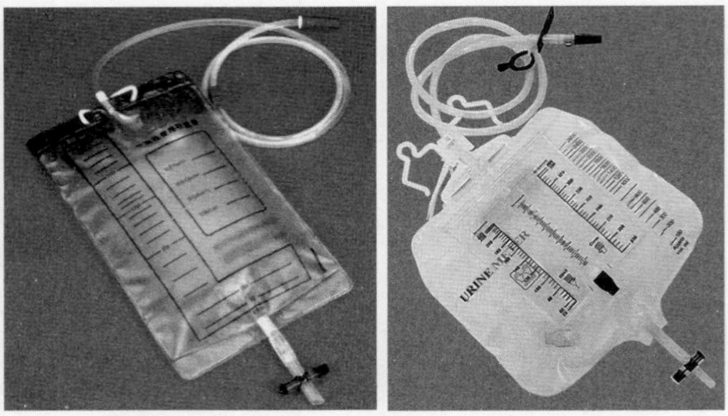

图7-4 集尿袋（普通型、精密型）

【评价】

1. 患者理解留置导尿管的目的并配合良好，对护理操作表示满意。

2. 准确、安全执行导尿术。插管位置及长度准确，动作轻稳，无损伤尿道。

3. 固定气囊导尿管的方法正确、牢固。

4. 能有效处理导尿术中的各种问题。关爱患者，注意保护患者的隐私，注意保暖。

5. 给患者提供相关的健康教育。

6. 在规定的时间内完成操作。

【注意事项】

1. 严格执行查对制度和无菌技术的操作原则。

2. 操作过程注意保护患者的隐私，并采取适当的措施为患者保暖。

3. 为女性患者插导尿管时，应准确辨别尿道口。老年女性尿道口回缩，插管时更应细心辨别。如导尿管误插入阴道，应另换无菌导尿管后再重新插入尿道。

4. 应熟悉男性、女性尿道的解剖特点，动作轻稳，以避免损伤患者尿道。

5. 对膀胱高度膨胀且极度虚弱的患者，第一次放尿不得超过1000 mL，若放尿速度过快、量过多，患者腹腔内压突然下降，血液大量滞留在腹腔内，可导致血压下降，引起虚脱，还可引起膀胱黏膜急剧充血进而引发血尿。

6. 固定气囊导尿管时，膨胀的气囊不能卡在尿道口内口，以避免压迫膀胱壁造成黏膜损伤。

7. 保持集尿袋勿超过膀胱高度，以防尿液逆流造成尿路感染。

8. 集尿袋引流管要有松动的空间，避免牵拉导尿管。

第三节　大量不保留灌肠法

【目的】

1. 通过软化大便、刺激肠蠕动和引发排便反射来解除便秘和肠胀气。
2. 清洁肠道，为肠道诊断性检查、手术或分娩做准备。
3. 通过稀释并清除肠道内的有害物质来减轻中毒。
4. 通过灌入低温液体为高热患者降温。

【评估】

1. 评估患者的年龄、意识、病情（包括腹痛、腹胀、排便情况、躯体活动能力等）、诊断及大量不保留灌肠的目的。
2. 评估患者肛门括约肌控制能力。
3. 评估患者肛周皮肤黏膜情况，如有无肛周疼痛、痔疮等。
4. 评估患者的心理状态、合作程度、表达能力及对大量不保留灌肠的了解程度。

【操作流程】

详见表7-3。

表7-3　大量不保留灌肠法的操作流程

项目	项目分类	操作步骤
准备	1.患者	（1）护士查阅治疗单。 （2）确认患者。 （3）评估患者。 （4）向患者解释操作目的及方法。 （5）嘱患者灌肠前排尿、排便，然后在灌肠室或病房等候。
	2.护士	着装整洁。洗手，戴口罩。
	3.物品	（1）治疗车上层： 1）治疗单。 2）医嘱灌肠液。 ①灌肠液：0.1%～0.2%肥皂水或0.9%氯化钠溶液。 ②每次用量：成年人500～1000 mL，小儿200～500 mL，伤寒患者不超过500 mL。 ③灌肠液温度：一般为39～41 ℃，为患者降温时用28～32 ℃的灌肠液，患者中暑时用4 ℃的灌肠液。 3）一次性灌肠器（肛管连接在灌肠袋的连接管上，成年人所用肛管型号一般为18～22号）。 4）水温计。 5）量杯（盛水用）及量筒。 6）温开水。

续表

项目	项目分类	操作步骤
准备	3.物品	7）10%肥皂水。 8）一次性防水垫单。 9）一次性手套。 10）棉签。 11）润滑剂。 12）卫生纸。 13）弯盘。 14）速干手消毒剂。 （2）治疗车下层： 1）生活垃圾桶。 2）医用垃圾桶。 3）便盆。 （3）屏风（必要时）。 （4）输液架。
	4.环境	（1）操作环境保持合适的室温和充足的光线。 （2）关好门窗、拉上窗帘或使用屏风遮挡，以保护患者的隐私。 （3）确保卫生间随时可用。
操作过程	1.配液	（1）根据医嘱配备灌肠液，溶液名称、温度、浓度及量准确。 （2）如果配置0.1%～0.2%肥皂水，可先在量筒内配置合适温度的温开水，再加入10%肥皂水，这样可以减少灌肠液中肥皂泡的产生。
	2.核对	（1）携用物到患者床边或灌肠室。 （2）核对患者的床号、姓名、住院号及灌肠液。
	3.摆体位	（1）协助患者取左侧卧位，双腿屈膝，裤脱至膝部，臀部移至床沿。 （2）肛门括约肌控制力差的患者取仰卧位，臀下垫便盆。 （3）盖好盖被，只暴露臀部。
	4.垫巾	将一次性防水垫单铺于臀下，弯盘置于臀边。
	5.挂灌肠袋	（1）用速干手消毒剂消毒双手，打开一次性灌肠器包装，检查灌肠袋与连接管的连接情况，接上规格合适的肛管。 （2）关闭灌肠袋连接管上的管夹。 （3）将准备好的灌肠液倒入灌肠袋。 （4）将灌肠袋挂于输液架上，使其液面距肛门40～60 cm。伤寒患者不得超过30 cm。 （5）操作者戴上一次性手套。
	6.排气	开放管夹，使溶液充满管道以排尽肛管内气体，然后夹管。
	7.润管	用蘸有润滑剂的棉签润滑肛管前端。
	8.插肛管	（1）一手用卫生纸垫着分开臀部，暴露肛门口。 （2）检查肛周有无疼痛、痔疮等。 （3）指导患者深呼吸。 （4）看清楚肛门后，另一手轻轻将肛管经肛门插入直肠。如果插入受阻，则退出少许，边旋转边缓慢插入。插管深度：成年人7～10 cm，小儿4～7 cm。

续表

项目	项目分类	操作步骤
操作过程	9.固定	固定肛管直至灌液完毕。
	10.灌液	开放管夹，使液体缓缓流入（图7-5）。
	11.观察	（1）密切观察灌肠袋内液面下降的速度。如液面下降过慢或停止，可轻轻转动或挤捏肛管。 （2）询问患者灌肠中有无不适。如有腹胀或便意，应嘱患者做深呼吸、减慢灌液流速或暂停灌液片刻，以减轻患者的不适。 （3）仔细观察患者的反应。如患者出现脉率增快、面色苍白、出冷汗、心慌、气急或剧烈腹痛等情况，应立即停止灌肠并及时通知医生。
	12.拔管	（1）待灌肠液即将流尽或患者实在不能忍受更多灌肠液时夹管。 （2）用卫生纸在肛周包裹肛管轻轻拔出。 （3）将用过的整套灌肠器放进医用垃圾桶内。 （4）擦净肛门，脱下手套。 （5）撤去一次性防水垫单及弯盘。 （6）协助患者穿好裤子。
	13.保留灌肠液	嘱患者尽量保留灌肠液5～10 min后再排便。
	14.健康教育	（1）向患者说明有腹胀感是正常现象。 （2）向便秘患者解释维持正常排便习惯的重要性并告知其预防便秘的方法，告诉患者不要依赖灌肠，因为长期灌肠会破坏排便反射，引起排便障碍。 （3）如果医嘱为清洁灌肠，应提醒患者先观察排出液再冲厕所，并报告排出液是否清亮、有无粪渣。如果最后排出的粪水仍有粪渣，需重复灌肠。
整理	1.患者	（1）协助患者取舒适卧位。 （2）询问患者的感受及需求。 （3）必要时协助患者到洗手间或使用便盆。 （4）按需协助患者清洗肛周。
	2.物品/环境	（1）整理床单位。 （2）将卫生纸、呼叫器放于患者易取处。 （3）酌情开门窗，撤屏风。 （4）用物分类处理。
	3.护士	洗手。
	4.观察、记录	（1）在治疗单上记录并签名。 （2）观察患者对灌肠的反应，以及有无出冷汗、乏力、腹部绞痛等。 （3）观察灌肠的效果。 （4）在体温单上相应的栏目记录灌肠后的排便次数。“2/E”表示灌肠后解便2次。

评分说明：灌肠液温度超过50 ℃者不合格。用自来水稀释溶液者不合格。将肛管插入阴道者不合格。

【操作图解】

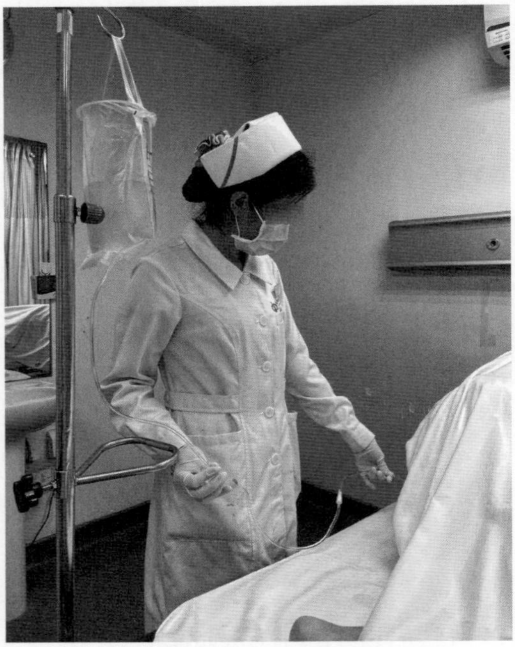

图7-5 大量不保留灌肠法

【评价】

1. 患者理解灌肠的目的并配合良好，对护理操作表示满意。

2. 准确、安全执行大量不保留灌肠法。

3. 能正确处理灌肠过程中出现的各种情况。

4. 无污染或弄湿床铺、地面。

5. 给患者提供相关的健康教育。

6. 在规定的时间内完成操作。

【注意事项】

1. 妊娠早期、急腹症、消化道出血、严重心血管疾病等患者禁止灌肠。

2. 伤寒患者灌肠时溶液不得超过500 mL，灌肠袋内液面距肛门不得超过30 cm。

3. 肝昏迷患者禁用肥皂水灌肠，以减少氨的产生和吸收。

4. 充血性心力衰竭和水钠潴留患者禁用0.9%氯化钠溶液灌肠。

5. 准确掌握灌肠液的温度、浓度、流速、压力及量。

6. 肛门括约肌控制力差的患者无法很好地保留灌肠液，应采取平卧位并于臀下垫便盆。

7. 灌肠中严密观察患者的反应，如患者出现脉率增快、面色苍白、出冷汗、心慌、气急或剧烈腹痛等情况，应立即停止灌肠并及时通知医生，采取急救措施。

8. 为高热患者灌肠后，嘱患者保留灌肠液30 min。排便30 min后为其测量体温并记录。

9. 一次性灌肠管材质不同，其软硬度不同，尽量选择软材质的灌肠管，避免损伤肠道黏膜。

第四节　保留灌肠法

【目的】

将药液灌入直肠或结肠内，通过肠黏膜的吸收达到镇静、催眠和治疗肠道感染等目的。

【评估】

1. 评估患者的年龄、意识、病情（包括排便情况等）、诊断及保留灌肠的目的。
2. 评估患者肛周皮肤黏膜情况，如有无肛周疼痛、痔疮等。
3. 评估患者的心理状态、合作程度、表达能力及对保留灌肠的了解程度。

【操作流程】

详见表7-4。

表7-4　保留灌肠法的操作流程

项目	项目分类	操作步骤
准备	1.患者	（1）护士查阅治疗单并确认治疗时间。用于治疗肠道感染的保留灌肠应于患者晚上睡前进行。 （2）确认患者。 （3）评估患者。 （4）解释操作目的及方法，以取得患者的同意与合作。 （5）嘱患者灌肠前排尿、排便，然后在病房等候。
	2.护士	着装整洁。洗手，戴口罩。
	3.物品	（1）治疗车上层： 1）治疗单。 2）医嘱灌肠液。 ①灌肠药液：10%水合氯醛用于镇静、催眠；抗生素溶液用于治疗肠道感染。 ②每次用量：总量不超过200 mL。 ③溶液温度：38 ℃。 3）一次性无菌注洗器及肛管（20号以下）（图7-6）。 4）水温计（必要时）。 5）量杯（盛水用）。 6）一次性防水垫单。 7）弯盘。 8）一次性手套。 9）棉签。

续表

项目	项目分类	操作步骤
准备	3.物品	10）润滑剂。 11）卫生纸。 12）温开水。 13）速干手消毒剂。 （2）治疗车下层： 1）生活垃圾桶。 2）医用垃圾桶。 3）便盆。 （3）屏风（必要时）。 （4）垫枕。
	4.环境	（1）操作环境保持合适的室温和充足的光线。 （2）关好门窗、拉上窗帘或使用屏风遮挡以保护患者的隐私。
操作过程	1.配液	（1）根据医嘱核对药名，检查药物的有效期及质量。 （2）用注洗器配备灌肠药液，药液的量及温度应准确。
	2.核对	（1）携用物到患者床边。 （2）核对患者的床号、姓名、住院号及灌肠药液。
	3.摆体位	（1）根据诊断协助患者采取适当的体位：慢性细菌性痢疾患者取左侧卧位；阿米巴痢疾患者取右侧卧位。 （2）协助患者脱裤至膝部。
	4.抬高臀部	（1）将一次性防水垫单铺于垫枕上。用垫枕垫高臀部约10 cm。 （2）盖好盖被，只暴露臀部。 （3）将弯盘置于臀边。 （4）操作者戴上一次性手套。
	5.接管、排气	（1）选择规格合适的肛管。 （2）将肛管连接注洗器，排尽注洗器内的空气。
	6.润管	用蘸有润滑剂的棉签润滑肛管前端。
	7.插管	（1）一手用卫生纸垫着分开肛门。 （2）了解患者有无肛周疼痛、痔疮等。指导其使用深呼吸方法放松。 （3）另一手轻轻将肛管经肛门插入15～20 cm（图7-7）。
	8.固定	一手固定肛管（持续扶持肛管直至药液推完）。
	9.推液	（1）慢慢推注药液，并观察患者的反应。 （2）药液注入完毕，再注入温开水5～10 mL，抬高肛管尾端，使管内溶液全部注完。
	10.拔管	（1）用卫生纸在肛门处包裹肛管，并将肛管末端反折后轻轻拔出。 （2）将注洗器及肛管放进医用垃圾桶。 （3）擦净肛门，脱下手套。 （4）撤去臀下的一次性垫单、垫枕及弯盘。 （5）协助患者穿好裤子。
	11.健康教育	嘱患者安静地躺在床上，保留药液1 h以上。

续表

项目	项目分类	操作步骤
整理	1.患者	（1）协助患者取舒适卧位。 （2）询问患者的感受及需求。 （3）必要时协助患者到洗手间或使用便盒。 （4）按需协助患者清洗肛周。
	2.物品/环境	（1）整理床单位。 （2）将卫生纸、呼吸器放于患者易取处。 （3）用物分类处理。 （4）酌情开门窗，撤屏风。
	3.护士	洗手。
	4.观察、记录	（1）在治疗单上记录并签名。 （2）观察保留灌肠的治疗效果。 （3）在护理记录单上记录治疗时间、灌肠类型、灌肠量、所用药液及患者的反应等。

评分说明：灌肠液温度超过50 ℃者不合格。无抬高患者臀部及无嘱患者保留药液者不合格。

【操作图解】

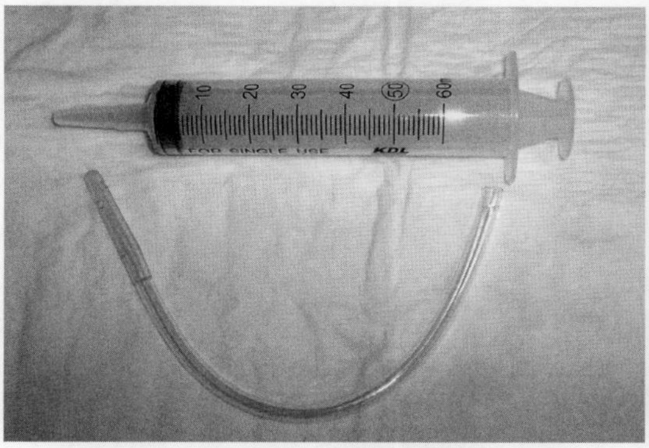

图7-6　一次性无菌注洗器及肛管

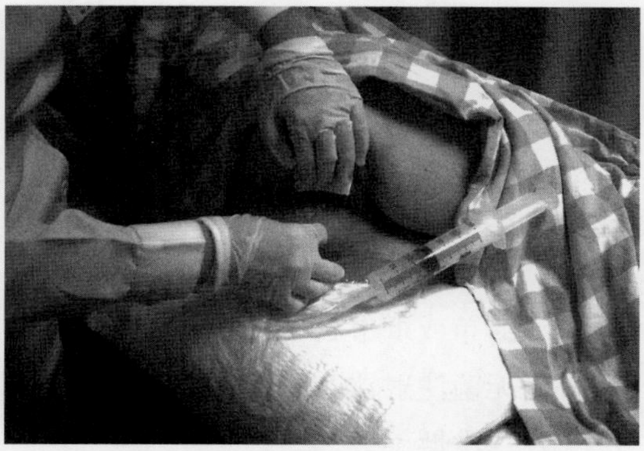

图7-7　将肛管经肛门插入15～20 cm

【评价】

1. 患者理解保留灌肠的目的并配合良好，对护理操作表示满意。
2. 准确、安全执行保留灌肠法。
3. 能正确处理灌肠过程中出现的各种情况。
4. 无污染或弄湿床铺、地面。
5. 给患者提供相关的健康教育。
6. 在规定的时间内完成操作。

【注意事项】

1. 保留灌肠前嘱患者排便，以利于药液的吸收。

2. 为提高疗效，应根据患者的诊断及灌肠目的协助患者采取适当的体位和确定插入肛管的深度。

3. 保留灌肠时，应选择稍细的肛管且插入要稍深，推注速度不宜过快，以减少刺激，使灌入的药液能保留较长时间，以利于药液的吸收。

4. 治疗肠道感染，应于晚上睡前进行保留灌肠，此时活动减少，有利于药液的保留和吸收。

5. 抬高臀部10 cm可防止药液溢出，提高保留灌肠的疗效。

6. 肛门、直肠、结肠手术的患者及大便失禁的患者，不宜做保留灌肠。

第五节 相关技能扩展

一、拔除导尿管

【目的】

用于停止导尿；或用于中途需要更换导尿管时。

【评估】

评估患者病情，了解患者目前是否适合拔除导尿管。

【物品】

1. 治疗单。
2. 托盘（治疗盘）。
3. 弯盘。
4. 纱布或纸巾。
5. 无菌注射器。
6. 一次性手套。
7. 速干手消毒剂。

【操作重点步骤】

1. 核对医嘱。查阅治疗单。准备用物。
2. 携用物到患者床边。核对患者的床号、姓名和住院号。
3. 评估患者并解释拔除导尿管的原因，告知患者配合的方法。
4. 置弯盘于患者外阴旁，夹住气囊导尿管的引流腔，将注射器插入气囊腔，抽出气囊里的全部液体。
5. 戴一次性手套，一手用纱布在尿道口处包裹导尿管，另一手缓慢拔出导尿管。
6. 将导尿管放入弯盘，撤弯盘。
7. 清洁患者外阴部，协助患者取舒适卧位。

8. 整理床单位，用物分类处理。

9. 洗手，记录。

【评价】

1. 患者理解拔除导尿管的目的并配合良好，对护理操作表示满意。

2. 拔出导尿管的方法正确，无损伤尿道。

【注意事项】

拔出气囊导尿管前，应抽出导尿管气囊里的全部液体后再轻轻拔出，以防损伤尿道。

二、清洁灌肠法

【目的】

彻底清洁直肠、结肠，为肠道的诊断性检查或手术做准备。

【评估】

1. 评估患者的年龄、意识、病情（包括腹痛、腹胀、排便情况、躯体活动能力等）、诊断及清洁灌肠的目的。

2. 评估患者肛门括约肌控制能力。

3. 评估患者肛周皮肤黏膜情况，如有无肛周疼痛、痔疮等。

4. 评估患者的心理状态、合作程度、表达能力及对清洁灌肠的了解程度。

【物品】

1. 治疗车上层：

（1）治疗单。

（2）医嘱灌肠液。

1）灌肠液：0.1%～0.2%肥皂水或0.9%氯化钠溶液。

2）每次用量：成年人500～1000 mL，小儿200～500 mL，伤寒患者不超过500 mL。

3）灌肠液温度：一般为39～41 ℃，为患者降温时用28～32 ℃的灌肠液，患者中暑时用4 ℃的灌肠液。

（3）一次性灌肠器（肛管连接在灌肠袋的连接管上，成年人所用肛管型号一般为18～22号）。

（4）水温计、量杯及量筒。

（5）一次性防水垫单、一次性手套。

（6）棉签、润滑剂、卫生纸、弯盘。

（7）速干手消毒剂。

2. 治疗车下层：生活垃圾桶、医用垃圾桶、便盆。

3. 屏风（必要时）、输液架。

【操作重点步骤】

反复多次进行大量不保留灌肠（见第七章第三节“大量不保留灌肠法”）。首次使用0.1%～0.2%肥皂水，然后使用0.9%氯化钠溶液灌肠，直到排出液中无粪渣为止。

【评价】

1. 患者理解清洁灌肠的目的并配合良好，对护理操作表示满意。

2. 准确、安全执行清洁灌肠法。

3. 能正确处理灌肠过程中出现的各种情况。

4. 无污染或弄湿床铺、地面。

5. 给患者提供相关的健康教育。

6. 在规定的时间内完成操作。

【注意事项】

1. 清洁灌肠需重复灌肠直到排出液无粪渣为止。但灌肠一般不超过3次，以免发生严重的水电解质平衡紊乱。

2. 妊娠早期、急腹症、消化道出血、严重心血管疾病等患者禁止灌肠。

3. 肝昏迷患者禁用肥皂水灌肠，以减少氨的产生和吸收。

4. 充血性心力衰竭和水钠潴留患者禁用0.9%氯化钠溶液灌肠。

5. 准确掌握灌肠液的温度、浓度、流速、压力及量。

6. 肛门括约肌控制力差的患者无法很好地保留灌肠液，应采取平卧位并于臀下垫便盆。

7. 灌肠中严密观察患者的反应，如患者出现脉率增快、面色苍白、出冷汗、心慌、气急或剧烈腹痛等情况，应立即停止灌肠并及时通知医生，采取急救措施。

三、口服清洁肠道法

【目的】

清洁肠道，为肠道的诊断性检查或手术做准备。

【评估】

1. 评估患者的年龄、意识、病情（包括躯体活动能力）、诊断，以及口服清洁肠道的目的。确定患者能经口服用药物。

2. 评估患者的心理状态、合作程度、表达能力及对口服清洁肠道法的了解程度。

【物品】

1. 医嘱单或治疗单。

2. 托盘（治疗盘）。

3. 量筒（内盛温开水）、水杯（图7–8）。

4. 用于口服清洁肠道的溶液。

（1）高渗溶液：高渗溶液进入肠道，在肠道内形成高渗环境，使肠道内水分大量增加，从而软化大便，刺激肠蠕动，引发排便反射，达到清洁肠道的目的。常用的高渗溶液有甘露醇、硫酸镁等。

（2）等渗溶液：最常用于清洁肠道的口服药是复方聚乙二醇电解质散（图7–8），将其按药物说明配置成等渗溶液，具有非渗透性、非吸收性、非爆炸性的特点，可以促进排便、快速清洁肠道，对电解质的平衡无明显改变。

【操作重点步骤】

口服清洁肠道法的操作重点步骤详见第八章第六节“口服给药法”。

【操作图解】

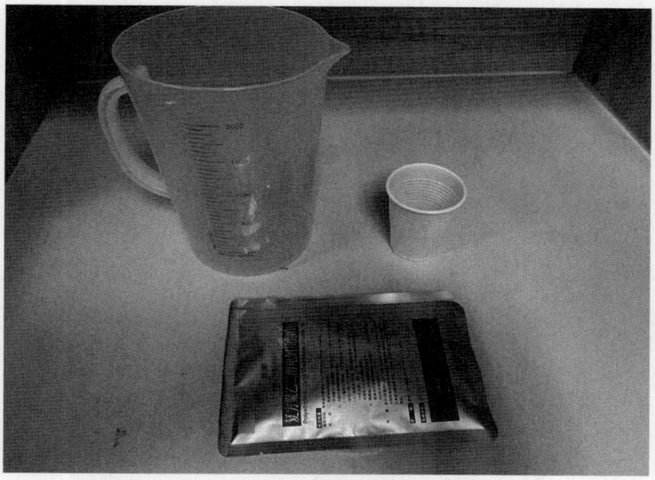

图7–8　口服清洁肠道法用物

【评价】

1. 患者理解服药的目的并配合良好，对护理操作表示满意。

2. 准确执行口服给药法。

3. 遵循“六准确”原则：将准确的药物按准确的剂量和准确的给药途径在准确的给药时间给准确的患者，并进行准确的记录。

4. 给患者提供相关的健康教育。

【注意事项】

1. 严格执行查对制度。

2. 告诉患者服药前3～4 h至手术或检查完毕，不能进食固体食物。

3. 告知患者尽可能在短时间内快速服完全部溶液。

4. 严密观察患者的反应，如患者出现脉率增快、面色苍白、出冷汗、心慌、气急或剧烈腹痛等情况，应立即通知医生。

（陈玉英　冯晓玲）

第八章　给药

第一节　自安瓿或密封瓶内抽吸药液法

【目的】

自安瓿或密封瓶内抽吸药液准备注射。

【评估】

1. 检查药液的名称、质量（颜色、澄清度等）、产品批号和有效期。

2. 确定规格合适的一次性注射器及针头，检查其生产日期、有效期及包装的完整性。

【操作流程】

详见表8-1。

表8-1　自安瓿或密封瓶内抽吸药液法的操作流程

项目	项目分类	操作步骤
准备	1.护士	（1）着装整洁。 （2）查阅注射执行单。 （3）洗手，戴口罩。
	2.物品	（1）治疗车上层： 1）注射执行单。 2）托盘（注射盘）。 3）无菌治疗巾。 4）玻璃或塑料安瓿装药液。 5）砂轮、无菌方纱。 6）密封瓶装药液。 7）开瓶器（必要时）。 8）消毒液（75%乙醇溶液等）。 9）无菌棉签。 10）弯盘（排去注射器内多余的液体时用）。 11）一次性无菌注射器及针头（图8-1）。 12）速干手消毒剂。 （2）治疗车下层： 1）生活垃圾桶。

续表

项目	项目分类	操作步骤
准备	2.物品	2）医用垃圾桶。 3）锐器盒/箱。
	3.环境	环境清洁、安静，光线充足，空间宽敞。
操作过程	1.核对	根据医嘱核对药名，检查药物的有效期及质量。
	2.抽吸药液	方法一：自安瓿内抽吸药液 （1）用手指轻弹安瓿尖端直至所有药液从安瓿头部流至体部。 （2）用砂轮在安瓿颈部划一锯痕。 （3）用乙醇棉签消毒安瓿颈后折断安瓿（用无菌方纱包裹安瓿颈可在折断玻璃时保护手指以免受伤），直立安放安瓿。 （4）选择规格合适的一次性无菌注射器及针头。检查其生产日期、有效期及包装的完整性。 （5）打开包装，安装好注射器的针头，取下针头帽。 （6）倒转或直立握住安瓿，将针头从安瓿中间开口处置入，保持针尖斜面在液面下，抽动活塞以抽吸药液（图8-2，图8-3）。 方法二：自密封瓶内抽吸药液 （1）除去密封瓶保护盖（必要时用开瓶器），暴露胶塞，常规消毒瓶塞，待自然干燥。 （2）选择规格合适的一次性无菌注射器及针头，检查其生产日期、有效期及包装的完整性。 （3）打开包装，安装好注射器的针头，取下针头帽。 （4）拉动活塞使注射器吸入与所需药液等量的空气，从瓶塞中央刺入针头，使针尖斜面在液面上，注入空气。 （5）倒转密封瓶，使针尖斜面在液面下，使药液在气压作用下慢慢进入注射器，必要时轻轻拉动活塞（图8-4）。 （6）抽吸到准确的药量后，以示指固定针栓，拔出针头。
	3.排尽空气	（1）手持注射器，使针头朝上，轻拉活塞，必要时轻弹注射器空筒，使气泡集中在注射器乳头口。 （2）向上轻推活塞，排出气泡（图8-5）。
	4.保持无菌	（1）采用单手重新盖帽技术（图8-6），套上塑料针头帽、安瓿或密封瓶，以防污染针头。 （2）保留安瓿或密封瓶以便再次核对。
	5.再次核对	（1）再次核对注射执行单，检查药名、剂量无误。 （2）将备好药液的注射器置于注射盘无菌治疗巾内。
整理	1.物品/环境	用物分类处理。
	2.护士	洗手。

操作补充说明：a.安瓿颈部若有蓝点等标记或预制锯痕，则无须用砂轮锯痕；b.对结晶或粉剂注射剂，需按要求先用无菌0.9%氯化钠溶液、注射用水或专用溶媒充分溶解后再抽吸，混悬剂要摇匀后再抽吸。

评分说明：查对不严格致发生差错者不合格。违反无菌技术操作原则、有污染仍继续操作者不合格。

【操作图解】

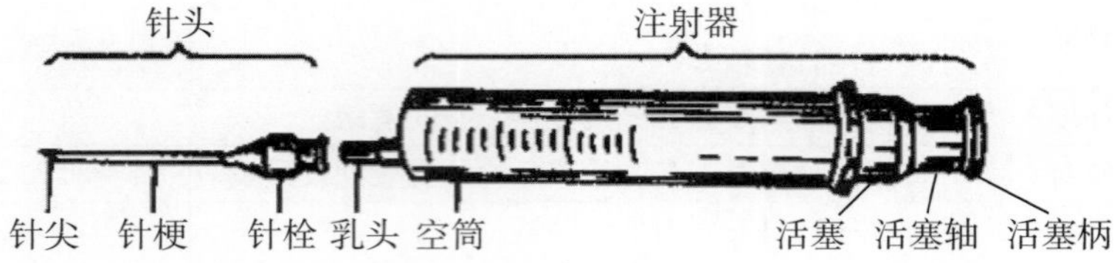

图8-1　注射器和针头的构造

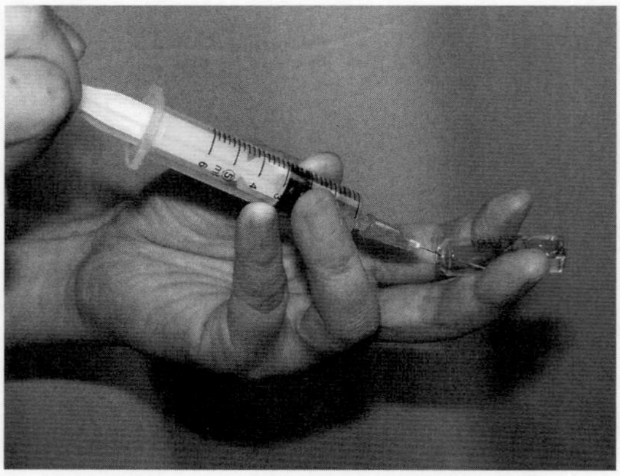

图8-2　从小安瓿内抽吸药液

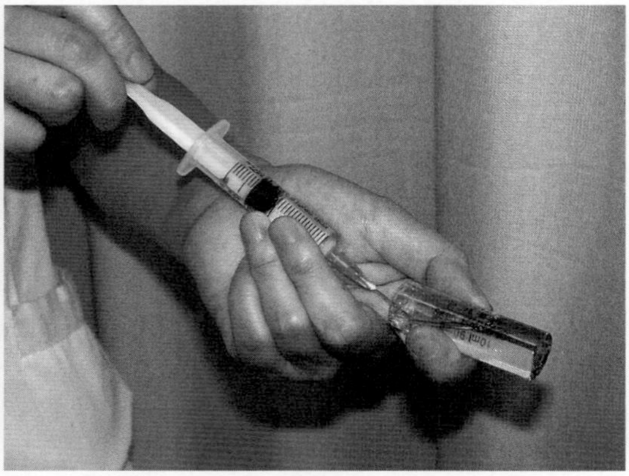

图8-3　从大安瓿内抽吸药液

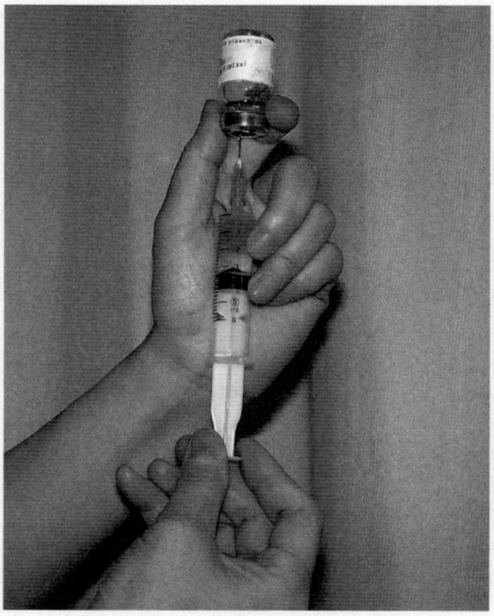

图8-4　从密封瓶内抽吸药液

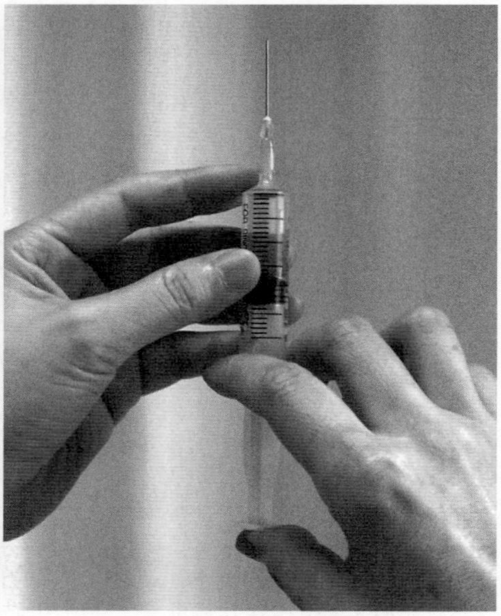

图8-5　排尽注射器内的空气

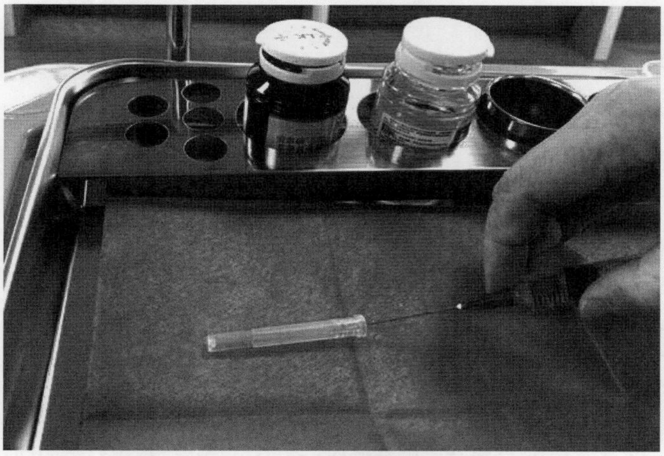

图8-6　单手重新盖帽技术

【评价】

1. 仔细核对医嘱，抽吸的药液及其剂量准确。

2. 严格遵守无菌技术操作原则，无污染药液及针头。

3. 在规定的时间内完成操作。

【注意事项】

1. 严格执行查对制度和无菌技术操作原则。

2. 检查药液的质量、产品批号和有效期。不可使用浑浊、变色、有沉淀的药液。

3. 折断安瓿前，尤其是使用砂轮后，务必消毒安瓿颈，以减少微粒污染。

4. 根据药液的性状抽吸药液：粉剂需先用无菌0.9%氯化钠溶液、注射用水或专用溶媒充分溶解后再抽吸，混悬剂应摇匀后立即抽吸，油剂用稍粗针头抽吸。

5. 针头应锐利、不弯曲、无钩，勿触及非无菌物品，以免污染针头。

6. 抽吸药液时，手持活塞柄，勿触及活塞体部，以避免针栓进入安瓿内污染药液。

7. 药液最好现用现抽，以避免药液污染和效价降低。

8. 如果患者需同时注射多种药物，应确保药物之间没有配伍禁忌。

9. 为防止污染针头，抽吸药液后可采用单手重新盖帽技术套上针头帽（图8-6）。

第二节　皮内注射法（青霉素过敏试验）

【目的】

皮内注射法是将药液注射于表皮与真皮之间的方法，常用于皮肤过敏试验（以下简称“皮试”）、预防接种和局部麻醉的起始步骤。

【评估】

1. 评估患者的年龄、意识、病情、个人或家族过敏史、用药史及空腹情况。
2. 评估注射部位皮肤的情况。
3. 评估患者的心理状态、合作程度、表达能力及对过敏试验的了解程度。

【操作流程】

详见表8-2。

表8-2 皮内注射法（青霉素过敏试验）的操作流程

项目	项目分类	操作步骤
准备	1.患者	（1）护士查阅注射执行单。 （2）确认患者。 （3）评估患者。解释操作目的及方法，以取得患者的同意与合作。 （4）询问患者的过敏史。如有青霉素过敏史，则停止该项试验并通知医生。 （5）告知患者青霉素的作用、副作用及青霉素过敏试验的注意事项。 （6）询问患者是否感到饥饿，有无头晕，是否需解大小便。
	2.护士	着装整洁。洗手，戴口罩。
	3.物品	（1）治疗车上层： 1）注射执行单。 2）托盘（注射盘）。 3）无菌治疗巾。 4）医嘱用药。 ①青霉素G 80万 U（粉剂）。 ②玻璃或塑料安瓿装或密封瓶装无菌0.9%氯化钠溶液。 5）砂轮、无菌方纱或开瓶器（开安瓿装或密封瓶装无菌0.9%氯化钠溶液时用）。 6）75%乙醇溶液。 7）无菌棉签。 8）弯盘（排去注射器内多余的液体时用）。 9）1 mL注射器（配4½号针头）及5 mL注射器（配6～7号针头）。 10）皮试急救盒（内有0.1%盐酸肾上腺素等）。 11）速干手消毒剂。 （2）治疗车下层： 1）生活垃圾桶。 2）医用垃圾桶。 3）锐器盒/箱。 （3）氧气装置。 （4）吸痰装置。 （5）必要时签青霉素过敏试验知情同意书。
	4.环境	（1）环境清洁、安静，光线充足，空间宽敞。 （2）氧气装置及吸痰装置性能完好并安装正确。

续表

项目	项目分类	操作步骤
操作过程	1.配制皮试液	（1）根据注射执行单核对药名，检查青霉素的有效期、质量及产品批号。 （2）除去青霉素密封瓶的铝盖中心部分，常规消毒瓶塞，待自然干燥。 （3）选择一支5 mL注射器及针头，检查其生产日期、有效期及包装的完整性，打开包装并取下注射器的针头帽。 （4）抽吸4 mL 0.9%氯化钠溶液（见第八章第一节“自安瓿或密封瓶内抽吸药液法”）。 （5）将4 mL 0.9%氯化钠溶液注入青霉素密封瓶中，抽出等量的空气并拔出针头。 （6）轻轻震动密封瓶，直至粉剂充分溶解，则每1 mL溶液内含青霉素20万 U。 （7）用1 mL注射器从青霉素密封瓶中抽吸0.1 mL溶液并拔出针头，加0.9%氯化钠溶液至1 mL并使药液充分混匀，则此1 mL溶液内含青霉素20 000 U。 （8）弃去注射器内0.9 mL溶液，加0.9%氯化钠溶液至1 mL并使药液充分混匀，则此1 mL溶液内含青霉素2000 U。 （9）再弃去注射器内0.75 mL溶液，加0.9%氯化钠溶液至1 mL并使药液充分混匀，则此1 mL溶液内含青霉素500 U。 （10）套上塑料针头帽。 （11）再次核对注射执行单，检查药名、剂量无误后，将备好皮试液的注射器置于注射盘无菌治疗巾内。
	2.一查	（1）携用物到患者床边。 （2）给药前由2名护士核对，确认患者的床号、姓名、住院号及药名等。 （3）核实患者无青霉素过敏史且不是空腹。
	3.选择部位	选择合适的注射部位，常选前臂掌侧下段。
	4.消毒皮肤	用乙醇棉签消毒注射部位，以注射点为圆心，自内向外旋转，消毒范围直径约5 cm， 待自然干燥。
	5.二查	（1）再次核对患者的姓名及药名。 （2）检查注射器内无气泡，取下针头帽。
	6.进针	（1）用非优势手握住患者前臂，绷紧其掌侧皮肤（图8–7A）。 （2）用优势手持注射器，针尖斜面向上，与皮肤呈5° 将针尖斜面全部刺入皮内（图8–7 B），然后放平注射器。
	7.固定	用非优势手的拇指固定针栓（图8–8）。
	8.推药	（1）勿回抽。 （2）缓慢推注（图8–8）皮试液0.1 mL（内含青霉素50 U），使局部皮肤隆起形成一皮丘。
	9.拔针	（1）用优势手迅速拔出针头（图8–9）。勿按压针眼。 （2）勿回套针头帽。不分离针头与注射器，整套立即放进锐器箱。 （3）立即记录皮试时间。
	10.三查	再次核对患者的床号、姓名及药名。
	11.健康教育	（1）提醒患者注射后20 min内不可离开病房，不可揉擦皮丘，如有不适，立即通知医生或护士。 （2）指导患者掌握呼叫器的用法，并将呼叫器放于患者易取处。
	12.观察	床边观察患者，患者无不适才可离开。

续表

项目	项目分类	操作步骤
整理	1.患者	（1）协助患者取舒适卧位，整理衣服。 （2）询问患者的感受及需求。
	2.物品/环境	（1）整理床单位。 （2）将急救盒放在床旁桌上，直至试验结果为阴性。 （3）用物分类处理。
	3.护士	洗手。
	4.观察、记录	（1）在注射执行单上记录并签名。 （2）记录过敏试验的执行时间。 （3）皮内注射结束后在20 min内返回病房判断皮试结果并记录。 （4）严密观察并记录患者对青霉素过敏试验的反应。

操作补充说明：a.临床上，注射用青霉素G规格有160万 U/瓶、80万 U/瓶，也有青霉素皮试剂2500 U/瓶；无论哪种规格，青霉素皮试以“注入剂量20～50 U（0.1 mL）”为标准。b.配制皮试液过程中，每次加0.9%氯化钠溶液至1 mL后，需抽吸少许空气，让气泡来回走动3轮，使青霉素和0.9%氯化钠溶液充分混匀；每次抽液前要排尽注射器内的气泡，以确保剂量准确。

评分说明：查对不严格致发生差错者不合格。违反无菌技术操作原则、有污染仍继续操作者不合格。未备抢救物品致抢救不及时者不合格。配错皮试液浓度者不合格。

【操作图解】

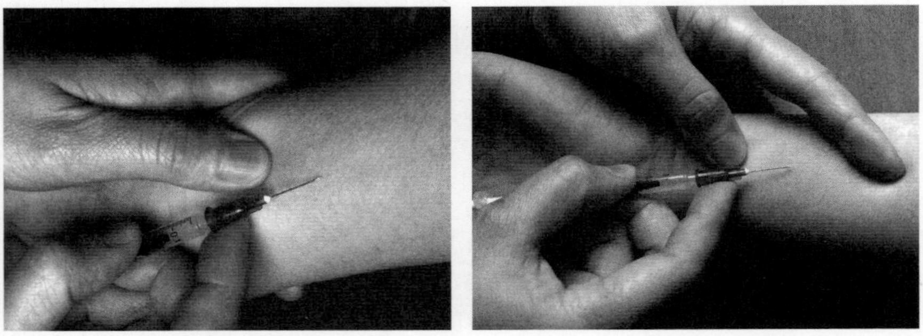

A　　B

图8-7　绷紧皮肤及进针法

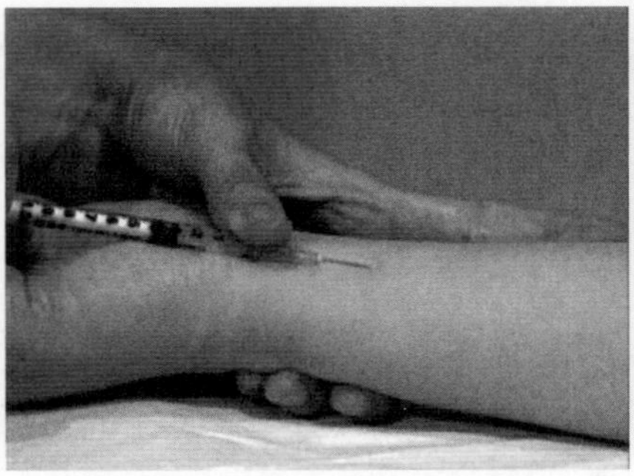

图8-8　皮内注射推药法

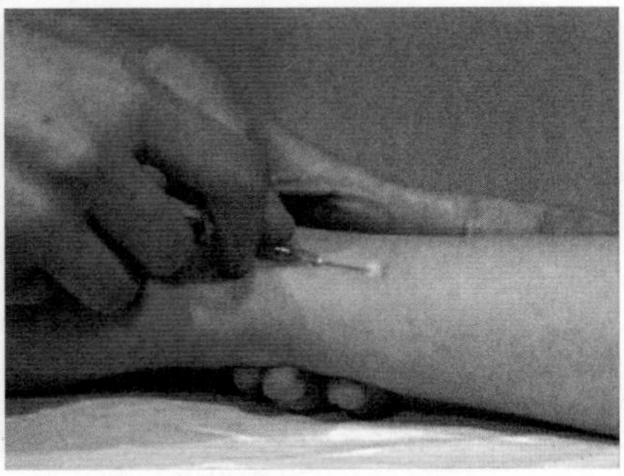

图8-9　皮内注射拔针法

【评价】

1. 患者理解皮试的目的并配合良好，对护理操作表示满意。

2. 准确配制皮试液。

3. 准确执行皮内注射。进针手法正确，角度、深度合适，注射时针头固定稳妥。

4. 遵循“六准确”原则：将准确的药物按准确的剂量和准确的给药途径在准确的给药时间给准确的患者，并进行准确的记录。

5. 给患者提供相关的健康教育。

6. 正确判断皮试结果。

7. 能及时发现皮试的副作用并进行适当处理。

8. 在规定的时间内完成操作。

【注意事项】

1. 严格执行查对制度和无菌技术、安全注射、标准预防的操作原则。

2. 做好青霉素过敏试验前的准备。

（1）询问青霉素过敏史。如果患者曾对青霉素过敏，则不可做此皮试并通知医生。

（2）患者不宜空腹。禁食或急诊患者应在输液中或输液后进行过敏试验。

（3）做好急救药品及物品的准备工作。

（4）皮试液要新鲜配制，且浓度及剂量必须准确。

（5）中午或晚上不宜进行青霉素皮试，除非可参与抢救的医护人员数量充足。

3. 凡初次用药、停药3天后再用或应用中更换青霉素批号，都必须重新做皮试。

4. 给药前必须由2名护士进行床边核对，并采用两种以上的方法确认患者（核对手腕带和床头卡等）。

5. 选择合适的注射部位，避免在有炎症、皮肤受损、瘢痕或血管处进针。

6. 忌用碘酊消毒注射部位。如果患者对乙醇过敏，可选用其他无颜色的皮肤消毒剂。

7. 注射完毕，避免回套针头帽。不分离针头与注射器，整套立即放进锐器箱，以防针刺伤及被污染。

8. 协助体质虚弱或情绪紧张的患者平卧以防晕针。

9. 注射后，提醒患者不可离开病房，不可揉擦皮丘，如有不适立即通知医生或护士。

10. 如果对皮试结果表示怀疑，应在对侧前臂掌侧皮内注射0.9%氯化钠溶液0.1 mL以进行对照试验。

11. 告知患者及家属皮试结果。如果结果为阳性，将结果记录在患者门诊病历上，并告知该患者应从此避免使用青霉素。

12. 对门诊患者，应确保患者及家属了解过敏反应的症状、体征及必要的急救措施，并提供急救电话。

第三节 皮下注射法

【目的】

1. 将小剂量药液注入皮下组织，用于不宜口服且比肌内注射吸收慢的药物，如胰岛素和肝素。

2. 用于预防接种、手术前用药及局部麻醉。

【评估】

1. 评估患者的年龄、意识、病情及用药目的。

2. 评估患者的营养状况及注射部位的皮肤、皮下组织情况。

3. 评估患者的心理状态、合作程度、表达能力及对给药计划的了解程度。

【操作流程】

详见表8-3。

表8-3 皮下注射法的操作流程

项目	项目分类	操作步骤
准备	1.患者	（1）护士查阅注射执行单。 （2）确认患者。 （3）评估患者。解释操作目的及方法，以取得患者的同意与合作。 （4）告知患者药物的作用、副作用及注意事项。
	2.护士	着装整洁。洗手，戴口罩。
	3.物品	（1）治疗车上层： 1）注射执行单。 2）托盘（注射盘）。 3）无菌治疗巾。 4）医嘱用药液。 5）砂轮、无菌方纱或开瓶器（开安瓿装或密封瓶装药液时用）。 6）皮肤消毒液。 7）无菌棉签。 8）弯盘（排去注射器内多余的液体时用）。 9）1～2 mL注射器及4½～6号针头。 10）速干手消毒剂。 （2）治疗车下层： 1）生活垃圾桶。 2）医用垃圾桶。 3）锐器盒/箱。 （3）屏风（必要时）。

续表

项目	项目分类	操作步骤
准备	4.环境	（1）环境清洁、安静，光线充足，空间宽敞。 （2）关好门窗、拉上窗帘或使用屏风遮挡，以保护患者的隐私。
操作过程	1.抽吸药液	（1）根据注射执行单核对药名，检查药物的有效期及质量。 （2）从安瓿或密封瓶中抽吸准确剂量的药液（见第八章第一节“自安瓿或密封瓶内抽吸药液法”）。 （3）套上塑料针头帽。 （4）再次核对注射执行单，检查药名、剂量无误后，将备好药液的注射器置于注射盘无菌治疗巾内。
	2.一查	（1）携用物到患者床边。 （2）给药前由2名护士核对，确认患者的床号、姓名、住院号和药物的名称、浓度、剂量、给药时间、用法。
	3.选择部位	（1）选择适当的注射部位。每次注射应交替更换注射部位。 （2）根据所选择的注射部位，协助患者采取舒适的体位并指导患者放松。 1）上臂（三角肌下缘）：坐位或站位。 2）两侧腹壁：坐位或仰卧位。 3）大腿前侧：坐在床上或椅子上。
	4.消毒皮肤	用蘸有消毒液的棉签常规消毒注射部位，以注射点为圆心，自内向外旋转，消毒范围直径约5 cm，待自然干燥。
	5.二查	（1）再次核对患者的姓名及药名。 （2）检查注射器内无气泡，取下针头帽。
	6.进针、固定	（1）一手绷紧皮肤，另一手持注射器，针尖斜面向上，与皮肤呈30°～40°，快速刺入皮下，深度为针梗的1/2～2/3，固定针栓。 （2）如果选择腹壁注射，应捏起皮肤，距离脐窝至少两横指宽以避开脐静脉，以90°角进针。
	7.回抽、推药	慢慢抽动活塞，无回血则缓慢推注药液（图8-10），并观察患者的反应。
	8.拔针	（1）注射完毕，快速拔针并用干棉签按压针刺处至不出血为止。 （2）勿回套针头帽。不分离针头与注射器，整套立即放进锐器箱。
	9.三查	再次核对患者的床号、姓名、住院号和药名等。
	10.健康教育	（1）提醒患者注射胰岛素后及时进食（或按药品说明书的要求）。 （2）告知糖尿病患者低血糖反应的表现，且注射后勿立即进行剧烈运动。 （3）告知患者如有不适，应立即通知医生或护士。 （4）指导患者掌握呼叫器的用法，并将呼叫器放于患者易取处。
整理	1.患者	（1）协助患者取舒适卧位，整理衣服。 （2）询问患者的感受及需求。
	2.物品/环境	（1）整理床单位。 （2）用物分类处理。
	3.护士	洗手。
	4.观察、记录	（1）在注射执行单上记录并签名。 （2）观察药物疗效及副作用。 （3）记录药物的名称、剂量、给药途径、给药时间及患者的反应。

评分说明：查对不严格致发生差错者不合格。违反无菌技术操作原则、有污染仍继续操作者不合格。

【操作图解】

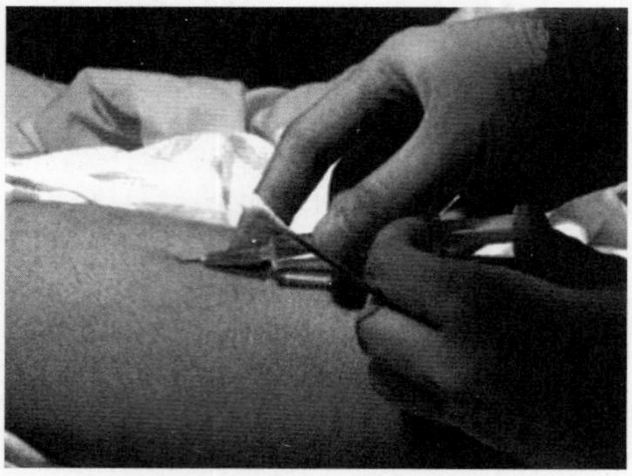

图8-10 皮下注射推药法

【评价】

1. 患者理解皮下注射的目的并配合良好，对护理操作表示满意。

2. 准确、安全执行皮下注射。进针手法正确，角度、深度合适，注射时针头固定稳妥。

3. 遵循“六准确”原则：将准确的药物按准确的剂量和准确的给药途径在准确的给药时间给准确的患者，并进行准确的记录。

4. 给患者提供相关的健康教育。

5. 在规定的时间内完成操作。

【注意事项】

1. 严格执行查对制度和无菌技术、安全注射、标准预防的操作原则。

2. 给药前必须由2名护士进行床边核对，并采用两种以上的方法确认患者（核对手腕带和床头卡等）。

3. 选择合适的注射部位，避免在有硬结、炎症、皮肤受损或瘢痕处进针。

4. 注射胰岛素禁用碘剂消毒皮肤，以免碘和胰岛素的相互作用降低胰岛素的治疗效果。

5. 如患者需长期皮下注射，应有计划地更换注射部位。必要时，指导患者注射后对注射部位进行按摩或热敷，以防局部硬结的产生。但胰岛素注射后禁用这些方法，以免药效提早产生。肝素注射后亦禁用这些方法，以免发生皮下出血。

6. 告知糖尿病患者低血糖反应的表现，且注射后勿立即进行剧烈运动。

7. 根据患者的营养状况选择适当的进针深度及部位，不可将药液注入肌肉。对过于消瘦的患者，护士可捏起局部皮肤，进针角度不宜超过45°；对于特殊药物如低分子肝素钙注射液，应在腹壁捏起局部皮肤，以90°角进针注射。

8. 注射普通胰岛素前应准备好食物，并提醒患者注射后及时进食（或按药品说明书的要求）。

9. 注射完毕，避免回套针头帽。不分离针头与注射器，整套立即放进锐器箱，以防针刺伤及被污染。离开患者时，应确保注射部位不出血。

10. 胰岛素依赖型患者应学会自我注射，有必要教会他们无菌技术的操作原则、胰岛素的基本药理知识、注射部位的选择与更换方法、注射技术及判断低血糖反应。

第四节　肌内注射法

【目的】

将药液注入肌肉，用于不宜口服或静脉注射的药物，且要求比皮下注射更快发挥药效时。

【评估】

1. 评估患者的年龄、意识、病情及用药目的。

2. 评估患者的营养状况及注射部位皮肤、皮下组织、肌肉的情况。

3. 评估患者的心理状态、合作程度、表达能力及对给药计划的了解程度。

【操作流程】

详见表8-4。

表8-4　肌内注射法的操作流程

项目	项目分类	操作步骤
准备	1.患者	（1）护士查阅注射执行单。 （2）评估患者。解释操作目的及方法，以取得患者的同意与合作。
	2.护士	着装整洁。洗手，戴口罩。
	3.物品	（1）治疗车上层： 1）注射执行单。 2）托盘（注射盘）。 3）无菌治疗巾。 4）医嘱用药液。 5）砂轮、无菌方纱或开瓶器（开安瓿装或密封瓶装药液时用）。 6）皮肤消毒液。 7）无菌棉签。 8）弯盘（排去注射器内多余的液体时用）。 9）2～5 mL注射器及6～7号针头。 10）速干手消毒剂。 （2）治疗车下层： 1）生活垃圾桶。 2）医用垃圾桶。 3）锐器盒/箱。 （3）屏风（必要时）。

续表

项目	项目分类	操作步骤
准备	4.环境	（1）环境清洁、安静，光线充足，空间宽敞。 （2）关好门窗、拉上窗帘或使用屏风遮挡，以保护患者的隐私。
操作过程	1.抽吸药液	（1）根据注射执行单核对药名，检查药物的有效期及质量。 （2）从安瓿或密封瓶中抽吸准确剂量的药液（见第八章第一节“自安瓿或密封瓶内抽吸药液法”）。 （3）套上塑料针头帽。 （4）再次核对注射执行单，检查药名、剂量无误后，将备好药液的注射器置于注射盘无菌治疗巾内。
	2.一查	（1）携用物到患者床边。 （2）给药前由2名护士核对，确认患者的床号、姓名、住院号和药物的名称、浓度、剂量、给药时间、用法。 （3）告知患者药物的作用及副作用、减轻疼痛的配合技巧及注意事项。
	3.选择部位	（1）选择适当的注射部位。 （2）根据注射部位协助患者采取舒适的体位，如坐位、侧卧位、仰卧位或俯卧位。 （3）指导患者放松肌肉。 （4）运用体表解剖标志法定位。 1）臀大肌肌内注射定位法： 方法一：十字法 从臀裂顶点向左侧或右侧划一水平线，从髂嵴最高点作一垂直线，将一侧臀部划分为4个象限，其外上象限（避开内角）为注射区（图8-11）。 方法二：连线法 从髂前上棘至尾骨作一联线，其外上1/3处为注射区。 2）臀中肌、臀小肌肌内注射定位法：以示指尖和中指尖分别置于髂前上棘和髂嵴下缘处，髂嵴、示指、中指之间构成的三角形区域为注射区。 3）股外侧肌肌内注射定位法：大腿中段外侧为注射区。 4）三角肌肌内注射定位法：三角肌位于上臂外侧，肩峰下2～3横指处为注射部位。三角肌只可用于小剂量注射。
	4.消毒皮肤	用蘸有消毒液的棉签常规消毒注射部位，以注射点为圆心，自内向外旋转，消毒范围直径约5 cm，待自然干燥。
	5.二查	（1）再次核对患者的姓名及药名。 （2）检查注射器内无气泡，取下针头帽。
	6.进针、固定	一手绷紧局部皮肤，另一手持注射器以90°角将针头快速刺入肌内（露出针梗0.5～1 cm），并固定针栓。
	7.回抽、推药	慢慢抽动活塞，无回血则缓慢推注药液（图8-12），并观察患者的反应。
	8.拔针	（1）注射完毕，快速拔针并用干棉签按压针刺处至不出血为止。 （2）勿回套针头帽。不分离针头与注射器，整套立即放进锐器箱。
	9.三查	再次核对患者的床号、姓名和药物的名称、剂量等。
	10.健康教育	（1）注射时，指导患者采取适当的体位并放松肌肉。 （2）如果局部产生硬结，指导患者正确使用热敷等方法。 （3）告知患者如有不适，应立即通知医生或护士。 （4）指导患者掌握呼叫器的用法，并将呼叫器放于患者易取处。

续表

项目	项目分类	操作步骤
整理	1.患者	（1）协助患者取舒适卧位，整理衣服。 （2）询问患者的感受及需求。
	2.物品/环境	（1）整理床单位。撤屏风或打开窗帘。 （2）用物分类处理。
	3.护士	洗手。
	4.观察、记录	（1）在注射执行单上记录并签名。 （2）观察药物疗效及副作用。 （3）记录药物的名称、剂量、给药途径、给药时间及患者的反应。

评分说明：查对不严格致发生差错者不合格。违反无菌技术操作原则、有污染仍继续操作者不合格。

【操作图解】

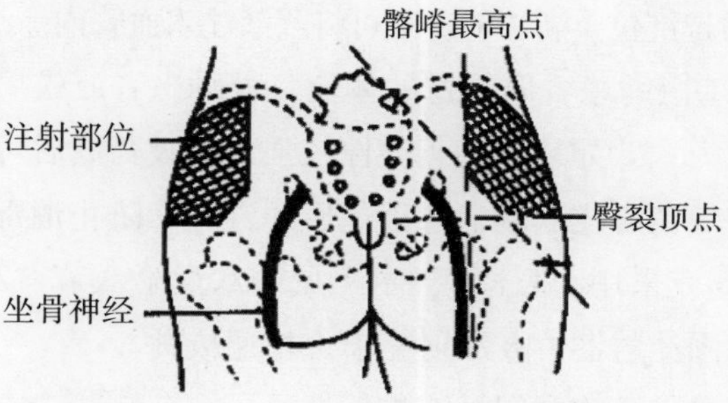

图8-11　臀大肌十字定位法

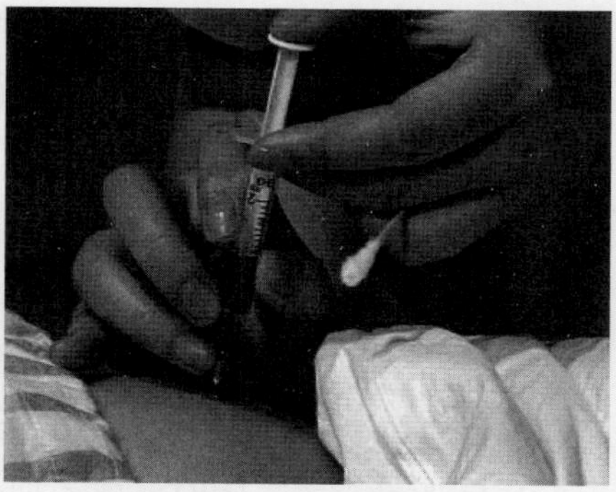

图8-12　肌内注射推药法

【评价】

1. 患者理解肌内注射的目的并配合良好，对护理操作表示满意。

2. 准确、安全执行肌内注射。进针手法正确，角度、深度合适，注射时针头固定稳妥。

3. 遵循“六准确”原则：将准确的药物按准确的剂量和准确的给药途径在准确的给药时间给准确的患者，并进行准确的记录。

4. 能对注射时发生的特殊情况进行处理。

5. 给患者提供相关的健康教育。

6. 在规定的时间内完成操作。

【注意事项】

1. 严格执行查对制度和无菌技术、安全注射、标准预防的操作原则。

2. 给药前必须由2名护士进行床边核对，并采用两种以上的方法确认患者（核对手腕带和床头卡等）。

3. 选择合适的注射部位，避免在有硬结、炎症、皮肤受损或瘢痕处进针，避免损伤神经，尤其是坐骨神经。

4. 进针角度、深度合适，确保药液注入肌内而非动静脉血管内；避免刺到骨骼，尤其对于消瘦者或小儿。

5. 对于2岁以下婴幼儿不宜选用臀大肌注射，因其臀大肌尚未发育好。最好选用臀中肌、臀小肌注射，以免损伤坐骨神经。

6. 如果患者需长期肌内注射，应交替更换注射部位并选用细长的针头。指导患者注射后对注射部位进行按摩或热敷，以防产生局部硬结。

7. 进针时切勿将针梗全部刺入，以防针头折断难以被取出。一旦注射时发生针头折断，先稳定患者情绪，并嘱患者原位不动，固定局部组织，尽快用无菌止血钳夹住断端并取出。如难以找到断端，应速请外科医生处理。

8. 进针后如果回抽发现注射器内有回血，说明针头刺入了血管。一旦发生这种情况，应停止注射，拔出针头，更换新针头，另选部位重新注射。不可将药液注入血管内。

9. 应采用减轻患者疼痛的注射技术：①协助患者取舒适的体位，鼓励患者放松局部肌肉；②注射中与患者沟通，分散其注意力；③如果药物刺激性较强，抽吸药液后可更换新的细长针头注射，且进针要深；④需等消毒皮肤的消毒液干后才进针，防止消毒液随针头进入组织；⑤采用快速进针法；⑥或采用Z型注射技术（见第八章第八节“Z型注射法”）；⑦缓慢、均匀推注药液并稳固注射器；⑧注射完毕，快速拔针。

10. 如果患者需同时注射多种药物，应确保药物之间没有配伍禁忌。

11. 注射完毕，避免回套针头帽。不分离针头与注射器，整套立即放进锐器箱，以防针刺伤及被污染。离开患者时，应确保注射部位不出血。

第五节　静脉注射法

【目的】

1. 将药液注入静脉，用于不宜口服、皮下及肌内注射的药物，或需迅速发挥药效时。

2. 静脉注入药物以协助诊断。

3. 静脉营养治疗。

【评估】

1. 评估患者的年龄、意识、病情及用药目的。

2. 评估患者的静脉充盈度及管壁弹性、穿刺部位皮肤情况。

3. 评估患者的心理状态、合作程度、表达能力及对给药计划的了解程度。

【操作流程】

详见表8-5。

表8-5　静脉注射法的操作流程

项目	项目分类	操作步骤
准备	1.患者	（1）护士查阅注射执行单。 （2）确认患者。 （3）评估患者。解释操作目的及方法，以取得患者的同意与合作。 （4）必要时告知患者药物的作用、副作用及用药注意事项。
	2.护士	（1）着装整洁。洗手，戴口罩。 （2）如使用化疗药物，应遵循职业防护原则。
	3.物品	（1）治疗车上层： 1）注射执行单。 2）托盘（注射盘）。 3）无菌治疗巾。 4）医嘱用药液。 5）砂轮、无菌方纱或开瓶器（开安瓿装或密封瓶装药液时用）。 6）皮肤消毒液。 7）无菌棉签。 8）弯盘（排去注射器内多余的液体时用）。 9）小枕（必要时）。 10）止血带。 11）规格合适的注射器及6～9号针头或头皮针。 12）胶布。 13）速干手消毒剂。 （2）治疗车下层： 1）生活垃圾桶。 2）医用垃圾桶。 3）锐器盒/箱。
	4.环境	（1）环境清洁、安静，光线充足，空间宽敞。 （2）如使用化疗药物，应在安全的环境下准备，并遵循职业防护原则。
操作过程	1.抽吸药液	（1）根据注射执行单核对药名，检查药物的有效期及质量。 （2）从安瓿或密封瓶中抽吸准确剂量的药液（见第八章第一节“自安瓿或密封瓶内抽吸药液法”）。 （3）套上塑料针头帽。 （4）再次核对注射执行单，检查药名、剂量无误后，将备好药液的注射器置于注射盘无菌治疗巾内。
	2.一查	（1）携用物到患者床边。 （2）给药前由2名护士核对，确认患者的床号、姓名、住院号和药物的名称、浓度、剂量、给药时间、用法。
	3.选择静脉	（1）协助患者采取舒适的体位。 （2）选择合适的静脉。 （3）必要时在所选择的静脉穿刺部位下垫小枕。

续表

项目	项目分类	操作步骤
操作过程	4.系止血带并消毒皮肤	（1）用蘸有消毒液的棉签消毒静脉穿刺部位，以注射点为圆心，自内向外旋转，消毒范围直径约5 cm。 （2）在穿刺点上方6 cm处扎上止血带。 （3）再次常规消毒静脉穿刺部位，待自然干燥。
	5.二查	（1）再次核对患者的姓名及药名。 （2）检查注射器内无气泡（或给注射器接上头皮针，排尽空气以防空气栓塞）。
	6.穿刺静脉	（1）如果选择手背或手臂静脉，嘱患者握拳。 （2）取下针头帽，一手拇指绷紧静脉下端皮肤以固定静脉，另一手持注射器或头皮针，针尖斜面向上，与皮肤呈15°～30°，自静脉上方或侧方刺入皮下（图8-13），再沿静脉走向滑行刺入静脉。见回血，再顺静脉进针少许。 （3）松止血带，嘱患者松拳。
	7.固定	用手固定针栓（或用胶布固定头皮针针翼）。
	8.注药	（1）缓慢注入药液。 （2）同时观察患者的反应及注射局部有无肿胀。
	9.拔针	（1）注射完毕，快速拔针并用干棉签按压针刺处至不出血为止。 （2）勿回套针头帽。不分离针头与注射器，整套立即放进锐器箱。 （3）撤去止血带和小枕。
	10.三查	再次核对患者的床号、姓名和药物的名称、剂量等。
	11.健康教育	（1）告知有凝血功能障碍的患者，拔针后要延长局部按压时间至不出血为止。 （2）告知患者如有不适，应立即通知医生或护士。 （3）指导患者掌握呼叫器的用法，并将呼叫器放于患者易取处。
整理	1.患者	（1）协助患者取舒适卧位，整理衣服。 （2）询问患者的感受及需求。
	2.物品/环境	（1）整理床单位。 （2）用物分类处理。
	3.护士	洗手。
	4.观察、记录	（1）在注射执行单上记录并签名。 （2）观察药物疗效及副作用。 （3）记录药物的名称、剂量、给药途径、给药时间及患者的反应。

评分说明：查对不严格致发生差错者不合格。违反无菌技术操作原则、有污染仍继续操作者不合格。

【操作图解】

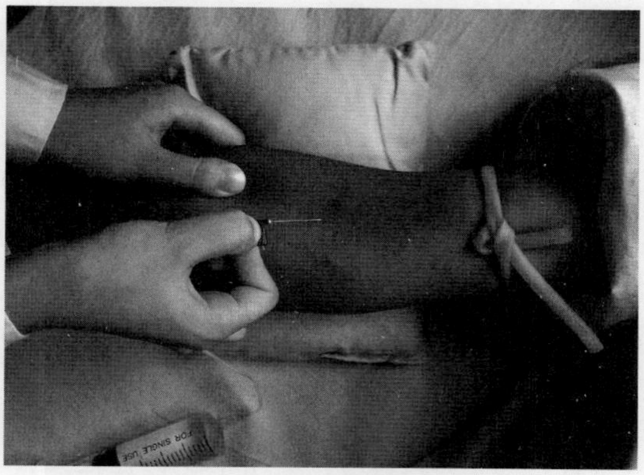

图8-13　静脉注射进针法

【评价】

1. 患者理解静脉注射的目的并配合良好，对护理操作表示满意。

2. 准确、安全执行静脉注射。穿刺手法正确，角度、深度合适，注射时针头固定稳妥。静脉穿刺一针见血。

3. 遵循“六准确”原则：将准确的药物按准确的剂量和准确的给药途径在准确的给药时间给准确的患者，并进行准确的记录。

4. 能对静脉注射时发生的特殊情况进行处理。

5. 给患者提供相关的健康教育。

6. 在规定的时间内完成操作。

【注意事项】

1. 严格执行查对制度和无菌技术、安全注射、标准预防的操作原则。

2. 药物应现配现用。确保药物与溶液兼容且无药物配伍禁忌。

3. 给药前必须由2名护士进行床边核对，并采用两种以上的方法确认患者（核对手腕带和床头卡等）。

4. 选择合适的静脉穿刺部位，避免在皮肤受损、瘢痕处进针，避开关节和静脉瓣或静脉分叉处。

5. 确定针头在静脉内方可推注药液。一旦出现穿刺局部血肿，立即拔出针头，按压局部，另选其他静脉重新穿刺。

6. 根据患者的年龄、病情及药物性质，掌握合适的药液推注速度。

（1）婴幼儿的静脉较细小，老年患者的静脉脆性较大，因此以上患者的推注速度过快易导致药液渗出。

（2）心肺功能不全患者的推注速度宜慢。

（3）特殊药物如去乙酰毛花苷、氨茶碱等，应稀释后再进行静脉注射，且推注速度宜慢。

（4）对一些特殊药物或需严格控制用药时间、推注速度的危重患者，建议使用微量注射泵。

7. 对组织刺激性大的药物如化疗药，一定要用0.9%氯化钠溶液确认针头在静脉内后方可推药，以免药液外溢导致组织坏死。缓慢且均匀地推注药液并严密观察局部有无肿胀，确保药液进入静脉内而非进入外周组织。

8. 静脉注射完毕，避免回套针头帽。不分离针头与注射器，整套立即放进锐器箱，以防针刺伤及被污染。离开患者时，应确保静脉穿刺部位不出血。对有凝血功能障碍的患者要延长按压时间。

第六节 口服给药法

【目的】

经口服下药物的目的是通过胃肠道吸收药物以预防和治疗疾病。除非患者有胃肠道功能障碍或吞咽困难，否则口服仍是最安全、最方便的给药法。

【评估】

1. 评估患者的年龄、意识及病情，确定患者可以口服用药：患者清醒，吞咽反射存在，没有误吸的危险，没有严重恶心或呕吐，没有严重口腔疾病或食管梗阻。

2. 评估患者的用药史、过敏史及用药目的。

3. 口服降糖药、降压药、洋地黄类药前应先分别评估患者的血糖、血压、脉率或心率及其节律。

4. 评估患者的心理状态、合作程度、表达能力及对口服给药计划的了解程度。

【操作流程】

详见表8-6。

表8-6 口服给药法的操作流程

项目	项目分类	操作步骤
准备	1.患者	护士评估患者及药物，确定患者能口服药物。
	2.护士	洗手。
	3.物品	（1）配口服药用的物品： 1）药车或药盘。 2）服药单。 3）药袋（图8-14）或杯装药。 4）药匙。 5）量杯。 6）滴管。

续表

项目	项目分类	操作步骤
准备	3.物品	7）研钵。 8）口服药物。 （2）发口服药用的物品： 1）服药车或药盘。 2）服药单。 3）服药本。 4）即发的药物。 5）温开水。 6）吸管（服用液体药物时备用）。
	4.环境	环境清洁、安静，光线充足。
	5.配药	（1）由药剂师在中心药房负责配备口服药并核对。 1）同一患者的药应一次性配完，然后为下一位患者配药。 2）按服药单从头到尾的顺序配药。每次配1天的药量。 （2）配好的药由中心药房送回病房，或由护士到中心药房核对准确无误后取回病房。
操作过程	1.核对药物	（1）发药前，根据服药单核对即发的药物并在服药单上签名，包括核对患者的姓名、床号和药物的名称、浓度、剂量、服药时间、服药方法及检查药物质量。 （2）检查药物是否属于口服用药、剂量是否安全。确认现在是服药的正确时间且患者还未口服此时的药物。
	2.核对患者	（1）将服药车、服药本、温开水及口服用物带到患者床边（图8-15）。 （2）给药前由2名护士核对，确认患者的床号、姓名、住院号及药名等。 （3）检查患者的姓名、床号与药袋或小药卡上的信息是否一致。
	3.发药及健康教育	（1）给药前根据需要对患者进行相关评估，如测血糖、血压、脉率或心率及其节律。询问患者药物过敏史。 （2）如果评估结果提示患者无服药禁忌证，则分发药物，每一位患者的药物应一次性从药车取离。 （3）向患者解释所给药物的种类、目的及每种药物的主要作用。 （4）告知患者服药的要求，如空腹服、饱腹服、多饮水送服、服药后勿立即饮水、晚上服、早晨顿服、服药前测血压和脉搏或特殊药物的服用时间间隔等。 （5）协助患者取坐位或侧卧位以防误吸。 （6）提供温开水并确认患者已按医嘱服下药物。 （7）告知患者如有不适，应立即通知医生或护士。 （8）指导患者掌握呼叫器的用法，并将呼叫器放于患者易取处。
	4.再次核对	再次核对患者的床号和姓名。
整理	1.患者	协助患者取舒适卧位。
	2.物品/环境	（1）整理床单位。 （2）检查是否已发完所有药物。 （3）清洁、消毒口服用的物品。

续表

项目	项目分类	操作步骤
整理	3.护士	洗手。
	4.观察、记录	（1）检查服药单上表示口服药已发的标记及护士签名情况。 （2）观察药物疗效及副作用。 （3）记录所发药物及患者的反应。

操作补充说明：要求由两人进行床边核对。

评分说明：查对不严格致发生差错者不合格。

【操作图解】

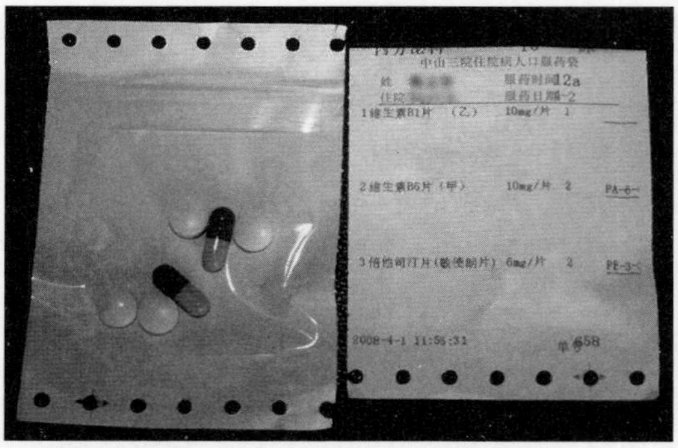

图8-14 装在药袋内的口服药

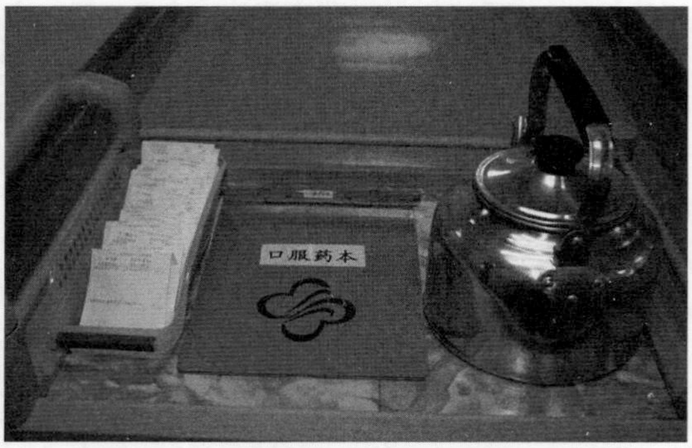

图8-15 发口服药用物

【评价】

1. 患者理解服药的目的并配合良好，对护理操作表示满意。

2. 准确执行口服给药法。

3. 遵循“六准确”原则：将准确的药物按准确的剂量和准确的给药途径在准确的给药时间给准确的患者，并进行准确的记录。

4. 给患者提供相关的健康教育。

5. 在规定的时间内完成操作。

【注意事项】

1. 严格执行查对制度。

2. 给药前检查药品质量和有效期，不能使用标签辨认不清的药物。必须由2名护士进行床边核对，并采用两种以上的方法确认患者（核对手腕带和床头卡等）。

3. 给药前进行必要的评估，如口服降糖药、降压药、洋地黄类药前应先分别评估患者的血糖、血压、脉率或心率及其节律。

4. 如果患者对医嘱提出疑问或提出所发药物与往常不同，应重新核查原始医嘱再给药。

5. 根据患者病情给药。

（1）如果患者的意识发生改变或出现吞咽困难，应报告主管医生，必要时更改给药途径。禁止给昏迷患者口服药液，以免误吸入呼吸道。

（2）如果患者呕吐，应在呕吐间歇期给药。剧烈呕吐者不宜口服给药，应通知主管医生。

（3）如果患者吞咽药片有困难，合适的情况下应将药片研碎并用水混匀后给药。

6. 根据药物性状或性质给药。

（1）固体药应用温开水送服，避免用茶水、果汁及其他饮料送服。

（2）倒液体药时需使药杯刻度与视线平齐，以保证剂量准确。

（3）某些药物如止咳糖浆，服后不宜立即饮水。

（4）有些药物经口直接服用会使牙齿上色或破坏牙釉质，应让患者用吸管吸服药物并漱口。

（5）不要研碎或嚼碎肠溶片、控释片、缓释片或舌下含片。

（6）不要将口服药舌下含服。不要将舌下含服药吞服，但禁食患者仍可舌下含服药物。

7. 根据不同药物选择合适的服药时间，如餐前、餐中或餐后服药。

8. 对于鼻饲患者，应研碎药片或打开胶囊，然后用温开水溶解药粉后注入（见第六章第一节“插胃管、鼻饲法”）。

9. 如果患者需同时服用多种药物，应确保药物之间没有配伍禁忌。

10. 给药后在服药单上记录并签名。如果由于特殊原因未发药物，也应做好记录。

11. 如果患者不在，不能将药物放在床边。应将药物带回保管，等患者回来后再发或交接给下一班护士。

第七节　雾化吸入法

【目的】

1. 湿化气道并稀释痰液。

2. 减轻呼吸道黏膜水肿，以控制或预防呼吸道感染。

3. 减轻支气管痉挛，以改善通气功能。

【评估】

1. 评估患者的年龄、意识及病情（包括有无呼吸道感染、呼吸道堵塞、支气管痉挛、呼吸道黏膜水肿、痰液等）。评估患者面部及口腔黏膜有无溃疡或感染。

2. 评估患者的心理状态、合作程度、表达能力，以及对雾化吸入及其计划的了解程度。

【操作流程】

详见表8-7。

表8-7　雾化吸入法的操作流程

项目	项目分类	操作步骤
准备	1.患者	（1）护士查阅治疗单。 （2）确认患者。 （3）评估患者，确定本操作适合此患者。 （4）解释操作目的及方法，以取得患者的同意与合作。
	2.护士	洗手。
	3.物品	（1）治疗车上层： 1）治疗单。 2）医嘱药物及稀释用药液。 3）面罩或吸嘴。 4）治疗巾及弯盘。 5）雾化装置。 ▲射流式雾化吸入法（氧气雾化吸入法）：射流式雾化器（图8-16）、氧气装置。 ▲超声雾化吸入法：超声雾化器、冷蒸馏水、水温计。 6）温开水。 （2）治疗车下层： 1）生活垃圾桶。 2）医用垃圾桶。
	4.环境	环境清洁、安静，光线充足。
操作过程	1.准备药液	（1）根据治疗单核对药名、剂量，检查药物的有效期及质量。 （2）按医嘱稀释药液。
	2.核对	（1）给药前由2名护士核对药名。 （2）携用物到患者床边。 （3）两人核对患者的床号、姓名、住院号和药物的名称、剂量等。
	3.准备雾化吸入器	▲射流式雾化吸入法（氧气雾化吸入法） （1）安装雾化吸入器并确保各部件连接紧密，将准备好的药液注入雾化器贮药瓶内，并使贮药瓶保持垂直位。 （2）将吸嘴或面罩与雾化器连接。 （3）将输气管（即氧气出气橡胶管）一端连接雾化器的接气口，另一端连接氧气装置（图8-17）。 （4）氧气湿化瓶内勿放水。 ▲超声雾化吸入法 （1）检查超声雾化器。水槽内加冷蒸馏水至指定刻度。 （2）将准备好的药液注入超声雾化器雾化罐内，检查无漏水后，将雾化罐放入水槽，盖紧水槽盖。
	4.安置体位	（1）协助患者取坐位或半坐卧位。 （2）颌下铺治疗巾以免雾滴弄湿患者衣服或枕头。 （3）放弯盘于患者口角旁。

续表

项目	项目分类	操作步骤
操作过程	5.开始雾化	▲射流式雾化吸入法（氧气雾化吸入法） （1）打开氧气，调节氧流量至6～8 L/min（或根据雾化器说明书调节）。 （2）观察出雾情况。 （3）让患者口含吸嘴并闭唇，或将面罩扣紧患者口鼻。 （4）让患者手持雾化器，指导患者进行深呼吸（用鼻呼气，口含吸嘴吸气），直到所有药液雾化吸入完毕。 ▲超声雾化吸入法 （1）接通电源，打开超声雾化器电源开关，预热3～5 min。 （2）调整定时开关至所需时间（一般每次15～20 min）。 （3）打开雾化开关，调节至所需雾量。 （4）让患者口含吸嘴并闭唇，或将面罩扣紧患者口鼻。指导患者进行深呼吸，直到所有药液雾化吸入完毕。
	6.再次核对	再次核对患者的姓名、床号、住院号和药物的名称、剂量等。
	7.结束雾化	▲射流式雾化吸入法（氧气雾化吸入法） 治疗完毕，取出雾化器吸嘴或脱下面罩，分离雾化器与氧气装置连接口，然后关氧气流量开关。 ▲超声雾化吸入法 治疗完毕，取出雾化器吸嘴或脱下面罩，然后关雾化开关，再关电源开关。
	8.健康教育	鼓励患者定时咳嗽，将雾化后稀释的痰液咳出。
整理	1.患者	（1）协助患者用温开水漱口，漱口液轻吐到弯盘内。 （2）擦净患者面部。 （3）协助患者取舒适卧位。 （4）询问患者的感受及需求。
	2.物品/环境	（1）清理用物，整理床单位。 （2）清洁、消毒吸嘴或面罩及射流式雾化器，晾干待用。如果使用的是超声雾化器，则倒干水槽内的水。
	3.护士	洗手。
	4.观察、记录	（1）在治疗单上记录并签名。 （2）观察、记录患者的反应。 （3）记录药物的名称、剂量、给药途径、给药时间和患者的反应及治疗效果。

评分说明：查对不严格致发生差错者不合格。射流式雾化器安装错误及氧气湿化瓶装有水者不合格。超声雾化器安装错误、水槽无加水或加热水者不合格。

【操作图解】

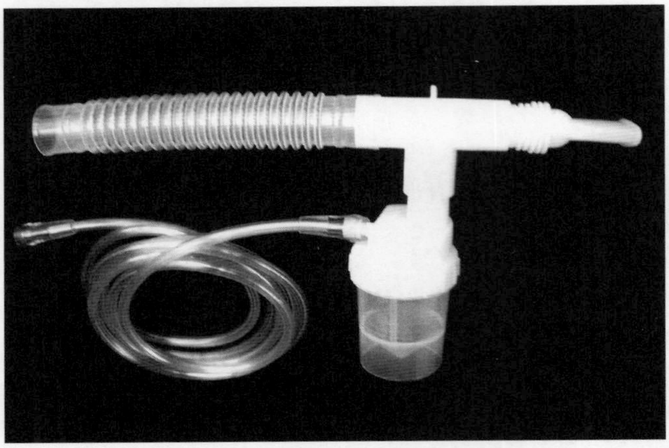

图8-16 已安装好的射流式雾化器

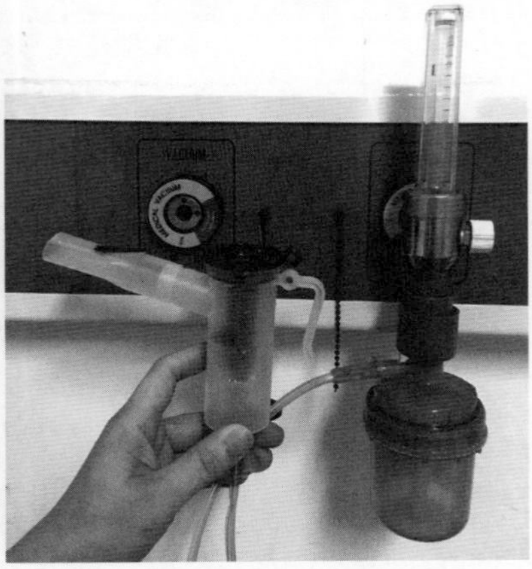

图8-17 将射流式雾化器与中心供氧装置连接

【评价】

1. 患者理解雾化吸入的目的并配合良好，对护理操作表示满意。

2. 准确执行雾化吸入给药法。

3. 遵循“六准确”原则：将准确的药物按准确的剂量和准确的给药途径在准确的给药时间给准确的患者，并进行准确的记录。

4. 给患者提供相关的健康教育。

5. 在规定的时间内完成操作。

【注意事项】

1. 严格执行查对制度。

2. 正确安装雾化吸入器并确保各部件连接紧密。

3. 射流式雾化器需与氧气装置连接，应遵守安全用氧原则，且氧气湿化瓶内勿放水。

4. 如果吸嘴和射流式雾化器为一次性使用的物品，则一个患者专用一套，防止交叉感染。

5. 使用超声雾化器时，水槽应保持足够的水量，水温不宜超过60 ℃。连续使用超声雾化器时，中间需间隔30 min。

6. 应鼓励患者及时将雾化后稀释的痰液咳出，以防窒息。

7. 对不能自行排痰者，可配合背部叩击，必要时应给予吸痰。

第八节　相关技能扩展

一、胰岛素皮下注射法

【目的】

将胰岛素注入皮下组织，以平稳、安全地控制患者的血糖。

【评估】

1. 评估患者的年龄、意识、病情、血糖水平及胃纳情况。
2. 评估胰岛素的剂型、剂量、浓度和药液性状，根据剂型确定注射时间。
3. 评估患者注射部位的皮肤及皮下组织脂肪厚度。
4. 评估患者的心理状态、合作程度、表达能力及对给药计划的了解程度。

【物品】

1. 治疗车上层：

（1）注射执行单。

（2）托盘、无菌治疗巾。

（3）75%乙醇溶液。

（4）无菌棉签。

（5）弯盘（排去注射器内多余的液体时用）。

（6）医嘱胰岛素注射液（胰岛素笔芯）。

（7）胰岛素注射笔和一次性笔用针头（图8-18）。

（8）速干手消毒剂。

2. 治疗车下层：

（1）生活垃圾桶。

（2）医用垃圾桶。

（3）锐器盒/箱。

【操作重点步骤】

1. 查阅注射执行单。
2. 洗手，戴口罩，备物。
3. 核对胰岛素的剂型、剂量、有效期、药液性状，检查胰岛素注射笔的笔芯内胰岛素剩余量。
4. 安装笔芯：旋开笔帽，拧开笔芯架，推回螺旋杆；将笔芯装入笔芯架，拧紧。
5. 安装笔用针头：①用乙醇棉签消毒笔芯末端的橡胶塞；②撕开笔用针头的封条；③将笔用针头垂直对准橡胶塞轻压后拧紧。

6. 排尽笔芯内空气：①依次取下针头的外盖和内针套（图8-19）；②调节2 U的剂量；③将针头垂直朝上，轻弹笔芯架使气泡聚集于上部；④按压注射键，直至一滴胰岛素从针尖溢出；⑤胰岛素针头套上外盖，备用。

7. 调节注射剂量：将剂量旋钮旋至医嘱所需刻度。

8. 给药前由2名护士进行床边核对，确认患者的床号、姓名、住院号和药物的名称、浓度、剂量、有效期、给药时间、用法。

9. 选择注射部位：①腹部，边界为耻骨联合以上约1 cm，最低肋缘以下约1 cm，脐周2.5 cm以外的双侧腹部；②双侧大腿前外侧的上1/3；③上臂外侧的中1/3；④双侧臀部外上侧。注射部位与上次注射部位至少间隔1 cm，避免使用同一注射点。

10. 用乙醇棉签消毒注射部位皮肤两遍，以注射点为圆心，自内向外旋转，消毒范围直径约5 cm，待自然干燥。

11. 再次核对患者的姓名和胰岛素的剂型、剂量。

12. 优势手握胰岛素笔，取下针头外盖，将针头快速、全部刺入皮下组织。

13. 固定笔杆，用拇指按压注射键，缓慢推注药液，直至胰岛素的刻度归零。

14. 针头至少停留10 s后，快速拔针；观察注射部位有无漏液、出血。

15. 拔出针头后，单手套上针头外盖，拧下针头立即放进锐器盒；注射笔套上笔帽并放回原处。

16. 再次核对患者的姓名、床号和胰岛素的剂型、剂量等。

17. 协助患者取舒适卧位，整理衣服。

18. 询问患者的感受及需求。

19. 用物分类处理。洗手。

20. 在注射执行单上记录并签名。

21. 观察药物疗效及副作用。

22. 健康教育。

（1）提醒患者注射餐前胰岛素后及时进食，具体时间按药品说明书的要求。

（2）告知糖尿病患者低血糖反应的表现，且注射后勿立即进行剧烈运动。

（3）告知患者如有不适，应立即通知医生或护士。

（4）指导患者掌握呼叫器的用法，并将呼叫器放于患者易取处。

【评价】

1. 患者理解胰岛素皮下注射的目的并配合良好，对护理操作表示满意。

2. 准确、安全执行胰岛素皮下注射。进针手法正确，角度、深度合适，注射后停留时间充足。

3. 遵循“六准确”原则：将准确的药物按准确的剂量和准确的给药途径在准确的

给药时间给准确的患者，并进行准确的记录。

4. 给患者提供相关的健康教育。

5. 在规定的时间内完成操作。

【注意事项】

1. 严格执行查对制度和无菌技术、安全注射、标准预防的操作原则。

2. 给药前必须由2名护士进行床边核对，并采用两种以上的方法（核对手腕带和床头卡等）核对患者的姓名和住院号。

3. 餐前注射胰岛素，包括速效或短效胰岛素及预混胰岛素，注射前应准备好食物，注射后指导患者及时进餐，防止发生低血糖。

4. 未开封的瓶装胰岛素或胰岛素笔芯应至少提前30 min取出，在室温下回暖。已开封的胰岛素笔芯，要确认剩余量是否满足本次注射所需的剂量。使用中的胰岛素应放在室温阴凉避光处保存，避免剧烈震动及暴晒，4周内有效（或根据药物说明书要求保存）。

5. 选择合适的注射部位，避免在有硬结、炎症、皮肤受损或瘢痕处进针。

6. 应有计划地更换注射部位，具体更换方法有以下两种。①大轮换法：将注射部位分为4个等分区域（一侧大腿或臀部可分别等分为两个区域），每周使用一个等分区域并始终按顺时针方向进行轮换（图8-20）。②小轮换法：在任何一个等分区域内注射时，连续两次注射以至少间隔1 cm的方式进行系统性轮换，以避免组织重复创伤。

7. 注射胰岛素禁用碘剂消毒皮肤，以免碘和胰岛素的相互作用降低胰岛素的治疗效果。

8. 在使用中效胰岛素和预混胰岛素前，应充分混匀胰岛素，将胰岛素笔平放在两手掌心中，水平滚动10次，然后用双手夹住胰岛素笔，通过肘关节和前臂的上下摆动，上下翻动10次，直至胰岛素转变成均匀的云雾状白色液体。

9. 注射前，应根据患者的体形、注射部位皮肤厚度及针头长度，确定注射角度及是否需要采用捏皮注射技术，以确保药液注入皮下组织。正确的方法是用拇指、示指和中指提起皮肤，待拔出针头后，再松开捏皮。切勿仅用拇指和示指或用整只手捏皮，以防误注射入肌肉层。正确与错误的捏皮方法见图8-21。

10. 注射后针头至少停留10 s。

11. 拔出针头后，单手套上外针帽，卸下针头立即放进锐器盒，以防发生锐器伤。针头禁止重复使用。

12. 拔针后无须使用干棉签按压穿刺点。如穿刺点有出血，可使用干棉签按压5～10 s，直至不出血。

13. 胰岛素注射后不要按摩或热敷，这样会促使药物快速吸收，容易导致低血糖。

14. 注射胰岛素的患者应定期监测血糖，遵医嘱调整胰岛素的使用剂量。

【操作图解】

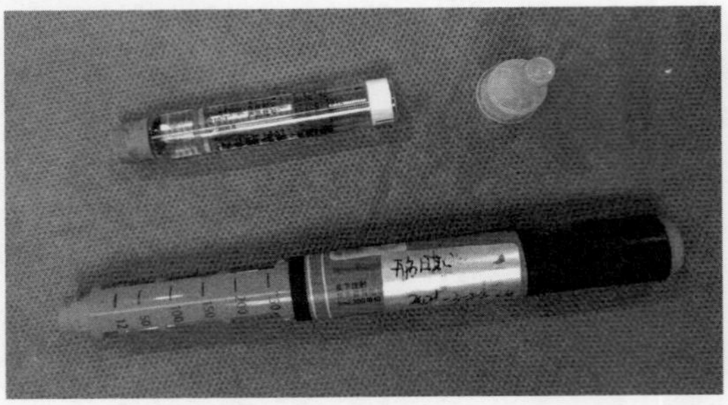

图8-18 胰岛素注射笔和一次性笔用针头

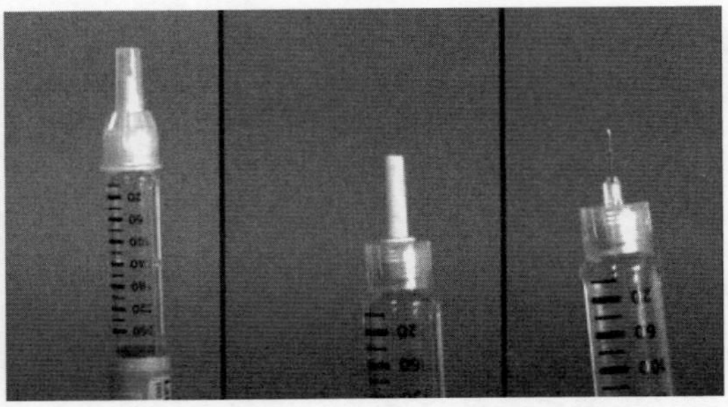

图8-19 拧紧针头后依次取下针头的外盖和内针套

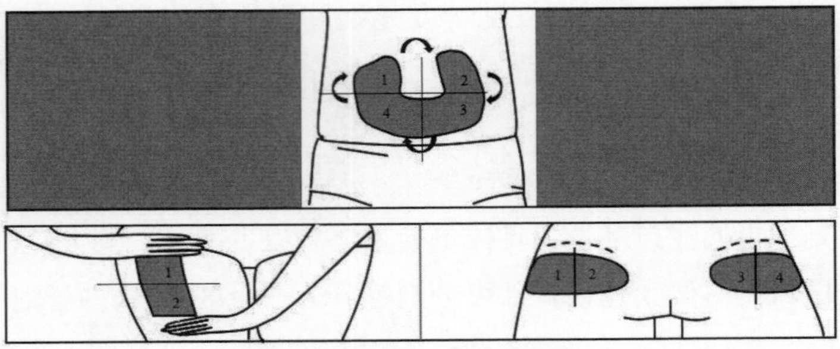

图8-20 注射部位大轮换法

图片来源：中华糖尿病杂志指南与共识编写委员会：《中国糖尿病药物注射技术指南（2016年版）》，《中华糖尿病杂志》2017年第2期。

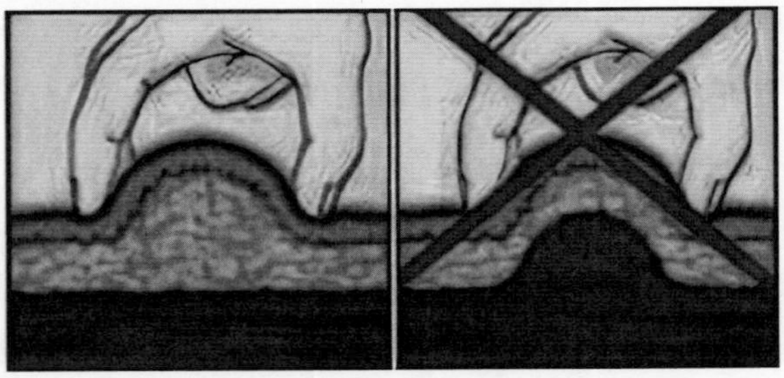

图8-21 正确（左）与错误（右）的捏皮方法

图片来源：中华糖尿病杂志指南与共识编写委员会：《中国糖尿病药物注射技术指南（2016年版）》，《中华糖尿病杂志》2017年第2期。

二、Z型注射法

【目的】

Z型注射法通过在组织内形成“Z”型通道以使针刺通道闭合，防止药液渗入皮下组织。用于肌内注射刺激性较强或会沾染皮肤的药物。

【评估】

与第八章第四节“肌内注射法”相同。

【物品】

1. 与第八章第四节“肌内注射法”相同。

2. 独立包装的无菌针头。

【操作重点步骤】

1. 查阅注射执行单。

2. 洗手，戴口罩，备物。

3. 根据医嘱抽吸药液并排去注射器内的气泡。

4. 更换无菌针头。

5. 给药前要求由2名护士核对。

6. 携用物到患者床边。两人核对患者的床号、姓名、住院号和药物的名称、浓度、剂量、给药时间、用法。

7. 保护患者的隐私。协助患者采取舒适的体位。

8. 常规消毒注射部位。

9. 将注射部位的皮肤和皮下组织向一侧牵拉。

10. 以90°角进针刺入肌内并固定针栓。

11. 慢慢抽动活塞，无回血则缓慢推注药液，并持续向一侧牵拉10 s，以使肌肉放松与促进药液吸收。

12. 注射完毕，快速拔针，放松牵拉的局部，使错向一侧的皮肤和皮下组织复位。

13. 用干棉签按压针刺处至不出血为止。

14. 勿回套针头帽。不分离针头与注射器，整套立即放进锐器箱。

15. 再次核对患者的姓名、床号和药物的名称、剂量。

16. 协助患者取舒适卧位，整理衣服。

17. 用物分类处理。洗手。

18. 观察、记录药物疗效及副作用。

【评价】

与第八章第四节“肌内注射法”相同。

【注意事项】

1. 从密封瓶或安瓿内吸药后更换注射器针头，因为新针头没有刺激性药液附着。

2. 针头应足够长，这样可防止将药液注入皮下组织。

3. 持续牵拉局部直到注射完成。原理：在牵拉的时候，肌肉组织放松并开始吸收药物。拔针后，错向一侧的皮肤回到原位时，针刺通道随即闭合，药物也就不能渗入针刺通道或皮下组织。

4. 不要马上按摩局部，因为按摩会导致药液渗入皮下组织。

三、留置气泡技术

【目的】

1. 肌内注射时使用留置气泡技术，可以使针头部位的药物全部注入肌肉组织内，还可防止药液渗入皮下组织和表皮，减轻疼痛和防止组织受损。

2. Z型注射法和留置气泡技术均能有效减少药液渗漏和不适感，常用于肌内注射刺激性较强的药物。两种方法若联合使用，效果更佳。

【评估】

与第八章第四节“肌内注射法”相同。

【物品】

与第八章第四节“肌内注射法”相同。

【操作重点步骤】

1. 查阅注射执行单。
2. 洗手，戴口罩，备物。
3. 根据医嘱抽吸药液并排去注射器内的气泡。
4. 给药前要求由2名护士核对。
5. 携用物到患者床边。两人核对患者的床号、姓名、住院号和药物的名称、浓度、剂量、给药时间、用法。
6. 保护患者的隐私。协助患者采取舒适的体位。
7. 常规消毒注射部位。
8. 进针前注射器内吸入0.2～0.3 mL空气。针头向下时，气泡将走向注射器内溶液的顶部。
9. 以90°角进针刺入肌内并固定针栓。
10. 慢慢抽动活塞，无回血则缓慢推注药液。当全部药液注入后，再注入空气，使针头部位的药液全部进入肌肉组织内。
11. 注射完毕，快速拔针。
12. 用干棉签按压针刺处至不出血为止。
13. 勿回套针头帽。不分离针头与注射器，整套立即放进锐器箱。
14. 再次核对患者的姓名、床号和药物的名称、剂量等。
15. 协助患者取舒适卧位，整理衣服。

16. 用物分类处理。洗手。

17. 观察、记录药物疗效及副作用。

【评价】

与第八章第四节“肌内注射法”相同。

【注意事项】

1. 不要马上按摩局部，因为按摩会导致药液渗入皮下组织。

2. 留置气泡技术可用于皮下注射剂量小、价格昂贵的药物。

四、针刺伤的防护和处理

【相关概念】

1. 针刺伤（pricking wound）：是指由医疗利器如注射器针头、缝针、各种穿刺针、手术刀、剪刀等造成的意外皮肤损伤，是一种最常见的锐器伤。

2. 安全注射（safe injection）：是指对接受注射者不造成伤害、实施注射操作的医护人员不暴露于任何可避免的危险中、注射的废弃物不对他人构成危害的注射。

3. 标准预防（standard precaution）：是将普通预防和体内物质隔离的许多特点进行综合，认定所有血液、体液、分泌物、排泄物（不包括汗液）、不完整的皮肤及黏膜均具有传染性；是一组预防感染措施，应用于所有患者（不管是可疑的还是确定的感染状态）及任何卫生保健场所。具体包括手卫生，根据预期暴露的情况穿戴手套、隔离衣、口罩、帽子、护目镜或面罩等个人防护用品及安全注射技术。

【针刺伤的危害】

针刺伤的危害可以是生理性危害和社会心理性危害等。

在生理方面，被污染的针头意外刺伤会引起严重的或致命的感染。血源性病毒感染是针刺伤最主要的危害，尤其是乙型肝炎（以下简称“乙肝”）病毒（hepatitis B virus，HBV）、丙型肝炎（以下简称“丙肝”）病毒（hepatitis C virus，HCV）、人类免疫缺陷病毒（human immunodeficiency virus，HIV）和梅毒病毒。这4种感染中，已有疫苗能有效预防乙肝病毒感染，暴露后预防（post-exposure prophylaxis，PEP）能有效减少HIV的传播，但目前没有任何办法减少丙肝病毒的传播，也没有梅毒暴露后预防的用药。

在社会心理方面，许多医务人员在发生针刺伤后感到非常焦虑，并广泛影响到自身的工作表现、人际关系及心理健康，导致抑郁，有时会产生被抛弃感和孤独感。

【针刺伤的防护】

1. 告知医务人员有关针刺伤的危害。确保他们接受过有关针刺伤防护及针刺伤处理的培训。

2. 培训医务人员遵守操作规程，在使用针头及其他锐器时应时刻警惕可能发生的伤害。

3. 提供安全的工作环境，包括提供充足的光线、宽敞的空间等。

4. 物品摆放应整齐有序，锐器盒应放置在离操作者最近的位置，以便快速、安全地丢弃用过的锐器。

5. 选择使用安全医疗用具，如安全型注射器（图8-22）、安全型静脉留置针（图8-23）、无针输液接头等。安全型注射器包括自动式（注射器前端有弹簧装置，注射完毕，弹簧会自动将针头拉回空筒内）、手动外套式（注射后将外层空筒向前推，以包住针头，防止针刺伤）、手动内缩式（注射时活塞体和针座结合，注射后回拉活塞，针头退回到空筒内）和外包式（针头旁有个塑料套，注射后将塑料套向前推，覆盖在针头上）。

6. 为不合作的患者进行静脉注射或抽血等侵入性操作时，应取得他人的协助，必要时做好患者的约束和使用适当的防护用具。

7. 为患者选择良好的体位，充分暴露注射或手术部位。

8. 执行标准预防措施，如洗手、使用个人防护用具（手套等）、安全操作及安全处理潜在感染的用物等。

9. 锐器的管理：

（1）禁止用手直接接触针头、刀片等锐器。

（2）避免用手直接传递锐器及安装手术刀片。

（3）避免把针头或锐器锋面朝向他人。

（4）避免徒手捡拾玻璃碎片。

（5）不从一次性注射器或输液管上取下被污染的针头。

（6）避免为使用过的或被污染的针头回套针头帽（尤其不能双手回套针头帽）；如果必须回套针头帽，应采用单手重新盖帽技术（图8-6）。

（7）注射操作完毕，勿回套针头帽。不分离针头与注射器，整套立即放进锐器箱（图8-24），或将针头插入锐器盒分离口，向外拉动针筒，使针头脱落至锐器盒内（图8-25），针筒则放入医用垃圾桶。

（8）锐器箱/盒装至2/3满时应更换。

10. 建立针刺伤及其他锐器伤的报告系统。

11. 鼓励医务人员接种乙肝疫苗或进行其他预防接种。

12. 保持适当的工作负荷及恰当的职员与患者人数比例（过度疲劳与工作压力显然与针刺伤的高发生率有关）。

13. 一旦发生针刺伤或其他锐器伤，应立即汇报以获得适当的跟踪处理。

【操作图解】

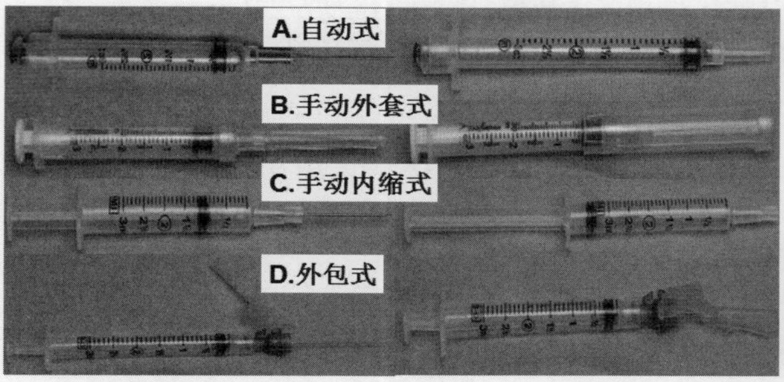

使用前　　　　　　　　　使用后

图8-22　安全型注射器

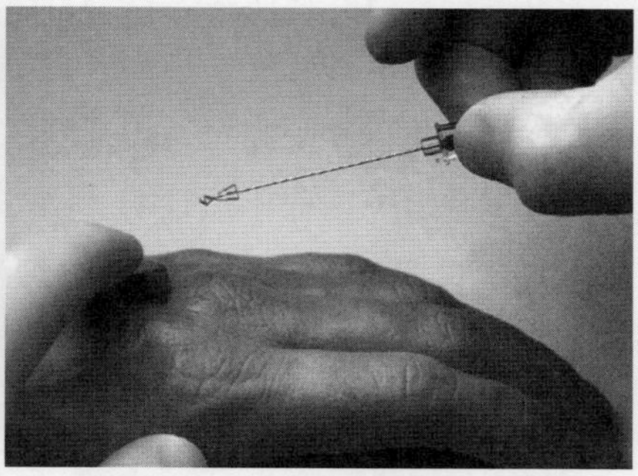

图8-23　安全型静脉留置针

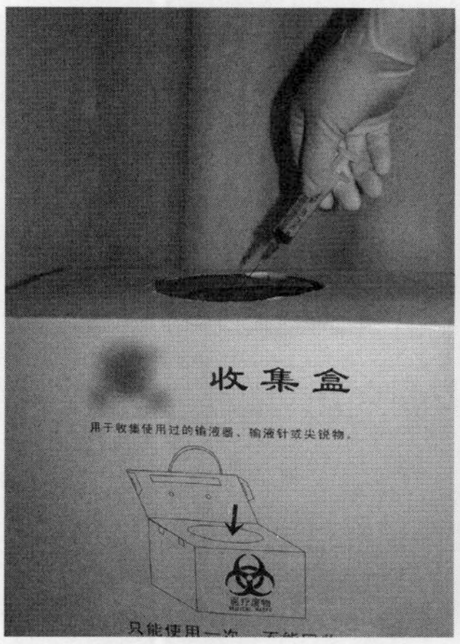

图8-24　注射器与针头使用后不回套针头帽并立即放进锐器箱

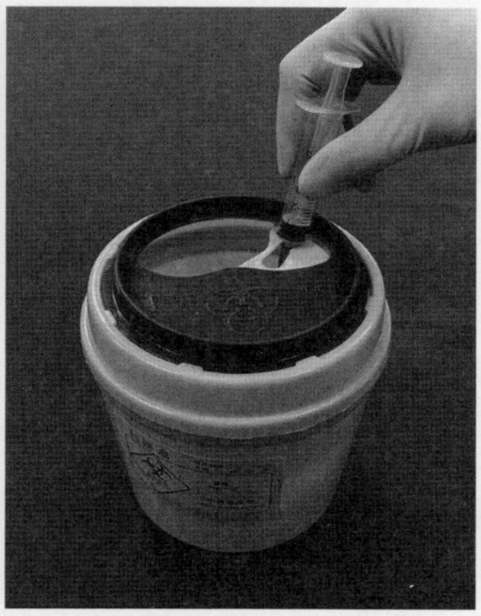

图8-25　将针头插入锐器盒分离口，向外拉动针筒，使针头脱落至锐器盒内

【针刺伤的应急处理程序】

被针头刺伤→停止一切操作→评估伤口→处理伤口→评估患者的HBV、HCV及HIV情况→确定受伤者的免疫状态→上报并取得专家的建议→根据患者及受伤者的检查结果采取相应的措施→追踪观察及记录。

【针刺伤的处理】

1. 处理伤口。

（1）不要按压针刺伤局部，使伤口自然流血，或立即从伤口周边挤出污染伤口部位的血液。

（2）尽快用肥皂水和流水冲洗伤口10 min以上。

（3）用75%乙醇溶液等消毒剂消毒，并用防水敷料包扎伤口。

2. 评估暴露级别和暴露源的病毒载量水平。

（1）立即查看患者有关HBV、HCV、HIV、梅毒的检查结果。

（2）受伤者抽血化验检查相关病毒（乙肝、丙肝、艾滋病、梅毒）。

（3）请相关专家对患者、受伤者的检验结果及针刺伤的程度进行评估。

3. 上报。

（1）如果工作中发生针刺伤，应在30 min内向本科室护士长报告，护士长应在2 h内上报医院预防保健科、感染管理科、护理部。

（2）做好意外事故登记表的填写及针刺伤资料的保存。

4. 根据患者及受伤者的检查结果采取相应的措施。

（1）如果患者为可疑或确定乙肝表面抗原（hepatitis B surface antigen，HBsAg）阳性

1）受伤者的HBsAg阳性或乙肝核心抗体（hepatitis B core antibody，HBcAb）阳性，不需要采取进一步的措施。

2）受伤者的HBsAg阴性但HBsAb阳性，不需要注射乙肝疫苗或免疫球蛋白。

3）受伤者的HBsAg及HBsAb均为阴性且未注射疫苗，应在24 h内注射乙肝疫苗，并分别在刺伤后6个月、1年监测乙肝两对半和肝功能。之前注射过疫苗但不知道抗体结果者，应检查乙肝表面抗体情况。

（2）如果患者为可疑或确定HCV阳性，受伤者HCV抗体阴性，应在3个月后抽血检查HCV抗体、肝功能。

（3）如果患者为可疑或确定HIV阳性，受伤者HIV抗体阴性，应尽早启动HIV暴露后预防的应急处理方案。

1）请专家评估暴露级别及传染源的严重程度。

2）如有需要，针刺伤后1～2 h内采用基本PEP或强化PEP治疗方案，连续治疗28天。

3）告知受伤者有关PEP的药物预防效果、副作用，预防疾病传播的方法（节制性生活、使用避孕套、避免怀孕、不献血等）和留意感染的初始症状（不明原因的发热、皮疹、肌肉疼痛、疲劳或淋巴结肿大）等。

4）艾滋病职业暴露后应医学观察1年：在暴露后的第4、第8、第12周和第6、第12个月对HIV抗体进行检测。

5）给受伤者提供心理疏导和社会支持，并做好保密工作。

6）如果接受着PEP治疗但后来发现传染源的结果为HIV阴性，应停止PEP治疗。

（4）如果患者为可疑或确定梅毒阳性，受伤者梅毒血清学试验阴性，经专家评估后首选青霉素治疗，3周后复查。

（胡细玲　刘婷）

第九章　静脉输液与输血

第一节　周围静脉输液法（使用头皮针）

【目的】

1. 补充人体需要的液体、电解质，以维持水电解质平衡。
2. 增加循环血量，以改善微循环及维持血压。
3. 供给营养物质，以促进组织修复，维持正氮平衡。
4. 通过静脉输入药物治疗疾病。

【评估】

1. 评估患者的年龄、意识、病情、心肺功能、肾功能、过敏史及静脉输液目的。
2. 评估患者的静脉及穿刺部位皮肤情况及肢体活动度。
3. 评估患者的心理状态、合作程度、表达能力，以及对静脉输液及输液计划的了解程度。

【操作流程】

详见表9-1。

表9-1　周围静脉输液法（使用头皮针）的操作流程

项目	项目分类	操作步骤
准备	1.患者	（1）护士查阅医嘱单。 （2）确认患者。 （3）评估患者。解释操作目的及方法，以取得患者的同意与合作。 （4）告知患者药物的作用、副作用及用药注意事项。 （5）嘱患者输液前排空大小便。
	2.护士	（1）着装整洁。洗手，戴口罩。 （2）必要时戴手套。
	3.物品	（1）治疗车上层： 1）输液执行单。 2）静脉输液溶液。 3）医嘱药物。 4）砂轮、无菌方纱、开瓶器、瓶套（必要时）。 5）皮肤消毒液。 6）无菌棉签。 7）弯盘。 8）小枕（必要时）。 9）止血带。 10）加药用的注射器及针头。 11）一次性输液器（输液管带调节器和头皮针）。

续表

项目	项目分类	操作步骤
准备	3.物品	12）不同型号的头皮针。 13）医用输液贴。 14）输液标签。 15）输液卡。 16）输液架。 17）胶布、夹板及绷带（必要时）。 18）速干手消毒剂。 （2）治疗车下层： 1）生活垃圾桶。 2）医用垃圾桶。 3）锐器盒/箱。 4）弯盘。
	4.环境	环境清洁、安静，光线充足，空间宽敞。
操作过程	1.填写、贴输液标签	（1）根据医嘱，打印或填写输液标签，包括患者的床号、姓名及医嘱内容（药物的名称、浓度、剂量、用法、给药时间）。 （2）将输液标签倒贴在输液袋/瓶上。
	2.核对	（1）根据输液执行单准备输液溶液及药物。 （2）检查输液溶液及药物的颜色、澄清度、产品批号及有效期，观察输液袋/瓶有无裂痕或漏液。 （3）请另一名护士根据医嘱单或电脑输液单核对，包括患者的姓名、床号和药物的名称、浓度、剂量、用法、给药时间，并签名。
	3.吸药、加药	（1）揭去输液袋/瓶的保护盖。必要时给输液瓶套上瓶套。 （2）常规消毒瓶塞，待干。 （3）确保药物与溶液之间没有配伍禁忌，抽吸准确剂量的药液。 （4）按医嘱加入药物，再次检查溶液的颜色及澄清度，确保输液溶液澄清、无微粒及沉淀物。
	4.插输液器针头	（1）必要时再次消毒瓶塞。 （2）检查输液器的有效期及完整性，打开输液器包装。 （3）关闭输液管调节器。 （4）取下输液器的输液管和通气管针头的保护帽，保持针头无菌，将针头经胶塞全部插入输液袋/瓶内（输液袋可不插通气管）。 （5）请另一名护士再次核对，并确保医嘱药物已加入输液溶液中。
	5.一查	（1）到患者床边，给药前由2名护士核对，或采用个人数字助理（personal digital assistant，PDA）核对仪扫描患者的手腕带及药物标签上的条形码（图9-1），确认患者的床号、姓名、住院号及药名等。 （2）确定患者已排空大小便。
	6.排气	（1）将输液袋/瓶倒挂于输液架上。 （2）倒置茂菲氏滴管，使输液瓶内的液体流出，当液面达到1/2～2/3满时，迅速转正滴管。 （3）一手持头皮针朝向弯盘，另一手慢慢放松调节器，使药液从滴管顺着输液管流到头皮针针尖。

续表

项目	项目分类	操作步骤
操作过程	6.排气	（4）输液管及头皮针充满药液后，将调节器调至"关"的位置。 （5）检查整条输液管及头皮针，必要时弹击输液管内停留的气泡，确保整条输液管内没有空气。 （6）将输液管挂在输液架上。 （7）撕开医用输液贴外包装，放于易取处。
	7.选择静脉	（1）协助患者采取舒适的体位。 （2）根据选择静脉的原则选择穿刺部位及充盈的静脉。 （3）必要时在所选择的静脉穿刺部位下垫小枕。
	8.系止血带并消毒皮肤	（1）用蘸有消毒液的棉签消毒静脉穿刺部位，以注射点为圆心向外旋转，消毒范围直径≥5 cm。 （2）在穿刺点上方6～8 cm处扎上止血带。 （3）再次常规消毒静脉穿刺部位，待干。
	9.二查	（1）再次核对患者的床号、姓名及手腕带，以及输液溶液的药名、浓度、剂量、用法及给药时间。 （2）确认整条输液管内无气泡。
	10.穿刺静脉	（1）取下头皮针的针头帽，再次排气。 （2）如选择手背静脉，嘱患者握拳。 （3）一手拇指绷紧静脉下端皮肤以固定静脉。针尖斜面向上，与皮肤呈15°～30°自静脉上方或侧方刺入皮肤，再沿静脉走向滑行刺入静脉。 （4）见头皮针管内有回血，则降低针头与皮肤角度，再顺静脉进针少许。 （5）松止血带，嘱患者松拳。 （6）打开输液调节器。
	11.固定	（1）观察茂菲氏滴管内液体滴入情况。 （2）如果液体滴入顺畅，静脉注射局部无肿胀、无疼痛，则用医用输液贴妥善固定针头。将针头附近的输液管环绕后用胶布固定（图9-2）。 （3）必要时用夹板和绑带固定关节于功能位。
	12.调节滴数	（1）输液器点滴系数为15滴/mL时，成年人40～60滴/min，儿童20～40滴/min；输液器点滴系数为20滴/mL时，成年人55～80滴/min，儿童27～55滴/min。 （2）在患者的输液卡上记录输液的日期、时间及滴速，并由2名护士签名。
	13.三查	再次核对患者的姓名、床号和输液溶液的药名等。
	14.健康教育	（1）告知患者护士将经常巡视观察。 （2）告知患者不要自行调节滴数。 （3）告知患者如果发现药液滴数变慢、变快，药液不滴，药液滴完，输液管有回血，输液贴上有渗血等，应立即按床头铃告知护士。 （4）告知患者如有不适，如穿刺局部肿胀、疼痛，感到头晕、恶心、气促、皮肤瘙痒或出现皮疹等，应立即告知护士。 （5）指导患者正确活动，以防针头脱出。 （6）指导患者掌握呼叫器的用法，并将呼叫器放于患者易取处。

续表

项目	项目分类	操作步骤
整理	1.患者	（1）收回止血带和小枕。 （2）协助患者取舒适卧位，整理衣服。 （3）询问患者的感受及需求。
	2.物品/环境	（1）整理床单位。 （2）用物分类处理。
	3.护士	洗手。
	4.观察、记录	（1）在输液执行单上记录并签名。 （2）定时观察静脉穿刺部位、滴数及患者的反应。 （3）记录药物疗效及副作用。

操作补充说明：a.根据中华人民共和国卫生行业标准《静脉治疗护理技术操作规范（WS/T 433—2013）》，静脉输液皮肤消毒范围直径根据选用针头的不同而不同，一次性头皮针的消毒直径≥5 cm，静脉留置针的消毒直径≥8 cm，外周中心静脉导管（peripherally inserted central venous catheter，PICC）的消毒直径≥20 cm；b.与普通输液器比较，精密输液器具有自动排气、自动止液、精密过滤等功能，排气时应使过滤器出口端向上，有助于一次排气成功；c.对于易发生光解反应的药物，应选用避光输液器。

评分说明：查对不严格致发生差错者不合格。违反无菌技术操作原则、有污染仍继续操作者不合格。未排去明显气泡者不合格。

【操作图解】

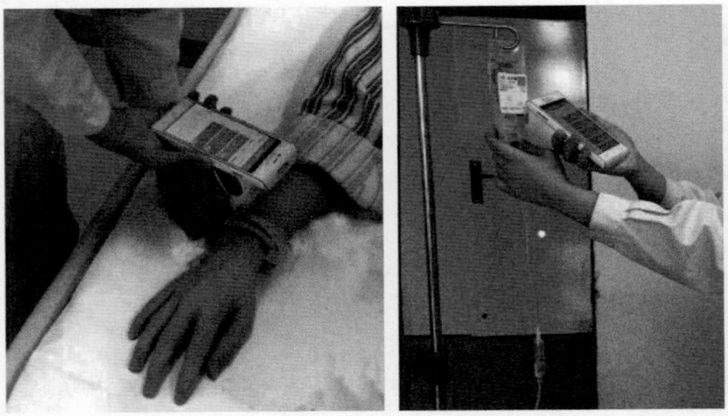

图9-1 采用PDA核对仪扫描患者的手腕带及药物标签上的条形码

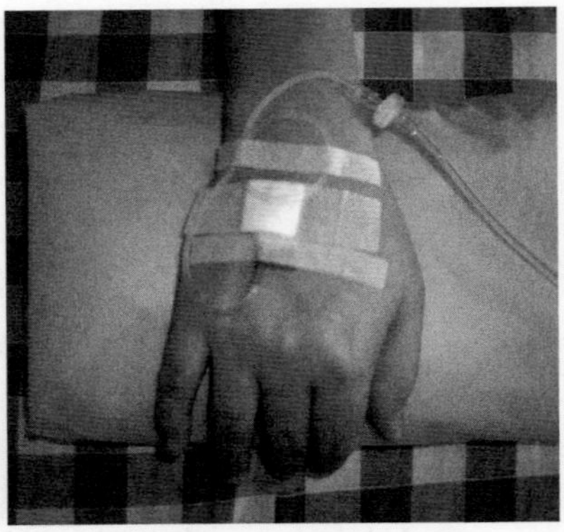

图9-2 头皮针固定法

【评价】

1. 患者理解静脉输液的目的并配合良好，对护理操作表示满意。

2. 准确、安全执行静脉输液。输液管排气一次成功，静脉穿刺一针见血，针头固定稳妥。所选穿刺部位无影响患者的日常活动。

3. 遵循“六准确”原则：将准确的药物按准确的剂量和准确的给药途径在准确的给药时间给准确的患者，并进行准确的记录。

4. 能有效处理各类输液故障。

5. 能采取措施预防发热、循环负荷过重、静脉炎及空气栓塞等输液反应的发生。

6. 给患者提供相关的健康教育。

7. 在规定的时间内完成操作。

【注意事项】

1. 严格执行查对制度和无菌技术、安全注射、标准预防的操作原则。

2. 根据病情及药物性质合理分配药物及安排输液顺序。

3. 药物应现配现用，注意药物与溶液的兼容性及药物之间有无配伍禁忌。

4. 根据病情及药物性质选择合适的静脉穿刺部位。避免在皮肤受损、瘢痕、炎症、硬结处进针，避开关节和静脉瓣或静脉分叉处。

（1）对长期输液的患者，应从远端静脉开始穿刺，以便有计划地进行静脉输液治疗。对于抢救患者，应选择较粗直的静脉及大号针头，便于抢救时用药。

（2）对成年患者，应尽量避免选择下肢静脉穿刺，以免发生深静脉血栓。

（3）对偏瘫或接受乳房根治术和腋下淋巴结清扫术的患者，应选择健侧肢体进行穿刺。

（4）输注高渗溶液或黏稠溶液时，应选择较粗的静脉。

5. 如果静脉穿刺失败，应更换针头重新穿刺。如果穿刺失败两次，应求助于其他护士。

6. 静脉输液前应排尽输液管及针头内的空气。当输液袋/瓶的药液滴空或输液完毕，应立即更换输液袋/瓶或拔针，以防空气栓塞。

7. 确保药物注入静脉而非外周组织，尤其是刺激性大的药物。

8. 静脉化疗药物不应使用头皮钢针，建议使用中心静脉导管输注。使用化疗药物前后，要用0.9%氯化钠溶液冲管。

9. 准确调节输液速度。

（1）对有心肺肾疾病的患者或老年患者、婴幼儿患者，以及输注高渗、含钾等药物的患者，要适当减慢输液速度。输注特殊药物如血管活性药时，建议使用输液泵来控制速度。

（2）对严重脱水但心肺功能良好的患者可适当加快输液速度。

（3）使用甘露醇降低颅内压时，应加快输液速度，250 mL液体一般要求在20～30 min滴完。

10. 加强巡视患者。

（1）了解输液滴数是否准确，注意有无速度变慢、变快或停止，以及输液管内有无回血的现象。

（2）检查针头有无阻塞、漏液或移位。检查输液管有无漏液、扭曲或受压。

（3）检查患者静脉穿刺部位有无液体外溢（局部肿胀或疼痛）和静脉炎（局部发红、肿胀、灼热、疼痛，表皮下沿静脉走向的条索状红线等）的症状、体征。

（4）观察患者有无输液反应，严密观察重症患者，告知患者如有气促、胸痛、皮肤瘙痒、皮疹等反应要及时汇报。

第二节 静脉输血法

【目的】

1. 补充循环血容量，用于大出血的患者。
2. 增加血红蛋白，用于急、慢性贫血的患者。
3. 补充血浆蛋白，用于大出血、大手术、低蛋白血症的患者。
4. 补充各种凝血因子或血小板，用于大出血或凝血功能障碍的患者。
5. 补充抗体、补体等血液成分，用于严重感染的患者。

【评估】

1. 评估患者的年龄、意识、病情（尤其是体温、心肺功能情况），以及输血的目的。
2. 评估患者的血型、输血史及过敏史。
3. 评估患者的静脉及穿刺部位皮肤的情况。
4. 评估患者的心理状态、合作程度、表达能力及对静脉输血的了解程度。

【操作流程】

详见表9-2。

表9-2 静脉输血法的操作流程

项目	项目分类	操作步骤
准备	1.患者	（1）护士查阅医嘱单。 （2）确认患者。 （3）评估患者病情。解释输血目的、方法、不良反应及注意事项，以取得患者的同意与合作。 （4）询问患者的输血史和有无输血反应。 （5）告知患者输血的费用。 （6）请患者签输血同意书。 （7）采集血标本以验血型和做交叉配血试验。 （8）嘱患者输血前排空大小便。
	2.护士	着装整洁。洗手，戴口罩。
	3.物品	（1）治疗车上层： 1）治疗单。 2）无菌治疗巾。 3）消毒液。

续表

项目	项目分类	操作步骤
准备	3.物品	4）无菌棉签。 5）静脉输液物品。 6）配血单、血型单。 7）血制品（医嘱）。 8）带滤网的直型输血器（图9-3）或Y型输血器（图9-4）。 9）大针头，一般选9号针头。 10）一袋/瓶0.9%氯化钠溶液。 11）一次性手套。 12）速干手消毒剂。 13）输液卡。 14）输液架。 15）废血袋标签。 （2）治疗车下层： 1）生活垃圾桶。 2）医用垃圾桶。 3）黄色医疗垃圾袋。 4）锐器盒/箱。 5）弯盘。
	4.环境	环境清洁、安静，光线充足，空间宽敞，便于操作和抢救。
操作过程	1.取血	（1）输血前测量及记录患者的生命体征，尤其是体温。 （2）如果患者体温正常，遵医嘱到血库取同型且匹配的血制品。 （3）和血库人员共同做好“三查八对”，取血者和发血者共同核对无误后在交叉配血试验单上共同签字。“三查”：检查血液的有效期、质量及血液的包装是否完好，即检查血液有无变色，有无血凝块、溶血、气泡、浑浊、沉淀及外渗。“八对”：核对患者的姓名、床号、住院号、血袋号、ABO及Rh血型、交叉配血试验结果和血液的种类、血量。
	2.一查	（1）请另一名护士一起核对医嘱单或治疗单，检查配血单上的患者信息与血袋上的资料是否一致。 （2）确认患者已签知情同意书。
	3.二查	（1）输血时，由2名医护人员共同到患者床旁核对患者的床号、姓名、性别、年龄、血型和血制品的种类、数量，再次检查血袋有无破损、渗漏，血制品颜色是否正常，确保核对准确无误。 （2）让患者汇报自己的姓名及血型。
	4.建立静脉通道	（1）协助患者取舒适的体位。 （2）戴一次性手套。 （3）建立静脉通道并开始输血。 ▲使用直型输血器（图9-3） 1）使用直型输血器建立静脉通道，并输入少量0.9%氯化钠溶液。 2）轻轻摇匀血液。 3）打开储血袋封口，露出储血袋导管接口并常规消毒。将输血器针头从0.9%氯化钠溶液袋拔出，轻轻插入储血袋的导管接口内，然后将储血袋倒挂于输液架上。

续表

项目	项目分类	操作步骤
操作过程	4.建立静脉通道	▲使用Y型输血器（图9-4） 1）轻轻摇匀血液。 2）常规消毒0.9%氯化钠溶液瓶口及储血袋的导管接口，待干。 3）关闭输血管调节器，将Y型输血器针头分别插入0.9%氯化钠溶液瓶口及储血袋的导管接口。 4）建立静脉通道，打开0.9%氯化钠溶液通路，输入少量0.9%氯化钠溶液。 5）关闭0.9%氯化钠溶液通路，打开输血通路。 （4）脱下手套。
	5.调节滴数	（1）开始输血，起始15 min速度宜慢（≤20滴/min），再次测量并记录患者的生命体征。如患者无不适，可根据病情及年龄调至合适的滴数。一般情况下，成年人40～60滴/min，儿童酌减。 （2）在患者床边的输液卡上记录血型、输血量、输血的起始时间、输血速度，并由2名护士签名。
	6.三查	再次核对医嘱，检查配血单与血袋上的内容是否一致。
	7.健康教育	（1）告知患者护士将经常巡视观察。 （2）告知患者不要自行调节输血滴数。如发现滴数变慢、变快，不滴或储血袋里的血滴完，应立即告知护士。 （3）告知患者如有不适，如穿刺局部肿胀、疼痛，感到头晕、恶心、气促、寒战、皮肤瘙痒或出现皮疹等，应立即告知护士。 （4）指导患者掌握呼叫器的用法，并将呼叫器放于患者易取处。
	8.续血	如果需要输入两袋以上的血液，两袋血之间用0.9%氯化钠溶液冲管，直至冲干净输血器内的所有残余血。
	9.输血后	（1）输血完毕后，用0.9%氯化钠溶液冲管，直至冲干净输血器内的所有残余血；按医嘱更换输液袋/瓶或拔针。 （2）输血后测量并记录患者的生命体征。
整理	1.患者	（1）协助患者取舒适卧位，整理衣服。 （2）询问患者的感受及需求。
	2.物品/环境	（1）整理床单位。 （2）输完的储血袋放入黄色医疗垃圾袋内并密封，外贴废血袋标签（写明科室、日期、使用的血袋数量及种类），送回血库至少保存24 h。 （3）用物分类处理。
	3.护士	洗手。
	4.观察、记录	（1）输血操作完成后，执行护士再次核对医嘱或治疗单，核对患者的床号、姓名、住院号、血型和血袋标签的血型、血制品的种类及数量，确认无误后在治疗单上双人签名。 （2）将配血单贴在病历上。 （3）密切观察患者的生命体征，观察患者有无不良反应，如寒战、腰背部剧烈疼痛、头痛、恶心或呕吐、心动过速、呼吸急促、皮疹、皮肤瘙痒或血压下降等。 （4）记录输血的起止时间、输血速度、输血量及患者的反应。

操作补充说明：要求由两人进行床边核对。

评分说明：查对不严格致发生差错者不合格。违反无菌技术操作原则、有污染仍继续操作者不合格。未排去明显气泡者不合格。输血前后未用0.9%氯化钠溶液冲管者不合格。

【操作图解】

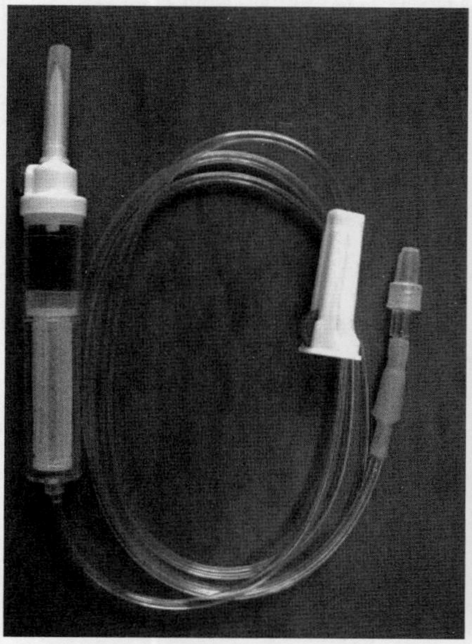

图9-3　带滤网的直型输血器

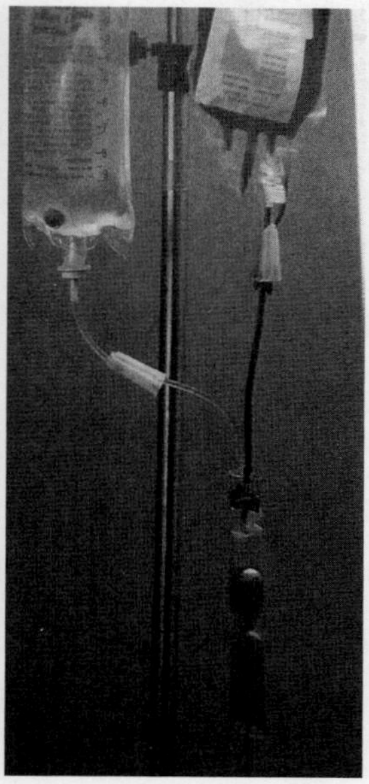

图9-4　Y型输血器

【评价】

1. 患者理解静脉输血的目的并配合良好，对护理操作表示满意。

2. 准确、及时实施输血。

3. 能有效处理输血故障。

4. 能采取措施预防发热反应、过敏反应、溶血反应、循环负荷过重反应、细菌污染反应等输血反应的发生。

5. 给患者提供相关的健康教育。

6. 在规定的时间内完成操作。

【注意事项】

1. 严格执行查对制度和无菌技术、安全注射、标准预防的操作原则。

2. 输血前必须由2名护士进行核对，以避免医疗差错的发生。

3. 到血库取血前应先测量患者的体温。发热患者应先进行降温处理。

4. 尽量选择粗直、弹性好的血管，采用大号针头建立静脉通道。

5. 取血应使用专用容器，以避免途中被污染或剧烈震荡。

6. 全血、成分血和其他血制品从血库取出后应在30 min内输注，1 U的全血或成分血应在4 h内输完。血小板从血库取出后，尽可能在30 min内输入。

7. 按医嘱需输注辐照血的患者，要检查储血袋上是否有“已辐照”的标志，以确保输血的安全性。

8. 冷藏血不可加温。需大量输血时，可在室温下放置15～20 min后输入。冷凝聚阳性患者需要加温输血，最好使用血液加温仪。一旦血液加温后，必须使用，不能退回血库。

9. 输血前后及两袋血之间要用0.9%氯化钠溶液冲管，直至冲干净输血器内的所有残余血。

10. 血液内不可随意加入其他药物，以防血液凝聚或溶血。

11. 严格控制输血速度，起始15 min速度宜慢，如患者无不适，可根据病情调节至合适的滴数。休克者可适当加快速度。小儿、老年人或严重贫血、心力衰竭患者的输血速度宜慢。血小板或冷沉淀需要快速输注（80～100滴/min）。

12. 输血过程中，密切观察患者的生命体征及有无不良反应。一旦出现输血反应，应立即停止输血，更换输血器，并用0.9%氯化钠溶液维持静脉通道，通知医生处理。

13. 至少每4 h或每输2 U血液更换1次输血器。

14. 储血袋用后需保存24 h，以备万一患者出现输血反应时能及时检查和分析原因。

15. 同时输注多种血制品时应按以下顺序输入：血小板、冷沉淀、血浆、红细胞。

16. 在每袋血液输注过程中监测和记录患者的脉搏、血压、呼吸和体温，密切观察患者有无出现新的症状和体征，以及时发现输血不良反应。监测和记录的时间至少包括：①输血开始前60 min内；②血液输注最初15 min；③输血结束后60 min内。

第三节　相关技能扩展

一、周围静脉输液法（使用静脉留置针）

【目的】

使用静脉留置针建立并持续保留静脉通道，以减少患者反复静脉穿刺的痛苦。

【评估】

1. 评估患者的年龄、意识、病情、心肺功能、肾功能、过敏史及静脉输液目的。

2. 评估患者的静脉、穿刺部位皮肤情况及肢体活动度，选择合适的静脉进行静脉留置针穿刺。

3. 评估患者的心理状态、合作程度、表达能力，以及对使用静脉留置针输液的了解程度。

【物品】

1. 治疗车上层：

（1）输液执行单。

（2）托盘（注射盘）。
（3）皮肤消毒液。
（4）无菌棉签。
（5）砂轮、开瓶器、瓶套（必要时）。
（6）无菌方纱。
（7）弯盘。
（8）止血带。
（9）小枕（必要时）。
（10）医嘱药物、静脉输液溶液。
（11）加药用的注射器及针头。
（12）一次性输液器（输液管带调节器和头皮针）。
（13）静脉留置针：密闭式/头皮式（Y型或直型）留置针。
（14）肝素帽或无针接头。
（15）无菌透明敷贴。
（16）输液标签。
（17）输液卡。
（18）输液架。
（19）标识纸。
（20）胶布、夹板及绷带（必要时）。
（21）速干手消毒剂。

2. 治疗车下层：
（1）生活垃圾桶。
（2）医用垃圾桶。
（3）锐器盒/箱。
（4）弯盘。

【操作重点步骤】

1. 做好患者的准备。
（1）查阅输液执行单。
（2）确认患者。
（3）评估患者。解释操作目的及方法，以取得患者的同意与合作。
（4）告知患者药物的作用、副作用及用药注意事项。
（5）嘱患者输液前排空大小便。

2. 护士着装整洁。洗手，戴口罩，戴手套。做好物品准备，并确保环境清洁、安静，光线充足，空间宽敞。

3. 准备输液药液。

（1）填写、贴输液标签。

1）根据医嘱，打印或填写输液标签，包括患者的床号、姓名及医嘱内容（药物的名称、浓度、剂量、用法、给药时间）。

2）将输液标签倒贴在输液袋/瓶上。

（2）核对输液溶液及药物。

1）根据输液执行单准备输液溶液及药物。

2）检查输液溶液及药物的颜色、澄清度、产品批号及有效期，观察输液袋/瓶有无裂痕或漏液。

3）请另一名护士根据医嘱单或电脑输液单核对，包括患者的姓名、床号和药物的名称、浓度、剂量、用法、给药时间，并签名。

（3）吸药、加药。

1）揭去输液袋/瓶的保护盖。必要时给输液瓶套上瓶套。

2）常规消毒瓶塞，待干。

3）确保药物与溶液之间没有配伍禁忌，抽吸准确剂量的药液。

4）按医嘱加入药物，再次检查溶液的颜色及澄清度，确保输液溶液澄清、无微粒及沉淀物。

（4）插输液器针头。

1）必要时再次消毒瓶塞。

2）检查输液器的有效期及完整性，打开输液器包装。

3）关闭输液管调节器。

4）取下输液器的输液管和通气管针头的保护帽，保持针头无菌，将针头经胶塞全部插入输液袋/瓶内（输液袋可不插通气管）。

5）请另一名护士再次核对，并确保医嘱药物已加入输液溶液中。

4. 携用物到患者床边，由2名护士核对，或采用PDA核对仪扫描患者的手腕带及药物标签上的条形码（图9-1），确认患者的床号、姓名、住院号及药名等。确定患者已排空大小便。

5. 输液管排气。

（1）将输液袋/瓶倒挂于输液架上。

（2）倒置茂菲氏滴管，使输液瓶内的液体流出，当液面达到1/2～2/3满时，迅速转正滴管。

（3）一手持头皮针朝向弯盘，另一手慢慢放松调节器，使药液从滴管顺着输液管流到头皮针针尖。

（4）输液管及头皮针充满药液后，将调节器调至“关”的位置。

（5）检查整条输液管及头皮针，必要时弹击输液管内停留的气泡，确保整条输液管内没有空气。

（6）将输液管挂在输液架上。

6. 打开无菌透明敷贴外包装，放于易取处。

7. 选择粗直、充盈的静脉，必要时在所选择的静脉穿刺部位下垫小枕。

8. 用蘸有消毒液的棉签消毒静脉穿刺部位，以注射点为圆心向外旋转，消毒范围直径≥8 cm。

9. 在穿刺点上方8～10 cm处扎上止血带。

10. 再次常规消毒静脉穿刺部位，待干。

11. 置入静脉留置针并固定。

方法一：使用密闭式或头皮式（Y型）留置针

（1）将留置针连接输液管并再次排气。

（2）取下静脉留置针护套，旋转松动外套管（转动针芯）。

（3）如选择手背静脉，嘱患者握拳。

（4）绷紧皮肤，留置针针尖斜面向上，与皮肤呈15°～30°刺入静脉。

（5）见回血后，减小角度顺着静脉方向进针0.2 cm，轻轻将针芯退出0.5 cm，连针带管送入静脉内。

（6）松止血带，嘱患者松拳。

（7）打开调节器并观察滴管内情况。

（8）如果液体滴入顺畅，静脉注射局部无肿胀、无疼痛，则撤出针芯并放入锐器盒。

（9）用无菌透明敷贴固定局部：①透明敷贴无张力粘贴，中央正对穿刺点（图9-5）；②对静脉留置针塑形（图9-6）；③抚平整块敷贴，撕除敷贴边框，同时压平敷贴；④留置针的延长管与穿刺血管呈U形固定；⑤肝素帽或输液接头需高于留置针导管尖端；⑥延长管采用高举平台法固定，以避免对局部皮肤产生压迫（图9-7）。

（10）在敷贴上用标识纸注明留置针的置管日期、时间和操作者姓名，并封住留置针的隔离塞。

方法二：使用直型留置针

（1）取下静脉留置针护套。

（2）如选择手背静脉，嘱患者握拳。

（3）绷紧皮肤，留置针针尖斜面向上，与皮肤呈15°～30°刺入静脉（图9-8）。

（4）见回血后，减小角度顺着静脉方向进针0.2 cm，轻轻将针芯退出0.5 cm，将套管完全送入静脉内。

（5）松止血带，嘱患者松拳，用无菌透明敷贴固定，方法同上。

（6）按压套管前端血管，小心拔出针芯（图9-9），连接肝素帽或无针接头（图9-10）。

（7）输液管排气，连接输液管与留置针。

（8）打开调节器，观察滴管内液体滴入的情况，检查滴入是否顺畅，静脉注射局部有无肿胀、疼痛。

（9）在敷贴上用标识纸注明置管日期、时间与操作者姓名。

12. 按医嘱调节输液滴速，填写输液卡。

13. 提供健康教育。

（1）指导患者保护局部敷贴不被弄湿，一旦弄湿或松脱，应及时通知护士更换。

（2）告知患者留置针所在的肢体不宜进行提重物等用力的活动，不要长时间下垂。

（3）告诉患者如留置针进针部位出现红、肿、热、痛或留置针及延长管出现回血应立即汇报。

14. 用物分类处理。脱手套、洗手。

15. 在输液执行单上记录并签名。

【操作图解】

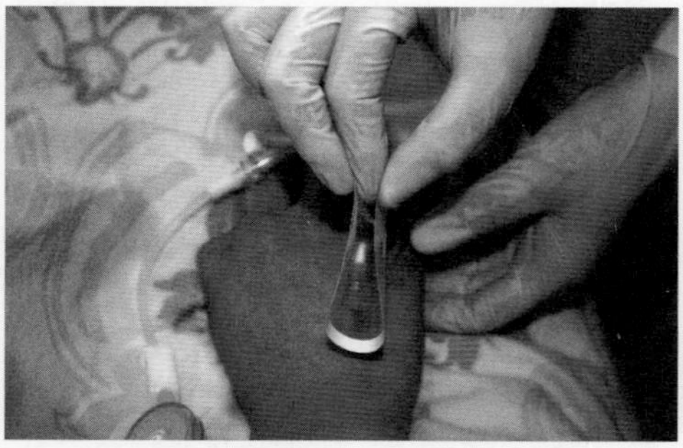

图9-5　透明敷贴无张力粘贴，中央正对穿刺点

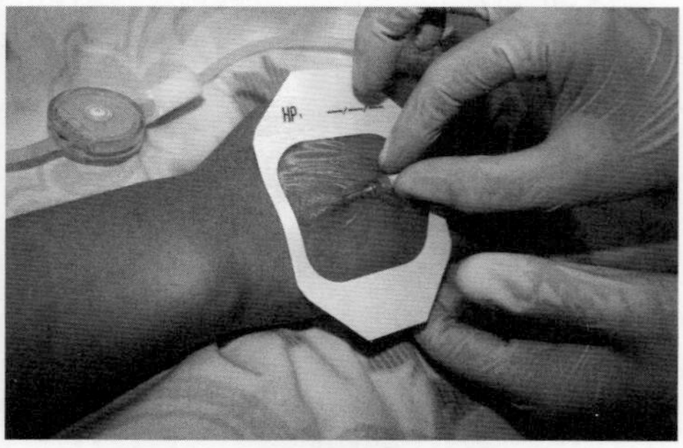

图9-6　对静脉留置针塑形

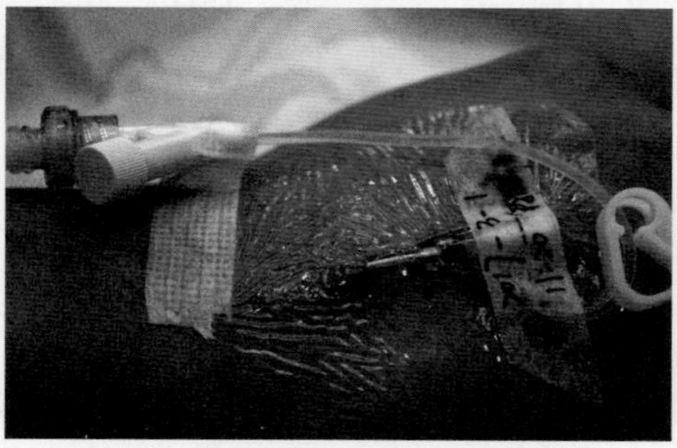

图9-7　密闭式静脉留置针固定法

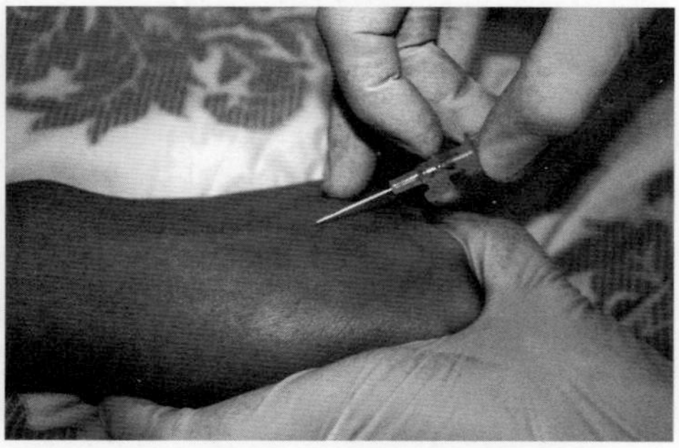

图9-8　直型留置针进针法

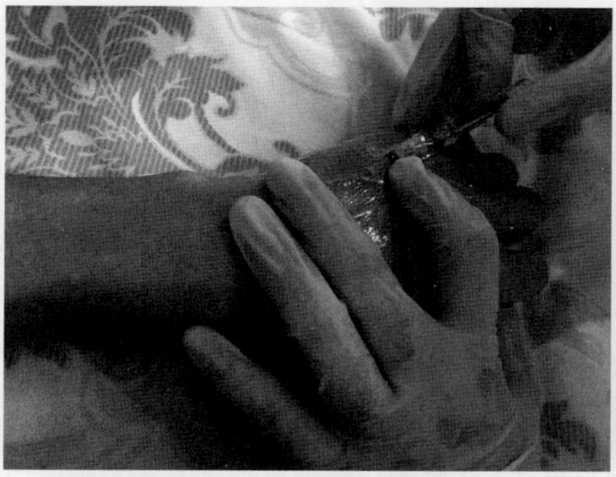

图9-9　指压套管前端血管并拔出针芯

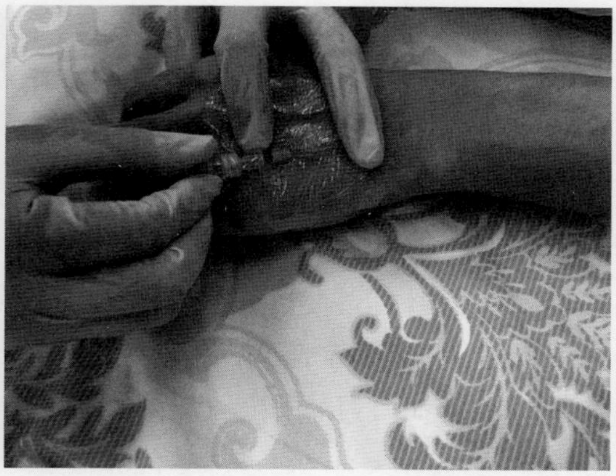

图9-10　留置针接肝素帽

【评价】

1. 患者理解使用静脉留置针进行静脉输液的目的并配合良好，对护理操作表示满意。

2. 准确、安全使用静脉留置针进行静脉输液。输液管排气一次成功，静脉留置针置入一针见血，针头固定稳妥。所选穿刺部位无影响患者的日常活动。

3. 遵循“六准确”原则：将准确的药物按准确的剂量和准确的给药途径在准确的给药时间给准确的患者，并进行准确的记录。

4. 能有效处理输液故障。

5. 能采取措施预防发热反应、循环负荷过重反应、静脉炎及空气栓塞等输液反应的发生。

6. 给患者提供相关的健康教育。

7. 在规定的时间内完成操作。

【注意事项】

1. 严格执行查对制度和无菌技术、安全注射、标准预防的操作原则。

2. 在满足治疗需要的情况下选择最小型号的留置针。

3. 尽量避免选择下肢浅静脉留置导管。

4. 留置侧的上肢不可用力过度和长时间下垂，且应避免测量血压及扎止血带，以免回血。

5. 一旦导管堵塞，应拔管。不可用注射器用力推注或挤捏输液器，以免将血栓推进静脉内。

6. 严密观察静脉留置针有无脱出或断裂，局部有无静脉炎等置管相关并发症。一旦患者出现置管相关并发症应及时处理。静脉留置针一般保留72～96 h，或根据产品说明书确定保留时间。

7. 如发现透明敷贴潮湿，有渗血、渗液或松脱，应及时更换。

8. 如使用化疗药物，应遵循职业防护原则。

二、静脉留置针封管法

【目的】

输液完毕后需对留置针进行冲管和封管，以保证留置针的安全和正常使用。

【评估】

1. 检查患者目前的液体是否已输入完毕。

2. 检查针头有无阻塞或移位。检查患者静脉穿刺部位有无液体渗出（局部肿胀或疼痛）和静脉炎（局部发红、肿胀、灼热、疼痛，表皮下沿静脉走向的条索状红线等）的症状、体征。

【物品】

1. 托盘（治疗盘）。

2. 已有0.9%氯化钠溶液或肝素钠稀释液（遵医嘱）的5 mL注射器。

3. 皮肤消毒液、无菌棉签或乙醇棉片。

4. 弯盘（必要时）。

5. 速干手消毒剂。

6. 一次性手套（必要时）。

【操作重点步骤】

1. 确认患者目前的液体已输入完毕，针头无阻塞或移位，静脉穿刺部位无液体渗出和静脉炎。

2. 备物，洗手，戴口罩，必要时戴手套。

3. 核对患者的床号、姓名，向患者解释操作目的。

4. 关闭调节器，停止输液。

5. 松开胶布。

6. 分离输液管，分离出现污染时用消毒液棉签或乙醇棉片消毒接头。

7. 用3～5 mL 0.9%氯化钠溶液进行脉冲式冲管，余1 mL 0.9%氯化钠溶液时进行正压封管，关闭留置针夹子。对血液高凝的患者，为防止堵管应遵医嘱使用肝素钠稀释液。

8. 用物分类处理。脱手套、洗手。

9. 记录封管时间。

【评价】

1. 患者对输液完毕后的封管表示理解并配合良好，对护理操作表示满意。

2. 按医嘱准确、及时、有效地封管。

【注意事项】

1. 严格执行查对制度和无菌技术、安全注射、标准预防的操作原则。

2. 冲管时遇阻力，应分析原因，切勿强行冲管。

3. 采用脉冲式冲管并正压封管，正确关闭留置针夹子，以保持静脉通道通畅，无回血。

三、更换输液袋/瓶

【目的】

按医嘱为持续输液的患者准确、及时地更换输液袋/瓶。

【评估】

评估患者的年龄、病情及药物性质，以合理安排输液的顺序。

【物品】

1. 输液执行单。
2. 输液袋/瓶。
3. 治疗车或注射盘。
4. 皮肤消毒液。
5. 无菌棉签。
6. 弯盘。
7. 速干手消毒剂。

【操作重点步骤】

1. 洗手，戴口罩。根据输液执行单准备好下一瓶液体。

2. 当上一瓶液体已输至输液袋/瓶颈时，做好更换液体的准备，检查医嘱药物是否已加入溶液中。

3. 携用物到患者床边。核对患者的床号、姓名、住院号，核对输液瓶上的输液标签与输液卡。

4. 常规消毒新输液袋/瓶的瓶塞。

5. 拔出原输液袋/瓶的输液插头，插入新输液袋/瓶内。

6. 确保茂菲氏滴管内的液体至少有1/2满，检查输液管内有无空气，输液是否顺畅，然后根据新药液调节滴数。

7. 观察患者静脉穿刺部位有无局部渗液及静脉炎的症状、体征。

8. 在患者床边输液卡上记录更换的时间、输液滴数并签名。

9. 从输液架上撤去输空的输液袋/瓶。

10. 分类处理输空的输液袋/瓶，并洗手。

【评价】

1. 患者对更换输液袋/瓶的目的表示理解并配合良好，对护理操作表示满意。

2. 按医嘱准确、及时地更换输液袋/瓶。

3. 观察静脉穿刺部位及患者的反应，发现异常时能适当处理。

【注意事项】

1. 严格执行查对制度和无菌技术的操作原则。

2. 更换输液袋/瓶前，确保医嘱药物已加入溶液中。

3. 更换输液袋/瓶后，应根据新药液调节滴数。

4. 如是化疗药物，应遵循职业防护原则。

四、输液泵/微量注射泵的使用

【目的】

准确控制液体进入患者体内的量和速度，保证持续、均匀及安全地给药。

【评估】

1. 评估患者的年龄、意识、病情、心肺功能、肾功能、过敏史及静脉输液目的。

2. 评估患者的静脉和穿刺部位皮肤情况及肢体活动度。

3. 评估患者对使用输液泵/微量注射泵静脉输液的合作及了解程度。

【物品】

1. 输液泵或微量注射泵（根据需要准备）。

2. 延长管或输液管（根据需要准备）。

3. 电源线。

4. 电插板（必要时）。

5. 20 mL/30 mL/50 mL/60 mL注射器（根据需要选择微量泵能识别的注射器）。

6. 其余物品同第九章第一节“周围静脉输液法（使用头皮针）”。

【操作重点步骤】

1. 评估患者的病情和意识状态，向患者或家属解释输液泵/微量注射泵的应用目的和控制药物输液速度的重要性。告知患者药物的作用、副作用及用药注意事项。

2. 嘱患者排空大小便，取舒适体位。

3. 检查输液泵/微量注射泵的功能是否完好，确保其功能处于完好状态。

4. 洗手，戴口罩，建立静脉通道。若使用微量注射泵，则选择合适的注射器抽吸药液，并连接延长管，排尽空气备用。

5. 再次核对患者的姓名和输液溶液的药名，并确保整条输液管或延长管内无气泡。

6. 将输液管或延长管与患者的静脉通道进行连接。如输液管的头皮针与留置针的肝素帽相连接或输液管与无针接头相连接。

（1）常规消毒肝素帽或无针正压接头，待干。

（2）取下头皮针的针头帽或取下头皮针。

（3）再次排气。

（4）将头皮针头插入肝素帽或输液管直接连接无针接头，用胶布固定。

7. 调节滴速。

方法一：使用输液泵调节滴数

（1）使用输液泵背面的固定夹将输液泵稳妥地固定在输液架上。输液泵内的输液管应与地面保持垂直，输液瓶/袋应高于输液泵30 cm以上，同时使输液泵的控制面板、电源接头处在患者不容易触及的适宜位置。

（2）接通电源，打开输液泵的电源开关，打开泵门。从上往下安装输液管，确保输液管正确装入输液泵的管道槽内（图9-11）。

（3）再次检查，确保输液管内没有气体，关闭泵门。

（4）按医嘱要求，由双人核对并设定输液总量（必要时）和速度（图9-12）。

（5）打开输液器的速度调节器，按下输液泵的“启动”键。

（6）在患者床边的输液卡上记录输液的日期及时间、输液总量及输液速度，并由2名护士签名。

方法二：使用微量注射泵调节滴数

（1）将注射器在注射泵卡槽上卡好，确保注射器妥善地固定于微量注射泵上（图9-13），使注射泵的控制面板及其电源接头处在患者不容易触及的适宜位置。

（2）打开电源开关。选择合适的注射模式（速度模式、体重模式、时间模式），按数字键输入并选定注射器规格，遵医嘱设定输液总量和速度（图9-13）。

（3）按下注射泵“启动”键。

（4）在患者床边的输液卡上记录输液的日期及时间、总量及注射速度，并由2名护士签名。

8. 再次核对患者的床号、姓名、住院号，输液溶液的药名，输液总量、速度。

9. 进行健康教育。

（1）告知患者及家属不能随意调节滴数，或更改输液泵/微量注射泵的参数。

（2）告知患者及家属不能随意搬动输液泵/微量注射泵，防止电源线因牵拉而脱落。

（3）指导患者正确活动，以防止针头或输液管道被牵拉脱出。

（4）指导患者掌握呼叫器的用法，并将呼叫器放于患者易取处。告知患者如出现头晕、恶心、气促、皮肤瘙痒或皮疹等不适，或穿刺局部肿胀、疼痛，输液泵/微量注射泵出现报警灯，应及时呼叫护士帮助处理。

10. 用物分类处理。洗手。

11. 更改输液速度。

（1）核对患者信息。向患者解释更改输液速度的目的及注意事项，以取得患者的同意和合作。

（2）按下“停止”键。

（3）按“清除”键，清除原有设定的参数。

（4）核对医嘱单。按要求设定新的输液速度。

（5）按下输液“启动”键，开始输注。

（6）再次核对患者的床号、姓名、住院号，输液溶液及药名，新的输液速度和总量。

（7）在医嘱单上签字，表明新的输液速度已执行。

12. 停止使用输液泵。

（1）输液结束时，按“停止”键，停止输液，同时关闭输液夹。

（2）按“电源”键关机，打开泵门，取出输液管。

【操作图解】

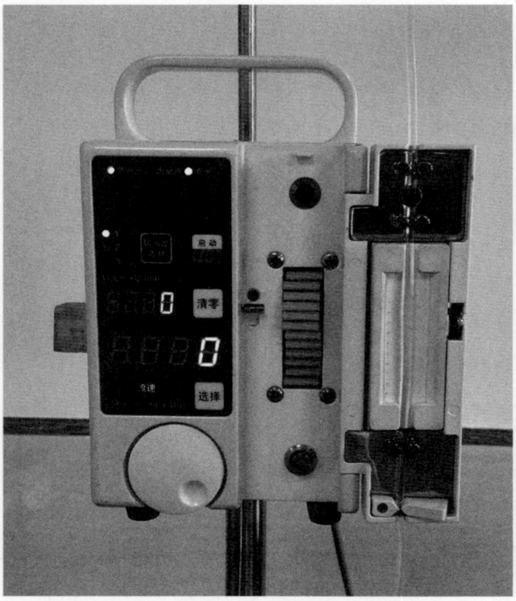

图9-11　从上往下安装输液管于输液泵的管道槽内

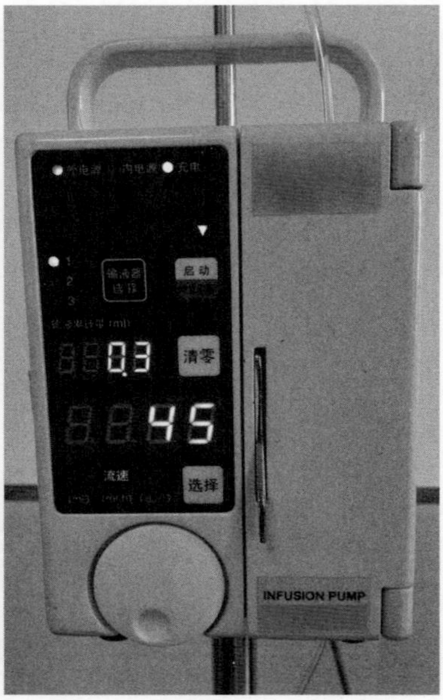

图9-12　根据医嘱调节输液总量和速度

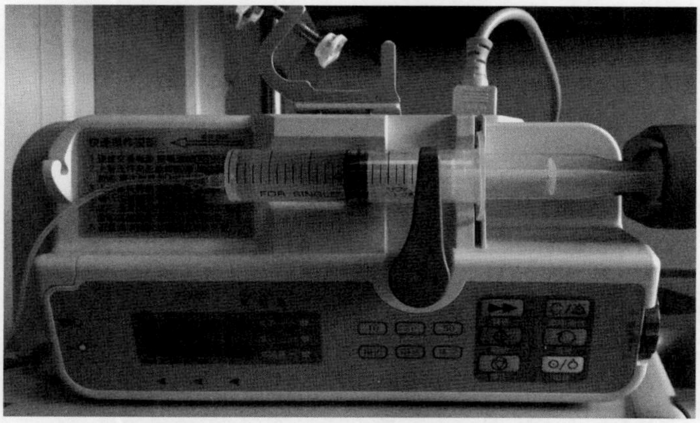

图9-13　安装注射器于微量注射泵上，根据医嘱调节参数

【评价】

1. 患者理解使用输液泵/微量注射泵输液的目的及注意事项，配合良好，对护理操作表示满意。

2. 安装输液泵/微量注射泵方法正确，调节参数方法正确，并能及时排除仪器故障。

3. 准确、安全执行静脉输液。输液管排气一次成功，静脉穿刺一针见血，针头固定稳妥。所选穿刺部位无影响患者的日常活动。

4. 遵循“六准确”原则：将准确的药物按准确的剂量和准确的给药途径在准确的给药时间给准确的患者，并进行准确的记录。

5. 能采取措施预防发热反应、循环负荷过重反应、静脉炎及空气栓塞等输液反应的发生。

6. 给患者提供相关的健康教育。

7. 在规定的时间内完成操作。

【注意事项】

1. 严格执行查对制度和无菌技术、安全注射、标准预防的操作原则。

2. 输液泵内的输液管须与地面保持垂直，输液瓶/袋应高于输液泵30 cm以上，否则会影响输液精度。

3. 根据医嘱正确设定参数，输液管路应每24 h更换1次。

4. 输液过程中，定时检查滴数。观察实际剩余液量与输液泵显示输注液量是否一致。随时检查输液泵/微量注射泵的工作状态，及时排除报警故障。

5. 快速输注时，应注意观察穿刺部位有无液体渗漏；缓慢输注时，注意观察有无回血、管道堵塞。若有异常应及时给予相应处理。

6. 输液泵/微量注射泵不使用时，存放于阴凉干燥处，避免剧烈震动、阳光直射和紫外线照射。

7. 输血应使用具有输血功能的输液泵，否则会破坏血细胞。

8. 确保电池电量充足，保证输液泵/微量注射泵在交流电脱落的情况下或转运患者途中能正常运转。

9. 定期消毒输液泵/微量注射泵，每周开机检查设备的性能和运行状况。

五、输液完毕后的拔针

【目的】

全部液体输入完毕后，及时、安全地为患者拔针。

【评估】

评估患者的病情，检查患者当日的液体是否全部输入完毕。

【物品】

1. 治疗车上层：

（1）无菌干棉签。

（2）速干手消毒剂。

（3）一次性手套（必要时）。

2. 治疗车下层：

（1）生活垃圾桶。

（2）医用垃圾桶。

（3）锐器盒/箱。

【操作重点步骤】

1. 确认患者当天全部液体已输入完毕。备物，洗手，必要时戴手套。

2. 核对患者的床号、姓名，向患者解释操作目的。

3. 关闭调节器，停止输液。

4. 松开医用输液贴。

5. 用无菌棉签置于穿刺点上方，快速拔针并迅速按压局部，直至无出血为止。

6. 将针头连同输液管直接扔进锐器盒，以防针刺伤及被污染。

7. 协助患者取舒适卧位，整理衣服。

8. 用物分类处理。脱手套、洗手。

【评价】

1. 患者对输液完毕后的拔针表示理解并配合良好，对护理操作表示满意。

2. 按医嘱准确、及时地拔针。

3. 能观察静脉穿刺部位及患者的反应，发现异常能适当处理。

【注意事项】

1. 严格执行查对制度和无菌技术、安全注射、标准预防的操作原则。

2. 全部液体已输入完毕，拔针并将输液管及针头直接放进锐器盒，以防针刺伤及被污染。

3. 拔针后，按压静脉穿刺部位片刻至不出血为止。对凝血功能障碍的患者要延长按压时间。

（屈盈莹　林小玲）

第十章　标本采集法

第一节　静脉血标本采集法

【目的】

1. 全血标本：为抗凝血标本，用于测定血沉、血常规及血液中血糖、尿素氮、肌酐、尿酸、肌酸、血氨的含量。

2. 血浆标本：抗凝血经离心所得的上清液称为血浆，血浆里含有凝血因子Ⅰ，用于测定血浆化学成分和凝血因子。

3. 血清标本：不加抗凝剂的血经离心所得的上清液称为血清，多用于大部分临床生化及免疫学检查，如肝功能、血清酶、脂类、电解质等的测定。

4. 血培养标本：培养并检测血液中的病原菌。

【评估】

1. 评估患者的病情、治疗情况、意识状态、肢体活动能力。

2. 评估患者对静脉血标本采集的了解、认识和合作程度。

3. 评估患者有无情绪变化如检验前紧张、焦虑等，有无晕针、晕血史，有无进食、运动、吸烟、服药及饮酒、茶或咖啡等。

4. 了解所需做的检查项目、采血量及是否需要特殊准备。

5. 评估患者静脉充盈度及管壁弹性、穿刺部位的皮肤状况，如有无水肿、结节、瘢痕、伤口等。

【操作流程】

详见表10-1。

表10-1 静脉血标本采集法的操作流程

项目	项目分类	操作步骤
准备	1.患者	（1）护士查阅治疗单。 （2）确认患者。 （3）评估患者。解释静脉采血的操作目的和方法，以取得患者的同意与合作。评估患者有无晕针、晕血史及相关症状，协助患者取合适体位。
	2.护士	着装整洁。修剪指甲，洗手。戴口罩，戴手套。
	3.物品	（1）治疗车上层： 1）医嘱单或治疗单。 2）检验申请单（注明科别、病室、床号、姓名）。 3）检验标签或电子条形码。 4）托盘（注射盘）。 5）皮肤消毒液。 6）无菌棉签。 7）止血带。 8）小枕。 9）一次性无菌治疗巾。 10）一次性手套。 11）采血针及真空采血管（根据检验项目准备）（图10-1）。 12）胶布。 13）速干手消毒剂。 （2）治疗车下层： 1）生活垃圾桶。 2）医用垃圾桶。 3）锐器盒/箱。 4）弯盘。
	4.环境	整洁、安静、舒适、安全，光线好。
操作过程	1.贴标签或条形码	（1）由2名护士核对医嘱单（图10-2）、检验申请单、检验标签或电子条形码及真空采血管。 （2）贴检验标签或电子条形码于真空采血管外壁上，注意勿完全遮挡试管，以免妨碍对采血管内血流状况的观察。
	2.一查	（1）携用物至床旁，依据检验申请单核对患者的床号、姓名、性别、住院号、检验内容及标本容器。 （2）向患者及家属说明标本采集的目的及配合方法。
	3.选择静脉	（1）协助患者摆好坐位或卧位。 （2）暴露静脉穿刺的部位，嘱患者握拳，选择合适的静脉。 （3）将一次性无菌治疗巾置于穿刺部位下，必要时在治疗巾下垫小枕。
	4.消毒皮肤、扎止血带	（1）用蘸有消毒液的棉签常规消毒皮肤，消毒范围直径≥5 cm。 （2）在穿刺点上方约6 cm处扎上止血带（图10-3）。 （3）再次消毒皮肤（图10-3），待干。

续表

项目	项目分类	操作步骤
操作过程	5.二查	再次核对患者的床号、姓名、性别、住院号、检验内容及标本容器。
	6.穿刺静脉	（1）打开静脉采血针包装。 （2）取下静脉采血针护套，手持静脉采血针，按静脉注射法行静脉穿刺。 （3）见回血再进针少许，用胶布固定针柄（图10–4）。
	7.松止血带、采血	（1）松止血带。 （2）将静脉采血针另一端刺入真空管（图10–5），观察采血管内血流状况。 （3）当血液断流（即血液完全停止流入管内）后反折橡皮针头并垂直拔出采血管，根据排管顺序，立即插入下一支采血管。 （4）若采集血培养标本：打开密封瓶盖，常规消毒培养瓶塞，至少停留2 min，待消毒剂完全干燥，将血液注入瓶内，轻轻摇匀。 （5）含有添加剂的采血管在血液采集后宜立即轻柔颠倒混匀。
	8.拔针	（1）当最后一支采血管内血液断流（即血液完全停止流入管内）时，嘱患者松拳。 （2）将静脉采血针另一端拔出采血管，然后用无菌干棉签轻压针刺处并快速拔针。
	9.按压	（1）用干棉签按压局部。 （2）将静脉采血针放进锐器盒。
	10.三查	再次核对患者的床号、姓名、检验内容及标本容器。
	11.健康教育	告知患者采血后注意事项，根据病情采取合适的按压时间和方法，按压5～10 min至不出血为止。
整理	1.患者	（1）取下一次性治疗巾和止血带，协助患者取舒适卧位。 （2）交代注意事项。
	2.物品/环境	（1）整理床单位。 （2）清理用物。
	3.护士	脱手套，洗手，更换口罩。
	4.记录、送检、观察	（1）在治疗单上记录采血时间并签名。 （2）血标本及时送检。 （3）观察穿刺部位有无渗血、肿胀、淤血，观察患者有无全身不适等。

评分说明：查对不严格致发生差错者不合格。违反无菌技术操作原则、有污染仍继续操作者不合格。出现标本溶血者不合格。

【操作图解】

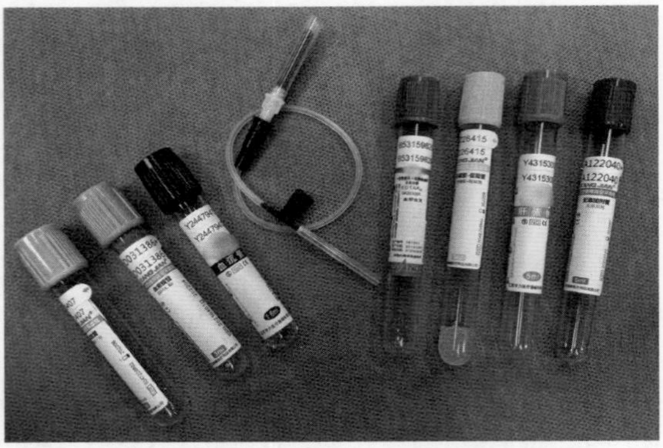

图10-1　采血针及真空采血管

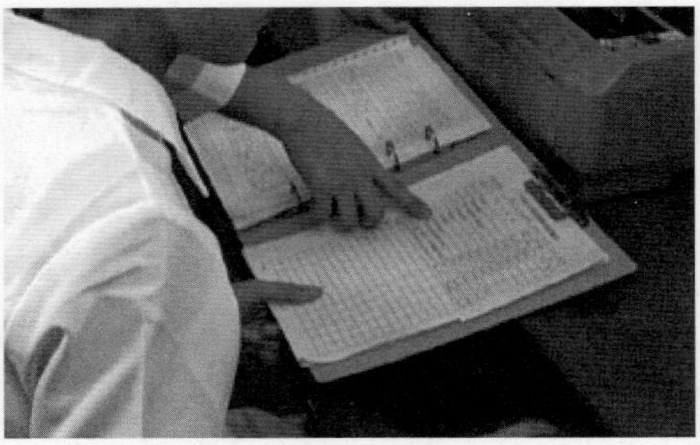

图10-2　2名护士核对医嘱单

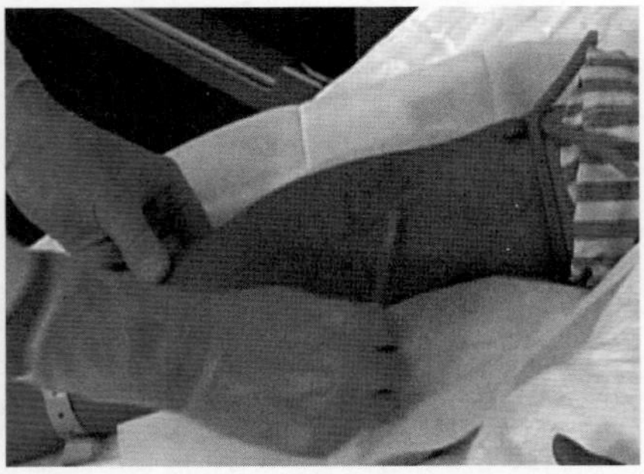

图10-3　在穿刺点上方约6 cm处扎上止血带，并再次消毒皮肤

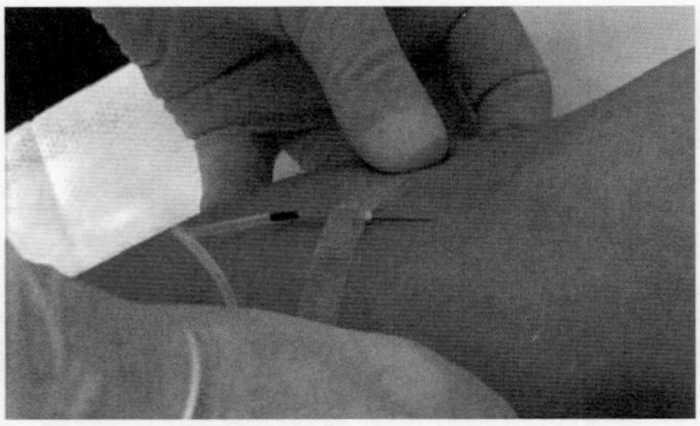

图10-4　进针见回血再进针少许，用胶布固定针柄

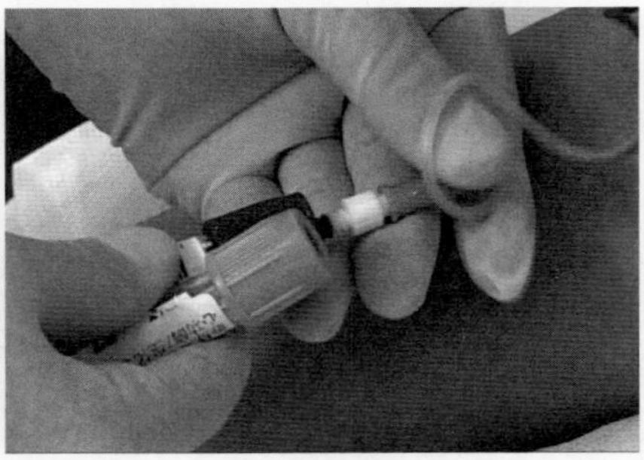

图10-5　将静脉采血针另一端刺入真空管

【评价】

1. 患者明确静脉采血的目的、方法、注意事项，并主动配合。

2. 采血管选择正确、排序正确，采血过程熟练、方法正确、无污染，采血量符合要求，标本不发生溶血，抗凝标本无凝血，符合检验要求，送检及时。

3. 在规定的时间内完成操作。

【注意事项】

1. 严格执行查对制度、无菌技术操作原则、消毒隔离制度和标准预防原则。

2. 提前向患者讲解抽血检验的目的、方法和采集标本的时机，缓解患者的恐惧或焦虑情绪，协助患者取合适体位，避免因精神紧张导致的体液变化影响检验的结果。

3. 注意检查采血针连接处是否牢固，避免采血时出现漏血或血泡沫。

4. 早晨空腹安静时采集的血标本适宜作血糖、血脂、肝功能、肾功能、电解质等血液生化检验。指导患者晚餐后禁食，次日早晨采血，禁食时间至少8 h，以12～14 h为宜。

5. 为了解有昼夜节律性变动的指标，应在规定的时间内采血，如血培养标本在寒战或发热初起时、抗生素应用之前采集最佳。

6. 做好身心准备。

（1）饮食：患者采血前不宜改变饮食习惯，24 h内不宜饮酒；需空腹采血的项目应按要求禁食。

（2）运动和情绪：采血前24 h不宜剧烈运动，采血前宜休息5 min，避免情绪激动。

7. 正确选择采血部位。

（1）根据不同的采血要求，选择毛细血管采血法或静脉采血法，遵循远端原则。

（2）切忌在静脉输液的肢体上采集血标本，以免影响检验结果的真实性。

（3）若两只手都有输液，则选择下肢静脉，或在静脉滴注的上游采血。

（4）不宜选用手腕内侧的静脉，因此处穿刺疼痛感明显且容易损伤神经和肌腱。

（5）不宜选用足踝处的静脉，因此处穿刺可能会导致静脉炎、局部坏死等并发症。

（6）其他不宜选择的静脉包括：乳腺癌根治术后同侧上肢的静脉，化疗药物注射后的静脉，血液透析患者动静脉造瘘侧手臂的静脉，穿刺部位有皮损、炎症、结痂、瘢痕的静脉。

8. 规范采血操作。

（1）选择采血的静脉时，不宜拍打患者血管。

（2）一般止血带捆扎不要超过1 min，时间过长，将影响结果。再次使用止血带前应保证至少间隔2 min。穿刺后应压迫穿刺点5 min，凝血功能障碍者穿刺后应延长按压时间至少10 min。

（3）局部消毒应待自然干燥后再穿刺，以防止标本溶血及皮肤产生灼烧感。

（4）采血宜使用直针采血及真空采血管。

（5）当采血不顺利时，切忌在同一处反复穿刺，以免标本溶血或出现小凝块影响检验结果。

（6）有抗凝剂的血标本要充分摇匀，以防止凝血。使用真空采血器采血的全血标本或需抗凝的标本，采血后应立即上下颠倒5～10次混匀，不可用力震荡。

9. 掌握采血顺序。

（1）同时抽取不同种类的静脉血标本时，应根据不同采血管，采血顺序如下：①血培养瓶；②柠檬酸钠抗凝采血管；③血清采血管，包括含有促凝剂和/或分离胶的血清采血管；④含有或不含分离胶的肝素抗凝采血管；⑤含有或不含分离胶的乙二胺四乙酸（ethylenediaminetetraacetic acid，EDTA）抗凝采血管；⑥葡萄糖酵解抑制采血管。使用蝶翼针且仅采集柠檬酸钠抗凝标本时，宜弃去第一支采血管。被弃去的采血管用于预充采血组件的管路，无须完全充满。

（2）特殊情况只能从静脉留置管中采血时，对于凝血功能检测宜弃去最初的5 mL或6倍管腔体积的血液，对于其他检测宜弃去最初的2倍管腔体积的血液。含有添加剂的采血管在血液采集后宜立即轻柔颠倒混匀，不可剧烈震荡混匀，以避免溶血。

10. 标本采集后应在2 h内送检。标本做好交接和记录，确保送检过程规范和安全。

第二节　动脉血标本采集法

【目的】

1. 采集动脉血进行血气分析。
2. 辅助判断患者氧合及酸碱平衡情况，为诊断、治疗、用药提供依据。
3. 施行某些特殊检查，如作乳酸和丙酮酸测定等。

【评估】

1. 评估患者的意识状态、病情、治疗情况及肢体活动能力。
2. 评估患者对动脉血标本采集的认识和合作程度。
3. 评估穿刺部位的皮肤及动脉状况。
4. 评估患者的体温、吸氧浓度或呼吸机参数。

【操作流程】

详见表10-2。

表10-2　动脉血标本采集法的操作流程

项目	项目分类	操作步骤
准备	1.患者	（1）护士查阅治疗单。 （2）确认患者。 （3）评估患者。解释动脉采血的操作目的和方法，以取得患者的同意与合作。

续表

项目	项目分类	操作步骤
	2.护士	着装整洁。修剪指甲，洗手。戴口罩，戴手套。
准备	3.物品	（1）治疗车上层： 1）医嘱单或治疗单。 2）检验申请单（注明科别、病室、床号、姓名）。 3）电子条形码。 4）注射盘用物一套。 5）动脉血气针（内壁含肝素，配套防护帽和橡胶塞）（图10-6）。 6）一次性治疗巾。 7）注射用垫枕。 8）无菌手套（按需准备）。 9）皮肤消毒液。 10）无菌棉签。 11）无菌纱布。 12）沙袋。 13）速干手消毒剂。 （2）治疗车下层： 1）生活垃圾桶。 2）医用垃圾桶。 3）锐器盒/箱。
	4.环境	整洁、安静、舒适、安全，光线好。
	1.贴标签或条形码	（1）由2名护士核对医嘱、检验申请单、电子条形码和标本容器（即动脉采血针）。 （2）贴电子条形码于标本容器外壁上。
	2. 一查	（1）携用物至床旁，依据检验申请单核对患者的床号、姓名、性别、住院号、检验内容。 （2）向患者及家属说明标本采集的目的及配合方法。
	3.选择动脉	（1）协助患者摆好卧位，选择合适的动脉。常用的有桡动脉、肱动脉、足背动脉和股动脉。 （2）将一次性治疗巾置于穿刺部位下。
操作过程	4.消毒	（1）常规消毒穿刺部位，以注射点为圆心，环形自内向外消毒，消毒范围直径＞8 cm，待自然干燥。 （2）操作者戴无菌手套或常规消毒示指、中指。
	5.二查	再次核对患者的床号、姓名、性别、住院号、检验内容。
	6.穿刺采血	（1）将针栓推到底部，再拉到预设位置（图10-7）。 （2）除去针头帽，定位动脉，动脉血气针与皮肤呈30°～45°（图10-8）或垂直进针，进入动脉后血液自然涌入动脉血气针空筒内。
	7.拔针按压	（1）血液液面达到预设位置，拔出动脉血气针，用无菌纱布按压穿刺部位5～10 min至不出血为止（图10-9），必要时用沙袋压迫止血。 （2）将动脉血气针针头垂直插入配套的橡胶塞中（图10-10）。 （3）轻柔地将动脉血气针颠倒混匀5次，双手搓动5 s（图10-10）。 （4）取下针头，戴上防护帽（图10-11）。

续表

项目	项目分类	操作步骤
操作过程	8.三查	再次核对患者的床号、姓名、检验内容。
	9.健康教育	告知患者采血后的注意事项。
整理	1.患者	（1）取下一次性治疗巾，协助患者取舒适卧位。 （2）交代注意事项。
	2.物品/环境	（1）整理床单位。 （2）清理用物。
	3.护士	脱手套，洗手。
	4.记录、送检、观察	（1）在治疗单上签名并记录采血时间。 （2）对于正在吸氧者，应在检验申请单上注明采血时间、氧疗方法、给氧浓度、氧流量、给氧持续时间、呼吸机的各种参数和体温，必要时注明血红蛋白浓度。 （3）血气标本连同检验申请单及时送检。 （4）观察穿刺部位有无渗血、肿胀、淤血，观察患者有无全身不适等。

【操作图解】

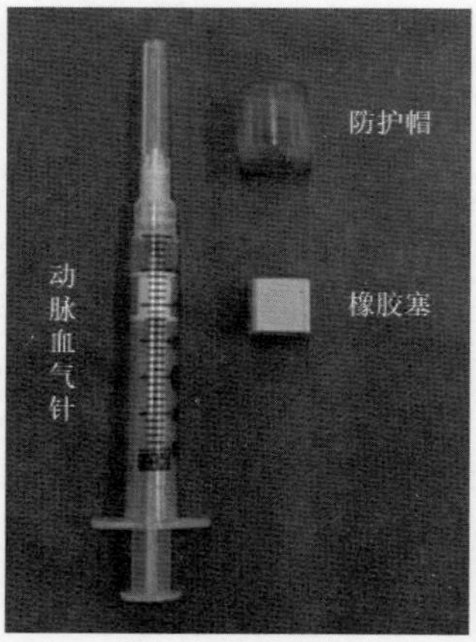

图10-6　动脉血气针及配套物品

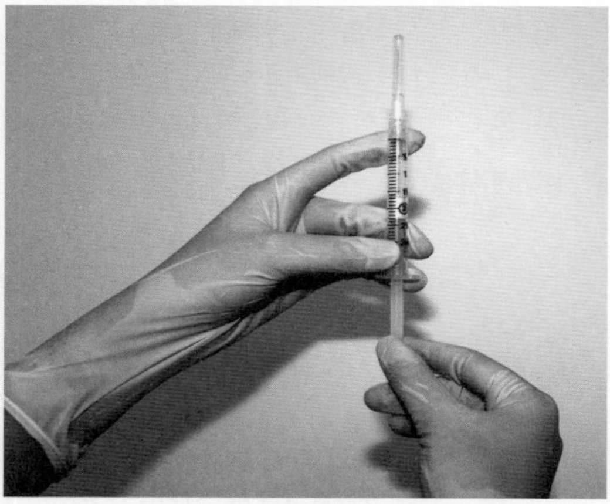

图10-7　将针栓推到底部后拉到预设位置

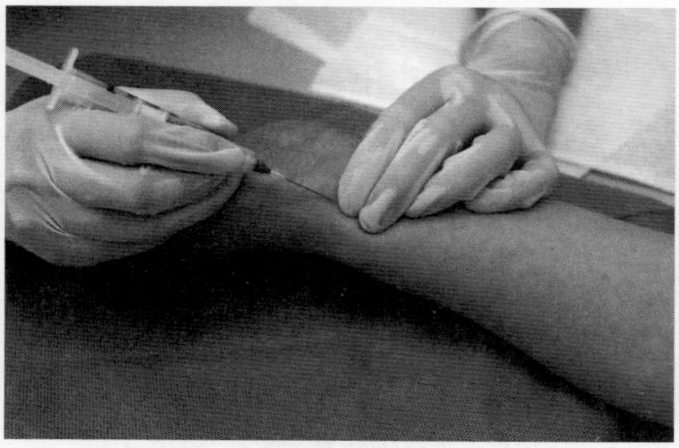

图10-8　动脉血气针与皮肤呈30°～45°进针

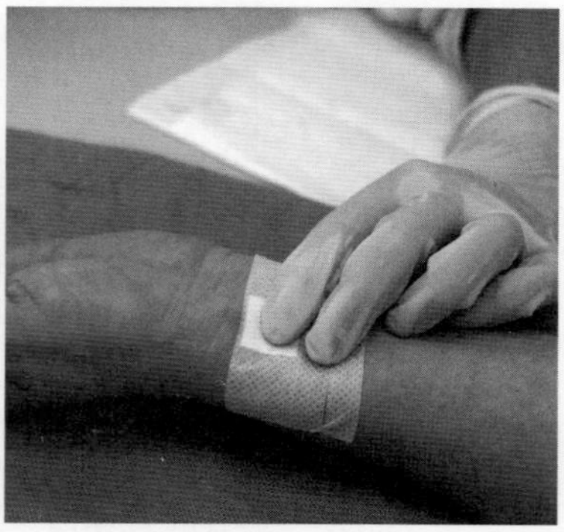

图10-9　用无菌纱布按压穿刺部位

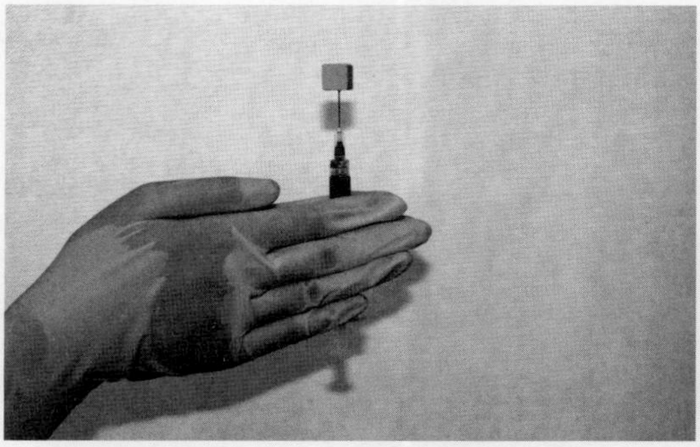

图10-10　将针头垂直插入橡胶塞中，颠倒混匀5次后双手搓动动脉血气针

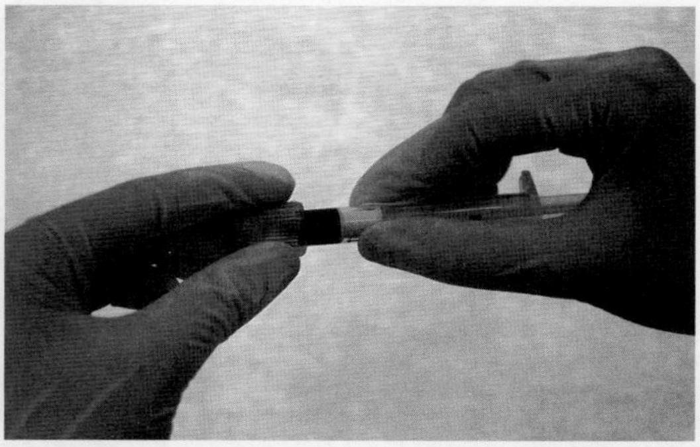

图10-11　取下动脉血气针针头后戴上防护帽

【评价】

1. 患者明确动脉采血的目的、方法、注意事项，并主动配合。

2. 采血过程熟练、方法正确、无污染，采血量符合要求，标本符合检验要求，送检及时。

3. 在规定的时间内完成操作。

【注意事项】

1. 严格执行查对制度、无菌技术操作原则、消毒隔离制度和标准预防原则。

2. 新生儿推荐桡动脉为首选采血部位，禁止行股动脉穿刺。因为，与成年人相比，新生儿股动脉位置与髋关节、股静脉和股神经更为接近，容易导致损伤。

3. 选择采血部位时，应结合穿刺的难易程度、穿刺部位的血液循环情况及引起组织损伤的风险进行综合判断。原则上应选择位置表浅、易于触及、便于穿刺、具有丰富侧支循环的动脉。桡动脉下方有韧带固定，容易压迫止血，局部血肿发生率较低。因此，推荐桡动脉作为动脉采血的首选穿刺部位。

4. 进针见回血后，应让动脉血液自动流入血气针的针筒，不要用负压抽取血液，以防止针筒内进入空气影响检验结果。

5. 拔针后用无菌纱布按压局部，有出血倾向的患者尤其要注意，必要时用沙袋加压止血，以免出血或形成血肿。

6. 因空气中的氧分压高于动脉血，二氧化碳分压低于动脉血，采血时注射器内不能有气泡，采血后立即密封针头，使血气分析标本与空气隔绝，并立即送检。

7. 有出血倾向者慎用动脉穿刺法采集动脉血标本。

8. 对于正在吸氧者，应在检验申请单上注明采血时间、氧疗方法、给氧浓度、氧流量、给氧持续时间、呼吸机的各种参数和体温，必要时注明血红蛋白浓度。

9. 及时送检标本，如标本无法于采集后30 min内上机检测，应放在0～4 ℃环境下保存，但不应超过2 h。

第三节　尿液标本采集法

【目的】

1. 尿常规标本：用于尿液的常规检查，检查有无细胞和管型，特别是各种有形成分的检查和尿蛋白、尿糖等项目的测定。

2. 12 h或24 h尿液标本：用于各种定量检测，如尿生化检查或尿浓缩查结核分枝杆菌等。

3. 尿培养标本：主要采集清洁尿液标本（如中段尿、导管尿、膀胱穿刺尿等）用于病原微生物学培养或药物敏感试验，协助临床诊断和治疗。

【评估】

1. 评估患者的意识状态、病情、治疗情况、肢体活动能力。

2. 评估患者对尿液标本采集的认识和合作程度。

3. 评估患者会阴部皮肤黏膜及清洁程度等。

【操作流程】

详见表10-3。

表10-3　尿液标本采集法的操作流程

项目	项目分类	操作步骤
准备	1.患者	（1）护士查阅治疗单。 （2）确认患者。 （3）评估患者。解释尿液标本采集的操作目的和方法，以取得患者的同意与合作。
	2.护士	着装整洁。修剪指甲，洗手。戴口罩，戴手套。
	3.物品	（1）治疗车上层： 1）医嘱单或治疗单。 2）检验申请单（注明科别、病室、床号、姓名）。 3）电子条形码。 4）速干手消毒剂。 5）根据不同检验目的备物： ①尿常规标本：一次性尿常规标本容器（小便管）及尿杯（图10-12），必要时备清洁便盆或尿壶。 ②12 h或24 h尿液标本：集尿瓶(容量3000～5000 mL)、防腐剂、小量杯、小便管（图10-13）、便盆或尿壶。 ③尿培养标本：无菌标本容器（图10-14）、无菌手套、无菌棉球、消毒液、便器或尿壶、屏风、肥皂水或1：5000高锰酸钾水溶液、无菌0.9%氯化钠溶液、导尿包（必要时）或一次性注射器及无菌棉签、75%乙醇溶液、无菌注射器。 （2）治疗车下层： 1）生活垃圾桶。

续表

项目	项目分类	操作步骤
准备	3.物品	2）医用垃圾桶。 3）锐器盒/箱。 4）弯盘。
	4.环境	整洁、安静、舒适，光线好。遮挡患者。
操作过程	1.贴标签或条形码	（1）核对医嘱单、检验申请单、电子条形码及标本容器。 （2）贴电子条形码于标本容器外壁上。
	2. 核对	（1）携用物至床旁，依据检验申请单核对患者的床号、姓名、性别、住院号、检验内容及标本容器。 （2）向患者及家属说明标本采集的目的及配合方法。
	3.留取尿液标本	协助患者取舒适体位，并按不同检验目的采集尿液标本。 ▲尿常规标本 （1）对可下床活动的患者，给予标本容器和尿杯（图10-12），请其至厕所解尿，将晨起第一次尿的中段尿5～10 mL留于标本容器内（图10-15）。 （2）对于不能自理的患者，应协助其在床上使用便盆或尿壶，留中段尿于标本容器内。 （3）对于留置导尿管的患者，更换集尿袋后，于集尿袋下方引流处打开橡胶塞，收集中段尿。 （4）对于婴儿或尿失禁患者，可用尿套或尿袋协助收集尿液。 ▲12 h或24 h尿液标本 （1）将检验申请单附联贴于集尿瓶上，注明留取尿液的起止时间。 （2）留取12 h尿液标本，嘱患者于19：00排空膀胱（弃去尿液）后开始留取尿液，至次日7：00留取最后一次尿液；若留取24 h尿液标本，嘱患者于7：00排空膀胱后开始留尿，至次日7：00留取最后一次尿液。 （3）请患者将尿液先排在便盆或尿壶内，然后倒入集尿瓶内。 （4）第一次将尿液倒入集尿瓶后，根据检验目的添加防腐剂，并将集尿瓶放于阴凉处。 （5）留取最后一次尿液后，将12 h或24 h的全部尿液盛于集尿瓶内。 （6）测尿液总量，记录于检验申请单上。 （7）充分混匀尿液，取约20 mL尿液于清洁、干燥小便管内立即送检（图10-16），余尿弃去。 ▲尿培养标本 （1）中段尿留取法： 1）使用屏风遮挡，协助患者取适宜的卧位，放好便盆或尿壶。 2）嘱患者或协助患者晨起先用肥皂水或1：5000高锰酸钾水溶液清洗尿道口和外阴部，再用消毒液冲洗尿道口，用无菌0.9%氯化钠溶液冲去消毒液。 3）嘱患者排尿，弃去前段尿，接取中段尿5～10 mL于无菌标本容器中，盖好瓶盖（图10-17）。 4）盖紧无菌标本容器。 5）清洁外阴，协助患者穿好裤子。 （2）导尿术留取法： 1）按导尿术清洁患者外阴和尿道口。

续表

项目	项目分类	操作步骤
操作过程	3.留取尿液标本	2）再按照导尿术插导尿管，见尿后弃去前段尿液。 3）用无菌标本容器接取尿液5～10 mL，盖好瓶盖（图10-17）。 （3）留置导尿术留取法： 方法一 1）患者有留置导尿管时，先夹管30 min。 2）分离导尿管和集尿袋，消毒导尿管外部及导尿管口。 3）松开导尿管的管夹，弃去前段尿，接取中段尿5～10 mL于无菌标本容器中，盖好瓶盖（图10-17）。 4）消毒集尿袋管端，重新连接导尿管和集尿袋。 方法二 1）患者有留置导尿管时，先夹管30 min。 2）用75%乙醇溶液消毒导尿管采集部位。 3）用无菌注射器通过导尿管抽吸尿液5～10 mL于无菌标本容器中，盖好瓶盖（图10-17）。
	4.再次核对	（1）再次核对患者的床号、姓名、性别、住院号、检验内容及标本。 （2）将密封标本放于转运容器里。
整理	1.患者	（1）协助患者取舒适卧位。 （2）交代注意事项。
	2.物品/环境	（1）整理床单位。 （2）清理用物。
	3.护士	脱手套，洗手。
	4.记录、送检	（1）在治疗单上签名并记录时间。 （2）尿液标本连同检验申请单及时送检。

【操作图解】

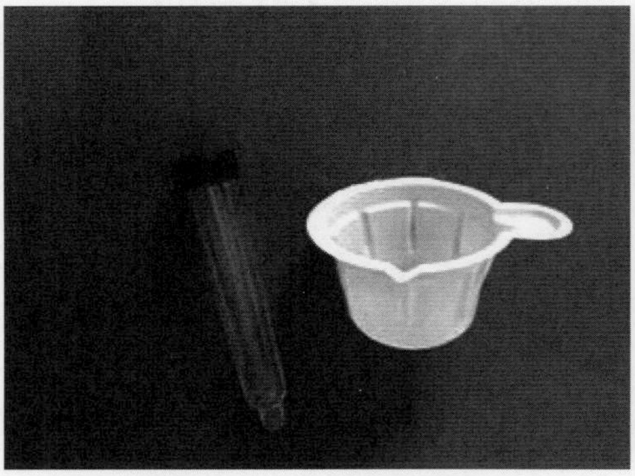

图10-12 尿常规标本容器及尿杯

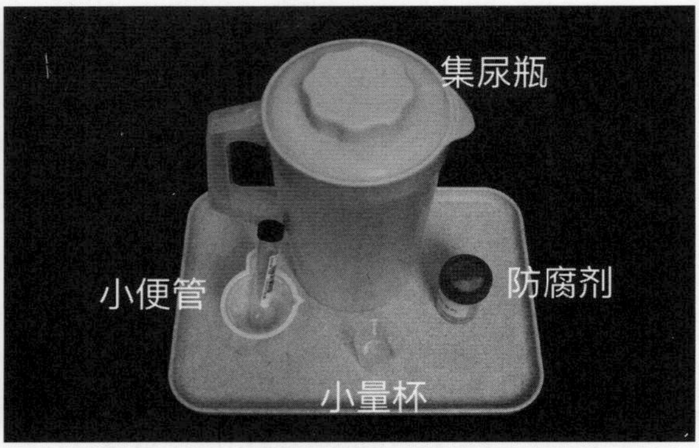

图10-13 集尿瓶与防腐剂等标本采集工具

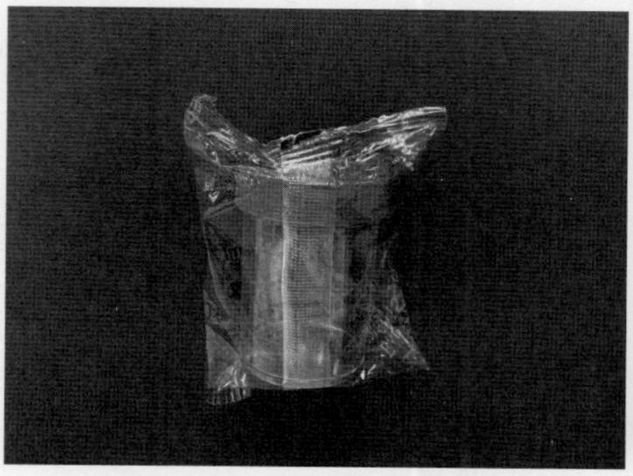

图10-14　无菌标本容器

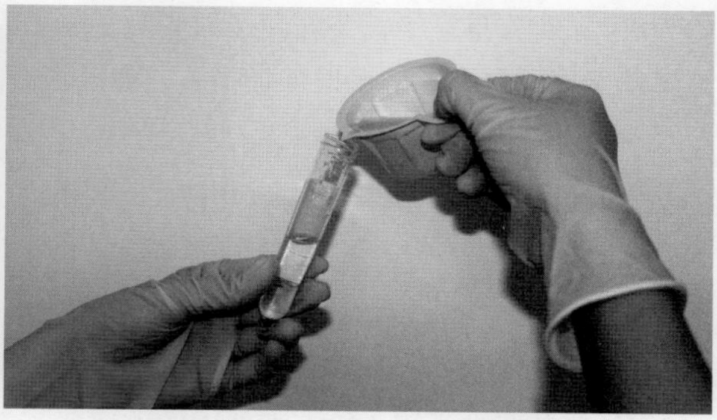

图10-15　将中段尿留于尿常规标本容器内

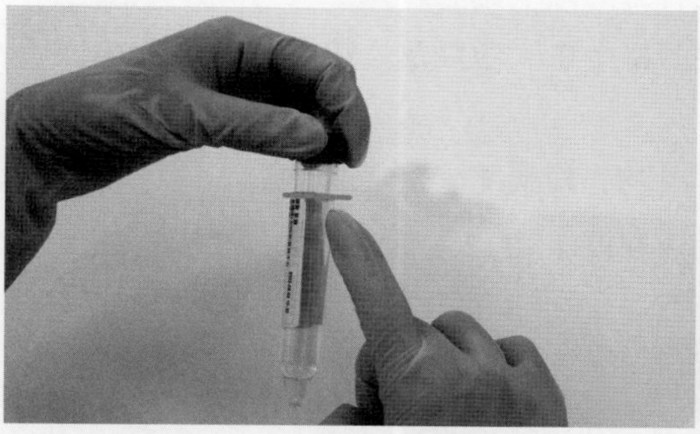

图10-16　取12 h或24 h尿液标本约20 mL送检

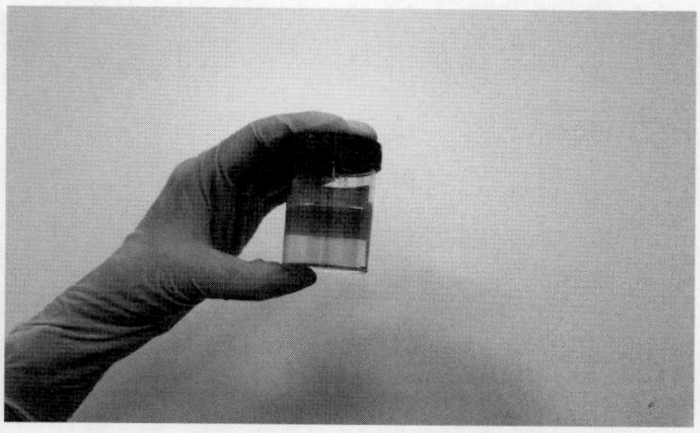

图10-17　接取中段尿于无菌标本容器中

【评价】

1. 患者知晓留取尿液标本的目的、方法、注意事项，并主动配合。

2. 留取尿液标本过程熟练、方法正确、无污染，标本符合检验要求，送检及时。

3. 在规定的时间内完成操作。

【注意事项】

1. 尿液标本必须新鲜。尿常规、尿妊娠试验等留取清晨第一次尿液为宜，急诊患者则随时留取尿液标本。

2. 女性月经期不宜留取尿液标本。

3. 患者会阴部分泌物过多时，应先清洁或冲洗后再留取尿液标本。

4. 尿液标本应避免经血、白带、精液、大便、便纸等混入。

5. 留取尿培养标本时，应严格执行无菌操作，以防尿液被污染。不可留取集尿袋中的尿液送检。

6. 留取12 h或24 h尿液标本，应做好交接班，将容器置于阴凉处，按检验要求加入防腐剂，避免尿液久放变质。在医嘱规定的时间内留取，不可多于或少于12 h或24 h，以确保得到正确的检验结果。

7. 标本送检时要置于有盖容器内，以免尿液蒸发影响检验结果。

8. 尿液收集完毕，要立即送到实验室（一般夏季1 h内、冬季2 h内完成检验）。尿液不能及时送检的，应采取保护措施，如冷藏或防腐等。

第四节 大便标本采集法

【目的】

1. 常规标本：用于检查大便性状、颜色、细胞等。
2. 培养标本：用于检查大便中的致病菌。
3. 隐血标本：用于检查大便内肉眼不能看见的微量血液。
4. 寄生虫及虫卵标本：用于检查大便中的寄生虫、幼虫及计数虫卵。

【评估】

1. 评估患者的意识状态、病情、治疗情况及心理状况。
2. 评估患者对大便标本采集的认识和合作程度。
3. 评估患者留取大便标本前膀胱是否排空等。

【操作流程】

详见表10-4。

表10-4 大便标本采集法的操作流程

项目	项目分类	操作步骤
准备	1.患者	（1）护士查阅治疗单。 （2）确认患者。 （3）评估患者。解释大便标本采集的操作目的和方法，以取得患者的同意与合作。
	2.护士	着装整洁。修剪指甲，洗手。戴口罩，戴手套。
	3.物品	（1）治疗车上层： 1）医嘱单或治疗单。 2）检验申请单（注明科别、病室、床号、姓名）。 3）电子条形码。 4）一次性手套。 5）速干手消毒剂。 6）根据不同检验目的备物： ①常规标本：检便盒（内附棉签或检便匙）（图10-18）。 ②培养标本：无菌培养瓶及无菌取样器（图10-19）。 ③隐血标本：检便盒（内附棉签或检便匙）（图10-18）。 ④寄生虫及虫卵标本：检便盒（内附棉签或检便匙）（图10-18）、透明胶带、载玻片（查找蛲虫）。 （2）治疗车下层： 1）生活垃圾桶。

续表

项目	项目分类	操作步骤
准备	3.物品	2）医用垃圾桶。 3）清洁便盆（采集培养标本时备消毒便盆）。 4）弯盘。
	4.环境	整洁、安静、安全、隐蔽。
操作过程	1.贴标签或条形码	（1）核对医嘱单、检验申请单、电子条形码及标本容器。 （2）贴电子条形码于标本容器外壁上。
	2.核对	（1）携用物至床旁，依据检验申请单核对患者的床号、姓名、性别、住院号、检验内容及标本容器。 （2）向患者及家属说明标本采集的目的及配合方法。
	3.留取大便标本	（1）再次核对患者的床号、姓名、性别、住院号、检验内容及标本容器。 （2）协助患者摆好体位，根据检验项目留取大便标本。 ▲常规标本 （1）嘱患者排便于清洁便盆内。 （2）操作者戴一次性手套，用检便匙或棉签取大便黏液脓血部分或于大便表面、深处及大便端多处取材约5 g，放于检便盒内送检。 ▲培养标本 （1）嘱患者排便于消毒便盆内。 （2）操作者戴一次性手套，用无菌取样器取大便中央部分或黏液脓血部分2～5 g，置于无菌培养瓶内，盖紧瓶塞送检。 ▲隐血标本 按常规标本的方法留取大便标本。 ▲寄生虫及虫卵标本 （1）检查寄生虫及虫卵：嘱患者排便于清洁便盆内，操作者戴一次性手套，用检验匙或棉签取大便不同部位带血或黏液部分5～10 g，放于检便盒内送检。 （2）检查蛲虫：嘱患者睡觉前或清晨未起床前，将透明胶带贴于肛门周围处。操作者戴一次性手套，取下并将已粘有虫卵的透明胶带面贴在载玻片上或将透明胶带对合，立即送检验室做显微镜检查。 （3）检查阿米巴原虫：将清洁便盆加温至接近人体的温度。患者排便后，操作者戴一次性手套，将标本连同便盆立即送检。
	4.再次核对	再次核对患者的床号、姓名、性别、住院号、检验内容及标本。
整理	1.患者	（1）协助患者取舒适体位。 （2）交代注意事项。
	2.物品/环境	（1）整理床单位。 （2）清理用物。
	3.护士	脱手套，洗手。
	4.记录、送检	（1）在治疗单上签名并记录大便性状、颜色、气味等。 （2）大便标本连同检验申请单及时送检。

【操作图解】

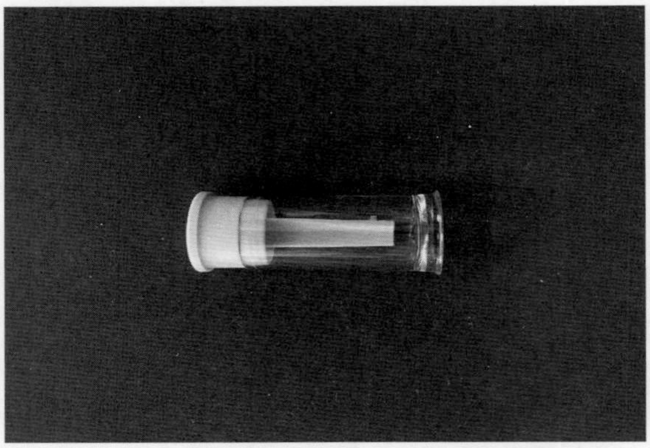

图10-18 检便盒（内附棉签或检便匙）

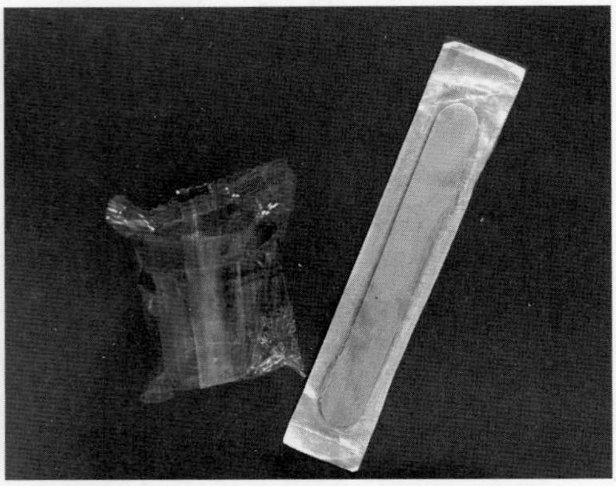

图10-19 无菌培养瓶及无菌取样器

【评价】

1. 患者知晓采集大便标本的目的、方法、注意事项，并主动配合。

2. 采集大便标本过程熟练、方法正确、无污染，标本符合检验要求，送检及时。

3. 在规定的时间内完成操作。

【注意事项】

1. 标本容器必须有盖子且标记明显。

2. 大便标本应新鲜，避免混有尿液等异物。不应留取混有尿液的便盆里的大便标本。不应从衣裤等物品上留取标本。不能用棉签的棉絮端挑取标本。

3. 患者腹泻时，应留取黏液、脓、血等异常部分或水样便盛于容器中送检。

4. 灌肠后的大便、过稀及混有油滴的大便不宜作为检查标本。

5. 采集培养标本时，如患者无便意，可用无菌棉签蘸0.9%氯化钠溶液，由肛门插入4～5 cm（幼儿2～3 cm），顺一个方向轻轻旋转后退出，将棉签置于培养瓶内，盖紧瓶塞。

6. 采集隐血标本时，嘱患者检查前3天禁食肉类、动物肝脏、动物血和含铁丰富的药物、食物、绿叶蔬菜，以免造成假阳性。

7. 采集寄生虫标本时，如患者服用过驱虫药或作血吸虫孵化检查，应取黏液、脓、血部分，如需孵化毛蚴应留取不少于30 g的大便，并尽快送检，必要时留取整份大便送检。

8. 若检查阿米巴原虫，在采集标本前几天，不应给患者服用钡剂、油质或含金属的泻剂，以免金属制剂影响阿米巴虫卵或胞囊的显露。

第五节　痰液标本采集法

【目的】

1. 常规痰标本：用于检查痰液的一般性状，涂片检查痰内细胞、细菌、虫卵等，以协助诊断某些呼吸系统疾病。

2. 痰培养标本：用于检查痰液内有无致病菌，为治疗提供依据。

3. 24 h痰标本：用于检查24 h痰液的量及性状，以协助诊断。

【评估】

1. 评估患者的意识状态、病情、治疗情况及心理状况。

2. 评估患者对痰液标本采集的认识和合作程度。

【操作流程】

详见表10-5。

表10-5　痰液标本采集法的操作流程

项目	项目分类	操作步骤
准备	1.患者	（1）护士查阅治疗单。 （2）确认患者。 （3）评估患者。解释痰液标本采集的操作目的和方法，以取得患者的同意与合作。
	2.护士	着装整洁。修剪指甲，洗手。戴口罩，戴手套。
	3.物品	（1）治疗车上层： 1）医嘱单或治疗单。 2）检验申请单（注明科别、病室、床号、姓名）。 3）电子条形码。 4）一次性手套。 5）速干手消毒剂。 6）根据不同检验目的和检验对象备物： ①常规痰标本：痰盒。 ②痰培养标本：无菌痰盒及漱口溶液（图10-20）。 ③24 h痰标本：广口大容量痰盒。 ④无力咳嗽者或不合作者：一次性集痰器（痰液收集器、负压连接管、吸痰管）（图10-21）、吸痰用物。 ⑤小儿：弯压舌板、无菌拭子。 （2）治疗车下层： 1）生活垃圾桶。 2）医用垃圾桶。 3）弯盘。
	4.环境	整洁、安静、安全。

续表

项目	项目分类	操作步骤
操作过程	1.贴标签或条形码	（1）核对医嘱单、检验申请单、电子条形码及标本容器。 （2）贴电子条形码于标本容器外壁上。
	2.核对	（1）携用物至床旁，依据检验申请单核对患者的床号、姓名、性别、住院号、检验内容及标本容器。 （2）向患者及家属说明标本采集的目的及配合方法。
	3.留取痰标本	（1）再次核对患者的床号、姓名、性别、住院号、检验内容及标本容器。 （2）协助患者摆好体位，根据检验项目留取痰标本。 ▲常规痰标本 （1）能自行留痰者： 1）时间：晨起并漱口。 2）方法：深呼吸数次后用力咳出气管深处的痰液，吐入痰盒内。 （2）无力咳痰或不合作者： 1）体位：合适体位，叩击胸背部。 2）方法：痰液收集器分别连接负压连接管和吸痰管吸痰。 ▲痰培养标本 （1）清醒患者：采用自然咳痰法。 1）清晨先用漱口溶液漱口，再用清水漱口。 2）深呼吸数次后用力咳出气管深处痰液，吐入无菌痰盒内。 3）痰咳出有困难时，可先雾化吸入0.9%氯化钠溶液，再咳出痰液于无菌痰盒中。 （2）昏迷患者：可用无菌吸痰法吸取。 （3）小儿：用弯压舌板向后压舌，将无菌拭子探入咽部，小儿因压舌板刺激引起咳嗽，喷出的肺或气管分泌物粘在拭子上即可送检。 ▲24 h痰标本 （1）时间：晨起漱口后（7：00）第一口痰起至次晨漱口后（7：00）第一口痰止。 （2）方法：24 h痰液全部收集在广口痰盒内。
	4.再次核对	再次核对患者的床号、姓名、性别、住院号、检验内容及标本。
整理	1.患者	（1）协助患者取舒适体位。 （2）交代注意事项。
	2.物品/环境	（1）整理床单位。 （2）清理用物。
	3.护士	脱手套，洗手。
	4.记录、送检	（1）在治疗单上签名并记录痰液总量、颜色、气味等。 （2）痰液标本连同检验申请单及时送检。

【操作图解】

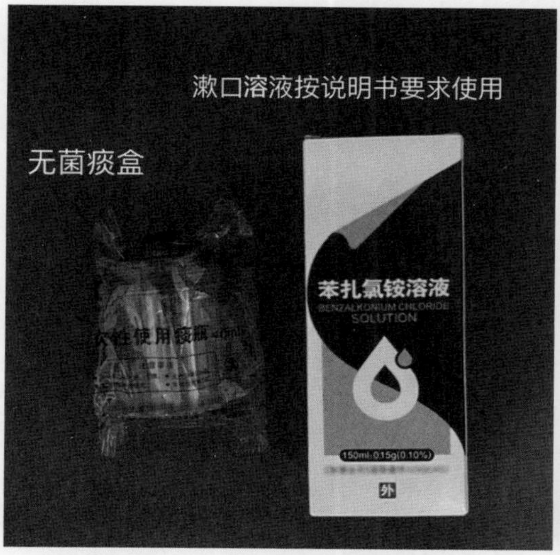

图10-20 无菌痰盒及漱口溶液

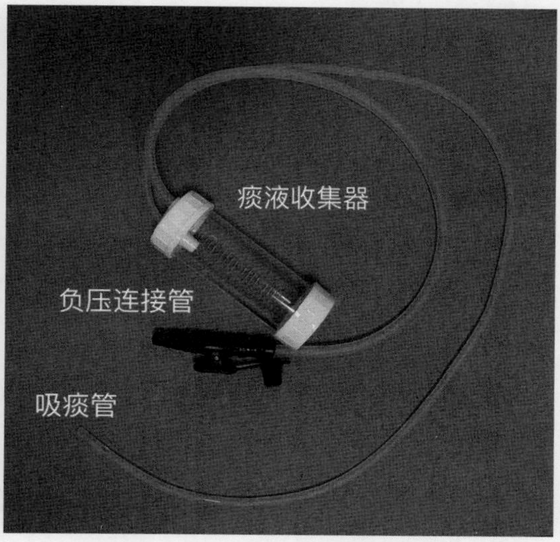

图10-21 一次性集痰器

【评价】

1. 患者知晓采集痰液标本的目的、方法、注意事项，并主动配合。

2. 采集痰液标本过程熟练、方法正确、无污染，标本符合检验要求，送检及时。

3. 在规定的时间内完成操作。

【注意事项】

1. 收集痰液时间宜选择在清晨，因此时痰液量较多，痰内细菌也较多，可以提高阳性率。

2. 嘱患者勿将唾液、鼻涕、食物、漱口液等混入痰标本中。

3. 幼儿痰液收集困难时，可用弯压舌板压舌，引起咳嗽反射，用无菌拭子取标本。

4. 留取24 h痰液时，要注明起止时间，嘱患者将痰吐在无色广口痰盒内，加少许防腐剂（如苯酚）防腐。

5. 如查癌细胞，应用10%甲醛溶液或95%乙醇溶液固定痰液，并立即送检。

第六节 咽拭子标本采集法

【目的】

经口采集咽部和扁桃体分泌物做细菌培养或病毒分离，以协助诊断。

【评估】

1. 评估患者的年龄、意识状态及病情。
2. 评估患者的口咽部及黏膜情况。
3. 评估患者对咽拭子标本采集的认识和合作程度。

【操作流程】

详见表10-6。

表10-6 咽拭子标本采集法的操作流程

项目	项目分类	操作流程
准备	1.患者	（1）护士查阅治疗单。 （2）确认患者。 （3）评估患者。解释咽拭子标本采集的操作目的和方法，以取得患者的同意与合作。
	2.护士	（1）着装整洁。修剪指甲，洗手。戴口罩，戴手套。 （2）留取疑似呼吸道传染病患者的咽拭子时，需按二级防护要求穿戴防护用品。
	3.物品	（1）治疗车上层： 1）医嘱单或治疗单。 2）检验申请单（注明科别、病室、床号、姓名）。 3）电子条形码。 4）一次性无菌长棉签（咽拭子）（图10-22）。 5）一次性无菌咽拭子培养管（图10-22）。 6）一次性手套。 7）压舌板、纱块。 8）手电筒。 9）速干手消毒剂。 （2）治疗车下层： 1）生活垃圾桶。 2）医用垃圾桶。 3）弯盘。
	4.环境	整洁、安静、舒适、安全，光线好。
操作过程	1.贴标签或条形码	（1）核对医嘱单、检验申请单、电子条形码及一次性无菌咽拭子培养管。 （2）贴电子条形码于无菌咽拭子培养管外壁上。
	2.核对	携用物至床旁，依据检验申请单核对患者的床号、姓名、性别、住院号、检验内容及标本容器。
	3.解释	（1）向患者说明标本采集的目的及配合方法。 （2）解释注意事项，告知在取样过程中避免打喷嚏、咳嗽，以减轻操作带来的不适。
	4.标本采集	（1）戴一次性手套。协助患者摆好体位，然后嘱患者张口发“啊”音，暴露咽喉（必要时用压舌板下压舌部）。 （2）打开包装，取出咽拭子。

续表

项目	项目分类	操作流程
操作过程	4.标本采集	（3）用咽拭子以轻快的动作擦拭两侧腭弓、腭扁桃体及咽后壁上的分泌物。 （4）将咽拭子插入无菌咽拭子培养管，并在折断点处折断，弃去尾部，拧紧管盖。
	5.再次核对	再次核对患者的床号、姓名、性别、住院号、检验内容及标本。
整理	1.患者	（1）协助患者取舒适卧位。 （2）交代注意事项。
	2.物品/环境	（1）整理床单位。 （2）清理用物。按感染控制要求分类处理物品。
	3.护士	脱手套，洗手。
	4.记录、送检	（1）在治疗单上签名并记录。 （2）咽拭子标本连同检验申请单及时送检。 （3）疑似或确诊呼吸道传染病患者的标本，密封后置于A类标本转运箱中保存，由专人送检，注意生物安全保护。

【操作图解】

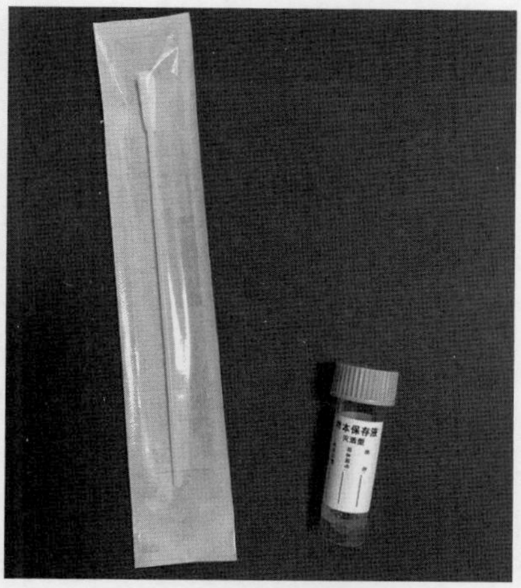

图10-22　一次性无菌长棉签及咽拭子培养管

【评价】

1. 患者知晓采集咽拭子标本的目的、方法、注意事项，并主动配合。

2. 采集咽拭子标本过程熟练、方法正确、无污染，标本符合检验要求，送检及时。

3. 在规定的时间内完成操作。

【注意事项】

1. 最好在应用抗生素治疗前采集咽拭子标本。

2. 作真菌培养时，须在口腔溃疡面取分泌物，避免接触正常组织。先用第一个咽拭子拭去溃疡面或创面浅表分泌物，再用第二个咽拭子采集溃疡边缘或底部分泌物。

3. 避免在进食后2 h内留取咽拭子标本，以防患者呕吐。

4. 注意咽拭子不要触及其他部位，以防污染标本；将咽拭子插入无菌咽拭子培养管后，弃去尾部，拧紧管盖，保持培养管无菌状态。

5. 取标本时动作要轻柔、敏捷，采集的标本应及时送检。

第七节　鼻拭子标本采集法

【目的】

经鼻采集鼻咽部黏膜表面分泌物做细菌培养或病毒分离，以协助诊断。适用于呼吸道传染病快速抗原检测。

【评估】

1. 评估患者的年龄、意识状态及病情。

2. 评估患者的鼻腔及黏膜情况。

3. 评估患者对鼻拭子标本采集的认识和合作程度。

【操作流程】

详见表10-7。

表10-7　鼻拭子标本采集法的操作流程

项目	项目分类	操作流程
准备	1.患者	（1）护士查阅治疗单。 （2）确认患者。 （3）评估患者。解释鼻拭子标本采集的操作目的和方法，以取得患者的同意与合作。
	2.护士	（1）着装整洁。修剪指甲，洗手。戴口罩，戴手套。 （2）留取疑似呼吸道传染病患者的鼻拭子时，需按二级防护要求穿戴防护用品。
	3.物品	（1）治疗车上层： 1）医嘱单或治疗单。 2）检验申请单（注明科别、病室、床号、姓名）。 3）电子条形码。 4）一次性无菌鼻拭子（比咽拭子长且较软）。 5）一次性无菌鼻拭子培养管。 6）一次性手套。 7）纱块。 8）手电筒。 9）速干手消毒剂。

续表

项目	项目分类	操作流程
准备	3.物品	（2）治疗车下层： 1）生活垃圾桶。 2）医用垃圾桶。 3）弯盘。
	4.环境	整洁、安静、舒适、安全，光线好。
操作过程	1.贴标签或条形码	（1）核对医嘱单、检验申请单、电子条形码及一次性无菌鼻拭子培养管。 （2）贴电子条形码于无菌鼻拭子培养管外壁上。
	2.核对	携用物至床旁，依据检验申请单核对患者的床号、姓名、性别、住院号、检验内容及标本容器。
	3.解释	（1）向患者说明标本采集的目的及配合方法。 （2）解释注意事项，告知在取样过程中避免打喷嚏、咳嗽，以减轻操作带来的不适。 （3）用纸巾擤鼻涕，清除鼻腔内多余的分泌物，保持舒适坐位或平卧位。
	4.标本采集	（1）戴一次性手套。使用手电筒检查患者的鼻腔及黏膜情况。 （2）打开鼻拭子包装，取出采样器及培养管。 （3）手扶患者头稍后仰。 （4）将鼻拭子以15°～20°角朝耳垂方向、与上颚保持平行、沿鼻中隔、在鼻道底部上方，轻柔向前推送，直到有阻力感，到达鼻咽部黏膜。其插入深度为从鼻孔到外耳道开口的距离。 （5）鼻拭子在鼻咽部黏膜左右轻轻旋转3～4次，再缓慢轻柔地将鼻拭子取出。 （6）打开培养管，将鼻拭子插入无菌鼻拭子培养管，弃去尾部，拧紧管盖。
	5.再次核对	再次核对患者的床号、姓名、性别、住院号、检验内容及标本。
整理	1.患者	（1）用纱块擦净患者鼻面部，协助患者取舒适卧位。 （2）交代注意事项。
	2.物品/环境	（1）整理床单位。 （2）清理用物。按感染控制要求分类处理物品，按要求将标本送检。
	3.护士	脱手套，洗手。
	4.记录、送检	（1）在治疗单上签名并记录。 （2）鼻拭子标本连同检验申请单及时送检。 （3）疑似或确诊呼吸道传染病患者的标本，密封后置于A类标本转运箱中保存，由专人送检，注意生物安全保护。

【评价】

1. 患者知晓采集鼻拭子标本的目的、方法、注意事项，并主动配合。
2. 采集鼻拭子标本过程熟练、方法正确、无污染，标本符合检验要求，送检及时。
3. 在规定的时间内完成操作。

【注意事项】

1. 最好在抗菌治疗前采集鼻拭子标本。

2. 注意鼻拭子不要触及其他部位，以防污染标本，影响检验结果。

3. 手持鼻拭子尾部，将鼻拭子插入无菌培养管后，弃去尾部，以保持培养管无菌。

4. 取鼻拭子标本时动作要轻柔、敏捷，采集的标本应及时送检。

（吴丽萍　罗凝香）

第十一章　危重症患者的抢救

第一节　吸痰法

【目的】

1. 清除呼吸道分泌物，保持呼吸道通畅，预防坠积性肺炎。

2. 改善气体交换，缓解呼吸困难。

3. 留取痰液标本。

【评估】

1. 评估患者的年龄、意识、病情及治疗情况，尤其评估患者有无咳嗽及排痰能力，有无痰液聚积及缺氧的症状、体征。

2. 评估患者口腔及鼻腔的情况，如有无黏膜破损、活动义齿、鼻中隔偏曲或鼻息肉等。

3. 评估患者的心理状态、合作程度及表达能力。

【操作流程】

详见表11-1。

表11-1　吸痰法的操作流程

项目	项目分类	操作步骤
准备	1.患者	（1）护士查阅医嘱单。紧急情况下可先为患者吸痰。 （2）确认患者。 （3）评估患者。 （4）如有可能，向患者解释操作目的、方法、注意事项及配合要点。
	2.护士	（1）着装整洁。洗手，戴口罩。 （2）如怀疑患者有呼吸道传染病，则按照标准防护要求做好个人防护。

续表

项目	项目分类	操作步骤
准备	3.物品	（1）治疗车上层： 1）治疗盘、治疗巾。 2）有盖罐2个（试吸罐和冲洗罐）。 3）无菌0.9%氯化钠溶液1瓶。 4）一次性使用吸痰包（无菌吸痰管及无菌手套）（图11-1）。 5）无菌血管钳或镊子。 6）无菌纱布。 7）弯盘。 8）速干手消毒剂。 9）压舌板、张口器、舌钳、口咽通气管、血氧探测仪、手电筒、听诊器、记录单（必要时）。 （2）治疗车下层： 1）生活垃圾桶。 2）医用垃圾桶。 （3）其他物品： 1）便携式电动吸引器或中心负压吸引器。 2）试管（无菌且干燥，固定于床边）。 3）电插板（必要时）。
	4.环境	环境安静、整洁，光线充足，空间宽敞，有电源插座。
操作过程	1.核对	（1）携用物到患者床边。 （2）核对患者的床号、姓名、住院号。
	2.摆体位	（1）根据患者的意识状态协助患者采取合适的体位。 （2）清醒患者取半坐卧位。从口腔吸痰时，让患者头转向一侧，面向操作者；从鼻腔吸痰时，将患者头部稍抬高以便于操作。 （3）昏迷患者取侧卧位或仰卧位，头偏向一侧，面向操作者。
	3.保护被服	（1）颌下铺治疗巾以保护患者的衣服及枕头。 （2）置弯盘于患者口角旁。
	4.评估	（1）评估患者口腔及鼻腔的情况，昏迷患者可用压舌板或张口器协助张口，取下活动义齿。 （2）听诊肺部，评估患者痰液的位置及量。
	5.调节	接通电源，打开电动吸引器或中心负压吸引器开关，检查其性能，调节负压。吸痰时的负压，一般成年人为40～53.3 kPa（300～400 mmHg），儿童为33～40 kPa（250～300 mmHg）。
	6.试吸	（1）将无菌0.9%氯化钠溶液倒在试吸罐和冲洗罐内。 （2）选择型号合适的一次性吸痰管。其管径不超过人工气道的50%，检查其生产日期、有效期及包装的完整性。 （3）打开包装，戴无菌手套或用无菌血管钳或镊子。 （4）取出吸痰管，连接到吸引器的连接管上。 （5）将吸痰管端浸入试吸罐无菌0.9%氯化钠溶液，以湿润管端。 （6）试吸少量无菌0.9%氯化钠溶液，以检查有无吸力及吸痰管是否通畅。

续表

项目	项目分类	操作步骤
操作过程	7.吸痰	（1）在吸痰操作前后给患者吸入纯氧30～60 s。 （2）关闭或反折吸痰管末端，零负压插入吸痰管。 1）经口吸痰：将吸痰管从口腔插入口咽部（14～16 cm）。 2）经鼻吸痰：将吸痰管轻轻从一侧鼻腔插入（22～25 cm）。如果一侧鼻腔不通畅，则插另一侧。 3）经气管切开套管吸痰：将吸痰管置入气管切开套管内（10～20 cm）。 4）经气管导管吸痰：将吸痰管置入气管导管内（10～25 cm），原则上应超过气管插管长度少许。 5）插管时如遇阻力无法进入，可以向后回退1 cm再重新螺旋进入。 （3）放松吸痰管末端，开始吸痰，采取左右旋转并向上提管的手法吸痰。每次吸痰时间成年人不超过15 s，儿童不超过5 s。
	8.冲管	（1）吸痰管退出后，在冲洗罐中用无菌0.9%氯化钠溶液冲管。 （2）必要时更换吸痰管重复抽吸，直至气道痰液被吸干净为止。
	9.吸毕	（1）吸痰完毕，在冲洗罐中用无菌0.9%氯化钠溶液冲洗干净吸痰管及管道。 （2）关闭吸引器。 （3）将用过的吸痰管放入医用垃圾袋内。 （4）将吸引器的玻璃接管插入无菌干燥的试管中（图11-2）。
	10.观察	（1）观察患者对吸痰的反应，评估呼吸音、心率、心律、血氧的变化。 （2）观察吸出液的量、黏稠度、颜色、气味。
	11.健康教育	（1）如有可能，鼓励患者咳嗽、排痰。 （2）告诉患者如有不适，应立即告知护士。 （3）指导患者掌握呼叫器的用法，并将呼叫器放于患者易取处。
整理	1.患者	（1）拭净患者口鼻。 （2）检查患者口腔、鼻腔黏膜是否受损，如有黏膜受损，则做好记录并观察。 （3）协助患者取舒适卧位，整理衣服。清醒患者常用半坐卧位，昏迷患者常用头侧卧位，以利于分泌物从口腔排出。 （4）询问患者的感受及需求。 （5）如果患者原先吸氧，每次吸痰后应重新按原流量给氧。
	2.物品/环境	（1）整理床单位。 （2）用物分类处理。 （3）按需或每次交班前倒干净贮液瓶。 （4）确保下次吸痰用物齐备。
	3.护士	洗手，更换口罩。
	4.观察、记录	（1）继续严密观察患者的呼吸情况。 （2）评价吸痰效果。记录吸痰的途径、频率，抽吸出的分泌物及其量、黏稠度、颜色、气味，以及患者的反应等。

操作补充说明：经气管导管吸痰，除了采用以上开放式吸痰法外，临床还常用密闭式气管内吸痰法，即整个吸痰操作在密闭状态下完成，密闭式吸痰管（图11-3）与气管插管或气管切开套管连接在一起成为机械通气管路中的一部分，并通过袖套与外界环境隔绝。吸痰时无须分离气管导管与呼吸机导管，尤其适用于氧储备差且开放式吸痰可能导致低氧血症的患者、使用高呼气末正压（positive end-expiratory pressure，PEEP）机械通气的患者、呼吸道传染性疾病的患者。

评分说明：对于开放式吸痰法，违反操作原则致患者呼吸道黏膜损伤或严重缺氧者不合格。违反无菌技术操作原则、吸痰管被污染后不更换者不合格。

【操作图解】

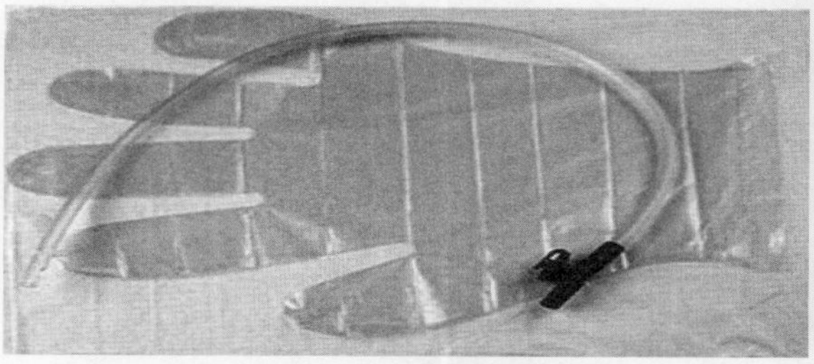

图11-1　一次性使用吸痰包

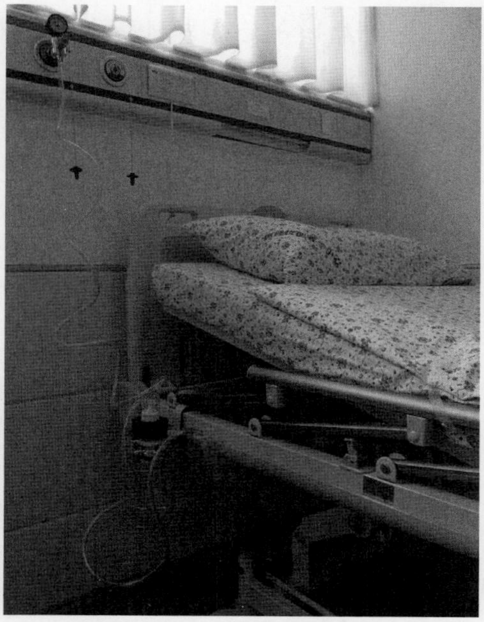

图11-2　将吸引器的玻璃接管插入无菌干燥的试管中

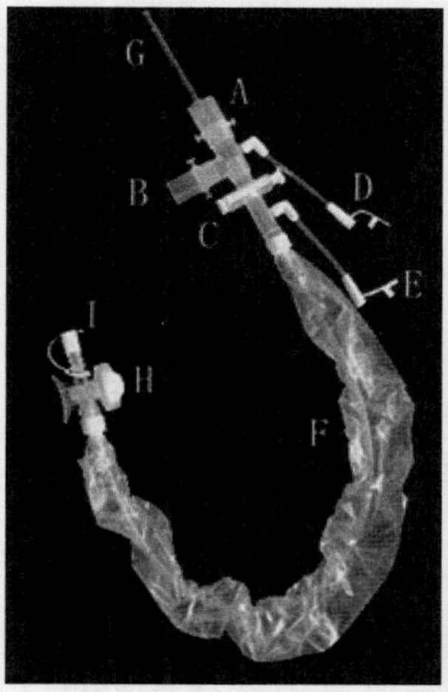

A 连接患者人工气道
B 连接呼吸机
C 气道开关控制旋钮
D 湿化液注入口
E 冲洗液注入口
F 袖套
G 吸痰管
H 负压控制开关
I 连接负压吸引器

图11-3　密闭式吸痰管

【评价】

1. 患者理解吸痰的目的并配合良好，对护理操作表示满意。
2. 准确、安全实施吸痰。零负压插管，吸痰的深度、负压、抽吸时间准确。
3. 吸痰效果好，患者气道通畅，无呼吸道黏膜损伤或因长时间吸痰造成的缺氧。
4. 在规定的时间内完成操作。

【注意事项】

1. 吸痰前，检查电动吸引器或中心负压吸引器的性能并正确连接管道。

2. 严格遵守无菌技术操作原则。对有气管切开或气管插管的患者，应先吸气管切开或气管插管处，再吸口咽部、鼻咽部，且吸痰管应一用一换。

3. 为了防止呼吸道黏膜损伤，插入吸痰管时不能带负压，吸痰动作应轻柔，手法正确，避免上下提插。

4. 如果患者存在大量气道分泌物，且已经出现外溢，则应带轻微负压插入吸痰管，插入的同时可以将分泌物吸出，减少分泌物重新进入气道的可能。

5. 避免抽吸时间过长造成患者缺氧。每次吸痰时间成年人不超过15 s，儿童不超过5 s。

6. 痰液黏稠时，应予雾化吸入，可配合背部叩击，以增强吸痰的效果。

7. 如果患者清醒且合作，吸痰间歇期可指导患者深呼吸并咳嗽，以促进下呼吸道分泌物移动到口腔及上呼吸道，便于吸净痰液。

8. 吸痰过程中应密切观察患者的心率、血压和血氧饱和度。若患者出现心率、血压下降，血氧饱和度低下，应立即停止吸痰。

9. 机械通气患者吸痰前后给予100%纯氧吸入2 min。

10. 对有呼吸道传染性疾病的患者，必须使用密闭式吸痰法，并严格执行标准预防操作原则。

11. 贮液瓶内吸出液应及时倾倒，贮液总量不超过总容量的2/3。

12. 吸痰用的治疗盘应每4 h更换1次。

13. 建议成年人和儿童使用的吸痰管直径要小于其使用的气管插管直径的50%，婴儿则要小于70%。

第二节　鼻导管给氧法

【目的】

1. 提高动脉血氧分压（PaO_2）和动脉血氧饱和度（SaO_2），用于各种缺氧的患者。

2. 促进组织的新陈代谢，维持机体的生命活动。

【评估】

1. 评估患者的年龄、意识、病情、缺氧原因及程度。

2. 评估患者鼻腔的情况，包括有无鼻中隔偏曲、分泌物阻塞或黏膜损伤等。

3. 评估患者的氧疗经历及对氧疗知识、氧疗计划的了解程度。

4. 评估患者的心理状态、合作程度及表达能力。

【操作流程】

详见表11-2。

表11-2　鼻导管给氧法的操作流程

项目	项目分类	操作步骤
准备	1.患者	（1）护士查阅医嘱单。紧急情况下可先给患者吸氧。 （2）确认患者。 （3）评估患者。 （4）如有可能，解释用氧的目的、方法及注意事项，以取得患者的同意与合作。
	2.护士	着装整洁。洗手。
	3.物品	（1）治疗车上层： 1）治疗盘。 2）治疗单。 3）普通或一次性使用湿化瓶（内盛无菌水至1/3～1/2满）。 4）单侧或双侧鼻导管。 5）棉签。 6）小药杯（内盛凉开水）。 7）弯盘。 8）胶布和别针。 9）记录单和笔。 10）“严禁烟火”标志。 11）氧气筒“有氧”或“空”的标志。 12）“正在用氧”标志。 13）手电筒、扳手。 14）速干手消毒剂。 （2）治疗车下层： 1）生活垃圾桶。 2）医用垃圾桶。 （3）其他物品：中心吸氧装置或氧气筒装置（图11-4）。
	4.环境	（1）病房无火源和易燃物品，无人吸烟。氧气筒务必远离明火5 m、暖气1 m以上。 （2）在氧气装置上挂上“严禁烟火”“正在用氧”标志。
操作过程	1.核对	携用物到患者床边。核对患者的床号、姓名、住院号。
	2.摆体位	如有可能，协助患者取半坐卧位。
	3.检查、清洁	检查患者鼻腔的情况，并用湿棉签清洁双侧鼻腔。
	4.量长	如果使用单侧鼻导管，则测量鼻导管插入的长度，为鼻尖至耳垂的2/3，并用细胶布标记。
	5.连接	将单侧或双侧鼻导管与氧气出气橡胶管连接。

续表

<table>
<tr><th>项目</th><th>项目分类</th><th>操作步骤</th></tr>
<tr><td rowspan="4">操作过程</td><td>6.调节氧流量</td><td>（1）使用氧气筒时，逆时针轻轻打开氧气筒总开关。建议不要在患者床边给氧气筒气门吹气。否则，应提醒患者氧气筒气门吹气会发出声音，避免患者受惊吓。
（2）打开流量开关，根据医嘱或患者病情调节氧流量。轻度缺氧1～2 L/min，中度缺氧2～4 L/min，重度缺氧4～6 L/min，小儿1～2 L/min。</td></tr>
<tr><td>7.湿润</td><td>（1）将单侧或双侧鼻导管的前端放于小药杯的凉开水中，湿润管端并检查氧气流出情况。
（2）氧气流出时，湿化瓶及小药杯内均见水泡，说明管道通畅。否则，应检查管道是否扭曲、各接口是否密封。</td></tr>
<tr><td>8.插管、固定</td><td>▲单侧鼻导管法
（1）将鼻导管慢慢插入选定的一侧鼻腔，直至导管标记处。
（2）用胶布固定鼻导管于患者鼻翼、面颊部，用别针固定氧气出气橡胶管于患者衣服上。
▲双侧鼻导管法
（1）将鼻导管双管端向上插入患者双鼻孔1 cm。
（2）将导管两端环绕患者耳后并向下，在下巴下调节导管松紧度，使之固定得松紧适宜且舒适。</td></tr>
<tr><td>9.健康教育</td><td>（1）提醒患者及探访者不要自行调节氧流量。
（2）提醒患者及探访者遵守氧疗“四防”（防震、防火、防热、防油）。
（3）指导患者保持氧气管道通畅。
（4）指导患者使用合适的呼吸方法以确保氧疗的效果，对于有二氧化碳潴留的患者应指导其采取缩唇呼吸及腹式呼吸的方法。
（5）告诉患者如有不适，应立即告知护士。
（6）指导掌握患者呼叫器的用法，并将呼叫器放于患者易取处。</td></tr>
<tr><td rowspan="4">整理</td><td>1.患者</td><td>（1）协助患者取舒适卧位。
（2）询问患者的感受及需求。</td></tr>
<tr><td>2.物品/环境</td><td>（1）整理床单位。
（2）用物分类处理。</td></tr>
<tr><td>3.护士</td><td>洗手。</td></tr>
<tr><td>4.观察、记录</td><td>（1）在治疗单上记录并签名。
（2）定时评估患者有无缺氧情况，如意识模糊、脸色苍白、呼吸困难、心动过速及烦躁不安等。评估用氧环境的安全性，用氧装置是否运作正常。
（3）记录给氧开始时间、氧流量及患者的反应。</td></tr>
</table>

评分说明：调节氧流量方法不正确者不合格。

【操作图解】

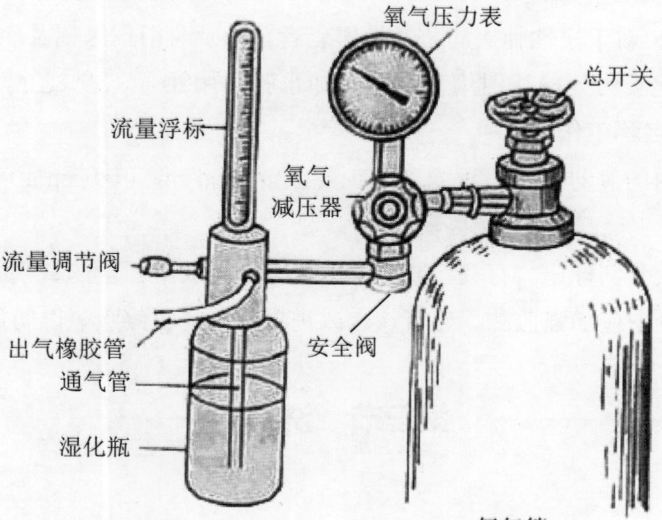

图11-4　氧气筒及氧气表装置

【评价】

1. 患者理解氧疗的目的并配合良好，对护理操作表示满意。

2. 准确、安全、熟练实施给氧。氧气装置安装正确，插鼻导管方法正确，并能根据医嘱或病情调节氧流量。

3. 给患者提供相关的健康教育。

4. 在规定的时间内完成操作。

【注意事项】

1. 应遵守氧疗操作规程，尤其注意做好“四防”用氧安全措施。

（1）防震：氧气筒应小心搬运并注意固定牢固，最好将其捆绑在有轮推车上以免被撞倒。

（2）防火：在病房显眼处挂“严禁烟火”“正在用氧”标志，并提醒患者及探访者病房里严禁出现易燃品、明火和吸烟。

（3）防热：氧气筒应放于阴凉、通风处，远离火源和热源，避免太阳直射。

（4）防油：汽油、松节油等遇氧易燃，氧气筒气门及氧气表勿涂油，不要在油产品附近存放氧气筒。

2. 确保管道通畅、无扭曲，接口密封、无氧气泄漏。

3. 使用氧气时，应先调节流量后再使用。中途调节流量时，应先分离鼻导管与湿化瓶连接处，调节好流量再接上。停用氧气时，应先拔出鼻导管再关流量开关。

4. 根据医嘱或患者病情调节氧流量。慢性肺疾病的患者常采用持续低流量、低浓度吸氧，因为高流量、高浓度吸氧会抑制缺氧机体的呼吸刺激作用，加重二氧化碳潴留而导致呼吸骤停；对于慢性肺疾病急性发作患者，应及时根据医嘱及病情调节氧流量。

5. 常用湿化液为灭菌注射用水。急性肺水肿时用20%～30%乙醇溶液，要做好着色及标记湿化液名称工作。

6. 氧气筒内的氧勿用尽，压力表至少要保留5 kg/cm^2（0.5 mPa），以免灰尘进入氧气筒内。

7. 氧气筒应分别标记“有氧”或“空”，并分开放置。空的氧气筒应及时充气。

8. 氧疗过程中应加强监测。患者饮水或进食时，应暂停吸氧以防误吸。

第三节 洗胃术

【目的】

1. 为急性食物或药物中毒患者洗胃，可清除胃内毒物，减少毒物吸收，还可通过不同灌洗液中和胃内毒物。

2. 为幽门梗阻患者洗胃，可减轻潴留物对胃黏膜的刺激，减轻胃黏膜水肿及炎症。

【评估】

1. 评估患者的年龄、意识、病情、中毒情况及有无洗胃禁忌证等。

2. 评估患者口腔及鼻腔的情况，如有无黏膜破损、活动义齿、鼻中隔偏曲或鼻息肉等。

3. 评估患者的心理状态、合作程度及表达能力。

【操作流程】

详见表11-3。

表11-3 洗胃术的操作流程

项目	项目分类	操作步骤
准备	1.患者	（1）护士查阅医嘱单和治疗单。 （2）确认患者。 （3）评估患者。 （4）向患者解释洗胃的目的、方法、注意事项及配合要点。
	2.护士	着装整洁。洗手，戴口罩。
	3.物品	方法一：口服催吐法 （1）治疗盘：内置量杯（或水杯）、水温计、压舌板、弯盘、防水围裙、漱口杯、毛巾。 （2）水桶2只：分别盛洗胃液、污水。

续表

项目	项目分类	操作步骤
准备	3.物品	（3）按医嘱或根据毒物性质准备洗胃液，一般剂量为10～20 L，温度为25～38 ℃。 （4）为患者准备洗漱用物（可取自患者）。 方法二：洗胃机洗胃法 （1）治疗盘：内置无菌洗胃包（内有胃管、镊子、纱布或使用一次性胃管）、防水布、治疗巾、检验标本容器或试管、量杯、水温计、压舌板、弯盘、棉签、50 mL注射器、听诊器、手电筒、液体石蜡、胶布，必要时准备张口器、牙垫、舌钳并放于治疗碗内。 （2）水桶2只：分别盛洗胃液、污水。 （3）洗胃液：同口服催吐法。 （4）洗胃设备：全自动洗胃机（图11-5）。
	4.环境	环境安静、整洁，光线充足，空间宽敞，有电源插座。
操作过程	方法一：口服催吐法	
	1.核对、解释	（1）携用物至患者床边。 （2）核对患者的床号、姓名、手腕带。 （3）向患者或家属做好解释。
	2.摆体位	（1）协助患者取坐位，有活动义齿的患者取下活动义齿。 （2）围好围裙，将污水桶置于患者座位前或床旁。
	3.饮液	指导患者自饮洗胃液，每次300～500 mL。
	4.催吐	自呕或用压舌板刺激舌根催吐。
	5.观察	指导患者反复自饮后催吐，直至吐出的洗出液澄清、无味。
	6.记录	记录洗胃液的名称、量，洗出液的颜色、气味、性质、量及患者的反应。
	方法二：洗胃机洗胃法	
	1.核对、解释	（1）携用物至患者床边。 （2）核对患者的床号、姓名、手腕带。 （3）向患者或家属做好解释。
	2.检查	（1）接通电源，检查全自动洗胃机，确保机器性能良好。 （2）连接各种管道。
	3.插胃管	（1）用液体石蜡润滑胃管前端，一般润滑长度为插入长度的1/3。
		（2）由口腔插入胃管约55～60 cm（插入长度约为前额发际至胸骨剑突的距离）。 （3）检查并确保胃管在胃内后，用胶布固定胃管。
	4.连接洗胃管	（1）将配好的洗胃液倒入水桶内。 （2）将3根橡胶管分别与机器的排污接口、药液接口、胃管接口相连，排污管的另一端放入污水桶内，药液管的另一端放入洗胃液桶内，胃管接口的另一端与患者的胃管相连接，调节药量流速。
	5.吸出胃内容物	按“手吸”键，吸出胃内容物，必要时将吸出物送检。
	6.自动冲洗	按“自动”键，机器将自动进行冲洗。冲洗时“冲”灯亮，吸引时“吸”灯亮。

续表

项目	项目分类	操作步骤
操作过程	7.观察	洗胃过程中，随时注意洗出液的性质、颜色、气味、量及患者的面色、脉搏、呼吸和血压的变化。
	8.停机	反复灌洗直至洗出液澄清、无味，按“停机”键，机器停止工作。
	9.拔管	洗胃完毕，反折胃管，迅速拔出。
	10.健康教育	（1）告诉患者如有不适，应立即告知护士。 （2）指导患者掌握呼叫器的用法，并将呼叫器放于患者易取处。
整理	1.患者	（1）协助患者漱口、洗脸，必要时更衣。 （2）协助患者取舒适体位，嘱其卧床休息。
	2.物品/环境	（1）整理床单位。 （2）移回床旁桌、床旁椅。 （3）用物分类处理。全自动洗胃机3管（药管、胃管、污水管）同时放入清水中，按“清洗”键，清洗各管腔后，将各管同时取出，待机器内的水完全排尽后，按“停机”键关机。
	3.护士	洗手，更换口罩。
	4.观察、记录	记录洗胃液的名称、量，洗出液的颜色、气味、性质、量及患者的反应。

评分说明：洗胃前未证实胃管在患者胃内者不合格。为吞服强腐蚀性毒物、食管静脉曲张、惊厥、胸主动脉瘤、近期内有上消化道出血、胃穿孔及胃癌患者洗胃者不合格。

【操作图解】

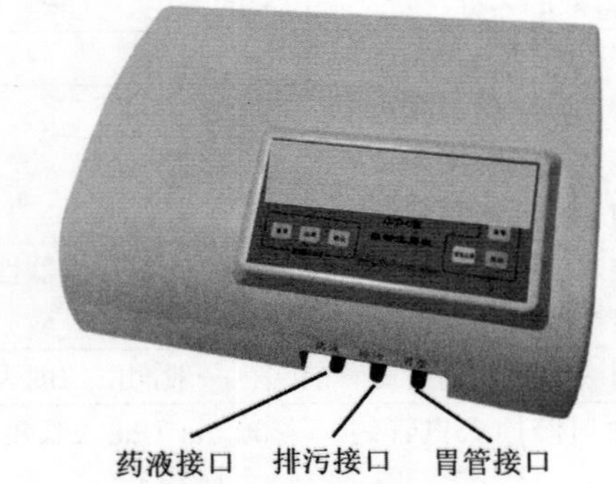

图11-5 全自动洗胃机

【评价】

1. 患者理解洗胃的目的并配合良好，对护理操作表示满意。
2. 插胃管的操作方法正确，动作轻柔，无黏膜损伤、出血及其他并发症。
3. 洗胃方法正确，洗胃时确保胃管在胃内。患者无误吸。

【注意事项】

1. 洗胃前评估患者中毒情况，包括中毒的时间、途径，毒物的种类、性质、量等，以及来院前有无发生呕吐。

2. 急性中毒患者应紧急采用口服催吐法，以减少毒物的吸收。必要时插胃管洗胃。不论采用何种方法洗胃，都应该先吸出胃内容物后再开始洗胃。

3. 插管时，动作要轻柔，切勿损伤食管黏膜或误入气管。

4. 当中毒物质不明时，洗胃液可选用温开水或0.9%氯化钠溶液。待毒物性质明确后，再采用对抗剂洗胃。

5. 患者吞服强酸、强碱等腐蚀性药物时，禁止洗胃，以免造成胃穿孔。可按医嘱给予药物或迅速给予物理性对抗剂，如服用牛奶、豆浆、蛋清、米汤等以保护胃黏膜。

6. 每次灌入量以300～500 mL为宜，洗胃液过少会增加灌洗次数，延长洗胃时间；过多则导致急性胃扩张，一方面胃内压上升，促使胃内容物进入十二指肠，加速毒素吸收，另一方面突然的胃扩张使迷走神经兴奋，可引起反射性心搏骤停；同时，洗胃液过多也可引起液体反流，导致呛咳、误吸或窒息。

7. 洗胃过程中应随时观察患者的面色、生命体征、意识、瞳孔变化、口鼻腔黏膜情况及口中气味等。洗胃并发症包括急性胃扩张、胃穿孔、大量低渗液洗胃致水中毒、水电解质紊乱、酸碱平衡失调、昏迷患者误吸或过量胃内液体反流致窒息、反射性心搏骤停等，护士应及时观察，做好相应的急救措施，并做好记录。

8. 注意患者的心理状态、合作程度及对康复的信心。向患者讲述操作过程中可能会出现的不适，告知患者和家属有误吸的可能与风险，以取得理解；对自服毒物者，应耐心劝导，做好针对性的心理护理，帮助其改变认知，要为患者保守秘密与隐私，减轻其心理负担。

9. 洗胃后注意患者胃内毒物的清除状况，中毒症状有无缓解或得到控制。

第四节 相关技能扩展

一、其他给氧法

氧疗是指通过给予比空气中的浓度更高的氧气以达到治疗或预防缺氧状态的目的。可通过各种用具给氧，除上述单侧或双侧鼻导管给氧法外还有其他给氧法（鼻塞给氧法、普通氧气面罩给氧法、氧气头罩给氧法等）。

【鼻塞给氧法】

鼻塞给氧法（nasal oxygen method）是将鼻塞塞入患者一侧鼻孔进行氧疗的方法。

鼻塞可供两侧鼻孔交替使用。其缺点是患者鼻塞、患有鼻窦炎或感冒时不适用，且提供的氧浓度较低。

【普通氧气面罩给氧法】

普通氧气面罩给氧法（simple oxygen-mask method）是将面罩置于患者的口鼻部进行给氧的方法。氧气面罩的种类很多，包括普通型面罩、氧浓度可调型面罩、再呼吸型面罩、部分再呼吸型面罩、非再呼吸面罩等。

普通氧气面罩两侧有通气小孔，以便空气进入面罩稀释氧气，还能让患者呼出的二氧化碳排出。面罩下端是输氧接头，经氧气出气橡胶管连接氧源。两侧有可调节的松紧带从耳上绕到头后固定面罩。

普通氧气面罩使用时应注意罩住口鼻，以防氧气泄漏，但不要罩得太紧以免留下皮肤压痕。其主要缺点是患者感到被屏蔽、通过面罩交谈不清且进食和排痰不便。

【氧气头罩给氧法】

氧气头罩给氧法（oxygen hood method）是将塑料罩置于患者头上进行供氧的方法。

氧气头罩是一种透明塑料罩，患者可看到头罩外面。罩面上有多个孔，可以保持罩内一定的氧浓度、温度和湿度。使用时注意头罩与颈部之间要保持适当空隙。此法主要用于小儿。

二、氧气装置装表法

【氧气筒装表法】

1. 检查氧气筒上指示筒内氧气量的标志，选择有“满”标志的氧气筒。

2. 将氧气筒固定于有轮氧气架上。

3. 轻轻打开氧气筒顶上的总开关，以吹去气门处的灰尘，随即顺时针方向迅速关紧总开关。建议不要在患者床边给氧气筒气门吹尘，或应先提醒患者，给氧气筒气门吹气会发出声音，避免患者受惊吓。

4. 将氧气表与氧气筒气门连接，使氧气表直立，用扳手拧紧，以确保氧气表安装牢固。

5. 湿化瓶内装无菌水至1/3～1/2满，或将内装无菌水的一次性氧气湿化瓶（图11-6）连接到流量表下方。

6. 接上相应的氧气出气橡胶管。

7. 逆时针轻轻打开氧气筒总开关，然后打开流量开关，检查氧气流出是否通畅，有无漏气。

8. 关紧流量开关。

9. 将氧气筒推到病房待用。

【中心供氧装置装表法】

1. 将流量表（图11-7）调到“关”的位置，然后用力将流量表接头插入墙上的氧气气源插座上，轻拉接头并确保已接紧。

2. 湿化瓶装上灭菌注射用水至1/3～1/2满。

3. 将湿化瓶连接到流量表下方。

4. 将氧气出气橡胶管连接于流量表出气口上（图11-8）。

5. 打开流量开关，检查氧气流出是否通畅，有无漏气，然后关闭流量开关。

【操作图解】

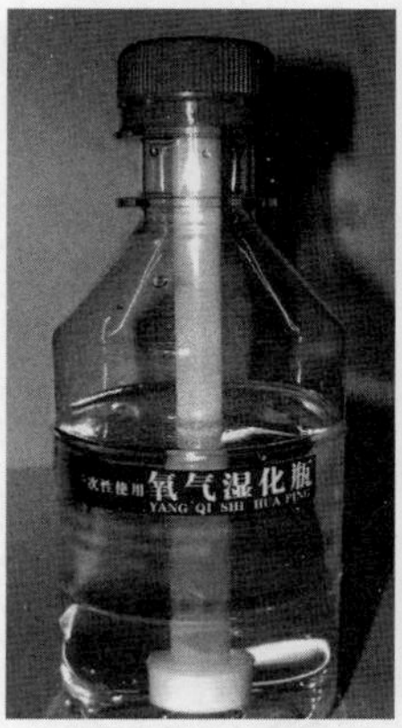

图11-6　一次性氧气湿化瓶

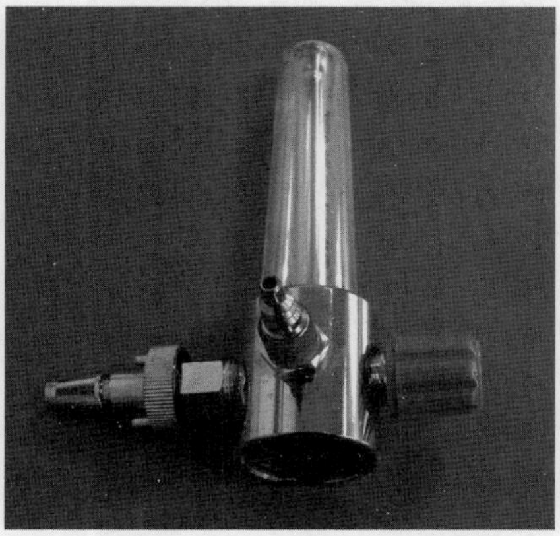

图11-7　墙式氧气流量表

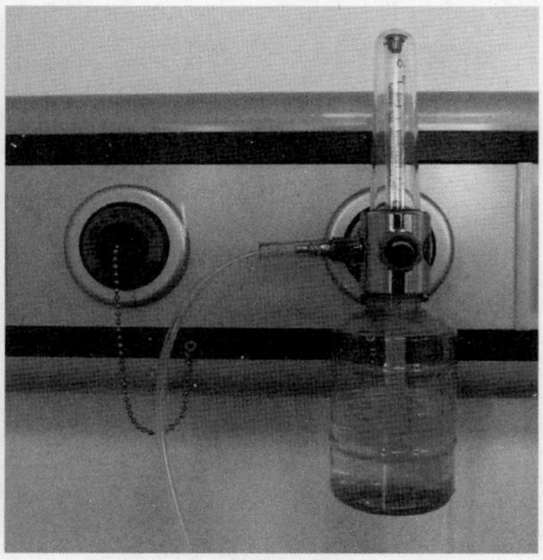

图11-8　中心供氧装置

三、一次性一体化氧气湿化瓶的使用

【物品】

1. 一次性一体化氧气湿化瓶。

2. 快插式吸氧接头。

【产品介绍】

一次性一体化氧气湿化瓶（图11-9）含有湿化瓶、湿化液（无菌水）、鼻导管/鼻塞/面罩，可为患者提供湿化氧气，同时可减少感染风险。产品优势如下：

1. 使用过程中完全与外界环境隔离封闭。

2. 氧气进气和出气接口处安装了0.2 μm的精密过滤器，100%高效滤菌。

3. 湿化液是无菌水，可防止交叉感染。

4. 采用独特的微晶发泡技术，使用中无噪声产生。

5. 装卸简易，减轻了医护人员的工作负担。

【操作重点步骤】

1. 将流量表调到“关”的位置，安装好氧气装置。

2. 将快插式吸氧接头接到流量表上（图11-10A）。

3. 选择合适的一次性一体化氧气湿化瓶。检查其生产日期、有效期及包装的完整性。打开包装，取出并检查产品质量。

4. 将湿化瓶进气口接到氧气装置上（图11-10B）。

5. 将湿化瓶出气口连接输氧管道（鼻导管/鼻塞/面罩）（图11-10C），检查氧气流出是否通畅，有无漏气。

【注意事项】

1. 确保产品无菌，不可使用包装破损的产品。妥善保管产品，避免阳光直射及置于潮湿的环境。

2. 使用前确保装置管道通畅，接口密封，无氧气泄漏。

3. 一次性使用。湿化液接近警示线时应更换一次性一体化氧气湿化瓶。

【操作图解】

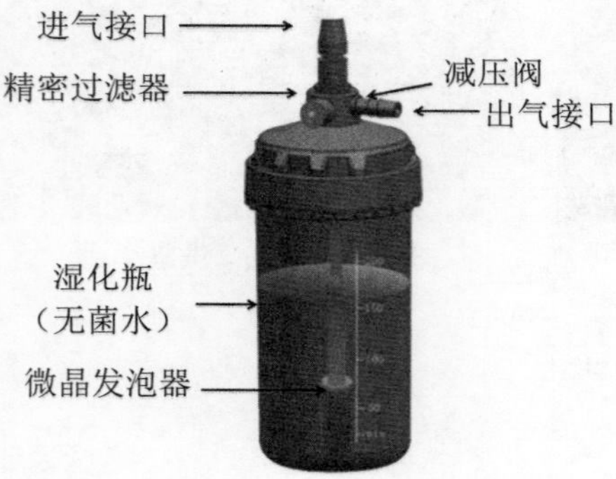

图11-9 一次性一体化氧气湿化瓶

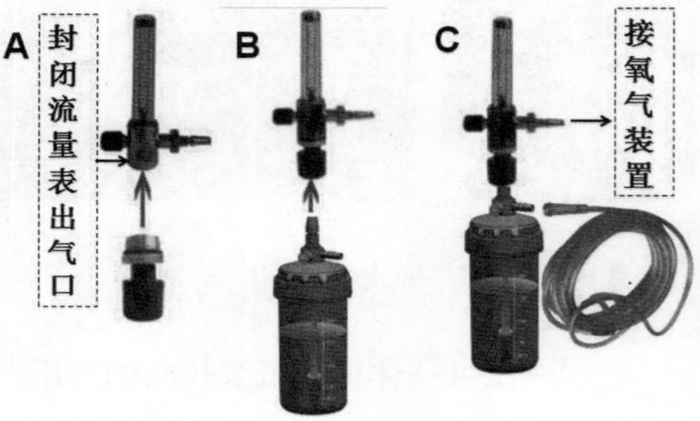

图11-10 安装一体化氧气湿化瓶

四、停止氧疗

【物品】

1. 治疗单。

2. 弯盘。

3. 纱布或纸巾。

4. 记录单和笔。

5. 扳手。

6. 医用垃圾袋。

【操作重点步骤】

1. 核对停氧治疗单，备物。

2. 核对患者，评价氧疗效果。解释停氧的理由。

3. 解开衣服上的别针（单侧鼻导管法），将鼻导管与氧气出气橡胶管分离。

4. 拔出鼻导管。拔单侧鼻导管时，先松开患者鼻翼及面颊部的胶布，用纱布或纸巾包裹近鼻处的鼻导管，然后轻轻拔出。拔双侧鼻导管时，要先松开颌下调节器再取下。

5. 关流量表开关。如果使用氧气筒，则顺时针关氧气筒总开关，放净余氧后关流量开关。

6. 将鼻导管放于弯盘或医用垃圾袋内。

7. 拭净患者鼻部，同时检查患者鼻腔黏膜及局部皮肤有无破损。协助患者取舒适卧位，整理衣服及床单位。告诉患者如有不适，应立即告知护士。

8. 必要时卸流量表。

9. 洗手，在治疗单上记录并签名。

10. 记录氧疗效果及停氧时间。

【评价】

1. 患者及家属理解停氧的目的并配合良好，对护理操作表示满意。

2. 操作方法正确。

【注意事项】

注意先将鼻导管与氧气出气橡胶管分离，再关流量开关。

（李元　罗凝香　林小玲）

下篇

XIA PIAN

基础护理学基本技能的临床思维训练

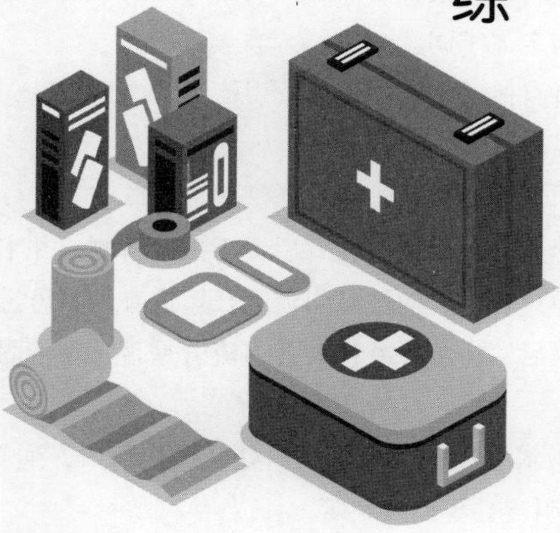

第十二章　单项技能的临床思维实训

第一节　卧床患者更换床单法

【定义】

卧床患者更换床单法（changing an occupied bed）是为保持患者床单位清洁、增加患者舒适感、预防压力性损伤等并发症的一种为卧床患者更换床单、被套和枕套的方法。

【适应证】

卧床患者更换床单法适用于卧床患者的以下情况：

1. 床单、床褥、被套或枕套被伤口渗液、尿液或大便等污染时。

2. 床单、床褥或被套有破损或撕裂时。

3. 患者长期卧床需每周定期更换床单时。

【禁忌证】

躁动不安、病情不稳定或无法配合操作的患者。

【并发症的原因、预防与处理】

（一）引流管滑脱

1. 原因：

（1）更换床单时，因搬动身体牵拉引流管导致管道脱出。

（2）引流管固定欠牢固。

（3）移动患者身体前，未妥善安置引流管。

2. 预防：

（1）更换床单前，做好各管道的详细评估。

（2）翻身前，应将各引流管夹管后置于拟翻身侧，并牢固固定。

（3）更换床单过程中，应注意引流管长短适宜，不可过度牵拉，以免引起滑脱。

（4）更换床单后，应复原并检查各引流管是否已妥善固定并保持通畅。

3. 处理：

（1）将无菌敷料盖在原引流管伤口处并按住伤口，通知医生。医生将根据不同情况重新置管或停止引流并更换敷料等。

（2）安慰患者并协助患者取合适体位。

（3）遵医嘱对症处理。

（4）严密监测患者生命体征并观察其病情变化。

（5）观察引流液的量、性状、色泽的变化。

（6）做好心理护理并记录。

（二）坠床

1. 原因：

（1）单人操作时未做好防护措施。

（2）操作者的操作技能欠熟练。

（3）操作者的安全意识薄弱，粗心大意。

（4）患者的配合欠佳，多发生于老年人、婴幼儿或躁动、偏瘫、昏迷等患者。

2. 预防：

（1）对于特殊情况应尽量采用双人或多人更换床单法。

（2）应熟练掌握移动患者的技术，更换床单过程中应协助患者取合理、稳定的体位，适当运用床栏，避免患者身体失去平衡。

（3）加强安全意识，保持细心的工作态度。

（4）对躁动不安、病情不稳定的患者，应暂停更换床单。

3. 处理：

（1）就地查看患者受伤情况，判断病情并马上通知医生。

（2）将患者转移至床上，进一步检查其受伤情况。

（3）遵医嘱对症处理。

（4）严密观察患者病情变化。

（5）做好记录，填写不良事件上报单。

【临床情境】

患者，男，76岁，已婚，大专毕业，工人。

简要病史：患者脑出血后造成右侧肢体偏瘫，生活不能自理。现因“肺炎”发热收入院。

体格检查：体温（temperature，T）38.5 ℃，脉搏（pulse，P）100次/min，呼吸（respiration，R）26次/min，血压（blood pressure，BP）125/80 mmHg；身高180 cm，体重85 kg。

初步诊断：肺炎。

【实训任务】

患者目前神志清楚，自觉乏力。给予药物降温后出汗多，衣服及床单被汗液弄湿。请给患者更换衣服和床单。

【思考题】

1. 协助该患者翻身时应注意什么？

2. 护士在移动患者和更换床单过程中，如何保证自身的平衡和稳定？

【参考答案】

1. 协助该患者翻身时应注意什么？

答：协助该患者翻身时，应注意以下4点。

（1）应由双人或多人移动患者，因该患者右侧肢体偏瘫，且体形较大，单人移动较吃力。

（2）患者右侧肢体偏瘫，翻身后不宜采用患侧卧位，应采用仰卧位或健侧卧位。

（3）注意节力原则，动作轻稳，协调一致，可使用翻身单协助平移患者。

（4）翻身前，应竖起对侧床栏，防止患者坠床。

2. 护士在移动患者和更换床单过程中，如何保证自身的平衡和稳定？

答：护士在移动患者和更换床单过程中，可按照以下2点保证自身的平衡和稳定。

（1）双下肢应前后或左右分开站立，尽量扩大支撑面。因为人体支撑面的大小与稳定度成正比。

（2）在抬起该患者并移动时，应将患者靠近自己的身体，以使重力线落在支撑面内。因为人体的重力线必须通过支撑面才能保持人体的稳定。

【实训拓展】

为颈椎骨折行颅骨牵引的患者进行翻身时，应注意：

1. 不可放松牵引，并使头、颈、躯干保持在同一水平位后再翻动。

2. 翻身后注意牵引的方向、位置，以及牵引力是否正确。

（林小玲　冯晓玲）

第二节　特殊口腔护理

【定义】

特殊口腔护理（special oral care）是根据患者的病情、自理能力和口腔情况，采用恰当的口腔护理溶液，运用特殊的口腔护理手段，为患者清洗口腔，去除口腔异味，保持口腔清洁，增进食欲并预防口腔感染的方法。

【适应证】

特殊口腔护理适用于昏迷、禁食、口腔疾患、鼻饲、高热等生活不能自理的患者。

【禁忌证】

1. 无绝对禁忌证。

2. 可视不同情况判断特殊口腔护理是否可行。

【并发症的原因、预防与处理】

（一）窒息

1. 原因：

（1）对于有义齿的患者，操作前未将义齿取出，操作时义齿脱落，造成窒息。

（2）为神志不清或吞咽功能障碍的患者进行口腔护理时，由于棉球未夹紧、粗心大意，将棉球遗留在口腔内，导致窒息。

（3）为躁动的患者进行口腔护理时，因患者不配合造成擦洗棉球松脱，掉入气管，导致窒息。

2. 预防：

（1）如果患者有活动义齿，操作前应先取下，以防操作中义齿脱落。

（2）进行特殊口腔护理时，应使用弯止血钳而非镊子，每次夹取一个棉球并夹紧，避免棉球脱落；操作前后应清点棉球数量，避免将棉球遗留在患者口腔内。

（3）为躁动患者进行口腔护理时，可适当进行约束及给予镇静。

（4）若无禁忌证，执行口腔护理前应将床头抬高30° 以上。

3. 处理：

（1）一旦患者在口腔护理中发生窒息，应立即呼叫医生，并用异物钳或吸引器等迅速、有效地清除吸入的棉球，及时解除呼吸道梗阻。

（2）给患者取头低足高位，拍背，开放气道，吸氧，必要时行辅助通气。

（3）必要时行气管切开术以清除异物。

（二）误吸

1. 原因：多发生于意识障碍的患者。口腔护理的漱口液、口腔内分泌物及呕吐物误吸入气道。

2. 预防：

（1）棉球应用止血钳拧至干湿适中，以防患者误吸漱口液。

（2）口腔护理过程中，嘱患者头偏向一侧，便于唾液或棉球上多余的水分从口角流出，防止反流造成误吸。

（3）对于昏迷患者，禁止漱口，以免引起误吸。

3. 处理：对于已出现误吸的患者，密切观察患者病情变化，观察有无发热、咳嗽、咳痰、肺部啰音等吸入性肺炎的表现，并及时报告医生进行相应的处理。

（三）口腔及牙龈出血

1. 原因：

（1）患者有凝血功能障碍。

（2）操作者动作粗暴。

（3）操作者夹持棉球的方法不当，裸露的止血钳尖端碰伤患者口腔黏膜及牙龈。

（4）为昏迷患者进行口腔护理时，使用开口器协助张口方法不正确或力量不当，造成患者口腔、牙龈或口腔黏膜损伤。

2. 预防：

（1）特殊口腔护理操作前要做好患者的评估，操作过程中应注意动作轻柔。

（2）棉球应全面包裹止血钳的尖端，防止碰伤患者口腔黏膜及牙龈。

（3）正确使用开口器，应从患者臼齿处放入，牙关紧闭者不能使用暴力强行使其张口，以免造成损伤，引起出血。

3. 处理：

（1）一旦患者出现口腔或牙龈出血，应立即使用无菌棉球压迫出血点，并做好后续的病情观察。

（2）口腔或牙龈少量、轻度出血的可给予冷盐水擦洗。

（3）必要时遵医嘱进行全身治疗，如肌肉注射卡巴克洛或酚磺乙胺，同时针对原发疾病进行治疗。

（四）恶心呕吐

1. 原因：

（1）操作者动作粗暴。

（2）患者情绪紧张或口咽部敏感。

（3）棉球过大。

（4）患者对漱口液气味敏感不适应。

2. 预防：

（1）口腔护理操作中应注意动作轻柔。

（2）擦洗硬腭或舌面时，应避免棉球插入过深，以防触碰咽喉部引发恶心呕吐。

（3）嘱患者深呼吸放松。

（4）使用大小合适的棉球。

（5）对漱口液气味敏感不适应者应更换合适漱口液。

3. 处理：

（1）休息片刻，待症状好转后再继续操作，嘱患者放松。

（2）立即清除呕吐物，遵医嘱应用止吐药物。

（3）更换大小合适的棉球。

【临床情境】

患者，女，46岁，已婚，高中毕业，工人。

主诉：停止排便、排气3天，伴腹胀、腹痛半天。

简要病史：患者既往有十二指肠溃疡病史；患者入院后留置胃管1条，置管过程顺利，置入长度55 cm且固定良好。患者现饮食状态为禁食禁饮，查体可闻及肠鸣音减弱。口腔左侧颊部黏膜可见一处大小约0.5 cm × 0.5 cm的溃疡，诉疼痛，自行清洁效果不佳。

体格检查：T 36.7 ℃，P 78次/min，R 20次/min，BP 121/72 mmHg。

初步诊断：完全性肠梗阻。

护嘱：特殊口腔护理 bid*。

【实训任务】

请为患者执行护嘱。

【思考题】

1. 该患者需要特殊口腔护理的依据是什么？目的是什么？

2. 为该患者选择何种溶液进行口腔护理？其目的是什么？

3. 为该患者进行特殊口腔护理的注意事项有哪些？

【参考答案】

1. 该患者需要特殊口腔护理的依据是什么？目的是什么？

答：

（1）该患者需要特殊口腔护理的依据包括：

1）该患者禁食。

2）患者有口腔溃疡。

3）患者有留置胃管，无法自行清洁口腔。

（2）该患者需要特殊口腔护理的目的包括：

1）清洗口腔，去除口腔异味。

2）保持口腔清洁，增进食欲。

3）预防口腔感染等并发症。

2. 为该患者选择何种溶液进行口腔护理？其目的是什么？

答：可为该患者选用0.9%氯化钠溶液进行口腔护理。其目的是清洁口腔、预防感染。

3. 为该患者进行特殊口腔护理的注意事项有哪些？

答：该患者伴腹胀、腹痛，口腔左侧颊部黏膜可见一处大小约0.5 cm × 0.5 cm的溃疡，诉疼痛。为其进行特殊口腔护理的注意事项有以下5点。

（1）用0.9%氯化钠溶液棉球擦洗口腔，每个棉球应用止血钳拧至干湿适中，以防

---

* 本书常用医嘱缩写的中文含义详见附录Ⅳ“本书常用医嘱缩写对照表”。

误吸。

（2）操作前及操作后，应清点棉球数量，止血钳每次夹取一个棉球，一个棉球擦洗一个部位，以防棉球遗留在口腔内。

（3）棉球应包裹止血钳尖端，擦洗时动作轻柔，防止碰伤患者口腔黏膜及牙龈。

（4）颊部黏膜可见一处大小约0.5 cm × 0.5 cm的溃疡，尽量不要擦洗该溃疡，用0.9%氯化钠溶液漱口即可。

（5）做好健康教育。患者目前腹胀、腹痛，遵医嘱禁食禁饮、胃肠减压、补液抗炎，配合做好口腔护理，注意保持良好的心情，以促进康复。

【实训拓展】

对不同患者进行特殊口腔护理前，应进行针对性的评估。

1. 如患者存在溃疡，在进行口腔护理操作过程中应观察并准确记录口腔溃疡的位置、大小、颜色、消长及有无分泌物等情况。

2. 如患者因为牙齿疾患需进行特殊口腔护理，则应关注牙齿的卫生情况、清洁情况及有无龋齿、牙齿缺如、牙齿排列问题等。

3. 如患者因为口腔手术后需进行口腔护理，则应注意术后伤口恢复及有无感染情况；若有皮瓣移植，还应观察皮瓣血运情况等。

4. 如口腔护理处有感染，则应观察感染有无进展，以及是否得到控制或好转等。

5. 为气管插管机械通气患者进行口腔护理时，应关注潮气量、气道压力、气道通畅情况、气囊压力及口腔周围皮肤情况。

（冯晓薇　张琪）

第三节　床上擦浴

【定义】

床上擦浴（bed bath）是协助制动及活动受限的患者在床上进行皮肤清洁的方法。

【适应证】

床上擦浴适用于以下情况的患者：

1. 病情较重、长期卧床、制动或活动受限（如使用石膏、牵引）无法自行清洁皮肤的患者。

2. 身体衰弱无法自行洗浴的患者。

【禁忌证】

生命体征不稳定者。

【并发症的原因、预防与处理】

（一）个人隐私暴露

1. 原因：操作者保护患者隐私的意识不强。

2. 预防：加强培训，增强保护患者隐私的意识。

3. 处理：关闭门窗，使用屏风遮挡，擦浴过程中尽量减少患者身体不必要的暴露，保护患者的隐私。

（二）感冒

1. 原因：擦浴过程中暴露时间过长，导致着凉。

2. 预防：

（1）加强培训，增强为患者保暖的意识。

（2）调节室温为24～26 ℃，水温为50～52 ℃。

（3）每擦洗完一个部位，使用浴巾遮盖并及时擦干，注意保暖，避免弄湿床单和盖被。

3. 处理：严密观察病情，冬天加强保暖，注意休息和饮水，必要时遵医嘱使用感冒药。

【临床情境】

患者，男，68岁，已婚，高中毕业，退休工人。

主诉：大便带血2月余，加重1周。

简要病史：患者无明显诱因出现大便习惯改变，外院确诊为“直肠癌”并行术前化疗。现为进一步治疗收入我科。术前检查显示肿物距肛缘8～10 cm。完善术前检查后在全麻下行腹腔镜下经腹直肠癌根治术（Dixon术）+肠粘连松解术。术中留置腹腔引流管1条、导尿管1条，左下腹钢钉缝合伤口约10 cm，覆盖自粘型伤口敷料。

目前为术后第2天，患者神志清楚，诉伤口疼痛，床上翻身时引流管留置部位不适感明显。目前给予抗感染、止痛和营养支持。

体格检查：T 38.5 ℃，P 95次/min，R 20次/min，BP 110/60 mmHg。腹部柔软，伤口敷料干洁，钢钉缝合处无红肿、渗血。引流管口无红肿、渗液，敷料干洁，引流液每天约80 mL，呈淡红色。尿液淡黄，每天1800～2200 mL。肛门已排气，未排便。

初步诊断：直肠癌综合治疗后。

护嘱：床上擦浴 qd。

【实训任务】

请给患者执行护嘱。

【思考题】

1. 为该患者进行床上擦浴时应注意什么？

2. 擦浴过程中发现患者骶尾部皮肤发红，可以按摩吗？为什么？

3. 擦浴过程中遇到患者呕吐，应如何处理？

4. 擦浴时可否使用肥皂加强清洁效果？为什么？

5. 为患者床上擦浴过程中应如何省力？

【参考答案】

1. 为该患者进行床上擦浴时应注意什么？

答：为该患者进行床上擦浴时应注意以下2点。

（1）动作轻柔、敏捷，防止患者受凉：患者为术后第2天，左下腹钢钉缝合伤口约10 cm，覆盖自粘型伤口敷料，手术伤口疼痛，擦浴时应注意动作尽量轻柔，避免力度过大或动作过猛，增加患者疼痛感。

（2）保护管道、避免牵拉：该患者术后留置腹腔引流管1条和导尿管1条，擦浴时应注意避免牵拉管道，以免管道脱落或移位；协助患者翻身时，应评估好管道长度，避免大力牵拉；擦浴完毕后，应妥善固定管道，建议使用高举平台法固定，避免管道对局部皮肤产生压迫而造成压力性损伤。

2. 擦浴过程中发现患者骶尾部皮肤发红，可以按摩吗？为什么？

答：患者为术后第2天，因伤口疼痛、留置管道等原因限制了活动，结合病史，患者日常多仰卧于床上，骶尾部为受压部位，擦浴过程中发现该处皮肤发红，符合受压后局部皮肤出现反应性充血的表现，故不主张按摩局部。按摩可进一步加重局部的缺血、缺氧，导致局部损伤进一步加重。

3. 擦浴过程中遇到患者呕吐，应如何处理？

答：擦浴过程中遇到患者呕吐，应立即停止擦浴，为患者遮盖衣物，协助患者将头偏向一侧，避免患者将呕吐物吸入气道。等呕吐停止后，协助患者清理口腔内呕吐物，观察呕吐物颜色、量、性状，维持患者舒适体位，清洁床单位。必要时配合医生进行药物治疗。

4. 擦浴时可否使用肥皂加强清洁效果？为什么？

答：不建议使用肥皂擦浴。因为肥皂为碱性清洁剂，可破坏皮肤自身的屏障功能，从而降低机体的抵抗力；患者术后抵抗力较差。这两个因素会使湿疹、痤疮等皮肤病发生的风险增加。因此，应尽量避免使用肥皂擦浴，使用温水擦浴即可。

5. 为患者床上擦浴过程中应如何省力？

答：为患者床上擦浴过程中，护士应遵循节力原则，即两脚稍分开，降低身体重心，端水盆时，水盆尽量靠近身体，以减少体力消耗。

【实训拓展】

为患者进行床上擦浴时，除了要注意患者的安全、保暖及保护患者的隐私外，还应注意观察患者的病情：①如果患者伤口渗血或渗液较多，应先更换伤口敷料再擦浴；②对于危重及昏迷患者，应减少翻身次数和暴露身体的时间，以防患者受凉和产生不适；③对于肢体有外伤或活动障碍的患者，脱衣应先脱健侧后脱患侧，穿衣应先穿患侧后穿健侧；④如发现患者出现寒战、面色苍白或脉率增快等情况，应立即停止床上擦浴并给予适当处理；⑤如患者正在输液，应注意检查输液的滴数；⑥对于手术后的患者，擦浴后应妥善固定各种管道并保持通畅，腹部手术后的患者应采取半坐卧位，并鼓励患者尽早进行床上活动。

（罗宝嘉　张琪）

第四节　穿、脱隔离衣

【定义】

穿、脱隔离衣（donning and removing a isolation gown）是防止医院感染的一项重要隔离技术。隔离衣是用于保护医护人员避免受到血液、体液和/或其他感染性物质的污染，或用于保护患者免受感染的防护用品。

【适应证】

穿、脱隔离衣适用于以下情况，以保护医务人员和患者：

1. 接触经接触途径传播的感染性疾病的患者如传染病患者、多重耐药菌感染患者时。

2. 可能受到患者血液、体液、分泌物或排泄物喷溅时。

3. 对患者进行保护性隔离时，如大面积烧伤、骨髓移植等患者的诊疗护理时。

【禁忌证】

无。

【并发症的原因、预防与处理】

医院感染

1. 原因：

（1）操作者防护意识淡薄，隔离技术不过关。

（2）隔离衣质量差，使用前未认真检查。

2. 预防：

（1）加强针对性的防护培训，提高隔离技术操作水平。

（2）采购质量合格的隔离衣，使用前认真检查。

3. 处理：

（1）在穿、脱隔离衣过程中一旦发现被污染，应立即停止操作。

（2）按操作指引脱掉被污染的隔离衣，按被污染的情况和现场指引更换个人衣物，局部清洁消毒，必要时沐浴。

（3）按所接触的病原微生物具体情况监控个人身体状况。

【临床情境】

患者，女，66岁，已婚，高中毕业，退休职员。

主诉：鼻咽癌复发2年，放疗后合并放射性脑病、四肢乏力1年余。

简要病史：患者入院时意识清醒，言语困难，日常生活完全依赖他人照顾。患者入院后出现发热、寒战、咳嗽，咳黄色浓痰，查血常规示白细胞计数21.08×10^9/L，中性粒细胞计数18.08×10^9/L，痰培养加药敏试验示铜绿假单胞菌阳性，计算机体层成像（computed tomograph，CT）检查示“双下肺感染”，3天前出现呼吸困难，予气管插管接呼吸机辅助呼吸。

初步诊断：鼻咽癌复发2年，放疗后合并放射性脑病；吸入性肺炎。

目前病情：患者目前痰鸣音明显，T 38.5 ℃，P 98次/min，R 30次/min，BP 156/74 mmHg，SaO_2 80%。

医嘱：吸痰。

【实训任务】

请在做好防护措施的情况下执行医嘱。

【思考题】

1. 在给该患者吸痰时护士是否需要穿隔离衣？为什么？

2. 脱隔离衣解衣领时要注意哪几个要点？

3. 脱隔离衣时，脱衣袖的环节应注意哪几个要点？

4. 脱下的隔离衣如果仍可使用，应如何放置？

5. 使用后且不再重复使用的隔离衣应如何处理？

6. 结合本案例的特点，选择布制隔离衣还是一次性隔离衣？

【参考答案】

1. 在给该患者吸痰时护士是否需要穿隔离衣？为什么？

答：在给该患者吸痰时，护士需要穿隔离衣。因为该患者痰培养示铜绿假单胞菌阳性，属于多重耐药菌感染，吸痰时有可能使操作者被痰液喷溅。医务人员为了避免工作时被污染及预防医院感染，应进行接触隔离，操作时需穿隔离衣，同时需戴口罩、手套和防护面屏。

2. 脱隔离衣解衣领时要注意哪几个要点？

答：隔离衣的衣领是被视为干净的。因此，脱隔离衣的步骤中，触摸衣领前应洗手，解衣领时要注意衣袖部分不要触及操作者的脸部和帽子。

3. 脱隔离衣时，脱衣袖的环节应注意哪几个要点？

答：脱隔离衣时，脱衣袖的环节要注意衣袖不可污染手及手臂，双手不可触及隔离衣外面，两手在袖内将双袖对齐，逐渐将双臂退出隔离衣。

4. 脱下的隔离衣如果仍可使用，应如何放置？

答：脱下的隔离衣如果仍可使用，应悬挂于衣架上。如果挂在半污染区则应将隔离衣的清洁面向外，如果挂在污染区则将隔离衣的污染面向外。

5. 使用后且不再重复使用的隔离衣应如何处理？

答：隔离衣分为一次性隔离衣和布制隔离衣。一次性隔离衣使用一次后应卷好，并按要求放入医疗垃圾袋内。布制隔离衣可重复使用，但要按照隔离衣的穿脱规范进行操作，并每天更换，若隔离衣接触污染源，应立即更换，然后按规定回收并清洗消毒。本病例患者痰培养示铜绿假单胞菌阳性，给患者吸痰时，建议使用一次性隔离衣。

6. 结合本案例的特点，选择布制隔离衣还是一次性隔离衣？

答：该患者是多重耐药菌感染，吸痰时痰液喷溅的风险高，布制隔离衣防水性差，建议使用一次性隔离衣。

【实训拓展】

1. 布制隔离衣防水性差，在进行喷溅风险高、污染风险高的操作时，建议选择一次性隔离衣。

2. 在护理操作过程中，如发现隔离衣破损或潮湿等，应及时更换。

（冯晓玲　罗凝香）

第五节　生命体征的评估

【定义】

生命体征的评估（assessment of vital signs）是通过诊疗工具和体格检查以掌握患者的体温、脉搏、呼吸、血压情况的方法，以利于及时发现病情变化，为患者诊断、治疗提供依据。

【适应证】

生命体征的评估适用于进行疾病预防、治疗及康复等护理活动前的护理评估。

【禁忌证】

生命体征的评估没有绝对禁忌证，应根据患者情况选用不同的评估方法和评估工具。

1. 体温的测量：

（1）婴幼儿或精神异常、昏迷、口腔疾患、口鼻手术、张口呼吸者，禁止测量口温。

（2）腋下有创伤、手术、炎症，腋下出汗较多者，肩关节受损者或消瘦夹不紧体温计者，禁止测量腋温。

（3）直肠或肛门手术、腹泻者，禁止测量肛温。

2. 脉搏的测量：避免在偏瘫侧或局部有伤口的部位测量脉搏。

3. 呼吸的测量：测量呼吸前不要让患者知道，以免患者改变呼吸形态而不能测得准确的呼吸频率。

4. 血压的测量：

（1）如果患者接受静脉治疗，应避免选择有静脉套管或静脉输液的肢体测量血压。

（2）避免在患侧肢体上测量血压，如乳腺癌根治术及腋窝淋巴结清扫术后的上肢、血液透析患者有动静脉瘘的上肢、有偏瘫或麻痹的肢体等。

【并发症的原因、预防与处理】

汞泄露

1. 原因：体温计或水银血压计使用不当。

2. 预防：

（1）使用新体温计前或定期消毒体温计后，应对体温计进行检查，确保体温计完好无损，若水银玻璃管有裂痕，则不能使用。

（2）婴幼儿及精神异常者禁用水银体温计测量口温，以免体温计被咬破。

（3）肩关节受损者或消瘦夹不紧体温计者，禁用水银体温计测量腋温，以免体温计脱落。

（4）水银体温计使用后应立即收回并妥善放置，避免遗留在床单位上。

（5）使用水银血压计前应检查玻璃管是否完好，若有裂痕，则不能使用，使用后应及时关闭水银槽并妥善放置，避免发生碰撞导致玻璃管和水银槽受损。

3. 处理：

（1）若误服水银，应立即采取防汞中毒的措施，如口服蛋清或牛奶；若病情允许，嘱患者食粗纤维食物，以促进水银的排出。

（2）将室内人员转移至室外，若有皮肤接触，立即用水清洗，开窗通风，关闭室内所有热源。

（3）穿戴防护用具，使用一次性注射器或纸卷成筒抽吸和收集泄露的汞滴，放入盛有少量水的容器内，密封并注明“废弃汞”，送交医院专职管理部门处理。

（4）对散落在地缝的汞滴，取适量硫黄粉覆盖，保留3 h，硫和汞可以生成不易溶于水的硫化汞。

【临床情境】

患者，男，65岁，已婚，小学毕业，农民。

主诉：发现血压升高1年余，头痛3天。

简要病史：患者1年余前发现血压升高，未规律服用降压药，近3天出现头痛。患者既往有脑梗死伴左侧肢体偏瘫半年病史。现由门诊步行到我科住院治疗。

初步诊断：高血压；脑梗死后遗症。

医嘱：测量生命体征。

【实训任务】

请接诊患者并执行医嘱。

【思考题】

1. 影响患者生命体征测量的因素有哪些？该患者入院时能否立即测量生命体征？为什么？

2. 对需要密切观察血压的患者应该做到哪“四定”？为什么？

3. 测量血压时袖带的位置应放在哪里？松紧度应如何才适宜？

4. 若发现患者脉搏短绌，应如何处理？

5. 护士应为该患者选择哪个肢体测量脉搏和血压？为什么？

【参考答案】

1. 影响患者生命体征测量的因素有哪些？该患者入院时能否立即测量生命体征？为什么？

答：

（1）影响患者生命体征测量的因素有：吸烟、剧烈运动、进食、冷热饮、冷热疗、洗澡或坐浴、灌肠、紧张情绪、哭闹等。这些因素都有可能影响患者生命体征测量的准确性。

（2）该患者入院时不适宜立即测量生命体征。因为患者由门诊步行5楼至住院部，处于运动后状态，应休息30 min后再测量，其间应密切观察患者情况。

2. 对需要密切观察血压的患者应该做到哪“四定”？为什么？

答：

（1）对需要密切观察血压的患者应该做到“四定”：①定时间；②定部位；③定体位；④定血压计。

（2）因为“四定”有助于提高血压测定的准确性和对照的可比性。①定时间：血压呈明显的昼夜波动，不同时间的血压值可能有差异。②定部位：身体不同部位的血压可能不同，一般右上肢血压高于左上肢血压，下肢血压高于上肢血压，也有些患者的左上肢血压较右上肢血压高。③定体位：体位也会影响血压的测量值，一般立位血压高于坐位血压，坐位血压高于卧位血压。④定血压计：血压计分为多种类型，不同类型或同一类型不同血压计所测得的数值可能存在误差。

3. 测量血压时袖带的位置应放在哪里？松紧度应如何才适宜？

答：测量血压时应将袖带的气袋中部置于患者的上臂中部，袖带下缘置于肘窝上2～3 cm处，袖带松紧度以能插入1指为宜。

4. 若发现患者脉搏短绌，应如何处理？

答：若发现患者脉搏短绌，应由2名护士同时测量其心率和脉率，计时1 min。

5. 护士应为该患者选择哪个肢体测量脉搏和血压？为什么？

答：护士应为该患者选择右上肢测量脉搏和血压。因为患者左侧肢体偏瘫，不宜选用。

【实训拓展】

1. 评估患者的肢体功能和皮肤情况，选择合适的测量血压的部位。

（1）如果患者接受静脉治疗，应避免选择有静脉套管或静脉输液的肢体测量血压。

（2）避免在腋窝淋巴结清扫术（如乳腺癌根治术）或有动静脉瘘（用于透析）的肢体上测量血压。

（3）避免在有外伤、偏瘫或麻痹的肢体上测量血压。

2. 袖带对血压测量时的影响：袖带过窄或过宽都会使测得的血压值偏高或偏低；袖带缠得过松或过紧也会导致测得的血压值高于或低于实际的血压水平。因此，应选择合适的袖带且袖带缠绕要松紧适宜；对于儿童患者应选择儿童专用的袖带测量血压。

（殷俊　冯晓玲）

第六节　温水/乙醇拭浴

【定义】

温水/乙醇拭浴（tepid water/alcohol bath）是用温水或乙醇溶液给患者全身拭浴，使皮肤血管扩张，利用温水或乙醇溶液在皮肤上蒸发时带走大量热量，从而达到降温目的的方法。

【适应证】

温水/乙醇拭浴适用于为高热患者降温。

【禁忌证】

1. 高热寒战期不能进行温水/乙醇拭浴。

2. 对高热的婴幼儿、血液病等出血倾向者及乙醇过敏者禁止进行乙醇拭浴。

3. 对年老体弱、严重心脑血管疾病、血液循环障碍者慎重进行乙醇拭浴。

4. 后颈部、心前区、腹部及足底为拭浴的禁忌部位。

【并发症的原因、预防与处理】

（一）虚脱

1. 原因：温水/乙醇拭浴的冷刺激或体温下降过程中出汗引起循环血量减少。

2. 预防：若病情许可，温水/乙醇拭浴前可以先给患者饮用温热饮料。

3. 处理：

（1）应立即停止拭浴，协助患者取头低足高位，促进血液回流。

（2）保持呼吸通畅，同时吸氧，注意观察患者的意识、脉搏、呼吸和血压状态。

（3）必要时遵医嘱静脉推注或滴注高渗葡萄糖溶液。

（4）做好心理护理，消除患者及家属的紧张情绪。

（二）腹泻

1. 原因：冷刺激引起胃肠功能紊乱。

2. 预防：拭浴过程中应注意给患者保暖，尽量减少其暴露部位，及时盖好衣物。禁止在腹部拭浴。

3. 处理：应立即停止拭浴，加强保暖措施，通知医生，必要时送大便至检验科进行化验，并遵医嘱给予止泻、纠正电解质和酸碱失衡的药物，测血压和记录24 h出入量。

（三）寒战

1. 原因：体外环境温度低或患者进入高热寒战期。

2. 预防：拭浴时注意采取保暖措施，严密观察患者的反应。注意关闭门窗，室内风速不宜过大，风扇和空调等不可直吹患者。

3. 处理：应立即停止拭浴，加强保暖措施，做好心理护理，消除患者及家属的紧张情绪。

（四）心律失常

1. 原因：低温刺激迷走神经，使心血管系统的肌张力下降，反射性引起代偿性心动过缓，并由此引起心输出量减少、血压降低，严重者可发生休克。

2. 预防：禁止在后颈部及心前区拭浴。

3. 处理：一旦患者发生心律失常和循环障碍，应立即停止拭浴，加强保暖措施，并针对上述症状积极采取治疗措施。

【临床情境】

患者，男，5岁。

主诉：发热、咳嗽、气促3天。

简要病史：患者3天前无明显诱因出现发热，无寒战，伴咳嗽，喉中有痰，不易咳出。1天前咳嗽加重，伴有气喘、呼吸困难，精神欠佳。现为进一步治疗收入院。患者既往有乙醇过敏史。

体格检查：T 39.8 ℃，P 99次/min，R 26次/min，BP 102/65 mmHg。发育正常，营养中等。急性面容，口周稍发绀，咽部充血，双肺呼吸音粗，可闻及广泛喘鸣音、痰鸣音及双肺底细小湿啰音。

初步诊断：支气管肺炎。

医嘱：温水拭浴。

【实训任务】

请给患者执行医嘱。

【思考题】

1. 该患者可否进行乙醇拭浴，为什么?

2. 患者头部放置冰袋、足底放置热水袋的目的是什么?

3. 心前区、腹部、足底为拭浴的禁忌部位，为什么?

4. 拭浴后30 min再次测量体温，若患者体温仍高于39 ℃，冰袋应如何处置?

5. 乙醇拭浴操作过程中应如何体现人文关怀?

【参考答案】

1. 该患者可否进行乙醇拭浴，为什么?

答：该患者不可以进行乙醇拭浴，原因有以下2点。

（1）该患者存在乙醇过敏史，这是乙醇拭浴的禁忌证。

（2）该患者年龄较小，体温调节中枢尚未发育完善，且小儿体表面积小，皮肤薄，毛细血管丰富，若进行乙醇拭浴，易发生乙醇中毒、惊厥加重甚至死亡。

2. 患者头部放置冰袋、足底放置热水袋的目的是什么?

答：患者头部放置冰袋、足底放置热水袋的目的如下。

（1）头部放置冰袋，以辅助降温并防止头部充血而致头痛。

（2）足底放置热水袋，以促进足底血管扩张从而减轻头部充血，并使患者感到舒适。

3. 心前区、腹部、足底为拭浴的禁忌部位，为什么?

答：心前区、腹部、足底为拭浴的禁忌部位的原因如下。

（1）心前区：以防引起反射性心率减慢、房颤、室颤或房室传导阻滞。

（2）腹部：以防引起腹泻。

（3）足底：以防引起反射性末梢血管收缩，影响散热或引起一过性冠状动脉收缩。

4. 拭浴后30 min再次测量体温，若患者体温仍高于39 ℃，冰袋应如何处置？

答：冷敷时间最长不宜超过30 min，以免引起局部冻伤或产生继发效应。拭浴后30 min再次测量体温，若患者体温仍高于39 ℃，此时应取下冰袋，给予局部组织复原时间，如需再用应间隔60 min。

5. 乙醇拭浴操作过程中应如何体现人文关怀？

答：乙醇拭浴是一项既耗费体力又需要技巧的操作，护士不仅自己要掌握正确的拭浴时间、部位和手法，还需要教会家属正确的物理降温方法。护士要加强责任心，始终牢记安全、舒适、以人为本的理念。在操作过程中要注意运用沟通技巧，做好解释工作，同时密切观察患者的症状及体征，注意保护患者隐私，增进彼此间的感情和信任，争取在获得最佳降温效果的同时，使患者感觉舒适。

【实训拓展】

1. 临床操作中，护士应把握温水/乙醇拭浴的时机并认真观察病情。发热过程分为体温上升期、高热持续期、退热期3个时期。临床实践发现，不同时期进行拭浴的效果不同。在体温上升期，患者自感发冷，甚至寒战，此时应给予保暖。在高热持续期，患者面色潮红、皮肤灼热、口唇干燥、呼吸脉搏加快，此时进行温水/乙醇拭浴降温效果较好。

2. 使用头孢类抗生素的患者应避免乙醇拭浴，因为有可能诱发双硫仑样反应，造成患者心跳加快、呼吸急促、剧烈头痛等严重后果。婴幼儿和血液病的高热患者禁止进行乙醇拭浴，因为婴幼儿进行乙醇拭浴易造成中毒，血液病患者进行乙醇拭浴易导致或加重出血。

（张琪　万丽红）

第七节　鼻饲法

【定义】

鼻饲法（nasogastric feeding）是将胃管经鼻腔插入胃内，从胃管内灌注流质、水分和药物的方法。

【适应证】

鼻饲法适用于不能自行经口进食，以鼻胃管供给食物和药物，以维持营养和治疗需要的患者，常用于：

1. 昏迷患者。

2. 口腔疾患或口腔手术后的患者。

3. 上消化道肿瘤引起吞咽困难的患者。

4. 不能张口的患者，如破伤风患者。

5. 早产儿、病情危重或拒绝进食者等。

【禁忌证】

食管静脉曲张、食管梗阻的患者。

【并发症的原因、预防与处理】

（一）误吸及吸入性肺炎

1. 原因：呕吐或鼻饲液反流。

2. 预防：

（1）鼻饲过程中将床头抬高30°～45°或采用半坐卧位。

（2）鼻饲液遵循浓度从低到高、量由少到多、速度由慢到快的原则输注，尽量采用专用的营养输注泵输注。

（3）注意检查胃管前端的位置是否合适。鼻饲前及鼻饲过程中每4 h检查胃内残留容量，若＞150 mL，应延迟鼻饲或暂停1次。

3. 处理：

（1）立即停止鼻饲，负压吸尽呕吐物或反流液体。

（2）鼓励并帮助患者咳出误吸液体。

（3）行气管内抽吸，尽可能吸出误吸液体。

（4）遵医嘱应用抗生素预防肺部感染。

（5）静脉输液支持，输入白蛋白以减轻肺水肿。

（6）对于病情严重者，给予人工机械通气。

（二）腹泻

1. 原因：

（1）患者对鼻饲液的脂肪吸收不良或乳糖不耐受。

（2）鼻饲液的浓度过高、温度过低，或输注速度过快、输注量过大。

（3）鼻饲液被细菌或真菌污染。

2. 预防：

（1）评估患者的胃肠道功能，有无脂肪吸收不良、乳糖不耐受等情况。

（2）鼻饲液的浓度、温度、输注速度和输注量应适宜。

（3）鼻饲液应现配现用，防止室温过高引起变质；配置过程中应防止污染；喂食器及食物容器应每天煮沸灭菌后使用。

3. 处理：

（1）根据具体原因改用低脂肪要素膳、无乳糖膳。

（2）根据患者的情况，给予适宜的鼻饲液浓度、温度、输注速度和输注量。

（3）鼻饲液在配置及灌注过程中要规范操作，避免被污染。

（三）胃管脱出

1. 原因：

（1）胃管护理不当或受外力牵拉。

（2）患者自行拔出胃管。

2. 预防：

（1）告知患者更换体位或下床活动时保护胃管的措施。

（2）妥善固定胃管，为意识不清患者的双上肢戴约束手套或进行适当约束，防止非计划性拔管。

3. 处理：一旦胃管脱出，应立即报告医生，并根据病情决定是否需要重新留置胃管。

（四）胃管堵塞

1. 原因：

（1）胃管太细，或胃管位置改变导致胃管在胃内扭转或前端紧贴胃壁。

（2）注入胃管的膳食残渣打得不够碎或太过浓稠，或药物研磨欠彻底而导致堵管。

（3）在鼻饲中的药物或营养液因配伍禁忌出现凝块而导致堵管。

（4）注食或注药后冲管欠充分，食物或药物残留在管腔内而导致堵管。

2. 预防：

（1）每次鼻饲前用少量温开水冲管后再进行鼻饲，鼻饲完毕后再次用温开水冲管，以防鼻饲液积存于管腔阻塞胃管。

（2）药片应研碎（肠溶片不可研碎），胶囊应打开，用温开水溶解药粉后经胃管给药。

（3）注意药物或营养液的配伍禁忌，如新鲜果汁与奶液应分别注入，以防产生凝块。

3. 处理：

（1）如果胃管堵塞是胃管位置改变所致，可改变患者体位，如改为半坐卧位或坐位等，以解除胃管在胃内扭转的状态或使胃管前端离开胃壁。

（2）若堵塞不严重，用温水、0.9%氯化钠溶液或碳酸氢钠液冲洗鼻饲管，反复冲洗直至通畅；必要时用导引钢丝疏通胃管，或根据病情决定是否需要重新留置胃管，必要时选择型号较大的胃管。

【临床情境】

患者，男，38岁，已婚，初中毕业，工人。

主诉：吞咽困难1月余，加重1周。

简要病史：患者吞咽困难1月余，加重1周，现为进一步治疗收入院。患者既往有乳糖不耐受病史。

体格检查：T 36.5 ℃，P 84次/min，R 20次/min，BP 110/60 mmHg。

初步诊断：贲门失弛缓症。

医嘱：留置胃管，鼻饲流质饮食。

【实训任务】

请给患者执行医嘱。

【思考题】

1. 如何测量胃管的插管长度？该患者选择什么型号的胃管比较合适？

2. 确认胃管是否在胃内有哪几种方法？

3. 插胃管过程中患者出现剧烈呛咳，应如何处理？

4. 鼻饲液的温度应是多少？每次鼻饲的量不应超过多少毫升？

5. 该患者可否鼻饲牛奶？

【参考答案】

1. 如何测量胃管的插管长度？该患者选择什么型号的胃管比较合适？

答：

（1）胃管插管长度的测量方法：测量前额发际至胸骨剑突处的距离或测量鼻尖经耳垂至胸骨剑突处的距离。

（2）该患者体形中等，通常使用12～14号胃管。

2. 确认胃管是否在胃内有哪几种方法？

答：确认胃管是否在胃内的方法有3种，可依次采用。

（1）抽吸法：在胃管末端连接甘油注射器并回抽。如果能抽吸出胃液，说明胃管在胃内。如果没有抽到胃液，则继续采用下一种方法。

（2）气泡法：将胃管末端置于水中，嘱患者深呼吸。

1）如有气泡溢出，说明胃管进入气管，则须拔出胃管重插。

2）如无气泡溢出，说明胃管没有进入气管，则继续采用下一种方法。

（3）气过水声法：置听诊器于患者胃部，快速经胃管向胃内注入10 mL空气，如能听见气过水声，说明胃管已到胃内。

3. 插胃管过程中患者出现剧烈呛咳，应如何处理？

答：插入胃管过程中患者出现剧烈呛咳，表明胃管误入气管，应立即拔出胃管，休息片刻待患者呼吸改善后再重新插管。

4. 鼻饲液的温度应是多少？每次鼻饲的量不应超过多少毫升？

答：鼻饲液的温度应是38～40 ℃，每次鼻饲量不应超过200 mL。

5. 该患者可否鼻饲牛奶？

答：该患者不可以鼻饲牛奶，因该患者乳糖不耐受，鼻饲牛奶易引起腹泻。

【实训拓展】

1. 如估计患者需要长期鼻饲，应尽量选择型号较小、材质好的胃管，以减少鼻翼产生压力性损伤的风险及减少更换胃管的次数。如果条件允许，需要长期肠内营养的患者可改用胃造瘘或空肠造瘘。

2. 如果患者意识模糊，应注意预防非计划性拔管的发生，必要时为患者双上肢戴约束手套或进行适当的约束。

（罗凝香　万丽红）

第八节　导尿术

【定义】

导尿术（urethral catheterization）是指在严格无菌操作下，用无菌导尿管经尿道插入膀胱引流尿液的方法。

【适应证】

导尿术在临床上适用于以下情况：

1. 下尿路梗阻所致的尿潴留，引流出尿液，以减轻患者的痛苦。

2. 危重患者抢救时，留置导尿管，通过观察尿量评估病情。

3. 注入对比剂进行尿道或膀胱造影，协助膀胱疾病的诊断。

4. 留取未受污染的尿标本做细菌培养。

5. 对于盆腔内脏器、全身麻醉或手术时间比较长的手术，术前留置导尿管，以防术中误伤膀胱或解决术中及术后的排尿问题并观察尿量。

6. 进行膀胱内药物灌注化疗或膀胱冲洗。

7. 测量膀胱容量、压力及检查残余尿液量，探查尿道有无狭窄，了解少尿或无尿原因。

【禁忌证】

以下情况若无合并尿潴留，不建议导尿：

1. 尿道周围有严重感染。

2. 急性前列腺炎。

3. 急性附睾炎。

4. 急性尿道炎。

5. 女性月经期。

【并发症的原因、预防与处理】

（一）导尿管插入困难

1. 原因：与尿道狭窄及尿道痉挛或男性患者前列腺增生有关。

2. 预防：

（1）评估有无尿道损伤或感染史。

（2）评估导尿管的规格是否合适，特别是对于儿童患者。成年人导尿管一般选择12～16号。儿童导尿管根据年龄或体重进行选择。

（3）评估中老年男性患者是否有尿频、排尿困难或尿潴留等前列腺增生的症状。

3. 处理：选择大小合适的导尿管，充分润滑导尿管，插管时注意分散患者注意力，动作轻柔，尽量减轻插管导致的不适感，同时指导患者放松以避免尿道痉挛，必要时采用尿道扩张器，以利于导尿管顺利插入膀胱。

（二）尿道或膀胱区疼痛

1. 原因：与留置导尿管的气囊位置过低压迫尿道、导尿管插入过深顶住膀胱、尿道损伤或感染等原因有关。

2. 预防：选择型号合适的导尿管，插管动作轻柔，插管深度正确，插入导尿管见尿液后，再插入7～10 cm后才向气囊内注入液体。

3. 处理：

（1）对于气囊位置过浅压迫尿道者：严格消毒导尿管外露部分后，抽空气囊内液体，再送管至合适位置，重新向气囊内注入液体以固定导尿管。

（2）对于导尿管插入过深顶住膀胱者：轻轻将导尿管往外拉至有阻力时停止。

（3）对于尿道损伤或感染者：要动作轻柔，加强尿道口消毒，指导患者多喝水。

（4）报告医生，确定疼痛的原因并对症处理。

（三）尿液引流不畅

1. 原因：可能与导尿管堵塞、打折、受压或导尿管前端侧边开口贴于膀胱壁有关。

2. 预防：妥善固定导尿管，防止其打折、受压，保持尿液引流通畅。

3. 处理：

（1）对于管道堵塞，应及时更换导尿管，并重新插管。

（2）检查导尿管是否有打折或受压的情况，并及时调整。

（3）对于导尿管前端侧边开口贴于膀胱壁的情况，应调整患者体位。

（四）尿路感染

1. 原因：与导尿操作时无菌操作不严格或留置导尿管时间过长有关。

2. 预防：

（1）插管时严格执行无菌技术操作原则，包括严格按要求进行会阴部及尿道口消毒；打开导尿包时嘱患者勿动肢体，保持被安置的体位，避免污染无菌区域。

（2）每天评估留置导尿管的必要性，尽量避免长时间留置，如确因病情需要长时间留置，应做好留置导尿管期间的护理，如每天清洁尿道口、根据集尿袋上注明的时间定期更换集尿袋。集尿袋通常每周更换1～2次，若发现患者尿液性状、颜色改变，应及时更换并告知医生，配合医生为患者做进一步处理。

3. 处理：

（1）留取尿培养或尿常规标本化验，根据化验结果配合医生为患者做进一步处理。

（2）注意休息，进食营养丰富的食物。

（3）多饮水，保证每天饮水量达2000 mL以上。

（4）必要时遵医嘱采用静脉输液治疗。

（五）导尿管脱出

1. 原因：与导尿管的气囊注水不够、气囊漏气或导尿管受暴力牵拉有关。

2. 预防：

（1）应根据导尿管上注明的气囊容积向气囊注入等量的无菌溶液。

（2）插管前应检查导尿管气囊是否完好且无漏气。

（3）留置导尿管期间，注意合理固定导尿管，并避免大力牵拉。

3. 处理：

（1）对于病情允许且可自行排尿的患者，可不重插导尿管。

（2）对于病情不允许或导尿管脱出后仍不能自行排尿的患者，应尽早重新插管。

（六）尿道损伤

1. 原因：

（1）操作过程中动作欠轻柔，插管用力过快、过猛，或过度牵拉导尿管。

（2）选择的导尿管型号过大或患者尿道狭窄。

2. 预防：

（1）操作中动作要轻柔，插管时避免用力过快、过猛。

（2）向导尿管气囊注入液体后，向外牵拉固定导尿管时，勿过度牵拉导尿管。

（3）选择型号大小合适的导尿管。

3. 处理：

（1）严密监测患者生命体征，遵医嘱及时为患者输液、止血、镇静和止痛等，必要时应用有效抗生素以预防感染。

（2）在严格无菌操作下插入导尿管，留置导尿管10～14天以引流尿液并支撑尿道，等待尿道损伤处愈合。

（3）嘱患者多饮水，保证足够的尿量。

（4）严密观察出血量、性质、颜色并做好记录。

（七）漏尿

1. 原因：

（1）导尿管过细、插入导尿管时气囊注水不够。

（2）气囊与膀胱壁接触刺激而引起膀胱肌肉痉挛，导致尿液被挤出。

（3）年老体弱或衰弱患者的尿道松弛。

2. 预防：

（1）选择规格合适的导尿管。

（2）根据导尿管上注明的气囊容积向气囊注入等量的无菌溶液，避免气囊注水不够。

（3）对于膀胱肌肉痉挛漏尿者，在不影响导尿管固定的基础上，减少气囊内的液体或选用气囊容积较小的导尿管。

（4）对于尿道松弛的患者，应选择型号较大、管腔较粗的导尿管。

3. 处理：

（1）轻拉导尿管使球囊紧贴尿道内口。

（2）气囊内再注入少量的无菌溶液。

（3）拔除导尿管后，指导患者加强盆底肌锻炼，增强控制排尿能力。

【临床情境】

患者，男，54岁，已婚，大学毕业，公务员。

主诉：膀胱癌术后3个月。

简要病史：患者因膀胱癌行膀胱癌根治术后，为预防复发，予膀胱灌注化疗每周1次方案，现为第2次膀胱灌注化疗而入院。

体格检查：T 36.5 ℃，P 84次/min，R 20次/min，BP 110/60 mmHg。

初步诊断：膀胱癌术后。

医嘱：留置导尿管。

【实训任务】

请给患者执行医嘱。

【思考题】

1. 给该患者导尿时，导尿管插入深度应是多少？

2. 导尿时，如何为该患者进行消毒？消毒顺序如何？

3. 插入导尿管后，患者膀胱区疼痛明显，应如何处理？

4. 男性尿道有哪几个狭窄？如何提高插管成功率？

5. 为患者进行膀胱灌注化疗时，应如何做好职业防护？

【参考答案】

1. 给该患者导尿时，导尿管插入深度是多少？

答：该患者为男性，在给患者导尿时，将导尿管插入尿道内20～22 cm，非气囊导尿管见尿液流出后再插入1～2 cm，气囊导尿管见尿液流出后则再插入7～10 cm。

2. 导尿时，如何为该患者进行消毒？消毒顺序如何？

答：导尿时，应为该患者进行两次消毒，即初次消毒和再次消毒。

（1）初次消毒：阴阜、阴茎、阴囊、尿道口、龟头、冠状沟。自阴茎根部向尿道口消毒，每个棉球限用1次。

（2）再次消毒：尿道口、龟头、冠状沟。由内向外，每个棉球限用1次，避免已消毒的部位再被污染。

3. 插入导尿管后，患者膀胱区明显疼痛，应如何处理？

答：插入导尿管后，患者出现膀胱区明显疼痛，可能原因是导尿管插入过深，导尿管前端顶住膀胱，进而造成膀胱痉挛或损伤。可通过测量体外导尿管的长度，判断导尿管插入的深度；观察尿液的颜色，判断有无膀胱损伤。处理方法是轻拉导尿管至有阻力感即可。若出现膀胱损伤，则应及时报告医生。

4. 男性尿道有哪几个狭窄？如何提高插管成功率？

答：男性尿道共有3个狭窄，分别是尿道内口、尿道膜部及尿道外口。提高插管成功率的技巧包括插管时动作轻柔，润滑充分；嘱患者深呼吸进行放松；选择合适的导尿管；插至耻骨前弯时，提起阴茎，使之与腹壁呈60°，这样联合前弯会消失变直，利于插管。

5. 为患者进行膀胱灌注化疗时，应如何做好职业防护？

答：配药前要洗手，戴一次性口罩、帽子，换工作服，外套一次性防渗透防护衣，配药时戴双层手套，即聚氯乙烯手套外戴无粉乳胶手套，并要在专门的生物安全柜内进行药物配制。为患者注药前要洗手，做好职业防护，戴无菌手套。

一旦药物沾染皮肤，需局部冲洗。如为丝裂霉素沾染，需使用碳酸氢钠（小苏打）溶液（8.4%）冲洗；其他药物的沾染，则需使用大量肥皂水冲洗，然后用清水冲洗干净。沾染过药物的皮肤在清洗后不可用护手霜或润肤剂局部涂抹，否则可能会增加药物的吸收。如果药物沾染眼睛或黏膜，应用大量0.9%氯化钠溶液冲洗。对于其他形式的泄漏，需用可吸水布覆盖于泄漏处，并将用过的吸水布丢弃至专用医疗垃圾袋中。泄漏区域需用大量肥皂水冲洗。任何沾染化学药物的医疗器械均需丢弃至专用医疗废弃物袋中，做好标记，并根据当地医院的规定正确丢弃。

【实训拓展】

1. 对于尿潴留的患者，第1次放尿不得超过1000 mL。因为大量放尿可导致腹腔内压急剧下降，血液大量滞留在腹腔内，会使血压下降而虚脱；另外膀胱内压突然降低，还可导致膀胱黏膜急剧充血，造成血尿。

2. 为女性患者插导尿管时，如导尿管误入阴道，应更换无菌导尿管，然后重新插管。

（陈玉英　罗凝香）

第九节　大量不保留灌肠法

【定义】

大量不保留灌肠法（large volume non-retention enema）是将大量灌肠液由肛门经直肠灌入结肠，以帮助患者清洁肠道、排气或排便，达到协助诊断和治疗目的的方法。

【适应证】

大量不保留灌肠法适用于：

1. 便秘患者：通过软化大便、刺激肠蠕动和引发排便反射来解除便秘和肠胀气。

2. 诊断性检查、手术和分娩前需进行肠道准备的患者：清洁肠道。

3. 中毒患者：通过稀释并清除肠道内的有害物质来减轻中毒症状。

4. 高热患者：通过灌入低温液体，以达到降温的目的。

【禁忌证】

1. 妊娠、急腹症、严重心血管疾病、消化道出血等患者禁止灌肠。

2. 肝昏迷患者禁用肥皂水灌肠，以减少氨的产生和吸收。

3. 充血性心力衰竭和水钠潴留患者禁用0.9%氯化钠溶液灌肠，以免加重水钠潴留，导致病情加重。

【并发症的原因、预防与处理】

（一）肠道黏膜损伤、出血或肠穿孔

1. 原因：

（1）灌肠溶液温度过高，灌入液量过多，肠道内压力过大，导致肠道黏膜损伤。

（2）肛管型号过大、质地较硬或肛管润滑不充分导致插管阻力增加，此时反复或强行插管均易引起肠道黏膜损伤出血，而暴力插管会导致肠穿孔。

（3）插入肛管时未注意直肠的生理弯曲，动作欠轻柔，插入过深导致肠道黏膜损伤。

（4）为意识不清患者灌肠时，由于患者感觉障碍，较易造成肠道黏膜损伤。

（5）患者不配合操作，护士用力不均，也易造成肠道黏膜损伤。

2. 预防：

（1）配置适宜温度的灌肠液。灌肠液温度一般为39～41 ℃，为高热患者降温时用28～32 ℃的灌肠液，患者中暑时用4 ℃的灌肠液。

（2）成年人液体灌入量不超过1000 mL/次，灌肠袋液面距患者肛门高度40～60 cm（伤寒患者液体灌入量不超过500 mL/次，液面距肛门高度不超过30 cm）。根据患者耐受性适当调节灌液速度。

（3）操作前应选择粗细合适、质地软的肛管。操作前用液体石蜡油（或凡士林）充分润滑肛管，以减少插管时的阻力。

（4）插管时要注意顺应肠道解剖（直肠在矢状面上的两个弯曲，即骶曲和会阴曲）。插管时动作要轻柔、缓慢，切忌粗暴用力。遇到阻力时，嘱患者深呼吸放松腹壁，轻轻回抽或轻转肛管，缓慢插入。插入深度：成年人7～10 cm，小儿4～7 cm。

（5）对于不配合的患者，护士操作前应耐心解释以征得患者及家属的同意，并尽量在其较安静的情况下进行灌肠操作。灌肠过程中注意随时观察患者的反应，询问患者的感受，特别是腹部症状。

3. 处理：

（1）若患者出现肠道黏膜损伤：护士应立即停止操作并及时通知医生。

（2）若患者出现肛门疼痛或已发生肠道黏膜出血：护士应遵医嘱给予止痛、止血等对症治疗，密切观察并记录疼痛情况及出血量。

（3）若患者出现肠壁穿孔：①应立即停止灌肠，同时报告医生；②通知患者禁食，建立静脉通道；③严密观察并记录患者的生命体征、腹部体征及病情变化，必要时给予吸氧、心电监护；④完善各项术前准备，必要时送手术室处理。

（二）虚脱

1. 原因：

（1）患者年老体弱、全身状况差或患有严重心肺疾病。

（2）灌肠液温度过低，致使肠道痉挛。

（3）灌肠次数过多、速度过快、液体过量。

2. 预防：

（1）灌肠前应全面评估患者的身心状况，严格掌握禁忌证。对心脏病患者或老年人、小儿患者，操作中要密切观察患者的反应，询问患者的感受。

（2）准确掌握灌肠液的温度、浓度、量和速度。

3. 处理：一旦患者发生虚脱，应立即停止灌肠，采取休克卧位，并及时通知医生，尽快建立静脉通道，积极配合抢救。

【临床情境】

患者，男，56岁，已婚，大学毕业，销售人员。

主诉：便秘3年，近6天无大便。

现病史：患者无明显诱因近6天未解大便，伴有腹胀，偶有少量排气，其间饮食正常，小便正常。

既往史：痔疮病史3年余，未予治疗；高血压病史2年余，长期服用降压药物，血压控制尚可。

体格检查：T 36.3 ℃，P 76次/min，R 20次/min，BP 138/90 mmHg。身高175 cm，体重68 kg，下肢轻度水肿。

初步诊断：便秘。

医嘱：大量不保留灌肠。

【实训任务】

请给患者执行医嘱。

【思考题】

1. 大量不保留灌肠常用灌肠液的种类有哪些？一般灌肠液的温度和量分别是多少？

2. 护士为此患者灌肠需注意哪些问题？

3. 为患者灌肠过程中发现灌肠袋液面不降，其原因有哪些？如何处理？

4. 灌肠过程中，患者感觉腹胀、有便意，护士应该如何处理？

【参考答案】

1. 大量不保留灌肠常用灌肠液的种类有哪些？一般灌肠液的温度和量分别是多少？

答：

（1）大量不保留灌肠常用的灌肠液有0.1%～0.2%肥皂水、0.9%氯化钠溶液、温开水。

（2）温度：一般为39～41 ℃。

（3）用量：成年人500～1000 mL/次，小儿200～500 mL/次。

2. 护士为此患者灌肠需注意哪些问题？

答：护士为此患者灌肠需注意以下5点。

（1）操作前应全面评估患者的身心状况及肛周情况，观察其生命体征是否平稳。向患者详细解释操作目的，使之接受并配合操作，减轻患者的焦虑情绪。

（2）因患者有高血压及下肢水肿，可选择0.1%～0.2%肥皂水或温开水灌肠，禁用0.9%氯化钠溶液灌肠。

（3）插管前排净肛管内空气，防止空气灌入肠道，引起腹胀。

（4）该患者有痔疮，插管前常规用液体石蜡油润滑肛管前端7～10 cm，同时润滑肛周皮肤，以减少插管时的摩擦力；插管时嘱患者深吸气，顺应肠道解剖特点轻柔插管。深度要适宜，不要过深。患者为成年人，其插入深度为7～10 cm，灌肠袋液面距肛门的高度不超过60 cm。

（5）灌肠过程中密切观察患者的病情变化，及时询问患者的感受。如其出现面色苍白、出冷汗、剧烈腹痛、心慌气促、脉搏细数等情况，应立即停止灌肠并及时通知医生，采取紧急措施。

3. 为患者灌肠过程中发现灌肠袋液面不降，其原因有哪些？如何处理？

答：

（1）为患者灌肠过程中发现灌肠袋液面不降，其原因包括：肛管被挤压、反折或扭曲；大便堵塞肛管前端的孔道。

（2）处理：

1）操作前需检查肛管的通畅性。

2）灌肠时，确保肛管通畅，勿挤压、扭曲肛管。嘱患者做深呼吸，保持肌肉放松，减少肛门括约肌痉挛挤压肛管。如果大便堵塞肛管，可适当调高流速或液面高度，前后左右旋转肛管或挤捏肛管，使堵塞肛管孔道的大便脱落。

4. 灌肠过程中，患者感觉腹胀、有便意，护士应该如何处理？

答：灌肠过程中，患者感觉腹胀、有便意，护士可嘱患者张口深呼吸，指导患者放松腹肌，减慢灌肠液的流速或暂停片刻，转移患者的注意力，以减轻腹压。等患者无便意后，再继续灌肠。

【实训拓展】

1. 对痔疮患者，应选择管径稍小的肛管，插管前常规润滑肛管前端7～10 cm，同时润滑肛周皮肤，以减少插管时的摩擦力。插管时应顺应肠道解剖结构，动作轻柔，缓慢插入，插入时如遇阻力，忌强行插入，可先灌入少量液体，然后轻轻拔出少许肛管，转动一下再插入，避免痔疮破裂出血。

2. 对某些颅脑疾病、心脏病患者或老年人、小儿患者及妊娠初期或末期的孕妇，灌肠时应谨慎，灌肠液压力要低、速度宜慢，灌肠时密切观察患者的病情变化，询问其感受，以免发生意外。

3. 对高龄、体弱、大便失禁的患者，灌肠时协助患者取仰卧位，两腿分开，臀下垫便盆，插管要深些，做好床单位的保护且要确保灌肠效果。

（李瑜　罗凝香）

第十节　皮内注射法

【定义】

皮内注射法（intradermal injection）是将少量药液或生物制品注射于表皮与真皮之间的方法。

【适应证】

皮内注射法常用于皮试、预防接种，也常是局部麻醉的起始步骤。皮试常用的注射部位是前臂掌侧下段；预防接种常用的注射部位是上臂三角肌下缘；局部麻醉的注射部位为需麻醉处。

【禁忌证】

避免在有炎症、皮肤受损、瘢痕或血管处进针。

【并发症的原因、预防与处理】

（一）晕厥或虚脱

1. 原因：

（1）患者对注射产生恐惧心理而致精神紧张。

（2）患者体质虚弱、过度疲劳或对疼痛刺激较敏感。

（3）青霉素等药物刺激性较强，导致注射时疼痛较剧烈，引起患者大脑供血不足。

（4）空腹注射时，因机体处于饥饿、血糖偏低状态而诱发晕厥。

（5）出现药物过敏反应。

2. 预防：

（1）对情绪容易紧张的患者，注射前应耐心解释注射目的，指导患者放松。

（2）注射时动作轻柔，与患者交流分散其注意力。

（3）提高操作技能，减轻注射局部疼痛感。

（4）注射青霉素等刺激性较强的药物时，应避免空腹注射。

（5）对以往有晕针史、不能进食、情绪紧张或体质虚弱的患者，宜采用卧位注射。

3. 处理：

（1）一旦患者发生晕厥，护士应根据临床症状迅速作出准确判断，并排除药物所致的过敏性休克。

（2）置患者于平卧位，保证患者头部有足够的供血。

（3）保持患者呼吸道通畅，给予患者氧气吸入。

（4）必要时为患者开通静脉通道，并根据医嘱给予抢救治疗。

（5）严密观察患者病情并监测其生命体征。

（二）注射失败

1. 原因：

（1）患者躁动不合作，常见于婴幼儿或精神异常的患者。

（2）护士操作欠熟练，进针角度过深或过浅，导致药液不是注射于表皮与真皮之间；或针头与针栓连接欠紧密，导致推药时漏液。

（3）注射药液剂量过多或不足。

2. 预防：

（1）操作前做好患者的解释工作，获得患者的配合。

（2）对于不合作的患者，要做好注射部位的固定。

（3）提高注射技能，掌握准确的注射角度、深度和注射剂量。

3. 处理：若注射失败，可重新选择部位进行注射。

（三）皮试结果假阳性

1. 原因：

（1）患者紧张、对疼痛敏感，或空腹进行青霉素过敏试验。

（2）用注射用水配置青霉素皮试液。

（3）患者对皮肤消毒液的乙醇过敏。

（4）用乙醇溶液消毒皮肤，未干就进针，乙醇随针孔进入皮内。

（5）皮内注射后，患者搔抓或揉搓注射局部。

（6）对皮试结果的判断过于谨慎，为安全起见，宁肯错判阳性。

2. 预防：

（1）详细询问患者过敏史，有过敏史者禁做皮试。护士技能娴熟，可减轻注射疼痛感并缓解患者的紧张情绪。

（2）用0.9%氯化钠溶液而非注射用水配置青霉素皮试液。

（3）如果患者对乙醇过敏，可选用其他无颜色的皮肤消毒液。

（4）若用乙醇溶液消毒皮肤，务必等干后再进针。

（5）操作前向患者解释皮试的目的，交代患者注射后勿搔抓或揉搓注射局部。

（6）医护联合判断青霉素过敏试验结果，减少皮试结果假阳性率的发生。

3. 处理：如果对皮试结果有怀疑，应遵医嘱在对侧前臂掌侧皮内注射0.9%氯化钠溶液0.1 mL进行对照试验。医护确认皮试结果为阴性，方可用药。

【临床情境】

患者，女，67岁，丧偶，小学毕业，农民。

主诉：双侧颌下区肿胀、疼痛5天，畏寒、发热2天。

简要病史：3天前在门诊使用过青霉素。

体格检查：T 38.1 ℃，P 104次/min，R 22次/min，BP 132/83 mmHg。双侧颌下区肿胀明显，皮肤发红，触之皮温高，触痛明显。

初步诊断：口腔颌面部蜂窝织炎。

医嘱：注射用青霉素钠 Ast st。

【实训任务】

请给患者执行医嘱。

【思考题】

1. 如何配置青霉素皮试液？

2. 哪些情况需要重新做青霉素过敏试验？该患者是否需要重新做青霉素过敏试验？

3. 如何判断青霉素过敏试验结果？

【参考答案】

1. 如何配置青霉素皮试液？

答：青霉素皮试液的配置流程有4步。

（1）用5 mL注射器抽吸4 mL 0.9%氯化钠溶液，将其注入青霉素钠注射剂密封瓶（80万 U/瓶）中，轻轻震动密封瓶，直至粉剂充分溶解，则每1 mL溶液含青霉素20万 U。

（2）用1 mL注射器从青霉素钠注射剂密封瓶中抽吸0.1 mL溶液并拔出针头，加0.9%氯化钠溶液至1 mL并使药液充分混匀，则1 mL溶液含青霉素2万 U。

（3）弃去注射器内0.9 mL溶液，加0.9%氯化钠溶液至1 mL并使药液充分混匀，则1 mL溶液含青霉素2000 U。

（4）再弃去注射器内0.75 mL溶液，加0.9%氯化钠溶液至1 mL并使药液充分混匀，则1 mL溶液含青霉素500 U，即0.1 mL皮试液内含青霉素50 U。

2. 哪些情况需要重新做青霉素过敏试验？该患者是否需要重新做青霉素过敏试验？

答：

（1）需要重新做青霉素过敏试验的情况包括：停药3天后再次使用；在应用青霉素时更换使用不同批号的青霉素。

（2）该患者3天前使用过青霉素，现已停药3天，需要重新做青霉素过敏试验。

3. 如何判断青霉素过敏试验结果？

答：

（1）阴性：局部皮丘大小无改变，周围无红肿，无红晕；全身无自觉症状。

（2）阳性：局部皮丘隆起增大，出现红晕硬块，直径＞1 cm，周围有伪足伴局部痒感。全身可有头晕、心慌、恶心，甚至发生过敏性休克。

【实训拓展】

1. 如果是禁食患者，应在患者输液中或输液后进行青霉素过敏试验。因为空腹使用青霉素易引起头晕、出冷汗、面色苍白等症状，此种低血糖反应容易与青霉素过敏反应的症状相混淆。

2. 用于配置皮试液的剩余青霉素溶液，在判断皮试结果为阴性后，不建议作为注射药物继续使用，应遵循现配现用的原则，即新鲜配制注射溶液。因为青霉素水溶液极不稳定，放置时间过长会导致药物效价降低、降解产物增多，引起过敏反应。

（胡细玲　万丽红）

第十一节　皮下注射法

【定义】

皮下注射法（subcutaneous injection）是将小剂量药液或生物制剂注入皮下组织的方法。

【适应证】

皮下注射法用于不宜口服且比肌内注射吸收慢的药物如胰岛素、肝素等，还常用于预防接种及局部麻醉用药时。常用的注射部位包括上臂三角肌下缘、两侧腹壁、后背、大腿前侧或外侧等。预防接种常用的注射部位是上臂三角肌下缘；局部麻醉的注射部位为需麻醉处。

【禁忌证】

避免在有硬结、炎症、皮肤受损或瘢痕处进行皮下注射。

【并发症的原因、预防与处理】

（一）局部硬结

1. 原因：

（1）药物对局部皮肤产生刺激。

（2）反复在同一部位注射。

2. 预防：

（1）刺激性强的药物不宜采用皮下注射法。

（2）对于长期皮下注射者，应有计划地更换注射部位，以促进药物充分吸收。

（3）指导患者注射后正确进行局部按摩或热敷。但胰岛素注射后禁用这些方法，以免药效提早产生。肝素注射后亦禁用这些方法，以免发生皮下出血。

3. 处理：

（1）在注射局部硬结处，使用新鲜马铃薯片外敷或用液体敷料等按摩局部。

（2）避免继续在局部硬结处注射。

（二）局部出血

1. 原因：

（1）注射时针头刺破血管。

（2）患者有凝血功能障碍，拔针后局部按压时间过短，或按压部位不准确。

2. 预防：

（1）正确选择注射部位，注射时避开血管。

（2）注射后，指导患者正确按压进针部位，按压时间要充分。对于有凝血功能障碍的患者，应适当延长按压时间。

3. 处理：

（1）拔针后针口有少量出血者，应重新按压注射部位直至不出血为止。

（2）如针头刺破血管，立即拔针并用干棉签按压，然后更换注射部位重新注射。

（三）药液误注入肌肉组织

1. 原因：进针过深，误入肌肉层。

2. 预防：

（1）根据患者注射部位的皮下组织情况，选择适当的进针部位及深度。

（2）对消瘦的患者，进针角度不宜超过45°，或采用捏皮注射技术（图8-21），以90°角垂直进针，以防药液误注入肌肉层。

（3）对于特殊药物如低分子肝素钙注射液，应在腹壁捏起局部皮肤，以90°角进针注射。

3. 处理：皮下注射时若将药液误注入肌肉组织，将加快药液吸收速度。如果胰岛素被注入肌内，可能会使胰岛素的吸收速度加快，导致低血糖的发生。一旦发现胰岛素误入肌肉组织，应加强对患者的血糖监测，备好糖果或饼干等食物，以便随时纠正低血糖反应。

【临床情境】

患者，男，40岁，已婚，大学本科毕业，公司行政管理人员。

主诉：口干、多饮、多尿15年，血糖控制不佳和排泡沫尿1月余。

简要病史：患者既往有1型糖尿病病史15年，长期注射胰岛素。现因血糖控制不佳和排泡沫尿1月余收入我科治疗。

体格检查：T 36.2 ℃，P 82次/min，R 18次/min，BP 125/72 mmHg。体形消瘦，体重指数（body mass index，BMI）16 kg/m^2。触诊发现脐周两侧局部有硬结和皮下脂肪增生。

初步诊断：1型糖尿病；糖尿病肾病。

医嘱：门冬胰岛素注射液　8 U　H　午餐前。

【实训任务】

患者需在三餐前注射门冬胰岛素，注射后即刻进食。请用胰岛素笔给该患者执行午餐前的医嘱。

【思考题】

1. 皮下注射胰岛素的常用部位有哪些？
2. 该患者应选择哪些部位进行皮下注射胰岛素？如何轮换注射部位？
3. 该患者皮下注射胰岛素时能否使用碘剂消毒？应选择什么消毒液？为什么？
4. 该患者应如何实施正确的捏皮技术？
5. 该患者皮下注射胰岛素后拔针有哪些注意事项？

【参考答案】

1. 皮下注射胰岛素的常用部位有哪些？

答：皮下注射胰岛素的常用部位有3个。

（1）上臂三角肌下缘。

（2）两侧腹壁。

（3）大腿前侧及外侧。

2. 该患者应选择哪些部位进行皮下注射胰岛素？如何轮换注射部位？

答：该患者脐周两侧皮肤已有硬结和皮下脂肪增生，应停止在腹壁注射，可选择在上臂三角肌下缘和大腿前侧及外侧注射。正确的轮换方法有以下3点。

（1）一侧上臂为一个等分注射区域，一侧大腿上下划分为两个等分注射区域。

（2）每周使用一个等分区域并始终按顺时针方向轮换。

（3）在任何一个等分区域内注射时，连续两次注射应以间隔至少1 cm（或大约一个成人手指的宽度）的方式进行系统性轮换，以避免组织重复创伤。

3. 该患者皮下注射胰岛素时能否使用碘剂消毒？应选择什么消毒液？为什么？

答：该患者皮下注射胰岛素时不能使用碘剂消毒，应使用乙醇溶液对注射部位进行消毒，并于乙醇彻底挥发后进针。因为胰岛素是由氨基酸所组成的蛋白质激素，其氨基酸遇碘会氧化变性，影响胰岛素的疗效。

4. 该患者应如何实施正确的捏皮技术？

答：该患者体形消瘦，BMI仅为16 kg/m^2，在使用胰岛素注射时，应用拇指、示指和中指捏起皮肤，实施捏皮技术方法有以下6点。

（1）捏皮。

（2）与皮肤表面呈90° 进针，缓慢注射胰岛素。

（3）用胰岛素笔注射时，拇指按钮完全推下后，让针头在皮肤内停留10 s。

（4）以刺入时的相同角度拔出针头。

（5）松开捏皮。

（6）安全处理用过的针头。

5. 该患者皮下注射胰岛素后拔针有哪些注意事项？

答：使用胰岛素笔注射完毕后拔针应注意以下2点。

（1）在完全按下拇指按钮注射药物后，应在拔针前至少停留10 s，从而确保药物全部被注入体内，同时防止药液外渗。

（2）拔针后无须使用棉签按压针眼。如有出血，可使用棉签按压5～10 s止血。

【实训拓展】

1. 在腹部进行胰岛素皮下注射时，要注意边界划分，范围应为：耻骨联合以上约1 cm，最低肋缘以下约1 cm，脐周2.5 cm以外的双侧腹壁。

2. 若皮下注射部位发生出血或淤青，应指导患者在出血部位延长按压时间直至止血，尤其是有凝血功能障碍或正在使用抗凝药物的患者。告知患者注射部位局部出血或淤青不会影响药物的吸收。若用胰岛素笔注射，因其针头较短、较细，所以注射胰岛素拔针后无须使用干棉签按压针眼。

（胡细玲　万丽红）

第十二节　肌内注射法

【定义】

肌内注射法（intramuscular injection）是将一定量的药液注入肌肉组织的方法。

【适应证】

肌内注射法用于不宜口服或静脉注射的药物，且要求比皮下注射发挥更快药效时。常用的注射部位有臀大肌、臀中肌、臀小肌、股外侧肌及上臂三角肌。

【禁忌证】

避免在有硬结、炎症、皮肤受损或瘢痕处进行肌内注射。

【并发症的原因、预防与处理】

（一）注射局部硬结

1. 原因：

（1）长期行肌内注射。

（2）同一注射部位被多次注射。

（3）注射的药物浓度较高、刺激性较大。

（4）注射液为油性制剂如黄体酮等，油性制剂较难被人体吸收。

（5）注射的深度未到达肌肉层。

（6）患者营养不良、水肿或血液循环不良。

2. 预防：

（1）对长期需肌内注射者，应交替更换注射部位，以利于药物充分吸收。

（2）宜选用细长针头，确保药液注入肌肉。

（3）指导患者肌内注射后采用正确的局部按摩或热敷方法。

（4）加强营养，促进血液循环。

3. 处理：

（1）在注射局部硬结处，采用热敷、理疗等方法，促进硬结的消散和吸收。

（2）避免继续在局部硬结处注射。

（二）注射局部感染

1. 原因：

（1）注射部位消毒不严格。

（2）注射用具、药物发生污染。

（3）患者营养不良、水肿或血液循环不良。

2. 预防：

（1）注射前严格消毒注射部位局部皮肤。

（2）操作过程中，严格遵守无菌技术操作原则。

（3）注射时避开有炎症或皮肤受损处。

（4）加强营养，增强免疫力。

3. 处理：

（1）对注射局部轻度感染者，可遵医嘱使用莫匹罗星软膏等外涂。

（2）对注射局部感染较严重者，应切开患处并行清创、消炎等治疗，必要时放置引流管。

（三）晕厥

1. 原因：

（1）患者对注射产生恐惧心理而致精神紧张。

（2）患者体质虚弱、过度疲劳或对疼痛刺激较敏感。

（3）药物刺激性较强导致注射时疼痛较剧烈，引起大脑供血不足。

（4）采用坐位注射，注射后站立快，体位变化大，引起体位性低血压。

（5）空腹注射时，因机体处于饥饿、血糖偏低状态而诱发晕厥。

2. 预防：

（1）对情绪容易紧张的患者，注射前应耐心解释注射目的，指导患者放松。

（2）注射时动作轻柔，与患者交流以分散其注意力。

（3）采用无痛注射技术减轻注射局部疼痛感。

（4）注射青霉素等刺激性较强的药物，应避免空腹注射。

（5）对以往有晕针史、不能进食、情绪紧张或体质虚弱的患者，宜采用卧位注射。若采用坐位注射，注射后嘱其不要立即站立或行走，应稍休息后再活动。

3. 处理：

（1）一旦患者发生晕厥，护士应根据临床症状迅速作出准确判断，并排除药物所致的过敏性休克。

（2）置患者于平卧位，保证患者头部有足够的供血。

（3）保持患者呼吸道通畅，给予患者氧气吸入。

（4）必要时为患者开通静脉通道，根据医嘱给予抢救治疗。

（5）严密观察患者病情并监测其生命体征。

（四）坐骨神经损伤

1. 原因：注射部位定位不当。

2. 预防：

（1）加强工作责任心，准确定位肌内注射部位。

（2）两岁以下婴幼儿的臀大肌发育不完全，不宜选用臀大肌注射，以免损伤坐骨神经。

（3）注射中和注射后应仔细观察患者的反应，及时发现神经损伤。

3. 处理：

（1）若怀疑肌内注射损伤坐骨神经，应查明损伤的程度，评估患侧足有无背伸受限、踝关节有无直屈和背伸受限等，可采用磁共振成像和神经肌电图等检查进行辅助诊断。

（2）如果确诊为坐骨神经损伤，则遵医嘱进行营养神经药物治疗及康复训练等。

（五）注射断针

1. 原因：

（1）注射器针头质量欠佳。

（2）护士操作不规范，针梗全部进入体内，注射时未固定针栓。

（3）注射中患者配合不佳，患者过度烦躁、哭闹而导致注射部位不稳定。

2. 预防：

（1）注射前应仔细检查注射器的质量。

（2）严格执行操作规范，注射时切勿将针梗全部刺入，以防针梗从根部衔接处折断，推药时要固定针栓。

（3）注射前取得患者配合，避免强行进行肌内注射。对不配合的患儿，应由家长协助固定患儿的大腿，稳定注射部位。

3. 处理：

（1）稳定患者情绪，嘱咐患者原位不动，并固定局部组织，尽快用无菌止血钳夹住断端取出。

（2）如断端难以被找到，应立即请外科医生处理。

【临床情境】

患者，男，52岁，已婚，高中毕业，工人。

主诉：面色苍白2个月，腰部疼痛1个月，症状加重1周。

现病史：患者2个月前无明显诱因出现面色苍白，1个月前因用力搬重物后出现腰部疼痛，加重1周。血清免疫球蛋白定量提示免疫球蛋白M增多，骨髓检查报告提示有大量的浆细胞，现为进一步治疗收入院。

体格检查：T 36.8 ℃，P 90次/min，R 18次/min，BP 121/85 mmHg。

初步诊断：多发性骨髓瘤。

现病情：患者自诉腰部疼痛难忍。护士采用疼痛数字法评估为8分疼痛，遵医嘱给患者口服曲马多片50 mg。患者1 h后疼痛缓解不明显，要求用止痛药。

医嘱：盐酸吗啡注射液 5 mg im st。

【实训任务】

请给患者执行医嘱。

【思考题】

1. 该患者可选用哪些部位进行肌内注射？如何定位？

2. 护士进针后回抽发现注射器内有回血，应如何处理？

3. 护士为该患者注射盐酸吗啡注射液后，应如何处理剩余药液和空安瓿？

【参考答案】

1. 该患者可选用哪些部位进行肌内注射？如何定位？

答：该患者为成年人，常用的注射部位和定位方法如下。

（1）臀大肌注射法：

1）十字法：从臀裂顶点向左侧或右侧划一水平线，从髂嵴最高点作一垂直线，将一侧臀部划分为4个象限，其外上象限（避开内角）为注射区。

2）连线法：从髂前上棘至尾骨作一联线，其外上1/3处为注射区。

（2）臀中肌、臀小肌注射法：以示指尖和中指尖分别置于髂前上棘和髂嵴下缘处，髂嵴、示指、中指之间构成的三角形区域为注射区。

（3）股外侧肌注射法：大腿中段外侧。

2. 护士进针后回抽发现注射器内有回血，应如何处理？

答：护士进针后回抽发现注射器内有回血，应停止注射，拔出针头，不可将药液注入血管内。然后更换新针头，另选部位重新注射。

3. 护士为该患者注射盐酸吗啡注射液后，应如何处理剩余药液和空安瓿？

答：盐酸吗啡注射液的规格是10 mg，医嘱为5 mg，注射后将剩余一半药液。剩余药液和空安瓿的处理方法如下。

（1）盐酸吗啡注射液为麻醉药品，遵医嘱抽吸足量药液并注射后，对于未使用完的剩余药液，应由医生、护士双人在视频监控下倒入下水道，销毁后在处方中注明弃去量，经手人、监督证明人在处方上签名。

（2）注射后应保留空安瓿，切勿丢弃。护士须持麻醉药品处方、麻醉药品空安瓿向药房换取药品。

【实训拓展】

1. 关于肌内注射的体位和部位：如果患者病情危重或不能翻身，可采用仰卧位，选用臀中肌、臀小肌注射。对于2岁以下婴幼儿，因其臀大肌发育尚不完全，为避免损伤坐骨神经，不宜选用臀大肌注射，宜选用臀中肌、臀小肌和股外侧肌注射。

2. 关于长效青霉素的肌内注射方法：由于长效青霉素溶解后呈现白色浑浊状，肌内注射时容易阻塞针头，且该药物刺激性大，应注意掌握注射技巧。①抽吸药液后更换8号或9号针头；②采用“一深三快一均匀”原则进行注射，“一深”是指进针达到肌层深部，“三快”是指进针快、推药快、拔针快，“一均匀”是指推药用力均匀。

（胡细玲　万丽红）

第十三节　静脉注射法

【定义】

静脉注射法（intravenous injection）是将一定量的药液经静脉注入体内的方法。

【适应证】

静脉注射法适用于以下情况：

1. 药物不宜口服、皮下注射、肌内注射或需迅速发挥药效时。
2. 药物因浓度高、刺激性大、量多而不宜采取其他注射方法时。
3. 静脉注入药物进行诊断性检查。
4. 通过静脉进行营养治疗。

【禁忌证】

避免在皮肤破损、感染或瘢痕等部位进行静脉穿刺。禁止使用不能经静脉途径给药的药物。

【并发症的原因、预防与处理】

（一）静脉穿刺失败

1. 原因：

（1）护士因素：①静脉注射操作技能欠娴熟、操作准备欠充分或操作方法不当；②受紧张、焦虑、烦躁等不良情绪影响。

（2）患者因素：①患者静脉条件欠佳，如患者肥胖、严重脱水、浮肿、长期静脉输液等给静脉穿刺造成困难；②患者意识不清、躁动不安；③患者表现出紧张、担忧和焦虑等情绪。

（3）环境因素：①环境喧闹、有围观者等；②室内光线不足等。

2. 预防：

（1）护士应熟练掌握静脉穿刺技术并选择合适的静脉及注射针头，避开关节和皮肤异常部位，进针角度、速度和深度适宜，穿刺完应妥善固定针头。

（2）护士应善于总结经验，提高穿刺技巧，保持情绪稳定，提高自信心。

（3）加强与患者的沟通，取得患者和家属的配合。若患者躁动不安，应请其他护士或家属帮忙稳定穿刺部位。

（4）确保操作环境安静、光线适宜。

3. 处理：

（1）若针头未刺入血管，则拔出针头，行局部按压，另选血管穿刺。

（2）若针头穿破血管，拔出针头，局部按压至不出血，另选血管穿刺。有出血倾向者，适当延长按压时间。血肿明显者，于24 h内使用冰敷，24 h后则使用50%硫酸镁湿热敷，以加速血肿的吸收。

（二）药液外渗

1. 原因：

（1）静脉穿刺失败。

（2）药物高渗性、血管通透性较大。

（3）针头移位。

2. 预防：

（1）提高静脉穿刺成功率。

（2）对于高浓度和强刺激性的药物，应先使用含0.9%氯化钠溶液的注射器及针头穿刺静脉，确定穿刺成功且注入少量0.9%氯化钠溶液无外渗后方可输注药物；静脉注射结束时再推注0.9%氯化钠溶液，降低药物对血管的刺激。若患者的血管通透性较高，注药速度宜慢。

（3）增强患者的防护意识，告知患者药物外渗的后果，保护静脉穿刺部位，必要时用夹板固定或做保护性约束。告知患者若穿刺局部有疼痛感、烧灼感或肿胀等不适，要及时报告。

3. 处理：

（1）停止注药，拔针后行局部按压，另选血管穿刺。

（2）高渗药液、化疗药物或对局部有刺激性的药物发生外渗时，宜进行局部封闭治疗，抬高患肢并进行局部湿敷。

【临床情境】

患者，男，55岁，已婚，中学毕业，司机。

主诉：头晕、心悸1周，加重伴黑朦1天。

简要病史：患者1周前反复出现头晕、心悸，未予重视。昨晨症状加重，伴黑朦1次，持续时间约30 s，后可自行缓解。现入院接受进一步治疗。患者既往有慢性肾脏病（5期）病史3年，左上肢动静脉内瘘术后3年。

体格检查：T 36.5 ℃，P 160次/min，R 25次/min，BP 115/60 mmHg。四肢重度凹陷性水肿。

初步诊断：心房颤动。

医嘱：5%葡萄糖注射液 17 mL+盐酸胺碘酮注射液 150 mg iv st。

【实训任务】

请给患者执行医嘱。

【思考题】

1. 该患者应优先选择哪侧肢体进行静脉注射？为什么？

2. 如何评估该患者的血管情况？

3. 静脉注射盐酸胺碘酮注射液有哪些注意事项？为什么？

【参考答案】

1. 该患者应优先选择哪侧肢体进行静脉注射？为什么？

答：该患者应优先选择右上肢进行静脉注射。患者左上肢存在动静脉内瘘，应避免穿刺，以免引发动静脉内瘘出血、堵塞、感染等并发症。又因盐酸胺碘酮易引发组织损伤和静脉炎，应避免对下肢进行穿刺，故优先选择右上肢进行穿刺。

2. 如何评估该患者的血管情况？

答：该患者存在四肢凹陷性水肿，评估血管时，可沿静脉解剖位置，用手按揉局部，暂时驱散皮下水分，使静脉充分显露后再评估血管情况。

3. 静脉注射盐酸胺碘酮注射液有哪些注意事项？为什么？

答：盐酸胺碘酮注射液对组织有强烈刺激性，故穿刺时应使用含0.9%氯化钠溶液的注射器及针头，穿刺成功后先注入少量0.9%氯化钠溶液，证实针头确实在静脉内，再换上盐酸胺碘酮注射液，以免药物外溢引起组织坏死。150 mg盐酸胺碘酮注射液静脉推注时间应＞10 min，注射过程中需严密监测患者生命体征变化及注射局部情况。

【实训拓展】

1. 外周静脉穿刺可视化技术：针对条件不佳的外周静脉，使用静脉穿刺可视化技术能有效提高护士静脉穿刺成功率，缩短建立静脉通道时间，减少静脉穿刺不良反应，减轻患者疼痛程度及提高患者的满意度。

（1）超声分子成像技术：对于无法肉眼识别的外周静脉，超声可以清晰、准确地显示血管的位置、走向及血管的条件，外周静脉穿刺针在超声的显影下可实现精准定位，进而实施引导性穿刺。

（2）透射式显示技术：透射式显示技术是根据人体氧合血红蛋白和脱氧血红蛋白对波长为850 nm红外光的吸收系数的差异，使血管与周围皮肤呈现不同的显示效果。基于此技术的血管成像仪可看清楚血管分支情况、行走方向及血液流动情况，从而有助于选择最佳血管进行穿刺。

2. 逆行静脉穿刺技术：当手足背静脉条件不佳，选择靠近掌指关节的静脉进行穿刺时，因其短小、充盈不良、进针时落空感不明显、不易固定等，顺行穿刺较为困难。逆行穿刺时，护士易于绷紧皮肤、固定血管，进针点的选择范围较大，且进针方向与血流方向相反，成功刺入后，血液易回流至头皮针管内，利于快速判断穿刺是否成功。穿刺完毕后，针柄落在平坦的手足背上，易于固定，患者输液过程中不易造成针头移位，能够有效提高穿刺成功率，增加患者的舒适度和满意度。

（殷俊 林小玲）

第十四节 口服给药法

【定义】

口服给药法（oral administration）是指药物经口摄入后经胃肠道吸收并进入血液循环，从而达到预防或治疗疾病目的的方法。

【适应证】

口服给药法适用于病因明确且能够采用口服给药途径的患者。

【禁忌证】

胃肠道功能障碍、吞咽功能障碍、意识不清、呕吐不止、禁食或处于急救状态的患者不适宜采用口服给药法。

【并发症的原因、预防与处理】

（一）呛咳或窒息

1. 原因：

（1）患者意识不清或有吞咽功能障碍。

（2）服药方法不当，如卧位服药、喂药过急，使药物或水误入呼吸道，甚至堵塞呼吸道。

2. 预防：

（1）根据患者的病情合理给药：如果患者的意识发生改变或发生吞咽困难，应报告主管医生，必要时更改给药途径。禁止给昏迷患者口服药液，以免误吸入呼吸道。如果患者呕吐，应在呕吐间歇期给药。剧烈呕吐者不宜口服给药，应通知主管医生。

（2）根据患者的年龄选择合适的口服给药方法：小儿患者可选用药匙给药或将药片研碎并用水混匀后给药，每次给药量宜少，一般不超过1 mL。成年患者若吞咽药片有困难，可将药片研碎并用水混匀后给药，但肠溶片、控释片、缓释片不可研碎。

（3）对于卧床的患者，应选择合适的体位给药，不要平卧位给药，可选择坐位、半坐卧位或侧卧位给药，以防误吸。

（4）对于老年患者或有轻度吞咽功能障碍的脑卒中患者，喂药的速度要缓慢，必要时把药片研碎并制成糊状，每喂完一口药应叮嘱患者空吞咽1次，确保口腔内没有药物残留，以避免误吸或窒息。

3. 处理：

（1）呛咳患者：出现呛咳时，指导患者通过自身咳嗽的方法，尽力将药液咳出。

（2）窒息的患者：应快速采取措施保持患者呼吸道通畅。①如果患者服药后出现轻微气道阻塞，表现为可以大声咳嗽但咳不出气道药物，可立即采取背部拍击法，即扶起成年患者，使其弯腰低头、下颌靠近胸前，在患者两侧肩胛骨之间快速连续拍击；若是婴幼儿患者，则将其面部朝下放在操作者的前臂，操作者一手托住婴幼儿的头部和下颌，另一手的掌根在婴幼儿两侧肩胛骨之间快速连续拍击。②如果出现严重气道阻塞，表现为不能咳出声、无法呼吸、无法说话或用手抓住脖子，可立即采取腹部冲击法，此法又称海姆立克急救法，即操作者先从背后环抱患者，一手握拳，将拳头的拇指侧放在肚脐略靠上、胸骨正下方的位置，另一手抓住这只握拳的手，向身体上部快速冲击腹部，将肺部空气挤压出来，以利于清除气道阻塞物；如果患者体形较大，无法采用腹部冲击法，可采用胸部冲击法，即将双臂放在患者腋下，并将双手放在胸骨下半部，向身体上部快速冲击胸部。③严重呼吸困难者立即行气管切开。

（二）给错患者、给错药物或剂量、给药时间错误

1. 原因：

（1）给药前未评估患者的病情及治疗目的。

（2）不熟悉药物的性能、用法及用量。

（3）未严格执行“三查七对”查对制度。

2. 预防：

（1）给药前准确评估患者的病情及治疗目的。

（2）熟悉药物的性能、用法及用量，评估药物是否适合患者。

（3）严格执行“三查七对”查对制度。若患者提出疑问，护士应认真听取，重新核对，确认无误后方可给药。

（4）若患者不在病室或因故暂不能服药，应将药物带回护士站，适时再发或做好交班记录。

3. 处理：

（1）若出现口服药给错患者、给错药物或剂量、给药时间错误，应立即嘱患者停止服用。

（2）对已服用错误药物者，应报告医生及护士长。若误服的药物可能威胁患者安全，必须立即准备好急救措施。

（3）遵医嘱采取相应措施，如建立静脉通道、给氧、心电监护等，必要时行洗胃或催吐治疗。

（4）安抚患者及家属。

（5）严密观察患者病情并记录。

（6）组织护士讨论分析，按不良事件上报。

【临床情境】

患儿，男，10月龄。

主诉：咳嗽2天，加重伴发热2天。

简要病史：患儿2天前着凉后开始持续咳嗽，阵发性干咳，伴有发热，体温38.5～39.5 ℃。昨日给予止咳糖浆口服，今晨仍高热。现为进一步治疗收入院。患儿既往喂养史正常，近2天食欲减退，尿黄量少，大便每天2次，无呕吐、腹泻等不适。

体格检查：T 39.5 ℃，P 140次/min，R 26次/min，BP 85/56 mmHg。

初步诊断：发热查因。

医嘱：布洛芬混悬滴剂 1.25 mL po st。

【实训任务】

请给患儿执行医嘱。

【思考题】

1. 如何执行口服给药过程中的查对制度？

2. 为该患儿进行口服给药有哪些注意事项？

3. 给药过程中，患儿哭闹出现呛咳，护士应该如何应对？

【参考答案】

1. 如何执行口服给药过程中的查对制度？

答：根据“三查七对”的查对制度进行给药。给药前先充分评估患儿的月龄、药物过敏史等，评估药物剂量、浓度、时间及用法是否合理。操作中注意双人核对患儿的床号、姓名和药物的名称、浓度、剂量、时间、用法、有效期，评估患儿的药物过敏史。操作后还需再次核对患儿的给药信息是否正确，有无服药到口。

2. 为该患儿进行口服给药有哪些注意事项？

答：为该患儿进行口服给药时需注意以下8点。

（1）该患儿为10月龄婴儿，应严格掌握药物的剂量，需要用带有刻度的滴管进行取药，注意确保剂量准确。

（2）评估患儿能否配合服药，采取正确、合理的服药方法。

（3）若患儿服药不配合，服药过程中禁止灌药式喂药，以避免引起呛咳和误吸。

（4）若患儿出现呛咳，要立即停止喂药，并抱起患儿轻拍背部，必要时给予患儿气道吸引，以解除呛咳。

（5）服药后应继续喂水20～30 mL，将口腔及食道内积存的药物送入胃内。

（6）喂药后不宜马上喂奶，以免发生反胃引起呕吐。

（7）操作过程中注意加强和家属的沟通并向其解释，以取得配合。

（8）布洛芬混悬滴剂为解热镇痛药，使用后半小时应注意观察患儿的体温。如患儿出汗多，应及时更换衣物。布洛芬混悬滴剂每次用药间隔时间不得少于4 h，每24 h用药次数不得超过4次。

3. 给药过程中，患儿哭闹出现呛咳，护士应该如何应对？

答：给药过程中，患儿哭闹出现呛咳，护士应该做到以下4点。

（1）停止给药，将患儿抱起，轻轻叩击患儿背部，尽量让患儿咳出误吸的药液，待患儿呛咳改善后再继续给药。

（2）更换喂药方式，可采用药匙或者喂药滴管缓慢从患儿嘴角进行喂药，每次喂药量宜少。若用药匙给药，应从患儿的口角处顺口颊方向慢慢倒入药液，待药液被咽下后方将药匙拿开，以防患儿将药液吐出。注意不要让患儿处于完全平卧或哭闹时给药。

（3）尝试使用一些喂药小妙招，如选择味道好的药物、趣味吸引法、榜样引导法等。

（4）患儿哭闹不配合服药时，可适当约束患儿，但不宜强行灌药，切不可捏起鼻子强行灌药，以防再次呛咳。

【实训拓展】

1. 口服给药需注意特殊人群如老年人、孕妇及婴幼儿的用药剂量等问题。如本案例的患者为婴幼儿，各种生理功能及调节机制尚未发育完善，对药物的反应比较敏感，需特别注意用药剂量及用药后的反应，采用滴管给药法可准确、安全地给药。

2. 口服给药虽简单，但若要体现专业性，护士需掌握常见药物的特殊性与注意事项。如止咳糖浆对呼吸道黏膜起安抚作用，服药后不宜立即饮水；服用强心苷类药物前需监测心率，若患者心率每分钟低于60次或节律不齐时应暂停服用；对牙齿有腐蚀性的药物如酸类和铁剂，应用吸水管吸服并漱口，以保护牙齿；健胃药宜在饭前服；助消化药及对胃黏膜有刺激性的药物宜饭后服用等。

（柯彩霞　冯晓玲）

第十五节　雾化吸入法

【定义】

雾化吸入法（nebulization inhalation）是应用雾化装置将药液分散成细小的雾滴，经鼻腔或口腔吸入呼吸道，以达到预防和治疗疾病目的的方法。

【适应证】

雾化吸入法适用于以下情况：

1. 上呼吸道、气管、支气管感染。
2. 肺部感染，如支气管肺炎等。
3. 支气管哮喘急性发作。
4. 呼吸道湿化不足、痰液黏稠、气道不畅。
5. 气管切开术后常规治疗。
6. 支气管麻醉，如支气管镜检的术前麻醉。
7. 抗过敏和脱敏疗法。
8. 鼻喷式疫苗接种。

【禁忌证】

急性肺水肿、肺大疱和对吸入药物过敏的患者。

【并发症的原因、预防与处理】

（一）呼吸道感染

1. 原因：雾化治疗中吸入了病原体。

2. 预防：

（1）雾化吸入装置应专人专用，避免交叉感染。

（2）雾化治疗结束后，应给患者洗脸、漱口并做好口腔护理。

（3）雾化治疗结束后，应清洗雾化罐、口含嘴及雾化管道，再用0.05%含氯消毒液浸泡消毒，最后洗净、晾干备用。

3. 处理：

（1）肺部感染者应遵医嘱使用抗生素治疗。

（2）口腔感染者需注意口腔卫生并进行局部治疗。

（二）呼吸困难

1. 原因：

（1）雾化液的温度过低、释雾量过大或雾化颗粒过大。

（2）对药物敏感，反射性地引起呼吸道痉挛。

（3）雾化时间过长导致缺氧。

2. 预防：

（1）雾化吸入治疗前对患者的病情进行评估，选择合适的雾化器和合适的体位。哮喘持续状态的患者行雾化吸入时，释雾量不宜过大，雾化吸入时间不宜过长。

（2）使用抗生素或生物制剂雾化吸入前，应详细询问患者的过敏史，雾化吸入过程中要严密观察，防止因过敏引起支气管痉挛。

（3）首次雾化或年老体弱者应先用低档雾化，待适应后再逐渐增加释雾量。婴幼儿雾化时的释雾量宜小，为成年人的1/3～1/2，且以面罩吸入为佳。

（4）冬天雾化时，雾化液应适当加温，以免低温气体刺激呼吸道引起痉挛。

（5）控制雾化吸入的时间，及时清理痰液，以免痰液阻塞呼吸道。

（6）必要时在雾化过程中给予患者持续吸氧。

3. 处理：

（1）一旦患者出现呼吸困难，应暂停雾化吸入，给予吸氧，并协助患者取半坐卧位或端坐位，以利于呼吸。

（2）给患者拍背，鼓励患者咳嗽排痰，保持呼吸道通畅。

（3）必要时采用负压吸痰。

（4）积极对症处理，密切观察患者生命体征及病情变化，并做好记录。

（5）若患者出现哮喘，遵医嘱使用解除支气管痉挛的药物。

（6）经上述处理，病情仍不能缓解、缺氧严重者，应协助医生为其进行气管插管或气管切开以辅助通气。

【病例介绍】

患者，男，80岁，已婚，初中毕业，退休。

主诉：咳嗽、咳痰2周，加重3天。

简要病史：患者有慢性支气管炎病史30余年，2周前因天气变冷而着凉感冒，出现咳嗽、痰多。最近3天咳嗽加重，痰液黏稠，不易咳出。现为进一步治疗收入院。

初步诊断：慢性支气管炎。

目前病情：T 37.5 ℃，P 92次/min，R 20次/min，BP 140/65 mmHg。咳嗽加剧，痰液为黄浓痰且不易咳出。

医嘱：异丙托溴铵溶液 2 mL+布地奈德混悬液 2 mL+0.9%氯化钠溶液 2 mL 雾化吸入 bid。

【实训任务】

请给该患者执行医嘱。

【思考题】

1. 雾化吸入的常用药物有哪些？

2. 雾化吸入一般需要多长时间？给该患者使用氧气雾化吸入法时，有哪些注意事项？

3. 为了提高治疗效果，如何指导患者进行正确的雾化吸入？

4. 患者在雾化吸入过程中出现呛咳，应注意什么问题？如何处理和预防呛咳？

【参考答案】

1. 雾化吸入的常用药物有哪些？

答：雾化吸入的常用药物有以下3类。

（1）吸入性糖皮质激素（inhaled corticosteroids，ICS）：布地奈德、丙酸氟替卡松、丙酸倍氯米松等。

（2）支气管舒张剂：异丙托溴铵、特布他林、沙丁胺醇等。

（3）降低痰液黏滞性药物：乙酰半胱氨酸等。

2. 雾化吸入一般需要多长时间？给该患者使用氧气雾化吸入法时，有哪些注意事项？

答：

（1）雾化吸入一般需要15～20 min。

（2）给该患者雾化吸入的注意事项包括：

1）雾化前，先检查雾化器是否完好、各部件是否齐全、各管路是否已连接好。

2）射流式雾化器需与氧气装置连接，氧气湿化瓶内勿放水。遵守安全用氧原则，氧气雾化室内禁止明火（打火机/烟头），以防止氧气爆炸，雾化过程中告知家属不要擅自调节氧流量。

3）选择正确的体位，如坐位或半坐位，保持气道开放。

4）雾化杯应垂直握住，避免药液由出气口漏出。

5）雾化吸入过程中注意观察患者的面色、呼吸情况，如发现患者出现频繁咳嗽、气促或恶心、呕吐等症状，应立即停止雾化并及时处理。

6）雾化吸入过程中应避免雾液喷入眼睛。

7）每次雾化吸入完毕应给患者拍背，鼓励患者咳嗽，促进呼吸道分泌物排出。

8）每次雾化吸入完毕嘱患者漱口，并注意观察其口腔黏膜变化情况，必要时给予口腔护理。

3. 为了提高治疗效果，如何指导患者进行正确的雾化吸入？

答：

（1）让患者口含吸嘴并闭唇。如果患者难以配合，则采用面罩扣紧患者口鼻。

（2）让患者或家属手持雾化器，指导患者进行深呼吸，即用嘴深长吸气，使药液充分到达细支气管和肺内，屏气1～2 s，再用鼻轻松呼气，如此反复，直到所有药液雾化吸入完毕。

4. 患者在雾化吸入过程中出现呛咳，应注意什么问题？如何处理和预防呛咳？

答：

（1）患者在雾化吸入过程中出现呛咳，应注意稀释的痰液堵塞气道。

（2）患者出现呛咳，应暂停雾化吸入，及时给予背部叩击，且抬高床头，让患者将头偏向一侧，把痰液咳出。若患者不能自行排痰，必要时应给予吸痰，以保持呼吸道通畅。

（3）为预防呛咳，在雾化吸入过程中，应鼓励患者及时将雾化后稀释的痰液咳出，以防误吸。排出稀释的痰液后，再继续雾化，直到所有药液雾化吸入完毕。

【实训拓展】

1. 目前尚未有相关循证研究证明哪种雾化吸入器的连接装置最佳，通常根据患者的年龄、神志、认知能力及配合程度选择，一般患者选口含式，无法配合使用者选择面罩式。

2. 如患者呼吸较为困难，半坐卧位是患者治疗时的首选体位，或可将床头抬高30°，协助其取侧卧位，以确保雾化吸入的治疗效果。

（吴丽萍　冯晓玲）

第十六节　静脉输液法

【定义】

静脉输液法（intravenous infusion）是将大量无菌溶液或药物直接输入静脉的治疗方法。

【适应证】

静脉输液适用于以下情况的患者：

1. 需要补充液体、电解质，以维持水电解质平衡的患者。
2. 需要增加循环血量，以改善微循环及维持血压的患者。
3. 需要供给营养物质，以促进组织修复、维持正氮平衡的患者。
4. 需要静脉输入药物以治疗疾病的患者。

静脉输液常用部位包括周围浅静脉（手背静脉网、肘正中静脉、贵要静脉和头静脉；足背静脉网、大隐静脉和小隐静脉）、头皮静脉、锁骨下静脉和颈内静脉。

【禁忌证】

无绝对禁忌证。接受乳腺癌根治术和腋下淋巴结清扫术、偏瘫、上肢动静脉内瘘术后等患者，避免选择患侧肢体进行静脉穿刺。避免在皮肤受损、瘢痕、炎症、硬结处进针。

【并发症的原因、预防与处理】

静脉输液法的并发症包括静脉穿刺失败、药液外渗、输液反应（发热反应、循环负荷过重/急性肺水肿、静脉炎、空气栓塞）、输液故障（药液不滴）等。其中，静脉穿刺失败和药液外渗的预防与处理详见本书下篇第十二章第十三节“静脉注射法”。

（一）发热反应

1. 原因：输入了致热物质，如输液用具清洁灭菌不彻底或被污染、输入的溶液或药物制品不纯、未严格执行无菌技术操作原则。

2. 预防：

（1）输液前认真检查输液用具的包装、灭菌日期、有效期及药液的质量。

（2）严格执行无菌技术操作原则。

3. 处理：

（1）立即减慢输液点滴速度，同时通知医生。

（2）发热反应严重者，应立即停止输注液体，保留剩余溶液及输液器，必要时送检验科做细菌培养，以查找发热原因。

（3）高热患者，可给予物理降温，并严密观察患者生命体征的变化，必要时遵医嘱用药。

（二）循环负荷过重/急性肺水肿

1. 原因：

（1）输液速度过快，短时间内输入过多液体，使循环血容量急剧增加，导致心脏负荷过重。

（2）患者原有心肺功能不全。

2. 预防：

（1）应根据患者的年龄和病情，准确调节输液速度，如对有心肺功能不全的患者或老年患者、婴幼儿，要适当减慢输液速度。

（2）在输液的过程中，要密切观察患者有无出现呼吸困难、胸闷、咳嗽、咳粉红色泡沫痰等急性肺水肿的表现，要及时发现问题并处理。

3. 处理：

（1）立即停止输液，同时通知医生。

（2）在病情允许的情况下，可协助患者取端坐位，保持双腿下垂，以减少下肢静脉回流，减轻心脏负荷。

（3）给予高流量吸氧，以提高肺泡内的压力、减少肺泡内毛细血管渗出液的产生；同时，氧气湿化瓶内加入20%～30%乙醇溶液，以降低肺泡内泡沫表面张力，使泡沫容易破裂、消散，改善气体交换。

（4）遵医嘱给予镇静、平喘、强心、利尿和扩血管药物。

（5）必要时四肢轮扎，通过轮流加压四肢，阻断静脉血流，减少回心血量。加压时要注意确保动脉血仍可通过。

（6）安慰患者，以缓解其紧张情绪。

（三）静脉炎

1. 原因：

（1）输液过程中未严格执行无菌技术操作原则。

（2）长期输注高浓度、强刺激性的药液。

（3）静脉内放置的导管的刺激性较强或放置时间过长。

2. 预防：

（1）严格执行无菌技术操作原则。

（2）输注对血管壁刺激性较强的药物时，应充分稀释后再输注，适当减慢输注速度，并防止药液漏出血管。

（3）有计划地更换输液部位，以保护静脉。

3. 处理：

（1）停止在此部位的静脉输液，并将患肢抬高、制动。

（2）局部使用50%硫酸镁湿热敷。

（3）可使用超短波治疗及中药治疗。

（4）如合并感染，可遵医嘱使用抗生素治疗。

（四）空气栓塞

1. 原因：

（1）输液导管内的空气未排尽。

（2）输液导管连接不紧，有漏气。

2. 预防：

（1）输液前认真检查输液器质量，排尽输液导管内的空气。

（2）紧密连接输液导管，以防漏气。

（3）若加压输液，应注意观察输液导管内有无空气，防止液体滴空。

3. 处理：

（1）应立即将患者置于左侧卧位，并保持头低足高位，以利于气体浮向右心室尖部，避免堵塞肺动脉入口；同时，随着心脏的舒缩，空气被血流打成泡沫，分次少量进入肺动脉内，最后逐渐被吸收。

（2）给予高流量吸氧，以提高患者的血氧浓度，改善缺氧状态。

（3）有条件时，可使用中心静脉导管抽出空气。

（4）严密观察患者病情变化，发现异常时应及时处理。

（五）药液不滴

1. 原因：

（1）输液针头滑出静脉外，药液注入皮下组织。

（2）输液针头阻塞。

（3）输液针头斜面紧贴静脉壁。

（4）输液管出现折曲。

（5）输液瓶位置过低、患者的输液肢体抬举过高、玻璃输液瓶未插通气管，导致输液压力过低。

（6）患者所穿刺肢体长时间暴露在冷环境中，或所输入的药液温度过低，导致静脉痉挛。

2. 预防：

（1）告知患者不要自行调节滴数、输液瓶的位置，输液肢体不要抬举过高。

（2）告知患者如果发现穿刺局部肿胀、疼痛，药液滴数变慢，药液不滴，药液滴完，输液管有回血等，应立即按床头铃通知护士。

（3）指导患者采取适宜的活动方法以防针头脱出。

（4）对于意识不清或躁动的患者，必要时进行合理的约束。

3. 处理：

（1）针头滑出静脉外：应拔针并更换输液针头，另选静脉重新穿刺。

（2）确定针头阻塞：应拔针并更换针头，另选静脉重新穿刺。切忌强行挤压导管或强行暴力冲管，以免血凝块进入静脉造成栓塞。

（3）针头斜面紧贴静脉壁：应调整针头位置或适当变换肢体位置。

（4）输液管出现折曲：把被压迫或扭曲折叠的输液管放平顺，保持输液通畅。

（5）输液压力过低：可适当抬高输液架以升高输液瓶，或放低患者输液肢体，或给玻璃输液瓶加插通气管，以增加输液压力。

（6）静脉痉挛：可进行局部热敷或按摩，以使静脉扩张，促进血液循环。

【临床情境】

患者，男，52岁，已婚，文盲，农民。

主诉：车祸致左股骨骨折。

简要病史：患者车祸致左股骨骨折，在家人陪同下由急诊收入院，既往无心肺疾病病史。入院时患者烦躁不安，诉伤口疼痛，肢端厥冷。

体格检查：T 36.5 ℃，P 124次/min，R 20次/min，BP 85/55 mmHg。

初步诊断：左股骨骨折；失血性休克。

医嘱：复方氯化钠注射液 1000 mL iv drip st。

【实训任务】

请给患者执行医嘱。

【思考题】

1. 给该患者选择血管和输液器时应主要注意什么？为什么？

2. 应如何调节该患者的输液速度？在输液过程中应注意什么？

3. 患者烦躁不安，时而挥舞手臂。护士在巡视过程中发现输注溶液不滴，可能原因是什么？

4. 患者输液管出现溶液不滴，在排除输液管折曲、留置针针尖滑出血管等情况后，其可能原因是什么？应该怎样处理？

【参考答案】

1. 给该患者选择血管和输液器时应主要注意什么？为什么？

答：给该患者选择血管和输液器时，应选择粗、直的静脉，选择16G或18G的大号静脉留置针。因该患者骨折后失血过多，需要快速大量补液，建议开通2条以上的静脉输液通道。

2. 应如何调节该患者的输液速度？在输液过程中应注意什么？

答：该患者因左股骨骨折，出现失血性休克，在患者能耐受的情况下，应尽量快速进行静脉输液。在快速输液的过程中，应密切监测患者的生命体征如血压、心率、呼吸等，监测中心静脉压（central venous pressure，CVP）或有创动脉血压等来指导输液量及输液速度。

3. 患者烦躁不安，时而挥舞手臂。护士在巡视过程中发现输注溶液不滴，可能原因是什么？

答：患者烦躁不安，挥舞手臂，可能会引起输液部位的透明敷料松脱、静脉留置针回血，从而造成留置针软管折曲、软管滑出血管、针头堵塞而出现输注溶液不滴。因此，可先检查并排除以上原因。如果以上因素均已排除，再考虑留置针针头前端有无紧贴血管壁、患者静脉痉挛等情况。

4. 患者输液管出现溶液不滴，在排除输液管折曲、留置针针尖滑出血管等情况后，其可能原因是什么？应该怎样处理？

答：此时可能的原因及所对应的处理方式有以下4点。

（1）留置针针头紧贴血管壁：应调整针头位置或适当变换肢体位置。

（2）输液瓶位置过低、患者的输液肢体抬举过高：可适当抬高输液架以升高输液瓶，或放低患者输液肢体。

（3）留置针出现了堵管：这时不能强行暴力冲管，冲管会将堵管的栓子推入静脉内，可能会造成血管栓塞；此时应拔除留置针，另选血管重新输液。

（4）静脉痉挛：可进行局部热敷或按摩。

【实训拓展】

1. 特殊药物的输液方法：

（1）刺激性较强的药物如化疗药物、全肠外营养药物：建议从中心静脉导管（central venous catheter，CVC）、外周中心静脉导管或完全植入式静脉输液港（totally implantable venous access port，TIVAP）输注，不宜选用周围静脉输注。

（2）需控制输液速度的药物如血管活性药、抗心律失常药等：建议使用输液泵或微量注射泵输注药液。

2. 输液部位的选择：

（1）应根据病情及药物性质选择合适的静脉穿刺部位。避免在皮肤受损、瘢痕、炎症、硬结处进针，避开关节和静脉瓣或静脉分叉处。

（2）使用钢针或留置针输液时，宜选择上肢静脉作为穿刺部位。因下肢静脉有静脉瓣，容易形成血栓，不宜选择下肢输液。

（3）头皮静脉因表浅易见且不易滑动，可用于婴幼儿的静脉输液，但不作为首选部位，且应征得患儿家长的同意。

（4）接受乳腺癌根治术和腋下淋巴结清扫术、偏瘫、上肢动静脉内瘘术后等患者，应选健侧肢体进行静脉穿刺。

（屈盈莹　林小玲）

第十七节　静脉输血法

【定义】

静脉输血法（venous transfusion）是将全血或成分血如红细胞、白细胞、血小板或血浆等通过静脉输入体内的方法。

【适应证】

静脉输血适用于以下情况：

1. 各种原因引起的大出血。
2. 急、慢性贫血。
3. 低蛋白血症。
4. 凝血功能障碍。
5. 严重感染。

【禁忌证】

1. 急性肺水肿。
2. 充血性心力衰竭。
3. 肺栓塞。
4. 恶性高血压。
5. 真性红细胞增多症。
6. 肾功能极度衰竭。
7. 对输血有变态反应者。

【并发症的原因、预防与处理】

（一）发热反应

1. 原因：

（1）血液、保养液、输血用具被致热原污染。

（2）再次输血时，受血者体内的抗体和供血者的白细胞产生免疫反应。

（3）输血时未严格遵守无菌技术操作原则而造成污染。

2. 预防：

（1）严格管理血库保养液和输血用具，避免致热原污染；可使用白细胞过滤器滤除白细胞，以减少免疫反应。

（2）了解患者的输血史及是否发生过免疫反应，密切观察患者病情变化。

（3）严格执行无菌技术操作原则。

3. 处理：

（1）反应较轻者可减慢输血速度，症状可自行缓解。

（2）反应重者应立即停止输血，密切观察生命体征，高热者可给予物理降温，寒战发冷者应注意保暖。

（3）必要时遵医嘱给予异丙嗪或肾上腺皮质激素等药物。

（4）剩余血、血袋连同输血器一并送检。

（二）过敏反应

1. 原因：

（1）患者为过敏体质。

（2）输入的血液中含有致敏物质。

（3）多次输血的患者，其体内产生过敏性抗体，当再次输血时，抗原抗体相互作用而发生输血反应。

（4）供血者血液中的变态反应性抗体与受血者相应的抗原接触，发生过敏反应。

2. 预防：

（1）选用无过敏史的供血者的血液。

（2）供血者在采血前4 h内不宜吃高蛋白和高脂肪的食物，宜清淡饮食或饮糖水，以免血液中含有致敏物质。

（3）对既往有输血过敏史的患者，输血前应根据医嘱给予抗过敏药物。

3. 处理：

（1）轻度过敏反应：应减慢输血速度，给予苯海拉明、异丙嗪或地塞米松等药物。

（2）中、重度过敏反应：应立即停止输血，监测生命体征变化；遵医嘱给予皮下注射或肌内注射盐酸肾上腺素或静脉滴注氢化可的松、地塞米松；呼吸困难者给予氧气吸入，严重喉头水肿者行气管切开；循环衰竭者给予抗休克治疗。

（三）溶血反应

1. 原因：

（1）输入了异型血液：配错血或输错血，导致供血者和受血者的血型不符而造成溶血。

（2）输入了变质的血液：如血液贮存过久、血液保存温度过高、血液被剧烈震荡或被细菌污染等，导致红细胞破坏溶解。

2. 预防：

（1）认真做好血型鉴定和交叉配血试验。

（2）输血前做好“三查八对”，杜绝输血差错事故的发生。

（3）严格按照规定保存血液，不使用变质的血液。

3. 处理：

（1）立即停止输血，并通知医生。

（2）给予患者吸氧，建立静脉通道，遵医嘱给予升压或其他药物治疗。

（3）将剩余血、患者血标本和尿标本送化验室进行检验。

（4）静脉注射碳酸氢钠，以碱化尿液，减少沉淀，避免肾小管阻塞。在肾区注射利多卡因以进行双侧腰部封闭治疗。用热水袋热敷双侧肾区，以解除肾小管痉挛，保护肾脏。对肾衰竭的患者，给予透析治疗。

（5）严密观察患者生命体征和尿量（准确记录每小时尿量、颜色等特征），做好记录。

（6）若患者出现休克，则进行抗休克治疗。

（7）安慰患者以消除其恐惧、紧张情绪。

（四）循环负荷过重

1. 原因：

（1）患者原有心肺功能不全。

（2）短时间内输入大量血液。

2. 预防：

（1）评估患者心肺功能情况。

（2）在心肺功能允许范围内，合理调节输血速度。

3. 处理：

（1）应立即停止输血，同时通知医生。

（2）在病情允许的情况下，可协助患者取端坐位，保持双下肢下垂。

（3）给予高流量吸氧（一般为6～8 L/min），湿化瓶内加入20%～30%乙醇溶液，降低肺泡内泡沫表面张力，改善气体交换。

（4）遵医嘱给予镇静、平喘、强心、利尿和扩血管药物。必要时四肢轮扎。

（五）出血倾向

1. 原因：长期反复输血或短时间内输入大量库存血，因库存血中血小板破坏多、凝血因子减少而引起出血。

2. 预防：

（1）严格掌握输血量。每输注3～5 U库存血，应补充1 U的新鲜血。

（2）短时间内输入大量库存血时，应密切观察患者的意识、血压、脉搏等变化，注意黏膜、皮肤有无出血点，以及早发现出血倾向。

3. 处理：

（1）密切观察患者的意识、血压、脉搏等变化，注意黏膜、皮肤有无出血点，及早处理出血倾向。

（2）若出现出血倾向，应根据患者的凝血因子缺乏情况，遵医嘱补充相关成分。

（六）枸橼酸钠中毒

1. 原因：大量输血使大量枸橼酸钠进入患者体内，若患者的肝功能受损，进入体内的枸橼酸钠不能完全被氧化和排出，则会与血中的游离钙结合，使得血钙浓度下降。

2. 预防：每输注库存血1000 mL，静脉注射10%葡萄糖酸钙10 mL，以预防低血钙。

3. 处理：若出现枸橼酸钠中毒反应，应给予10%葡萄糖酸钙静脉注射。

【临床情境】

患者，女，28岁，未婚，硕士研究生毕业，公务员。

主诉：近1个月反复出现牙龈出血，近1周出现发热。

简要病史：患者近1个月反复出现牙龈出血，近1周出现发热，血常规示红细胞计数2×10^{12}/L，白细胞计数2×10^{9}/L，血小板计数50×10^{9}/L，血红蛋白60 g/L。现为进一步治疗收入院。

体格检查：T 37.8 ℃，P 103次/min，R 25次/min，BP 125/80 mmHg。

初步诊断：急性白血病。

临时医嘱：A型RhD阳性去白红细胞悬液 1.5 U iv drip；A型RhD阳性去白机采血小板 1 U iv drip。

【实训任务】

请给患者执行医嘱。

【思考题】

1. 该患者使用静脉留置针输注红细胞，应该选择什么型号？为什么？

2. 该患者需输注红细胞和血小板，其输注顺序及速度分别有何要求？

3. 患者在输血后出现皮肤瘙痒，全身出现荨麻疹，可能发生了什么问题？应该如何处理？如何预防此类问题的再次发生？

【参考答案】

1. 该患者使用静脉留置针输注红细胞，应该选择什么型号？为什么？

答：该患者使用静脉留置针输注红细胞，应选择20G以上的大号静脉留置针，以利于红细胞通过留置针进入血管。小号留置针会导致细胞成分淤积、堵塞，还会导致红细胞相互挤压、破裂，增加发生输血反应的风险。

2. 该患者需输注红细胞和血小板，其输注顺序及速度分别有何要求？

答：

（1）应先输注血小板，再输注红细胞。

（2）将血小板从血库取出后，尽快以患者可以耐受的最快速度输注，20 min内输完。红细胞出库30 min内开始输注，输注时间不超过4 h。输注速度先慢后快，开始15 min为1～2 mL/min，输注时严密观察患者病情变化，若无不良反应，再根据需要调整速度。

3. 患者在输血后出现皮肤瘙痒，全身出现荨麻疹，可能发生了什么问题？应该如何处理？如何预防此类问题的再次发生？

答：

（1）患者可能出现了输血过敏反应。

（2）该患者输血后出现皮肤瘙痒，且全身出现荨麻疹，其症状较轻，给予苯海拉明、异丙嗪或地塞米松等药物后症状可以缓解。如果在输血过程中出现了上述症状，还可以减慢输血速度。

（3）为防止下次输血时出现过敏反应，可以在输血前给予患者抗过敏药物。

【实训拓展】

1. 输血前要确认血液质量是否合格：血液是否在有效期内；血袋是否完整无破损

或无裂缝；全血血液是否分为界限清楚的两层（上层为淡黄色血浆，下层为暗红色红细胞）；血液有无变色、浑浊、血凝块、气泡和其他物质。

2. 同时输注多种血制品时，应按以下顺序输注：血小板、冷沉淀、血浆、红细胞。

（屈盈莹　杨巧红）

第十八节　静脉血标本采集法

【定义】

静脉血标本采集法（intravenous blood sampling）是自静脉抽取静脉血标本的方法。

【适应证】

静脉血标本采集法适用于需采集静脉血液协助临床诊断和为临床治疗、用药提供依据的所有情况。

常用的静脉包括上肢静脉（肘正中静脉、头静脉、贵要静脉、手背静脉）、下肢静脉（大隐静脉、小隐静脉、足背静脉）、颈外静脉和股静脉。

【禁忌证】

1. 不宜选用手腕内侧的静脉，因此处穿刺疼痛感明显且容易损伤神经和肌腱。

2. 不宜选用足踝处的静脉，因此处穿刺可能会导致静脉炎、局部坏死等并发症。

3. 其他不宜选择的静脉包括：乳腺癌根治术后同侧上肢的静脉（3个月后，无特殊并发症可恢复采血），化疗药物注射后的静脉，血液透析患者动静脉造瘘侧手臂的静脉，穿刺部位有皮损、炎症、结痂、瘢痕的静脉。

【并发症的原因、预防与处理】

（一）静脉损伤

1. 原因：

（1）静脉穿刺操作技能欠娴熟，针头在皮下多次进退，造成静脉损伤。

（2）患者静脉条件欠佳，如患者年老、肥胖、严重脱水、浮肿、长期静脉输液等给静脉穿刺造成困难，或患者躁动不安，导致静脉穿刺失败。

（3）环境喧闹、有围观者或室内光线不足等因素的影响，导致静脉穿刺失败。

2. 预防：

（1）练就过硬的技术，合理选择静脉及合适的注射针头，选择易于固定的静脉，避开关节，进针角度、速度和深度适宜，进针后妥善固定针头。

（2）善于总结经验，掌握特殊患者的静脉穿刺技巧。若患者躁动，则找助手协助以稳定穿刺部位。做好充分的环境准备，确保操作环境安静、光线适宜。与患者进行有效沟通，取得患者的配合。

（3）提高心理适应能力，保持情绪稳定，从而增强静脉穿刺成功的自信心。

3. 处理：若针头穿破血管，应拔出针头，局部按压至不出血后，再选择其他血管穿刺。

（二）穿刺部位皮下淤血或血肿

1. 原因：

（1）采血完毕后，棉签按压方法不对或按压时间不够。

（2）患者上衣衣袖太紧，影响上肢浅静脉穿刺部位的静脉回流，则容易引起皮下出血。

2. 预防：

（1）采血完毕后，采用正确的按压方法，即用棉签顺着血管方向并用手指按压血管进针处皮肤局部，不宜采用屈肘按压的方法。

（2）棉签按压时间要足够，至少要按压5 min，凝血功能异常者需适当延长按压时间，直至不出血。

（3）若患者上衣衣袖太紧，建议脱去衣袖后再采血，按压直至局部不出血后再穿上衣袖。

3. 处理：

（1）对于已形成的皮下淤血，一般不必做特殊处理即可自行吸收消退。

（2）皮下淤血或血肿明显者，24 h内采用冰敷，并避免用该侧肢体提拎重物，24 h后则使用热敷或50%硫酸镁湿热敷，以加速淤血或血肿的吸收。

（三）静脉血标本无法正常采集

1. 原因：

（1）需空腹采血者已进食。

（2）穿刺误入动脉。

（3）真空采血管有裂痕或胶塞松脱，影响采血管内负压。

（4）护士：操作欠规范。

2. 预防：

（1）需空腹采血时应提前通知患者，避免因进食而不能采血或影响检验结果。

（2）不宜在不明静脉走向时盲目探查，以防造成静脉损伤或误入动脉。

（3）采血前检查并确保真空采血管在有效期内且无裂痕、胶塞无松脱，以免影响采血管内负压。

（4）加强对护士的培训，以提高静脉血标本采集成功率。

3. 处理：

（1）若需空腹采血者已进食，应改日采血并交代注意事项。

（2）一旦发现穿刺血管后的回血呈鲜红色，且血流速度快，则为误入动脉，应立即拔出针头，局部加压止血至少5～10 min，并改从另一静脉穿刺采血。

（3）若真空采血管有裂痕或胶塞松脱，应更换采血管。

（4）静脉穿刺后，若回血不畅，可轻微调整进针位置。如采血针刺入静脉过深，可略微抽出。如穿刺深度不够，可将采血针向静脉推入少许。如静脉穿刺已成功，但采集中途血流突然停止，可能是血管壁贴附了针孔，此时可将采血针旋转半周。

（5）当见到采血头皮针有回血，但另一端橡皮针头刺入真空采血管瓶塞不见血流，其原因可能有3种：①强大负压使采血头皮针斜面吸附在血管壁上，此时根据进针情况稍微移动一下针头即可；②若橡皮针头刺入采血管瓶塞的位置不对，则拔出橡皮针头，对准采血管胶塞中央部位重新刺入；③排除了以上情况仍不见血液呈滴状入管，则可能是真空负压减弱或消失。此时可更换采血管，或接一次性注射器抽吸所需血量，去除试管瓶塞后沿管壁注入再盖紧管塞。

（四）晕针或晕血

1. 原因：

（1）患者对静脉穿刺或血液产生恐惧心理而致精神紧张。

（2）患者体质虚弱、过度疲劳或对疼痛刺激较敏感。

（3）采用坐位采血，采血后站立快，体位变化大，引起体位性低血压。

（4）空腹静脉采血时，因机体处于饥饿、血糖偏低状态而诱发晕厥。

2. 预防：

（1）对情绪容易紧张的患者，操作前应耐心解释静脉采血的目的，指导患者放松，抽血时可嘱患者转头或闭眼，以避免直视采血过程。

（2）静脉穿刺时动作应娴熟且轻柔，可与患者交流分散其注意力。

（3）对体质虚弱的患者及有晕针、晕血症状者，宜取卧位采血。

（4）对于老年人或心脏病患者，要注意预防心脑血管意外的发生。

3. 处理：

（1）一旦患者在采血过程中发生晕厥，应立即呼叫医护人员协助抢救。

（2）若为晕厥前期，患者出现面色苍白、虚弱乏力、出汗、恶心、耳鸣、心慌、全身无力、注意力不集中、打哈欠等症状，应快速完成采血；若患者出现不省人事的晕厥期症状，应立即停止采血，并保留静脉通道，以备抢救时使用。

（3）置患者于平卧位，松开衣领，保证患者头部有足够的供血；将患者头转向一侧，以保持呼吸道通畅。

（4）如患者为空腹采血并出现低血糖反应，待其意识清醒后可予糖水口服。

（5）必要时给予氧气吸入，或遵医嘱开通静脉通道。

（6）严密观察患者意识恢复情况，并监测生命体征。如患者生命体征不稳定或出现心脑血管意外，应立即呼叫急救人员，必要时使用体外除颤仪。注意预防由迟发性晕针、晕血、晕厥引起的外伤。

（五）静脉血标本溶血

1. 原因：

（1）静脉穿刺的操作方法不当。

（2）剧烈摇晃采血管导致血细胞破碎，出现溶血。

2. 预防：

（1）采血前，不拍打拟采血部位的皮肤。

（2）局部消毒时应待消毒液自然干燥后再穿刺。

（3）采血时止血带的结扎时间不宜过长，以防止标本溶血。

（4）当采血不顺利时，切忌在同一处反复穿刺，以免标本溶血或出现小凝块，影响检验结果。

（5）将橡皮针头刺入采血管瓶塞后，把针头压向采血管侧壁，使血液沿管壁流下，避免血液直冲管底，减少血液的机械性震荡及避免形成泡沫，减少溶血机会。

（6）含有添加剂的采血管在血液采集后宜立即轻柔颠倒混匀，不可剧烈震荡混匀，以避免红细胞破裂溶血。

（7）如使用注射器采血，宜确保针头牢固地安装在注射器上，且避免过度用力抽拉注射器活塞，以防出现泡沫，增加溶血的机会。

（8）采血量准确，避免因采血量不足，采血管内负压高，引起血细胞破坏溶血。

3. 处理：静脉血标本一旦溶血，要及时重新采血化验。

【临床情境】

患者，女，57岁，已婚，中学毕业，退休。

主诉：发现鼻部肿物2年余。

简要病史：患者2年余前无意中发现鼻尖部有一肿物，肿物有红肿，但无伴疼痛等不适。肿物逐渐增大，反复挤压后出现破溃。活检病理结果显示基底细胞癌伴附属器分化。现为进一步治疗收入我院。患者有高血压病史5年，习惯每天6点晨起服用降压药，偶有饮酒。

体格检查：T 36.8 ℃，P 80次/min，R 20次/min，BP 110/86 mmHg。身高155 cm，体重65 kg。鼻尖部可见一范围约0.5 cm × 0.5 cm的隆起性肿物，肿物顶点可见溃疡灶，轻压痛，活动度可，边缘皮肤红肿。

初步诊断：鼻部基底细胞癌。

医嘱：静脉采血（血型、血细胞计数＋白细胞五分类、凝血功能、基础代谢生化组合、术前筛查组合）。

【实训任务】

请遵医嘱给患者进行静脉采血。

【思考题】

1. 血标本采集的护理目标是什么?

2. 为该患者进行静脉采血前，各项血标本应选用哪种真空采血管？采集顺序应如何安排?

3. 为该患者进行静脉采血，如何确保采集血标本检验结果的准确性？为什么?

4. 为确保血标本检验结果的准确性，如何指导该患者做好采血的配合?

5. 该患者的体重指数是多少？为其静脉采血时，如何预防血标本溶血?

【参考答案】

1. 血标本采集的护理目标是什么?

答：血标本采集的护理目标有以下4点。

（1）患者知晓采血的目的、方法、注意事项，能配合采血。

（2）采血管选择正确，采血时间、采血方法正确，采血量符合要求。

（3）血标本无污染，不发生溶血，抗凝标本无凝血，符合检验要求。

（4）送检及时。

2. 为该患者进行静脉采血前，各项血标本应选用哪种真空采血管？采集顺序应如何安排?

答：

（1）为该患者进行静脉采血前，各项血标本应选用的真空采血管为：

1）血型：选用乙二胺四乙酸二钾（EDTA-K2）抗凝管，需摇匀。

2）血细胞计数＋白细胞五分类：选用EDTA-K2抗凝管，需摇匀。

3）凝血功能：选用枸橼酸钠抗凝管，需摇匀。

4）基础代谢生化组合：选用分离胶促凝管，需摇匀。

5）术前筛查组合：选用分离胶促凝管，需摇匀。

（2）不同采血管的采集顺序：血培养管→血凝管、血沉管（枸橼酸钠抗凝管）→血清管（含促凝剂和/或分离胶）→肝素管→EDTA管→血糖管（草酸盐/氟化钠管）。该患者需采集5管静脉血，各项血标本的采集顺序应为：凝血功能→基础代谢生化组合→术前筛查组合→血型→血细胞计数＋白细胞五分类。

3. 为该患者进行静脉采血，如何确保采集血标本检验结果的准确性？为什么?

答：为该患者进行静脉采血，应从标本采集的时间、方法和采血量3方面确保采集血标本检验结果的准确性。

（1）生化检查应在患者清晨空腹时采血，此时血液中的各种化学成分处于相对恒定状态，检验结果较为准确。因此，应事先通知患者，抽血前8～12 h勿进食，以免影响检验结果。该患者的检查项目中，“基础代谢生化组合”为生化检查项目，要求空腹采血，其余项目不要求空腹，但也应在患者第二天早晨空腹时一同采血。

（2）采血前检查采血管是否在有效期内、有无裂痕、胶塞有无松脱，以免影响采血管内负压，影响采血量。

（3）采血过程中不可松动试管瓶塞，以防止负压丢失。

（4）采血时应注意针尖进入血管后采血试管内的液面要低于穿刺点。

（5）用抗凝管接凝血功能、血型、血细胞计数＋白细胞五分类血标本时，应在将橡皮针头刺入采血管瓶塞后，把针头压向采血管侧壁，使血液沿管壁流下，避免血液直冲管底，减少血液的机械性震荡及避免形成泡沫，减少溶血机会。采集完毕后应立即将有抗凝剂的采集管轻柔颠倒混匀。在摇动抗凝剂时应避免上下暴力振动，以免引起溶血。

（6）正确判断采血终点：在使用软连接式采血针时要掌握好各管的采血终点判断，第一支管应在血液完全停止流入管内，即断流时终止采血；中间管应在血液由线状变点滴状流入管内，即断线时终止采血；末管应在距额定采血量0.5 mL时拔针终止采血。

4. 为确保血标本检验结果的准确性，如何指导该患者做好采血的配合？

答：为确保血标本检验结果的准确性，应从以下4点指导该患者做好采血的配合。

（1）向患者说明采集静脉血标本的目的。

（2）告知患者晚餐后禁食，禁食时间至少8 h，以12～14 h为宜。次日晨采血前应保持空腹状态，采血后方可进食。

（3）该患者有高血压病史5年，习惯每天6点晨起服用降压药，应提醒患者采血后再服药。若患者晨起时血压较高，则需告知护士，尽早采血后服降压药。

（4）因患者有饮酒习惯，嘱患者24 h内不宜饮酒，以免影响检验结果。

5. 该患者的体重指数是多少？为其静脉采血时，如何预防血标本溶血？

答：

（1）该患者身高155 cm，体重65 kg，BMI=体重（kg）÷身高（m）^{2}，中国正常成年人的BMI应在18.5～23.9 kg/m^{2}之间，如果BMI＜18.5 kg/m^{2}为体重过低，BMI在24～27.9 kg/m^{2}之间为超重，BMI≥28 kg/m^{2}为肥胖。该患者的BMI为27.1 kg/m^2，体重超重。

（2）为该患者静脉采血时，预防血标本溶血的措施如下：

1）该患者超重，若静脉不明显，注意不要拍打患者拟采血部位。

2）局部消毒时应待消毒液自然干燥后再穿刺。

3）采血时止血带的结扎时间不宜过长，一般不要超过1 min，以防止标本溶血。

4）当采血不顺利时，切忌在同一处反复穿刺，以免标本溶血或出现小凝块影响检验结果。

5）用抗凝管（血型、血细胞计数＋白细胞五分类、凝血功能）接静脉血标本时，应在将橡皮针头刺入采血管瓶塞后，把针头压向采血管侧壁，使血液沿管壁流下，避免血液直冲管底，减少血液的机械性震荡及避免形成泡沫，以减少溶血机会。

6）含有添加剂的采血管（血型、血细胞计数＋白细胞五分类、凝血功能、基础代谢生化组合、术前筛查组合）在血液采集后需立即轻柔颠倒混匀，不可剧烈震荡混匀，以避免红细胞破裂溶血。

【实训拓展】

本案例的患者合并高血压且体重超重，应注意空腹采血后再服用降压药，且要注意血管难找时不要拍打患者拟采血部位，以预防血标本溶血。在临床工作中，还需注意以下情况，以确保静脉血标本符合检验要求。

1. 应选择合适的时间采血，如采集血培养应在寒战或发热初起时、抗生素应用之前采集最佳。

2. 嘱患者采血前24 h不宜剧烈运动，采血前宜休息5 min，避免情绪激动。

3. 严禁在输液、输血装置上或同侧肢体采集血标本，应在对侧肢体采集。

4. 不宜选用手腕内侧的静脉，因此处穿刺疼痛感明显且容易损伤神经和肌腱；也不宜选用足踝处的静脉，因此处穿刺可能会导致静脉炎、局部坏死等并发症。

5. 其他不宜选择的静脉包括：乳腺癌根治术后同侧上肢的静脉，化疗药物注射后的静脉，血液透析患者动静脉造瘘侧手臂的静脉，穿刺部位有皮损、炎症、结痂、瘢痕的静脉。

6. 躁动或不配合的患者应在其他人员协助固定其肢体后再进行采血。

（吴丽萍　罗凝香）

第十九节　动脉血标本采集法

【定义】

动脉血标本采集法（arterial blood sampling）是从动脉抽取动脉血标本的方法。常用动脉有桡动脉和股动脉。

【适应证】

采集动脉血进行血气分析，为诊断、治疗、用药提供依据。常用于：

1. 不明原因神志不清的患者。

2. 呼吸困难或呼吸衰竭的患者。

3. 接受机械通气的患者。

4. 心肺复苏后的评估。

5. 手术前的评估。

【禁忌证】

1. 新生儿禁止行股动脉穿刺，首选桡动脉穿刺。新生儿股动脉位置与髋关节、股静脉和股神经接近，容易导致损伤。

2. 有出血倾向者慎用动脉穿刺法采集动脉血标本。

【并发症的原因、预防与处理】

（一）动脉穿刺困难

1. 原因：多见于休克患者。休克患者大量失血或丧失体液，造成脱水、血液浓缩、血流量不足，导致血管充盈度差、脉搏细弱甚至不能触及；休克时血管收缩、痉挛且血管脆性增加，均造成动脉穿刺难度增大。

2. 预防：

（1）做好心理护理，给患者心理安慰，消除其恐惧心理，以取得配合。

（2）练就过硬的技术，调整自身心理状态，以镇静、审慎、自信的心态进行操作。

（3）熟悉动脉穿刺血管的解剖位置，掌握血管的走向及深度。

（4）对于脆性增加的血管，在穿刺操作时，宜缓慢寻找血管，不能在同一位置上用反复多次穿刺的方式寻找动脉，以防内出血。

（5）对于血液高凝的患者，注意有效地抗凝，确认穿刺成功后迅速回抽血液，以防血液凝固阻塞针头，造成穿刺失败。

3. 处理：在穿刺操作时，宜缓慢寻找血管；准确定位动脉，掌握好进针的角度和深度；因休克患者血管充盈度差，穿刺入动脉后往往回血不明显，此时可轻拉血气针活塞，避免追求回血而刺破血管或在同一位置上反复多次穿刺，以防穿刺部位出血。

（二）穿刺部位出血或血肿

1. 原因：

（1）护士动脉穿刺操作技能欠娴熟，反复多次在同一部位穿刺，造成动脉损伤。

（2）老年患者的血管弹性差、脆性大，容易损伤。患者凝血功能差或长期使用抗凝药，患者躁动不安，或受环境喧闹、有围观者或室内光线不足等因素的影响，导致动脉穿刺失败。

（3）采血完毕后，局部按压方法不对或按压时间不够。

（4）上肢动脉穿刺后，过早用穿刺侧的肢体测量血压等；下肢动脉穿刺后，过早下床活动等。

2. 预防：

（1）操作前做好充分的环境准备，确保操作环境安静、光线适宜；与患者进行有效沟通，取得患者的配合。

（2）护士应练就过硬的技术，避免反复多次在同一部位穿刺，提高动脉穿刺成功率。

（3）善于总结经验，掌握特殊患者的动脉穿刺技巧；对于严重凝血功能障碍者，应避免为其行动脉穿刺；若患者躁动，则找助手协助，以稳定穿刺部位。

（4）采血完毕后，拔出动脉采血针，迅速用无菌纱布加压止血3～5 min（凝血功能障碍或应用抗凝药物的患者，其加压止血时间应延长至10 min），必要时用沙袋压迫止血，直到不出血为止。

（5）采血完毕后，告知患者勿过早活动动脉穿刺侧的上肢或下肢。

3. 处理：

（1）对于已形成的轻度皮下出血，若不影响血流，一般不必做特殊处理。

（2）尽量不在血肿侧肢体继续采血、输液或测量血压，密切观察肢体肿胀范围有无扩大。

（3）皮下出血或血肿明显者，24 h内采用冰敷，并避免用该侧肢体提拎重物或过早下地活动，24 h后则使用热敷或50%硫酸镁湿热敷，以加速淤血或血肿的吸收。热敷过程中应注意避免烫伤。

（4）出血较多时，应报告医生，并立即让患者平卧，戴无菌手套，用无菌敷料按压穿刺点，直到不出血为止。

（三）假性动脉瘤形成

1. 原因：

（1）反复穿刺动脉：很多危重患者或呼吸功能障碍的患者需要每天1次或多次抽取动脉血进行血气分析，经过反复多次桡动脉或足背动脉穿刺后，血液通过破裂处进入周围组织形成血肿，继而血肿被机化，其表面被内皮覆盖，从而形成假性动脉瘤，这是一种由内皮覆盖的血肿。

（2）由于患者贫血、组织修复机能低下、凝血功能差或治疗时使用了抗凝剂，穿刺针孔不易闭合，血液溢至血管外并被周围组织包裹，从而形成假性动脉瘤。

2. 预防：

（1）练就过硬的技术，避免反复多次在同一部位穿刺，提高动脉穿刺成功率。

（2）善于总结经验，掌握特殊患者的动脉穿刺技巧；对于严重凝血功能障碍者，应避免为其行动脉穿刺；若患者躁动，则找助手协助，以稳定穿刺部位；操作前应做好充分的环境准备，确保操作环境安静、光线适宜；与患者进行有效沟通，取得患者的配合。

（3）采血完毕后，拔出动脉采血针，迅速用无菌纱布加压止血3～5 min，必要时用沙袋压迫止血，直到不出血为止。

（4）采血完毕后，告知患者勿过早活动动脉穿刺侧的上肢或下肢。

（5）不在血肿侧肢体继续采血、输液或测量血压，密切观察局部有无肿胀。

（6）皮下出血或血肿明显者，24 h内采用冰敷，并避免用该侧肢体提拎重物或下地活动，24 h后则使用热敷或50%硫酸镁湿热敷，以加速淤血或血肿的吸收。热敷过程中应注意避免烫伤。

3. 处理：

（1）采用无菌敷料按压出血部位，并用沙袋及胶布加压固定，随时观察有无继续出血。

（2）若患者有小的足背动脉瘤形成，应嘱其穿宽松、质软的鞋子，以防瘤体受摩擦引起破裂出血。

（3）假性动脉瘤较大而影响功能者，可采用手术直接修补。

（四）筋膜间隔综合征及桡神经损伤

1. 原因：筋膜间隔综合征是桡动脉穿刺后按压不正确导致出血，使筋膜间隙内的肌肉与神经干的压力增高，继而发生进行性的缺血、坏死，主要表现为不同程度的局部疼痛、运动和感觉功能障碍，其受累神经支配区感觉异常，桡神经损伤则出现垂腕及功能障碍等。

2. 预防：

（1）练就过硬的技术，避免反复多次在同一部位穿刺，提高动脉穿刺成功率。

（2）善于总结经验，掌握特殊患者的动脉穿刺技巧；对于严重凝血功能障碍者，应避免为其行动脉穿刺；若患者躁动，则找助手协助，以稳定穿刺部位；操作前应做好充分的环境准备，确保操作环境安静、光线适宜；与患者进行有效沟通，取得患者的配合。

（3）采血完毕后，拔出动脉采血针，迅速用无菌纱布加压止血5～10 min，必要时用沙袋压迫止血，直到不出血为止。

（4）采血完毕后，告知患者勿过早活动动脉穿刺侧的上肢或下肢。

3. 处理：

（1）尽快给患者止痛，以减轻患者的痛苦，遵医嘱给患者用利多卡因行臂丛神经阻滞麻醉，必要时肌内注射止痛药等。

（2）注意观察患者肢体血运、感觉、运动情况，如肢体双侧温差在3 ℃以上，皮肤颜色苍白、感觉异常，肢体运动障碍，应及时请专科医生处理。

（3）如果以上保守治疗无效，可行筋膜间室压力测定，当筋膜间室压力>30 mmHg时，应报告医生采取筋膜间室切开减张术。

（五）穿刺点感染

1. 原因：

（1）没有严格执行无菌操作。

（2）动脉穿刺点在未完全结痂前，有污染的液体渗入针眼。

2. 预防：

（1）穿刺时严格遵守无菌技术操作原则，严格消毒皮肤，穿刺时若怀疑有污染应立即更换注射器。

（2）穿刺前认真选择血管，避免在有皮肤感染部位穿刺。

3. 处理：

（1）严格消毒穿刺部位，并用无菌纱布覆盖。

（2）已发生感染者，除对应处理外，还应根据医嘱使用抗生素抗感染。

（六）晕针或晕血

1. 原因：

（1）患者对动脉穿刺或血液产生恐惧心理而致精神紧张。

（2）患者体质虚弱、过度疲劳或对疼痛刺激较敏感。

2. 预防：

（1）对情绪容易紧张的患者，操作前应耐心解释静脉采血的目的，指导患者放松，抽血时可嘱患者转头或闭眼，以避免直视进针过程。

（2）穿刺时动作应娴熟且轻柔，可与患者交流分散其注意力。

（3）取卧位采血。

3. 处理：

（1）一旦患者在采血过程中发生晕厥，应立即呼叫医护人员协助抢救。

（2）置患者于平卧位，松开衣领，保证患者头部有足够的供血；将患者头转向一侧，以保持呼吸道通畅。

（3）必要时给予氧气吸入，或遵医嘱开通静脉通道。

（4）严密观察患者意识恢复情况，并监测生命体征。如患者生命体征不稳定或出现心脑血管意外，应立即呼叫急救人员，必要时使用体外除颤仪。注意预防由迟发性晕针、晕血、晕厥引起的外伤。

【临床情境】

患者，男，56岁，已婚，大学毕业，警察。

主诉：上腹部疼痛8天。

简要病史：患者8天前饮酒后感觉上腹部持续性疼痛，无恶心、呕吐、发热、畏寒、胸闷、气促等，遂于当地医院就诊，予对症治疗后缓解，用药不详。其后为求明确诊断，于外院行腹部影像学检查，结果显示肝左叶占位，遂来我院就诊，门诊以“原发性肝癌”收入院。患者有高血压病史6年、冠心病病史1年，每天坚持规律服用降压药和阿司匹林肠溶片。

体格检查：T 36.8 ℃，P 70次/min，R 16次/min，BP 130/80 mmHg。身高170 cm，体重70 kg。神志清楚，精神差。

医疗诊断：原发性肝癌。

病情：患者拟明天在气管内麻醉下行肝癌切除术。今天下午4点患者无明显诱因出现胸闷、气促，口唇发绀，P 95次/min，R 16次/min，BP 160/90 mmHg。

医嘱：吸氧；动脉采血（血气分析）；请呼吸内科会诊；暂停手术。

【实训任务】

请给患者执行“动脉采血（血气分析）”医嘱。

【思考题】

1. 何为血气分析？采集血气分析标本的临床意义是什么？

2. 为该患者采血，首选哪个部位的血管？为什么？

3. 血气分析标本采集常见的并发症有哪些？为该患者进行血气分析标本采集时，应主要预防哪种并发症的发生？如何预防？

4. 简述为该患者采集血气分析标本后拔针按压的要点及依据。

5. 为确保采集血标本的准确性，务必确保血标本与空气隔绝，为什么？如何做到？

【参考答案】

1. 何为血气分析？采集血气分析标本的临床意义是什么？

答：

（1）血气分析即血液气体分析，是通过血气分析仪对动脉血中的pH值、动脉血二氧化碳分压（$PaCO_2$）、PaO_2等指标进行检测，以判断机体呼吸、氧合及酸碱平衡状态。

（2）采集血气分析标本的临床意义：根据血气分析指标，结合患者的病史及临床表现，可判断患者酸碱失衡的类型、代偿程度和缺氧程度等，对于监护和抢救心肺功能受损患者的生命至关重要。

2. 为该患者采血，首选哪个部位的血管？为什么？

答：该患者为成年人，为其采集血气分析标本时，首选桡动脉进行动脉采血。因为桡动脉位于体表，容易固定，受体位和操作地点的限制少，穿刺成功率高，且不容易误入静脉及误刺深层神经，同时操作时暴露皮肤少，患者易于接受。

3. 血气分析标本采集常见的并发症有哪些？为该患者进行血气分析标本采集时，应主要预防哪种并发症的发生？如何预防？

答：

（1）血气分析标本采集常见的并发症有：动脉穿刺困难、穿刺部位出血或血肿、假性动脉瘤形成、筋膜间隔综合征及桡神经损伤、穿刺点感染等。

（2）该患者为警察，身高170 cm，体重70 kg，且是入院后第一次接受动脉采血，主要预防的并发症是穿刺部位出血或血肿。主要预防措施包括：

1）操作前做好充分的环境准备，确保操作环境安静、光线适宜；与患者进行有效沟通，取得患者的配合。

2）护士的动脉穿刺技术过硬，避免反复多次在同一部位穿刺。

3）采血完毕后，拔出动脉采血针，应迅速用无菌纱布压迫止血至少10 min，直至出血停止。

4）采血完毕后，告知患者勿过早用力活动上肢，勿用采血侧上肢测量血压、扎止血带进行静脉注射等。

5）加强对采血部位的观察。

4. 简述为该患者采集血气分析标本后拔针按压的要点及依据。

答：指南建议，采集动脉血拔针后，应立即用棉球或纱布按压3～5 min，直至出血停止。高血压、凝血时间延长或应用抗凝药物患者，应延长按压时间。如未能止血或开始形成血肿，应重新按压直至完全止血。不可使用加压包扎替代按压止血。本病例患者采血完毕后，拔出动脉采血针，应迅速用无菌纱布压迫止血至少10 min，直至出血停止。依据有以下2点。

（1）患者的诊断是原发性肝癌，肝癌患者的癌细胞在肝脏内发生浸润、转移，肝细胞被破坏，不能正常合成凝血因子，导致凝血功能异常。再加上肝癌发展到一定阶段，会引起门静脉系统压力增高，致脾脏肿大、脾功能亢进，此时脾脏对血小板破坏增加，血小板计数减少，从而导致患者凝血功能进一步下降。

（2）患者有高血压病史6年、冠心病病史1年，每天坚持规律服用阿司匹林肠溶片以抗血小板凝集，血液可能处于低凝状态。

5. 为确保采集血标本的准确性，务必确保血标本与空气隔绝，为什么？如何做到?

答：因为空气中的氧分压高于动脉血，二氧化碳分压低于动脉血，所以采集动脉血时注射器内不能有气泡，以免影响检验结果。为确保采集血标本的准确性，在采集动脉血后，应立即将血气针的针头垂直插入橡皮塞，颠倒混匀5次后手搓样品管，然后取下样品管针头后戴上防护帽，使血气分析标本与空气隔绝，并立即送检。

【实训拓展】

本案例患者为原发性肝癌合并高血压，且长期服用阿司匹林肠溶片，血液可能处于低凝状态，采血完毕后，应延长按压止血时间，并告知患者勿过早活动上肢，勿用采血侧上肢测量血压、扎止血带进行静脉注射等。另外，在操作过程中，进针见回血后，应让动脉血液自动流入血气针的针筒，不要用负压抽取血液，以防止空气进入针筒影响检验结果。采集前，如果患者出现胸闷、气促，口唇发绀，应立即采集动脉血标本，采集完毕后立即给予吸氧；若患者呼吸困难严重，则先吸氧再采集动脉血标本，并在检验申请单上注明采血时间、氧疗方法、给氧浓度及流量、给氧持续时间，必要时注明血红蛋白浓度。

（吴丽萍　罗凝香）

第二十节　吸痰法

【定义】

吸痰法（aspiration of sputum）是指利用负压吸引的原理，经口腔、鼻腔或人工气道将呼吸道分泌物吸出，以保持患者呼吸道通畅，预防吸入性肺炎、肺不张、窒息等并发症的一种方法。吸痰法根据吸痰方式分为开放式吸痰法和密闭式吸痰法；根据吸痰装置分为中心负压吸引器吸痰法和电动吸引器吸痰法。

【适应证】

吸痰法适用于以下情况或患者：

1. 呼吸道分泌物不能自行咳出的患者，如年老体弱、危重、昏迷、麻醉未醒前、大手术后、气管插管或气管切开术后等各种原因引起的不能有效咳痰者。

2. 溺水、大量咯血、吸入呕吐物等窒息的患者。

3. 听诊到湿啰音、人工气道中看得见分泌物和呼吸机波形上出现锯齿状图案的儿童和成年人。

4. 气道阻力急性增加的新生儿。

5. 一般情况下应选择开放式吸痰法。符合以下条件之一时，宜选择密闭式吸痰法：①呼气末正压≥10 cmH_2O，平均气道压≥20 cmH_2O；②吸气时间≥1.5 s，氧浓度≥60%；③断开呼吸机将引起血流动力学不稳定；④有呼吸道传染性疾病（如肺结核），呼吸道多重耐药菌感染。

【禁忌证】

1. 无绝对禁忌证。

2. 颅底骨折患者禁止经鼻腔吸痰。

【并发症的原因、预防与处理】

（一）呼吸道黏膜损伤

1. 原因：

（1）吸痰管质量差、质地硬，或管径过大，损伤气管黏膜。

（2）吸痰过程中操作幅度过大或操作不当，如动作粗暴、插管次数过多、插管过深、吸引时间过长、负压过大等。

（3）患者烦躁不安、不配合，其头部难以固定，导致在插管过程中吸痰管的顶端造成气管黏膜损伤。

（4）患者原呼吸道黏膜有炎症水肿或炎性渗出，黏膜相对脆弱。

2. 预防：

（1）操作者应选择质量良好、型号适合的吸痰管。

（2）操作者应熟练掌握各操作要点，动作轻柔，插入长度合适，吸痰时间和负压调节应合理；严禁带负压插管，严禁反复提插吸痰管；吸痰过程中应密切观察患者的反应。

（3）对于烦躁不安和极度不合作的患者，吸痰前可酌情给予镇静；对于不配合的患儿，应充分取得家属的合作，固定好患儿头部；对于意识清醒的患者，应提前做好沟通并取得配合。

（4）提前做好气道评估，必要时可使用口咽通气管进行辅助吸痰。

3. 处理：

（1）观察气道黏膜损伤情况，并做好记录。

（2）必要时进行口腔护理。

（3）发生鼻黏膜损伤者，可外涂抗生素软膏；发生气管黏膜损伤者，可超声雾化吸入抗生素予以治疗。

（二）血氧饱和度降低、心律失常甚至心搏、呼吸骤停

1. 原因：

（1）吸痰管在气管或导管内反复吸引时间过长，造成患者短暂性呼吸道不完全阻塞及肺不张，从而引起缺氧和二氧化碳蓄积。

（2）吸引分泌物时，吸痰管插入过深，反复刺激气管隆嵴引起迷走神经反射，严重时可导致心搏、呼吸骤停。

（3）吸痰时供氧中断、负压过高、时间过长、反复刺激咽喉部引起咳嗽，导致呼吸频率下降；使用呼吸机的患者，吸痰过程中脱离呼吸机的时间过长，可导致各种低氧血症，严重时可引起心律失常甚至心搏骤停。

2. 预防：

（1）选择的吸痰管口径要合适，吸痰管插入时间不要过长，不宜深入至支气管处，避免反复刺激气管隆嵴处。

（2）吸痰时应密切观察患者的心率、心律、血氧饱和度的变化情况。

（3）吸痰前后给予高浓度吸氧，以提高患者血氧浓度。

（4）吸痰过程中若患者咳嗽，应暂停操作，让患者将深部痰液咳出后再继续操作。

3. 处理：

（1）如患者出现病情变化，应及时停止吸痰操作。

（2）发生低氧血症的患者，应立即加大吸氧流量或给予面罩加压吸氧，必要时进行机械通气。

（3）做好病情观察和监测，若患者发生心搏骤停，应立即进行抢救。

（三）感染

1. 原因：

（1）未严格执行无菌操作，如未戴手套、消毒不严格、吸痰管和冲洗液更换不及时、吸痰管未能分部位使用等。

（2）患者自身免疫力低下，或患者已有呼吸道黏膜损伤等情况。

2. 预防：

（1）吸痰时应严格遵守无菌技术操作原则，要遵循“一次一管一部位”的原则，先吸气管内的痰液再吸口腔、鼻腔分泌物，严禁混用吸痰管。

（2）吸痰盅、治疗盘、吸痰用0.9%氯化钠溶液应每24 h或被污染时及时更换。

（3）加强口腔护理，尤其是有呼吸道黏膜损伤的患者。

3. 处理：

（1）做好病情观察并记录，若患者出现痰液性质或量的变化及发热等其他病情，应及时通知医生。

（2）局部感染者，应给予对症处理。

（3）全身感染者，应根据药敏试验结果给予抗生素治疗。

【临床情境】

患者，男，80岁，已婚，小学毕业，退休。

主诉：咳嗽、气促、咳痰1周，加重2天，伴发热1天。

简要病史：患者1周前出现咳嗽、咳痰，痰液较难咳出，2年前发生脑梗死，右侧肢体偏瘫。

体格检查：T 38 ℃，P 110次/min，R 26次/min，BP 115/58 mmHg。胸部CT显示双肺散在炎症。

初步诊断：细菌性肺炎；脑梗死后遗症。

医嘱：吸痰 prn。

【实训任务】

现患者痰量增多且黏稠，无力咳出。请给患者执行医嘱。

【思考题】

1. 临床上吸痰管的型号应当如何选择？应给该患者选择何种型号的吸痰管？

2. 临床上吸痰深度应如何判断？该患者的吸痰深度多少合适？

3. 在给该患者实施吸痰时还有哪些注意事项？

【参考答案】

1. 临床上吸痰管的型号应当如何选择？应给该患者选择何种型号的吸痰管？

答：经口鼻吸痰的患者，应根据患者的年龄选择不同型号的吸痰管，一般成年人选用12～14号，儿童常选择10号，新生儿常选择6～8号；且儿童和成年患者的吸痰导管管径应小于气管内管腔的50%，新生儿的吸痰导管管径应小于气管内管腔的70%。经气管插管及气管切口吸痰的患者，其吸痰管的外径不能超过气管导管内径的50%，比如使用7号气管插管，其内径为（7 ± 0.2）mm，应选择内径 < 3.5 mm的吸引管，即10号或小于10号的吸引（吸痰）管。本病例患者是老年患者，且未实施人工气道，宜选用12～14号吸痰管。

2. 临床上吸痰深度应如何判断？该患者的吸痰深度多少合适？

答：根据吸痰部位的不同，常规成年人吸痰深度有4种，即经口腔为14～16 cm，经鼻腔为22～25 cm，经气管插管为10～25 cm，经气管切口为10～20 cm。该患者宜选用经口腔或经鼻腔吸痰，吸痰深度宜为14～16 cm或22～25 cm。

3. 在给该患者实施吸痰时还有哪些注意事项？

答：在给该患者实施吸痰时，还有以下5点注意事项。

（1）吸痰时间不宜过长，每次吸痰时间应尽可能短，并且 < 15 s。痰液一次未吸净可间歇3～5 min后再抽吸。

（2）吸痰应选用合适的负压。一般来说，吸痰的负压越大，吸痰效果越好，但所造成的肺塌陷、气道损伤也越严重。一般成年患者的吸痰负压为40～53.3 kPa，该患者的痰液黏稠，可适当增加负压，以达到清除痰液的目的。

（3）吸痰过程中应遵循无菌技术操作原则，以预防交叉感染。

（4）零负压插管，操作动作轻柔，左右旋转边退边吸。

（5）吸痰前，可给予患者适量的高浓度吸氧。吸痰过程中应密切观察患者的血氧饱和度和生命体征，若患者出现血氧饱和度下降、发绀、心率下降，应立即停止吸痰，休息后再给予吸痰。

【实训拓展】

根据吸痰操作期间吸痰管插入的深度，吸痰法可分为深部吸痰法和浅部吸痰法。其中，深部吸痰法是指插入吸痰管至感觉有阻力、退出1 cm后再吸痰；浅部吸痰法是将吸痰管插入预先设定的深度进行吸痰的方法，通常是人工气道加上辅助装置的长度。多项临床研究表明，浅部吸痰法较深部吸痰法安全，不良反应较少，基于无损伤原则应选择浅部吸痰法，但是浅部吸痰法并不能完全代替深部吸痰法，对于下气道痰量多的患者来说进行深部吸痰法是必须的，故应结合实际情况联合使用。

（李元　林小玲）

第二十一节　鼻导管给氧法

【定义】

氧气疗法（oxygen therapy）简称氧疗，是通过连接管路在常压下给予患者比空气中的浓度更高的氧气，以提高PaO_2和SaO_2，增加动脉血氧含量，纠正各种原因造成的缺氧状态，促进组织的新陈代谢，维持机体生命的一种治疗方法。根据不同的给氧用具，给氧法可分为鼻导管给氧法、鼻塞给氧法、普通氧气面罩给氧法和氧气头罩给氧法等。

其中，鼻导管给氧法（oxygen therapy by nasal catheter）是通过鼻导管在常压下给予患者氧气，以纠正各种原因造成的缺氧状态的治疗方法。

【适应证】

氧疗适用于各种缺氧状况。

1. 根据缺氧的病理原因，适用于：

（1）低张性缺氧：如高山病、慢性阻塞性肺疾病、先天性心脏病等。

（2）血液性缺氧：如贫血、一氧化碳中毒、高铁血红蛋白血症等。

（3）循环性缺氧：如休克、心肌梗死、脑血管意外等。

（4）组织性缺氧：如氰化物中毒、大量放射线照射等。

2. 根据疾病特点，适用于：

（1）因呼吸系统疾病影响肺活量的患者：如哮喘、支气管肺炎或气胸等患者。

（2）因心肺功能不全、肺部充血而致呼吸困难的患者：如心力衰竭时出现呼吸困难的患者。

（3）各种中毒引起呼吸困难的患者：如一氧化碳中毒等患者。

（4）各种原因导致昏迷的患者：如脑血管意外或颅脑损伤等患者。

（5）其他患者：如外科手术前后的患者、休克患者、分娩时产程过长或胎心音不良的患者等。

【禁忌证】

1. 吸氧无绝对禁忌证。

2. 百草枯中毒患者如未出现呼吸衰竭，不建议常规给氧。

3. 急性心肌梗死、脑血管意外等无缺氧表现者，也不建议常规给氧。

【并发症的原因、预防与处理】

（一）呼吸道分泌物干燥

1. 原因：

（1）氧气是一种干燥气体，吸入后可导致呼吸道黏膜干燥，分泌物黏稠，不易咳出，且有损纤毛运动。

（2）病房内空气干燥，氧气湿化瓶内湿化液不足，不能充分湿化氧气。

（3）过度通气或吸氧流量过大，氧浓度 > 60%。

2. 预防：

（1）保持病房内有适宜的温度和湿度，做好氧气湿化，保持湿化瓶内的水在规定的范围内并定期更换。

（2）过度通气的患者应适当增加水的摄入。

（3）张口呼吸的患者可用湿纱布覆盖口腔，并定时更换。

3. 处理：

（1）遵医嘱给予患者化痰药治疗。

（2）对于气道黏膜干燥的患者，遵医嘱给予超声雾化吸入。

（二）氧中毒

1. 原因：

（1）患者在疲劳、健康水平下降、精神紧张等情况下对氧气过敏或耐受力下降。

（2）持续吸氧时间超过24 h、氧浓度 > 60%，导致肺实质改变。

2. 预防：

（1）应严格掌握给氧指征和停氧指征。

（2）选择适当的给氧方式，严格控制吸氧浓度。在常压下，吸入60%以下浓度的氧气是安全的，60%～80%的氧气吸入时间不能超过24 h，100%的氧气吸入时间不能超过4～12 h。

（3）根据患者氧疗情况及时调整氧流量、氧浓度和吸氧时间，告诫患者吸氧时勿擅自调节氧流量。

（4）动态监测血气分析变化，观察氧疗效果，一旦发现患者出现氧中毒症状，立即降低给氧流量，并通知医生及时处理。

3. 处理：氧中毒的临床症状与吸氧浓度、吸氧持续时间有关。吸氧浓度越大、吸氧时间越长，氧中毒的可能性越大、程度越重。

（1）氧中毒患者常先出现胸骨后灼热感或疼痛、咽痛或咳嗽，深呼吸时加重，继之出现头痛、恶心、呕吐、烦躁不安、面色苍白、进行性呼吸困难，甚至出现视力或精神障碍等，此时应及时停氧并通知医生处理。

（2）密切观察患者的生命体征和病情变化，监测患者的动脉血气分析结果。

（三）呼吸抑制

1. 原因：长期缺氧和二氧化碳潴留并存的患者在高浓度给氧时易发生呼吸抑制。呼吸抑制常见于肺源性心脏病、Ⅱ型呼吸衰竭的患者，这些患者由于$PaCO_2$长期处于高水平，呼吸中枢失去了对二氧化碳的敏感性，呼吸调节主要靠缺氧对周围化学感受器的刺激来维持，故当吸入高浓度氧气时，缺氧反射性刺激呼吸的作用消失，患者的自主呼吸受到抑制，甚至出现呼吸停止。

2. 预防：

（1）对于肺源性心脏病、Ⅱ型呼吸衰竭等患者需严密观察氧疗效果。

（2）对长期缺氧和二氧化碳潴留并存的患者，应给予持续低浓度、低流量吸氧，氧流量控制在1～2 L/min。

3. 处理：

（1）患者出现神志模糊，面色潮红，呼吸变浅、变慢、变弱等症状时，应及时报告医生处理。

（2）加强患者的病情观察，持续监测血氧饱和度，动态监测血气分析的变化，必要时给予机械通气。

【临床情境】

患者，男，70岁，已婚，小学毕业，工人。

主诉：呼吸困难1周，加重2天。

简要病史：患者既往有慢性阻塞性肺疾病病史5年，1周前淋雨后出现发热伴咳嗽，加重2天。

体格检查：T 36.5 ℃，P 100次/min，R 20次/min，BP 110/60 mmHg，SaO_2 90%。床旁血气分析结果显示pH值7.3，PaO_2 50 mmHg，$PaCO_2$ 60 mmHg。

初步诊断：慢性阻塞性肺疾病急性加重期。

医嘱：低流量鼻导管吸氧 st。

【实训任务】

请给患者执行医嘱。

【思考题】

1. 如何判断患者的缺氧程度？该患者的缺氧程度如何？

2. 该患者宜选用何种氧流量给氧？其吸氧浓度应是多少？如何换算？

3. 若该患者病情再次加重，发展为Ⅱ型呼吸衰竭，应该如何进行氧疗？

【参考答案】

1. 如何判断患者的缺氧程度？该患者的缺氧程度如何？

答：

（1）根据患者的临床表现、PaO_2及SaO_2来判断，可分为轻度、中度、重度低氧血症，判断方法见表12-1。

表12-1　缺氧程度的判断及处理方法

缺氧程度	临床表现	动脉血氧分压（PaO_2）	动脉血氧饱和度（SaO_2）	处理方法
轻度	无发绀	＞6.67 kPa（50 mmHg）	＞80%	一般不需氧疗
中度	有发绀、呼吸困难	4～6.67 kPa（30～50 mmHg）	60%～80%	需氧疗
重度	显著发绀，呼吸极度困难，出现三凹征*	＜4 kPa（30 mmHg）	＜60%	绝对需氧疗

*三凹征即当发生上呼吸道梗阻或严重肺部疾病时，由于胸廓软弱，用力吸气时可引起胸骨上窝、锁骨上窝及肋间隙软组织3个部位的凹陷。

（2）该患者的PaO_2为50 mmHg，SaO_2为90%，并存在一定的呼吸困难，可判定该患者为轻度缺氧。

2. 该患者宜选用何种氧流量给氧？其吸氧浓度应是多少？如何换算？

答：

（1）该患者的诊断为慢性阻塞性肺疾病急性加重期，目前处于轻度缺氧，宜选用低流量给氧，即氧流量控制在1～2 L/min。

（2）根据公式换算患者的吸氧浓度：吸氧浓度（%）=21+4×氧流量（L/min），

该患者的吸氧浓度为25%～29%。

3. 若该患者病情再次加重，发展为Ⅱ型呼吸衰竭，应该如何进行氧疗？

答：慢性阻塞性肺疾病（chronic obstructive pulmonary disease，COPD）是一种严重的慢性呼吸系统疾病，其特点为不完全可逆的气流受限。

若该患者再次COPD急性加重并发展为Ⅱ型呼吸衰竭，可给予低浓度、低流量（1～2 L/min）持续给氧，维持PaO_2在60 mmHg，推荐初始SaO_2为88%～92%即可，以防止发生呼吸抑制。慢性阻塞性肺疾病急性加重期往往会伴有Ⅱ型呼吸衰竭，即患者在缺氧的同时会伴随二氧化碳潴留。对于这种情况的患者，血氧不应纠正过快。如果血氧纠正过快，反而会抑制患者的呼吸，导致通气量进一步下降，从而导致二氧化碳进一步潴留而使病情加重。因此，应给予低流量吸氧，不能给予高流量吸氧。

通过鼻导管的低流量氧疗是最简单的氧疗方式，适用于多数轻、中度COPD患者。在应用氧疗后需对患者SaO_2进行再评估，并调整氧疗方式以达到目标SaO_2。此外，由于存在重复吸入二氧化碳及吸入氧体积分数过高的因素，普通面罩及储氧面罩不推荐用于COPD患者，可考虑使用可调式通气面罩（文丘里面罩）或经鼻高流量湿化氧疗。

【实训拓展】

早产儿或新生儿的氧疗，应严格掌握氧疗指征，控制吸氧浓度和吸氧时间，以防止发生晶状体后纤维组织增生。开始时试用40%左右的氧浓度，密切监测氧疗的效果，10～20 min后根据PaO_2或SaO_2调整，PaO_2维持在50～80 mmHg，或SaO_2维持在90%～95%之间。

（李元　林小玲）

第十三章　综合技能的临床思维考核

第一节　慢性阻塞性肺疾病患者的护理

【考核说明】

（一）考核内容及方式

1. 考核内容：以案例为主线，在健康评估基础上重点考核学生的操作技能、理论知识及临床思维能力等。

2. 必考操作：雾化吸入法、吸痰法。

3. 其他技能：除以上必考操作外，考核学生结合临床情境判断患者还需进行的其他护理技能操作，以口述方式表达，不需实际操作。

4. 理论知识：考核学生围绕临床情境所需的理论知识的应用情况。

5. 临床思维：通过【思考题】和【临床任务】考核学生发现问题、分析问题和解决问题的临床思维及职业素养。

（二）考核要求及评分方法

1. 考核要求：本案例共2个临床情境、5道思考题和4个临床任务。考核时长30 min（包括用物准备），或由考官酌情决定。

2. 评分方法：由考官对考生操作的规范性、准确性、熟练度，以及沟通能力、合作能力、临床思维能力进行综合考评，采用百分制计分，包括个人得分和团队得分。

（1）个人得分：根据每位考生的技能考核或理论答题完成情况计分。

（2）团队得分：依据案例所需工作内容的完成度、完成质量及团队合作情况计分。

（三）区域布局

1. 准备区：配备雾化吸入法、吸痰法等用物。

2. 操作区：配备病床、床旁桌椅、护理人模型、氧气雾化装置、吸痰机等。

（四）角色分配

1. 2名考生扮演护士：①由考官指定或考生抽签决定角色A或B；②每个情境开始时，考官给每位考生提供一个任务卡，考生之间不可商量答案；③负责操作的考生不可协助答题，负责答题的考生完成答题后可协助操作。

2. 患者1名、家属（患者妻子）1名、医生1名：由实训室配备。

（五）考核程序

1. 考生进入考场，阅读【病例介绍】，开始计时。

2. 考官根据考核目的，出示【临床情境】【思考题】和【临床任务】，考生按指令进行操作或答题。

3. 预设的考核时间到，考官示意考生终止操作。如考生提前结束操作，则举手示意，考官记录操作结束的时间。

【病例介绍】

患者，男，75岁，已婚，初中毕业，厨师。

主诉：反复咳嗽、咳痰、气促3年，加重3天。

简要病史：患者于15年前的冬季首次出现持续咳嗽、咳痰，近3年来反复咳嗽、咳痰，冬春季节更加明显，伴有活动后气促。3天前受凉感冒后，咳嗽加重，咳黄色脓痰，痰液黏稠，不易咳出，气促明显。有吸烟史40年，每天吸烟约10支。

初步诊断：慢性阻塞性肺疾病。

【临床情境一】

患者在其妻子的陪同下，由急诊轮椅送入院。

体格检查：T 37.4 ℃，P 86次/min，R 20次/min，BP 110/63 mmHg。意识清醒，面色苍白。不能平卧，胸廓呈桶状；叩诊肺部呈过清音；听诊肺部呼吸音减弱，双肺底可闻及散在干、湿啰音。动脉血气分析结果显示PaO_2 75 mmHg，$PaCO_2$ 49 mmHg，pH值7.36。

医嘱：吸氧；盐酸左沙丁胺醇雾化吸入溶液 3 mL+异丙托溴铵溶液 2 mL+丙酸氟替卡松雾化吸入用混悬液 1 mg 雾化吸入 bid。

【思考题】

1. 该患者痰液黏稠，不易咳出，雾化吸入后还有什么办法协助排痰?

2. 应给该患者什么吸氧流量？为什么?

【临床任务】

任务1：接诊患者并执行医嘱。

任务2：在答题纸上书写或口述回答以上思考题。

【临床情境二】

患者痰液增多、难以咳出，呼吸困难明显加剧，意识模糊。家属紧急呼救。

体格检查：患者面色发绀，颈静脉怒张，肝颈静脉回流征阳性，下肢出现水肿。

【思考题】

（接临床情境一的思考题）

3. 该患者可能出现了什么问题？吸痰的注意事项有哪些?

4. 列出患者当前的主要护理诊断并制定护理措施。

5. 经过积极治疗后，患者神志恢复正常，病情好转，护士应该给予哪些健康指导促进患者康复?

【临床任务】

任务3：结合患者的病情给予相应的处理。

任务4：在答题纸上书写或口述回答以上思考题。

【案例反思】

操作完毕，考生在考官带领下进行引导性反馈，谈谈本案例对临床护理的启示。

参考答案

【临床考点】

（一）临床情境一的考点

1. 协助患者取半坐卧位或舒适体位，给予低流量（1～2 L/min）吸氧（可口述，不要求操作）。

2. 观察患者咳嗽、咳痰情况，遵医嘱予雾化吸入，雾化时暂停吸氧，调节氧流量至6～8 L/min，氧气出口接雾化器。

3. 雾化前教会患者如何有效吸入药液，即用嘴吸入药液、用鼻呼气。

4. 打开雾化器开关，当有较多的雾量喷出时让患者充分含着口含嘴，做吸、呼运动吸入药液，鼓励患者及时将雾化后稀释的痰液咳出，以防窒息。

5. 雾化时间一般为15 min，雾化完注意协助患者漱口并擦干净面部。

6. 雾化后给患者拍背排痰，注意手成空杯状，从下到上、从外到内进行背部叩击，必要时应给予吸痰。

7. 观察患者痰液的量、性状和颜色等，做好记录。

8. 密切观察患者的生命体征变化，尤其是体温和呼吸情况。

9. 做好患者及家属的心理护理与健康指导。

（二）临床情境二的考点

1. 立即协助患者取端坐位，保持双腿下垂，监测生命体征（有条件时接心电监护仪），密切观察病情变化。

2. 立即建立2条静脉通道（可口述，不要求操作），遵医嘱用药。

3. 同时立即给患者吸痰，保持患者呼吸道通畅，并给予持续低流量吸氧。

4. 竖起双侧床栏，预防坠床。

5. 注意对双下肢水肿处皮肤的保护。

6. 定时变换体位，预防压力性损伤。

7. 做好患者及家属的心理护理与健康指导。

【答题解析】

1. 该患者痰液黏稠，不易咳出，雾化吸入后还有什么办法协助排痰？

答：雾化吸入后可以给患者进行拍背排痰。方法为手成空杯状，从下到上、从外到内对背部进行拍打。拍背部位一般取双侧前胸、双背、腋窝下、肩胛下等处。每处拍打1 min左右，并观察患者面色改变情况，及时为其吸痰。禁拍脊柱及肾区。

2. 应给该患者什么吸氧流量？为什么？

答：应给该患者低流量、低浓度吸氧。因其动脉血气分析结果显示该患者已有二氧化碳潴留。

3. 该患者可能出现了什么问题？吸痰的注意事项有哪些？

答：

（1）患者可能出现了慢性阻塞性肺疾病并发右心衰竭，以及雾化吸入后痰液阻塞气道影响呼吸。

（2）吸痰注意事项：

1）每次吸引时间<15 s，两次抽吸间隔时间>3 min。

2）吸痰动作要迅速、轻柔，将患者的不适感降到最低。

3）在吸痰前后适当提高吸入氧浓度，避免吸痰引起低氧血症。

4）严格执行无菌操作，避免呼吸道交叉感染。

4. 列出患者当前的主要护理诊断并制定护理措施。

答：

（1）主要护理诊断：

1）气体交换受损：与气道阻塞、通气不足、呼吸肌疲劳、分泌物过多和肺泡呼吸面积减少有关。

2）清理呼吸道无效：与气道分泌物增多而黏稠、无效咳嗽有关。

3）体液过多：与右心衰竭导致体循环淤血有关。

（2）护理措施：

1）体位：协助患者取半坐卧位休息，头和躯干抬高20°～30°，以利于气体交换；该患者体液过多伴呼吸困难，暂不建议抬高下肢，等呼吸困难减轻后，再适当抬高下肢，促进下肢静脉回流。

2）给氧：持续低流量、低浓度给氧，氧浓度25%～29%，氧流量1～2 L/min。

3）立即开通2条静脉通道，尽快开通中心静脉通道。

4）控制输液速度与总量：患者24 h内输液总量控制在1500 mL内为宜，维持出入量负平衡500～1500 mL，输液速度为20～30滴/min。

5）遵医嘱用药：如抗生素、止咳药、祛痰药、利尿药、正性肌力药、扩张血管药等，观察用药不良反应。

6）协助排痰以保持呼吸道通畅：给予患者胸背部叩击排痰，必要时给予吸痰。

7）严密监测患者的生命体征、动脉血气分析、意识、瞳孔等变化；注意有无发绀、呼吸困难及其严重程度。

8）必要时遵医嘱留置导尿管，监测尿量，监测中心静脉压。

9）维持正常体温，做好保暖，竖起床栏以防坠床。

10）嘱患者气促缓解时变换体位，预防压力性损伤。

11）做好患者的心理安慰。

5. 经过积极治疗后，患者神志恢复正常，病情好转，护士应该给予哪些健康指导促进患者康复？

答：经过积极治疗后，患者神态恢复正常，病情好转，护士应该给予以下5点健康指导以促进患者康复。

（1）指导患者避免各种使病情加重的因素，如着凉，着凉感冒会引起细菌或病毒感染。

（2）戒烟。

（3）提倡每天15 h以上长期家庭氧疗，持续低流量吸氧。氧疗有效指标：患者呼吸困难减轻，呼吸频率减慢，发绀减轻，心率减慢，活动耐力增强。

（4）指导呼吸功能锻炼：缩唇呼吸、腹式呼吸等。

（5）加强锻炼，增强体质。

【案例启示】

通过本案例的护理，医护人员应：

1. 加强疾病知识指导：使患者及家属了解慢性阻塞性肺疾病的发生、发展过程，采取措施避免反复发作。告知患者积极治疗原发病的重要性，指导患者避免各种潜在疾病诱发因素，加强饮食营养，适当进行体育锻炼及呼吸功能锻炼。

2. 加强患者病情监测指导：告知患者及家属病情变化征象，如体温增高、呼吸困难、剧烈咳嗽、咳痰不畅、尿量减少、水肿明显或者发现患者神志淡漠等均提示病情变化，需及时就诊。通过知信行模式宣教，不断提高患者自我护理能力，充分体现护士的照顾者、教育者角色，彰显护理的深度与温度。

3. 慢性阻塞性肺疾病患者应长期采用低流量、低浓度氧疗。相关资料指出，痰液黏稠且难以咳出的患者在吸痰前后适当提高吸氧浓度，可以避免吸痰引起的低氧血症。

（柯彩霞　冯晓玲）

第二节　二尖瓣狭窄患者的护理

【考核说明】

（一）考核内容及方式

1. 考核内容：以案例为主线，在健康评估基础上重点考核学生的操作技能、理论知识及临床思维能力等。

2. 必考操作：动脉血标本采集法、鼻导管给氧法、留置导尿术。

3. 其他技能：除以上必考操作外，考核学生结合临床情境判断患者还需进行的其他护理技能，以口述方式表达，不需实际操作。

4. 理论知识：考核学生围绕临床情境所需的理论知识的应用情况。

5. 临床思维：通过【思考题】和【临床任务】考核学生发现问题、分析问题、解决问题的临床思维及职业素养。

（二）考核要求及评分方法

1. 考核要求：本案例共3个临床情境、3道思考题和6个临床任务。考核时长40 min（包括用物准备），或由考官酌情决定。

2. 评分方法：由考官对考生操作的规范性、准确性、熟练度，以及沟通能力、合作能力、临床思维能力进行综合考评，采用百分制计分，包括个人得分和团队得分。

（1）个人得分：根据每位考生的技能考核或理论答题完成情况计分。

（2）团队得分：依据案例所需工作内容的完成度、完成质量及团队合作情况计分。

（三）区域布局

1. 准备区：配备动脉血标本采集法、鼻导管给氧法、留置导尿术的技术操作相关用物。

2. 操作区：配备病床、床旁桌椅、护理人模型、动脉手臂模型、吸氧装置、导尿模型等。

（四）角色分配

1. 2名考生扮演护士：①由考官指定或考生抽签决定角色A或B；②每个情境开始时，考官给每位考生提供一个任务卡，考生之间不可商量答案；③负责操作的考生不可协助答题，负责答题的考生完成答题后可协助操作。

2. 患者1名、医生1名：由实训室配备。

（五）考核程序

1. 考生进入考场，阅读【病例介绍】，开始计时。

2. 考官根据考核目的，出示【临床情境】【思考题】和【临床任务】，考生按指令进行操作或答题。

3. 预设的考核时间到，考官示意考生终止操作。如考生提前结束操作，则举手示意，考官记录操作结束的时间。

【病例介绍】

患者，男，56岁，已婚，小学毕业，农民。

主诉：胸闷、气促3年，加重2天。

简要病史：患者3年前劳作后出现胸闷、气促，休息后可缓解，平日可走路上4楼，日常生活能自理。2天前出现症状加重，伴心悸、咳嗽、咳痰，端坐呼吸，现入住我院心血管外科接受进一步治疗。患者有前列腺增生病史2年，有高血压病史10年，长期口服降压药和阿司匹林肠溶片。

体格检查：T 36.8 ℃，P 90次/min，R 24次/min，BP 150/95 mmHg。神志清楚，精神可，查体合作。二尖瓣面容，口唇和面颊轻度发绀，端坐体位，听诊双肺呼吸音粗，肺底部可闻及少许湿啰音。心率90次/min，律齐，心尖部第一心音亢进，可闻及隆隆样杂音。腹软，无压痛、反跳痛。双下肢轻度水肿。

初步诊断：二尖瓣狭窄（中度）；心功能不全（心功能Ⅲ级）。

【临床情境一】

患者在家属陪同下，步行入住心血管外科病区。患者呼吸急促，端坐体位，自觉胸闷。

医嘱：低流量吸氧；动脉采血（血气分析）。

【思考题】

1. 采集此患者的动脉血气分析标本的注意事项有哪些？

【临床任务】

任务1：接诊患者并执行医嘱。

任务2：在答题纸上书写或口述回答以上思考题。

【临床情境二】

患者吸氧后，胸闷、气促缓解不明显。动脉血气分析实验室检查结果显示PaO_2 45 mmHg，$PaCO_2$ 40 mmHg，SaO_2 75%。

【思考题】

（接临床情境一的思考题）

2. 如何判断缺氧程度？该患者实验室检查结果提示什么问题？应如何处理？

【临床任务】

任务3：评估患者并给予相应的处理。

（考核说明：考官等护士判断患者为“中度缺氧”后，再出示“医嘱：中流量吸氧”。）

任务4：在答题纸上书写或口述回答以上思考题。

【临床情境三】

患者吸氧1 h后，再次出现烦躁不安，伴下腹部有胀痛感。患者已超过10 h未解小便。

【思考题】

（接临床情境二的思考题）

3. 患者再次出现烦躁不安的可能原因是什么？如何处理？操作注意事项有哪些？

【临床任务】

任务5：给患者进行护理评估并采取护理措施。

（考核说明：考官等考生提出“患者出现尿潴留，使用诱导排尿法若无效，则建议导尿”，再出示“医嘱：留置导尿管导尿”；若考生未判断出“尿潴留”，则考官提示后出示医嘱。)

任务6：在答题纸上书写或口述回答以上思考题。

【案例反思】

操作完毕，考生在考官带领下进行引导性反馈，谈谈本案例对临床护理的启示。

参考答案

【临床考点】

（一）临床情境一的考点

1. 立即协助患者取半坐卧位，并按医嘱给予吸氧，同时进行护理评估。

2. 按医嘱采集患者动脉血标本进行血气分析。此患者首选桡动脉穿刺。患者因长期口服阿司匹林肠溶片，可能有出血倾向，拔针后局部需用无菌纱布按压并延长按压时间，必要时用沙袋加压止血，以免出血或形成血肿。

3. 标本送检前应在检验申请单上注明采血时间、氧疗方法、给氧浓度、体温等。

4. 给氧前，检查装置有无漏气、是否通畅。用氧时，应先调节流量后应用。做好“四防”的具体指导内容。氧气筒内氧勿用尽，压力至少保留0.5 mPa。

5. 做好患者的心理安抚、健康指导及人文关怀。

6. 2名护士配合良好，吸氧和采集动脉血标本有序完成。

（二）临床情境二的考点

1. 正确判读患者的实验室检查结果，评估患者的症状、体征，提出患者为中度缺氧。

2. 报告医生，并遵医嘱调节氧流量。注意应先分离鼻导管与湿化瓶连接处，调节好流量再接上。

3. 注重人文关怀。

（三）临床情境三的考点

1. 患者吸氧1 h后，再次出现烦躁不安，且已经超过10 h未解小便，伴下腹胀痛，应分析原因，排除缺氧引起的精神症状，判断患者是无尿还是排尿困难。

2. 患者有前列腺增生病史，进行腹部膀胱区叩诊或借助超声仪，判断是否存在尿潴留及尿潴留程度。

3. 遵医嘱留置导尿管，合理使用针对男性前列腺增生的导尿技巧进行插管。留置导尿管后，第一次放尿不得超过1000 mL，并做好管道管理。

4. 安抚患者情绪，并给予健康指导及人文关怀。

【答题解析】

1. 采集此患者的动脉血气分析标本的注意事项有哪些？

答：采集此患者的动脉血气分析标本的注意事项有以下5点。

（1）采血时机：应先协助患者取半坐卧位，并给予低流量吸氧，充分评估患者病情后进行采血，同时在检验申请单上注明采血时间、氧疗方法、给氧浓度、氧流量、给氧持续时间和体温，必要时注明血红蛋白浓度。

（2）采血部位：原则上应选择位置表浅、易于触及、便于穿刺、具有丰富侧支循环的动脉。桡动脉下方有韧带固定，容易压迫止血，局部血肿发生率较低。因此，推荐桡动脉作为动脉采血的首选穿刺部位。

（3）采血方法：进针见回血后，应让动脉血液自动流入血气针的针筒，不要用负压抽取血液，防止空气进入针筒影响检验结果。

（4）拔针方法：患者因高血压长期口服阿司匹林肠溶片，可能有出血倾向，拔针后用无菌纱布按压局部并延长按压时间，必要时用沙袋加压止血，以免出血或形成血肿。

（5）密封针头：因空气中的氧分压高于动脉血，二氧化碳分压低于动脉血，采血时注射器内不能有气泡，采血后应立即密封针头，使血气分析标本与空气隔绝，并立即送检。

2. 如何判断缺氧程度？该患者实验室检查结果提示什么问题？应如何处理？

答：

（1）缺氧程度根据PaO_2、SaO_2和临床表现来判断：

1）轻度低氧血症：$PaO_2>50$ mmHg，$SaO_2>80\%$，无发绀。

2）中度低氧血症：PaO_2 30～50 mmHg，SaO_2 60%～80%，有发绀、呼吸困难。

3）重度低氧血症：$PaO_2<30$ mmHg，$SaO_2<60\%$，显著发绀，呼吸极度困难，出现三凹征。

（2）该患者的PaO_2 45 mmHg，$PaCO_2$ 40 mmHg，SaO_2 75%，伴有呼吸急促、胸闷等症状，结合缺氧程度的判断标准，判断患者的缺氧程度属于中度。此时应汇报医生，并遵医嘱调大氧流量至中流量。

3. 患者再次出现烦躁不安的可能原因是什么？如何处理？操作注意事项有哪些？

答：

（1）患者再次出现烦躁不安的可能原因分析：患者吸氧1 h后，再次出现烦躁不安，且已经超过10 h未解小便，伴下腹胀痛，应分析原因，排除缺氧引起的精神症状，判断患者是无尿还是排尿困难。进行腹部膀胱区叩诊或借助超声仪，判断是否存在尿潴留及尿潴留程度。

（2）处理方法：报告医生，使用诱导排尿帮助患者，若无效，则遵医嘱留置导尿管导尿。（考核说明：考官等考生提出“患者可能出现尿潴留，即出示“医嘱：留置导尿管导尿”。）

（3）留置导尿管导尿的操作注意事项：

1）男性一般使用12～16F导尿管。针对该患者，因其有前列腺增生，建议选择细长如12F或尖头的硅胶材质导尿管，以利于插管，保护尿道黏膜。

2）插管前除按常规润滑导尿管外，可自尿道外口注入2%利多卡因凝胶或无菌石蜡油5～10 mL，以利于全程润滑，减少插管摩擦力。

3）插管时，一手持无菌纱布固定阴茎并提起，使之与腹壁呈60°，使耻骨前弯消失，以利于插管。

4）插管遇阻力过大时不可强行插入，以免损伤尿道黏膜，可自尿道外口注入2%利多卡因凝胶2～3 mL，松弛尿道括约肌后插入。

5）该患者留置导尿管成功后，第一次放尿不得超过1000 mL，以避免腹内压急剧下降及膀胱内压突然降低出现血压下降或血尿。

【案例启示】

本案例的护理提示我们：要加强患者及家属的心理护理。

1. 因胸闷、气促、心悸等不适，患者情绪焦躁，经处理后仍未能及时缓解。焦虑的情绪会导致人体的内脏神经系统（又称自主神经系统、植物性神经系统）过度兴奋，加重心脏的负荷及增加心脏的血液供应，应及时给予安抚。平复情绪也有助于各项护理工作的顺利开展。

2. 应将责任心、爱心、耐心贯穿整个护理过程中，关心患者感受，倾听患者主诉，选择切实有效的护理措施解决患者的健康问题，充分发挥专业精神，密切观察患者病情变化，全面分析问题，做出专业、准确的判断，最终达到守护患者生命健康的目的，同时体现护士良好的人文关怀素质。

（王玉翠　陈妙霞）

第三节　糖尿病患者的护理

【考核说明】

（一）考核内容及方式

1. 考核内容：以案例为主线，在健康评估基础上重点考核学生的操作技能、理论知识及临床思维能力等。

2. 必考操作：皮下注射法、静脉输液法、口服给药法。

3. 其他技能：除以上必考操作外，考核学生结合临床情境判断患者还需进行的其他护理技能，以口述方式表达，不需实际操作。

4. 理论知识：考核学生围绕临床情境所需的理论知识的应用情况。

5. 临床思维：通过【思考题】和【临床任务】考核学生发现问题、分析问题、解决问题的临床思维及职业素养。

（二）考核要求及评分方法

1. 考核要求：本案例共3个临床情境、7道思考题和6个临床任务。考核时长30～40 min（包括用物准备），或由考官酌情决定。

2. 评分方法：由考官对考生操作的规范性、准确性、熟练度，以及沟通能力、合作能力、临床思维能力进行综合考评，采用百分制计分，包括个人得分和团队得分。

（1）个人得分：根据每位考生的技能考核或理论答题完成情况计分。

（2）团队得分：依据案例所需工作内容的完成度、完成质量及团队合作情况计分。

（三）区域布局

1. 准备区：配备皮下注射法、静脉输液法、口服给药法的技术操作相关用物。

2. 操作区：配备病床、床旁桌椅、注射相关护理模型等。

（四）角色分配

1. 2名考生扮演护士：①由考官指定或考生抽签决定角色A或B；②每个情境开始时，考官给每位考生提供一个任务卡，考生之间不可商量答案；③负责操作的考生不可协助答题，负责答题的考生完成答题后可协助操作。

2. 患者1名、医生1名：由实训室配备。

（五）考核程序

1. 考生进入考场，阅读【病例介绍】，开始计时。

2. 考官根据考核目的，出示【临床情境】【思考题】和【临床任务】，考生按指令进行操作或答题。

3. 预设的考核时间到，考官示意考生终止操作。如考生提前结束操作，则举手示意，考官记录操作结束的时间。

【病例介绍】

患者，男，34岁，已婚，大学本科毕业，记者。

主诉：口干、多饮、多尿半年，恶心、呕吐3天。

简要病史：患者近半年来无明显诱因出现口干、多饮、多尿，未予重视。3天前上呼吸道感染后出现恶心、呕吐。平时喜食油腻食物，生活作息不规律。

体格检查：T 37.5 ℃，P 90次/min，R 18次/min，BP 120/70 mmHg。身高172 cm，体重90 kg。神志清楚，口唇干燥，皮肤弹性较差。

初步诊断：2型糖尿病。

【临床情境一】

患者由急诊轮椅送入院，神志清楚，口唇干燥，皮肤弹性较差。随机血糖27.1 mmol/L，β羟丁酸5.21 mmol/L，血液分析pH值7.25。

医嘱：0.9%氯化钠注射液 500 mL iv drip；0.9%氯化钠注射液 50 mL+普通胰岛素注射液 50 U iv 9mL/h；低流量吸氧。

【思考题】

1. 该患者可能发生了什么并发症？其诱因是什么？

2. 针对患者目前的情况，最重要的护理措施是什么？

【临床任务】

任务1：接诊该患者并执行以上医嘱。

任务2：口述回答以上思考题。

【临床情境二】

该患者接受治疗5天后，现糖尿病酮症酸中毒已纠正，无恶心、呕吐，早餐后监测血糖为18.2 mmol/L。患者诉今晨9点自觉饥饿，遂加餐进食两块面包。

医嘱：重组人胰岛素注射液 6 U H st。

【思考题】

（接临床情境一的思考题）

3. 该患者早餐后血糖升高的原因可能是什么？

4. 该患者应首选哪个部位注射重组人胰岛素注射液？

【临床任务】

任务3：执行医嘱并结合患者的病情给予相应的健康教育。

任务4：口述回答以上思考题。

【临床情境三】

该患者已接受治疗1周，现病情稳定，血糖控制平稳，身高172 cm，体重90 kg，拟安排今天下午出院。

出院服药方案：盐酸二甲双胍片 1 g po bid；利格列汀片 5 mg po qd；阿托伐他汀钙片 20 mg po qd；利拉鲁肽注射液 0.6 g H qd。

【思考题】

（接临床情境二的思考题）

5. 该患者应如何安排3种口服药的服药时间？为什么？

6. 该患者的体重指数是多少？属于什么体形？

7. 皮下注射利拉鲁肽注射液有哪些注意事项？

【临床任务】

任务5：指导并教会患者执行出院前的皮下注射医嘱。

任务6：口述回答以上思考题。

【案例反思】

操作完毕，考生在考官带领下进行引导性反馈，谈谈本案例对临床护理的启示。

参考答案

【临床考点】

（一）临床情境一的考点

1. 护士应先为患者开通静脉通道，进行大量补液，改善组织灌注。

2. 护士应掌握配置小剂量胰岛素的方法，即按0.1 U/（kg·h）的短效胰岛素药量并加入0.9%氯化钠溶液中配置。

3. 2名护士分工合作，优先为患者输液，接着静脉推注小剂量胰岛素和给予低流量吸氧。

（二）临床情境二的考点

1. 护士能正确判断餐后高血糖的原因，并对患者进行个性化健康教育。

2. 护士能正确选择短效胰岛素的注射部位，尤其是药物快速发挥作用的腹部。不同注射部位吸收胰岛素速度快慢不一，腹部最快，其次依次为上臂、大腿和臀部。

（三）临床情境三的考点

1. 护士了解3种口服药的用法、不良反应和注意事项，能指导患者正确服用。详见思考题5的答题解析。

2. 护士能判断利拉鲁肽注射液属于胰高血糖素样肽-1（glucagon-like peptide-1，GLP-1）受体激动剂，并指导患者正确地进行注射。GLP-1受体激动剂可在常规注射部位进行皮下注射，其注射部位轮换和针头长度的选择遵循现有胰岛素皮下注射的操作规程。详见思考题7的答题解析。

【答题解析】

1. 该患者可能发生了什么并发症？其诱因是什么？

答：该患者可能发生了糖尿病酮症酸中毒；其诱因是上呼吸道感染。

2. 针对患者目前的情况，最重要的护理措施是什么？

答：输液是抢救糖尿病酮症酸中毒的首要和关键措施。补液基本原则为“先快后慢，先盐后糖”。通常先使用0.9%氯化钠溶液，补液量和速度视失水程度而定。如患者无心力衰竭，初始补液速度应快，在1～2 h内输入0.9%氯化钠溶液1000～2000 mL，前4 h输入所计算失水量1/3的液体，之后根据血压、心率、每小时尿量、末梢循环、中心静脉压、有无发热和呕吐等决定输液量和速度。

3. 该患者早餐后血糖升高的原因可能是什么？

答：患者早餐后自行加餐，进食两块面包。对于血糖控制不佳的患者，如果在两餐之间感觉饥饿，可指导其进食血糖指数低的食物，如番茄或青瓜等。

4. 该患者应首选哪个部位注射重组人胰岛素注射液？

答：重组人胰岛素注射液是短效胰岛素，在腹部皮下的吸收速度最快。该患者是餐后高血糖，因此首选两侧腹壁注射。

5. 该患者应如何安排3种口服药的服药时间？为什么？

答：

（1）盐酸二甲双胍片是双胍类口服降糖药，常见不良反应有腹部不适、口中金属味、恶心、畏食、腹泻等，可餐中或餐后服用，以减轻胃肠道不良反应。

（2）利格列汀片是二肽基肽酶-4（dipeptidyl peptidase-4，DPP-4）抑制剂口服降糖药，服药时间不受进餐时间影响，每天固定同一时间服药。

（3）阿托伐他汀钙片是降脂药，为达到更好的降低胆固醇效果，最好在睡前服用。

根据以上3种药物的服药时间，建议患者每天早餐后服盐酸二甲双胍片1 g和利格列汀片5 mg，晚餐后服盐酸二甲双胍片1 g，睡前服阿托伐他汀钙片20 mg。

6. 该患者的体重指数是多少？属于什么体形？

（1）体重指数计算公式：BMI=体重（kg）÷身高（m）^{2}。该患者身高172 cm，体重90 kg，BMI为30.4 kg/m^2。

（2）根据我国体重指数的评判标准，BMI < 18.5 kg/m^{2}为体重过低，BMI在18.5～23.9 kg/m^{2}之间为正常体重，BMI在24～27.9 kg/m^{2}之间为超重，BMI≥28 kg/m^{2}为肥胖。该患者属于肥胖体形。

7. 皮下注射利拉鲁肽注射液有哪些注意事项？

利拉鲁肽注射液是一种GLP-1受体激动剂，具有降糖和减重的作用，遵循胰岛素皮下注射的方法，注意事项如下：

（1）注射频率：每天1次。

（2）注射时间：可在任意时间注射，无须根据进餐时间给药，建议在每天最为方便的同一时间注射。

（3）注射部位：可选择两侧腹壁、大腿前侧或外侧、上臂三角肌下缘。

（4）储存方法：已开封的药物，保存在30 ℃以下的阴凉处。未开封的药物，应保存于2～8 ℃冰箱中，不可置于冷冻室内。

（5）药物副作用：常见不良反应有恶心、呕吐等胃肠道症状，尤其在治疗初期，但随治疗时间延长，副作用会逐渐减轻。应告知患者药物的副作用。

【案例启示】

本案例的护理提示我们：要加强评判性思维、团队合作、疾病护理和健康教育等的综合应用。根据患者的病情变化和治疗方案的调整，关注不同时期的护理重点问题。在急性期，应密切配合医生，遵医嘱给予相应治疗，纠正糖尿病酮症酸中毒。在稳定期，做好用药、饮食和运动等护理，疏导初次确诊患者担心、焦虑的情绪。出院时，做好疾病自我管理的健康教育和跟踪随访，循序渐进地促进患者血糖达标和行为改变。

在糖尿病患者的护理中，注意胰岛素注射应使用专用注射器，不得使用普通1 mL注射器，以免剂量不准确；胰岛素注射后应提醒患者在30 min内进食，避免低血糖的发生。

（胡细玲　冯晓玲）

第四节　脑卒中患者的护理

【考核说明】

（一）考核内容及方式

1. 考核内容：以案例为主线，在健康评估基础上重点考核学生的操作技能、理论知识及临床思维能力等。

2. 必考操作：生命体征的评估、静脉输液法。

3. 其他技能：除以上必考操作外，考核学生结合临床情境判断患者还需进行的其他护理技能，以口述方式表达，不需实际操作。

4. 理论知识：考核学生围绕临床情境所需的理论知识的应用情况。

5. 临床思维：通过【思考题】和【临床任务】考核学生发现问题、分析问题、解决问题的临床思维及职业素养。

（二）考核要求及评分方法

1. 考核要求：本案例共3个临床情境、5道思考题和6个临床任务。考核时长30 min（包括用物准备），或由考官酌情决定。

2. 评分方法：由考官对考生操作的规范性、准确性、熟练度，以及沟通能力、合作能力、临床思维能力进行综合考评，采用百分制计分，包括个人得分和团队得分。

（1）个人得分：根据每位考生的技能考核或理论答题完成情况计分。

（2）团队得分：依据案例所需工作内容的完成度、完成质量及团队合作情况计分。

（三）区域布局

1. 准备区：配备生命体征的评估及静脉输液法的技术操作相关用物。

2. 操作区：配备病床、床旁桌椅、静脉输液手臂模型等。

（四）角色分配

1. 2名考生扮演护士：①由考官指定或考生抽签决定角色A或B；②每个情境开始时，考官给每位考生提供一个任务卡，考生之间不可商量答案；③负责操作的学生不可协助答题，负责答题的学生完成答题后可协助操作。

2. 患者1名、患者儿子1名、医生1名：由实训室配备。

（五）考核程序

1. 考生进入考场，阅读【病例介绍】，开始计时。

2. 考官根据考核目的，出示【临床情境】【思考题】和【临床任务】，考生按指令进行操作或答题。

3. 预设的考核时间到，考官示意考生终止操作。如考生提前结束操作，则举手示意，考官记录操作结束的时间。

【病例介绍】

患者，男，68岁，已婚，初中毕业，工人。

主诉：右侧肢体麻木无力伴言语不清5 h。

简要病史：患者今晨6点左右起床，自觉右侧肢体麻木无力，且伴有言语不清，后被家人送往医院，经急诊查头颅CT示“脑梗死”后收入急诊。患者既往有高血压和糖尿病病史10余年、慢性胃炎病史5年，长期口服降压药及降糖药，具体不详。

体格检查：T 36.5 ℃，P 88次/min，R 26次/min，BP 180/89 mmHg。神清，查体配合，双侧瞳孔等大等圆，直径2.5 mm，对光反射灵敏。构音欠清，伸舌偏右，右侧肌力3级，左侧肌力5级，右侧肢体痛觉减退、腱反射减退。

初步诊断：急性脑梗死。

医嘱：心电监护；低流量吸氧；0.9%氯化钠注射液 100 mL+注射用尿激酶 100万 U iv drip；0.9%氯化钠注射液 10 mL+注射用泮托拉唑钠 40 mg iv。

【临床情境一】

患者在其儿子的陪同下，由急诊平车送入院。

【思考题】

1. 静脉输注尿激酶应重点评估患者哪些方面？

2. 影响该患者血压测量值准确性的因素有哪些？如何为该患者准确测量血压？

【临床任务】

任务1：接诊患者、测量生命体征并执行静脉输液的医嘱。

任务2：在答题纸上书写或口述回答以上思考题。

【临床情境二】

患者在静脉输注药物过程中，输液泵报警。

（考核说明：护士来到患者床边，查看输液泵报警原因，考官出示“溶液不滴”；当查看输液部位后，考官出示“注射局部无肿胀、无疼痛”。）

【思考题】

（接临床情境一的思考题）

3. 导致该患者输液溶液不滴的原因可能有哪些？应如何判断？

【临床任务】

任务3：结合患者目前的情况给予相应的处理。

任务4：在答题纸上书写或口述回答以上思考题。

【临床情境三】

输注尿激酶结束后2 h，患者突发烦躁不安，诉头痛，呕吐胃内容物约200 mL，后呼之不应，左侧瞳孔3 mm、右侧瞳孔2.5 mm，瞳孔对光反射减弱，压眶出现痛苦表情。体格检查：T 36.7 ℃，P 102次/min，R 20次/min，BP 206/108 mmHg。患者儿子十分紧张，不停地呼叫医生、护士。复查的头颅CT显示少量脑出血。

初步诊断：颅内压增高；脑出血。

临时医嘱：20%甘露醇注射液　250 mL　iv drip。

【思考题】

（接临床情境二的思考题）

4. 判断该患者此时的意识状态水平。

5. 列出该患者此时首要护理问题并制定相应护理措施。

【临床任务】

任务5：执行临时医嘱。

任务6：在答题纸上书写或口述回答以上思考题。

【案例反思】

操作完毕，考生在考官带领下进行引导性反馈，谈谈本案例对临床护理的启示。

参考答案

【临床考点】

（一）临床情境一的考点

1. 因患者右侧肢体偏瘫，护士A可站在患者左侧先为患者安装心电监护仪，注意避免在患侧测量血压，将心电监护仪血压袖带绑定在左下肢。同时进行病史采集和体格检查（重点评估意识、瞳孔、肌力、吞咽功能等）。

2. 护士B站在患者右侧，给患者吸氧（口述，不需要操作），同时遵医嘱做好输液准备并配合护士A的静脉输液。

3. 护士A执行静脉输液，选用留置针在患者左手建立静脉通道。先静脉推注泮托拉唑钠，然后静脉点滴尿激酶。①尿激酶是静脉溶栓药，主要不良反应为出血，静脉推注泮托拉唑钠的主要目的是保护胃黏膜，预防消化道出血。②静脉点滴尿激酶时使用输液泵控速，因为尿激酶需在30 min内输注完毕，其可将阻塞的血管重新疏通，如果超过30 min，则疗效不佳。③用药期间严密观察有无出血等药物不良反应。

4. 做好安全预防，竖起床栏（防误吸、防跌倒或坠床）。

5. 做好健康指导、人文关怀、心理指导，安抚患者及家属。

（二）临床情境二的考点

1. 患者在静脉输注药物过程中，输液泵报警。护士立即来到患者床边查看输液泵报警原因，考官出示“溶液不滴”；当查看输液部位后，考官出示“注射局部无肿胀、无疼痛”。

2. 护士若检查注射针头有无回血，考官则出示“有回血”。

3. 调整针头位置或适当变换患者输液侧肢体位置。

4. 检查输液管路有无打折或者输液开关是否过小。

5. 调高输液架。

6. 观察输液肢体，为输液肢体保暖。

7. 安抚患者，嘱咐患者若有不适，应及时告知。

（三）临床情境三的考点

1. 护士立即通知医生并到床边评估患者病情，安抚患者儿子，遵医嘱输注甘露醇。

2. 输注甘露醇前应仔细检查药物质量，如有无结晶等，确保留置针在血管内。口述确保甘露醇在15～30 min输注完毕，每分钟输液速度不得小于125滴。

3. 输液过程中仔细观察患者有无输液反应及输液部位有无肿胀，确保药物顺利输注完毕。

【答题解析】

1. 静脉输注尿激酶应重点评估患者哪些方面?

答：

（1）尿激酶为溶栓药物，使用前应评估患者的意识、血压、血糖、药物过敏史、肢体肌力、凝血功能、外周静脉、皮肤黏膜情况，以及既往有无胃出血病史。

（2）使用中应评估药液滴注情况、有无注射局部肿胀及疼痛、药液滴注是否顺利。

（3）药物使用过程中及使用后24 h内应评估患者有无药物不良反应、出血或过敏等情况。

2. 影响该患者血压测量值准确性的因素有哪些？如何为该患者准确测量血压？

答：该患者在进行溶栓治疗的同时，需进行心电监护。在该患者开始用药治疗的2 h内，需每15 min监测血压1次，然后每30 min监测血压1次，持续到用药6 h，之后每小时监测血压1次，直至用药24 h。

（1）影响心电监护时血压测量值准确性的因素有：

1）患者状态：若在监测过程中患者出现烦躁、尿潴留等情况，要及时解除诱因，否则会对血压测量值造成影响。

2）心电监护仪质量：心电监护仪的质量会影响测量数值的准确性和稳定性。

3）袖带规格、位置、松紧度：袖带的规格是否合适，以及缠绕袖带的位置是否正确、松紧度是否合适等均影响血压测量值的准确性。

（2）要为该患者准确测量血压，需注意：

1）测量血压前，需检查心电监护仪的质量。

2）注意有无影响患者血压变化的因素。该患者在其儿子的陪同下，由急诊平车送入院。若情绪稳定，则可以立即测量血压。

3）该患者因急性脑梗死导致右侧肢体瘫痪，不能用右侧肢体测量血压。患者需静脉输液，应首选左上肢输液。因此，患者心电监护仪的血压计袖带选择在左下肢进行捆绑。注意选用规格合适的袖带，排尽袖带内空气，平整地缠绕于左大腿下部。袖带下缘置于腘窝上2～3 cm处，袖带松紧度以能插入1指为宜，听诊器置于动脉搏动处。

3. 导致该患者输液溶液不滴的原因可能有哪些？应如何判断？

答：导致患者输液溶液不滴的原因可能有以下6点。

（1）输液针头滑出静脉外：药液注入皮下组织，可见局部肿胀或疼痛。

（2）输液针头阻塞：操作者一手捏住滴管下端输液管，另一手轻轻挤压靠近针头端的输液管，感觉有阻力且松手又不见回血则为输液针头阻塞。

（3）输液管出现折曲：排除输液针头滑出静脉外及输液针头阻塞后，检查输液管有无出现折曲的情况。

（4）输液针头斜面紧贴静脉壁：如已排除以上情况，则调整针头位置或适当变换肢体位置。

（5）输液压力过低：输液瓶位置过低、患者的输液肢体抬举过高等。

（6）静脉痉挛：患者所穿刺肢体长时间暴露在冷环境中，或所输入的药液温度过低，导致静脉痉挛。

4. 判断该患者此时的意识状态水平。

答：患者此时呼之不应，瞳孔对光反射减弱，压眶出现痛苦表情，其意识状态为浅昏迷。

5. 列出该患者此时首要护理问题并制定相应护理措施。

答：

（1）首要护理问题：颅内压增高（与溶栓后颅内出血有关）。

（2）护理措施：

1）体位与休息：抬高床头15°～30°，以利于颅内静脉回流，减轻脑水肿；取侧卧位，便于呼吸道分泌物排除，防止分泌物误吸；注意头颈不要过伸或过屈，以免影响颈静脉回流；卧床休息，搬动患者时应动作轻柔。

2）监护及吸氧：保持呼吸道通畅，持续或间断吸氧；密切监测患者生命体征、意识、瞳孔、血氧和肢体活动。

3）生活护理：适当保护患者，竖起床栏以防坠床，切忌强制约束，以免患者挣扎使颅内压继续增高；保持大小便通畅，避免患者用力排便或用力咳嗽。

4）饮食护理：暂禁食，待病情平稳后给予留置胃管注食；每天确保患者液体摄入量为1500～2000 mL。密切监测患者24 h出入量。

5）控制血压：遵医嘱使用降压药，根据患者血压调控药量及速度。

6）脱水药物护理：遵医嘱立即使用甘露醇，15～30 min快速静脉滴注完，每天2～4次；密切观察患者用药后有无电解质紊乱等。

7）维持正常体温和防止感染：高热可使机体代谢率增高，加重脑缺氧及增高颅内压。若出现高热，可在患者头部放置冰袋或冰帽，预防脑水肿；定时翻身，预防坠积性肺炎的发生；遵医嘱使用抗生素。

8）做好心理护理：安慰家属，缓解紧张情绪。

【案例启示】

对于急性脑梗死的患者来说，“时间就是大脑”。在本案例护理过程中，护士在进行溶栓治疗时，不仅要熟练地进行各项操作，为抢救患者生命争分夺秒，还要具备慎独精神，以严肃、认真的态度进行工作；不仅要结合患者的病情，选择合适的肢体进行生命体征的测量和静脉输液，掌握合适的输液速度并确保输液顺畅，还要密切观察患者在溶栓前、中、后的生命体征及意识变化。在患者出现病情变化时，应表现淡定、从容；在抢救患者时，应加强人文关怀并关注患者家属的心理反应，体现护士的专业素养。

（李慧娟　万丽红）

第五节　肝硬化患者的护理

【考核说明】

（一）考核内容及方式

1. 考核内容：以案例为主线，在健康评估基础上重点考核学生的操作技能、理论知识及临床思维能力等。

2. 必考操作：鼻导管给氧法、灌肠法。

3. 其他技能：除以上必考操作外，考核学生结合临床情境判断患者还需进行的其他护理技能，以口述方式表达，不需实际操作。

4. 理论知识：考核学生围绕临床情境所需的理论知识的应用情况。

5. 临床思维：通过【思考题】和【临床任务】考核学生发现问题、分析问题、解决问题的临床思维及职业素养。

（二）考核要求及评分方法

1. 考核要求：本案例共2个临床情境、4道思考题和4个临床任务。考核时长30 min（包括用物准备），或由考官酌情决定。

2. 评分方法：由考官对考生操作的规范性、准确性、熟练度，以及沟通能力、合作能力、临床思维能力进行综合考评，采用百分制计分，包括个人得分和团队得分。

（1）个人得分：根据每位考生的技能考核或理论答题完成情况计分。

（2）团队得分：依据案例所需工作内容的完成度、完成质量及团队合作情况计分。

（三）区域布局

1. 准备区：配备鼻导管给氧法、灌肠法的技术操作相关用物。

2. 操作区：配备病床、床旁桌椅、护理人模型、氧气装置、灌肠模型等。

（四）角色分配

1. 2名考生扮演护士：①由考官指定或考生抽签决定角色A或B；②每个情境开始时，考官给每位考生提供一个任务卡，考生之间不可商量答案；③负责操作的考生不可协助答题，负责答题的考生完成答题后可协助操作。

2. 患者1名、医生1名：由实训室配备。

（五）考核程序

1. 考生进入考场，阅读【病例介绍】，开始计时。

2. 考官根据考核目的，出示【临床情境】【思考题】和【临床任务】，考生按指令进行操作或答题。

3. 预设的考核时间到，考官示意考生终止操作。如考生提前结束操作，则举手示意，考官记录操作结束的时间。

【病例介绍】

患者，男，45岁，已婚，小学毕业，农民。

主诉：3 h前呕吐红色胃内容物，2 h前出现嗜睡。

简要病史：患者食欲不振1个月，面色灰暗黝黑，皮肤、巩膜黄染2周。3 h前进食苹果后呕吐红色胃内容物50 mL，伴头晕、乏力，2 h前出现嗜睡状态，由家人送急诊后入院。患者既往有乙肝病史5年。

体格检查：呈嗜睡状态，可以唤醒，醒时尚可问答，但有神志不清和幻觉。皮肤干枯、粗糙，巩膜黄染。心率76次/min，律齐，未闻及杂音。腹部膨隆，可见散在蜘蛛痣，叩诊呈浊音。上腹部有压痛，无反跳痛；双下肢水肿，全身消瘦。

初步诊断：肝硬化合并上消化道出血；肝性脑病。

【临床情境一】

患者由急诊车床送入院，面色灰暗黝黑，皮肤、巩膜黄染2周，意识模糊，处于嗜睡状态。T 37.5 ℃，P 76次/min，R 24次/min，BP 110/63 mmHg。SaO_2 92%。

医嘱：鼻导管给氧。

【思考题】

1. 上消化道出血如何估计出血量？此患者入院前呕吐红色胃内容物50 mL，估计出血量有多少？病情观察要点有哪些？

2. 血氧饱和度的正常值是多少？此患者血氧饱和度是否正常？给该患者吸氧的浓度应是多少？为什么？

【临床任务】

任务1：接诊患者并执行医嘱。

任务2：在答题纸上书写或口述回答以上思考题。

【临床情境二】

护士巡房时发现患者不能被唤醒，对疼痛刺激尚有反应，腱反射和肌张力亢进。患者的血氨为85 μmol/L。

医嘱：保留灌肠。

【思考题】

（接临床情境一的思考题）

3. 给该患者灌肠的目的是什么？应选用什么灌肠液？采用何种灌肠方式？为什么？

4. 列出患者当前的首要护理问题并制定护理措施。

【临床任务】

任务3：结合患者的病情给予相应的处理。

任务4：在答题纸上书写或口述回答以上思考题。

【案例反思】

操作完毕，考生在考官带领下进行引导性反馈，谈谈本案例对临床护理的启示。

参考答案

【临床考点】

（一）临床情境一的考点

1. 评估患者，给予心电监护，监测生命体征、血氧饱和度。

2. 为患者摆放合适的体位（仰卧位，头偏向一侧），注意保暖。

3. 给予患者低流量吸氧，并注意观察吸氧后效果。

4. 开通2条静脉通道，选取粗直血管为宜。

5. 密切观察病情，注意患者的神志变化及是否有呕血、黑便等情况。

6. 必要时给予约束，预防坠床。

7. 做好患者与家属的心理安慰。

（二）临床情境二的考点

1. 密切观察患者生命体征及病情变化，能初步判断患者为肝性脑病4期（昏迷期）。

2. 定期检查血氨、肝肾功能、电解质情况。

3. 规范完成保留灌肠操作，过程中注意人文关怀，正确选择灌肠液。

4. 注意保护患者，竖起床栏，必要时使用约束带，防止坠床及撞伤；预防压力性损伤，协助患者每2 h翻身1次。

5. 生活护理：保持患者及床单位清洁。

6. 对家属进行疾病相关健康宣教及心理安抚。

【答题解析】

1. 上消化道出血如何估计出血量？此患者入院前呕吐红色胃内容物50 mL，估计出血量有多少？病情观察要点有哪些？

答：

（1）估计出血量的方法：

1）大便隐血试验阳性提示每天出血量5～10 mL。

2）排黑便表示每天出血量50～100 mL。

3）呕血提示胃内积血量达到250～300 mL。

4）一次出血量在400 mL以下时，可因组织液与脾贮血补充血容量而不出现全身症状。

5）出血量超过400 mL，可出现头晕、心悸、乏力等症状。

6）出血量超过1000 mL，即出现急性周围循环衰竭的表现，严重者可引起失血性休克。

（2）该患者入院前呕吐红色胃内容物50 mL，估计出血量有250～300 mL。

（3）病情观察要点：需密切观察患者呕吐、排便及周围循环等情况，关注血红蛋白浓度、红细胞计数、血细胞比容、网织红细胞计数等实验室检查结果，以判断患者是否继续或再次出血。

2. 血氧饱和度的正常值是多少？此患者血氧饱和度是否正常？给该患者吸氧的浓度应是多少？为什么？

答：

（1）血氧饱和度的正常值是95%～100%。

（2）此患者血氧饱和度为92%，低于正常值。

（3）患者为轻度缺氧，给予低流量吸氧即可。

3. 给该患者灌肠的目的是什么？应选用什么灌肠液？采用何种灌肠方式？为什么？

答：

（1）灌肠目的：患者为肝硬化合并肝性脑病，灌肠可以减少肠内氮源性毒物的生成与吸收，减少血氨的形成，从而降低氨对中枢神经系统的毒性。

（2）灌肠液的选择：一般选择弱酸性液体灌肠，可用0.9%氯化钠溶液+弱酸性溶液（如冰醋酸），或乳果糖溶液灌肠，促进大便的排出，以减少氨的产生与吸收。不能使用碱性灌肠液如肥皂水灌肠，因为在碱性环境中氨的吸收会增加，加重肝性脑病。

（3）灌肠方式及原因：应采用少量保留灌肠法，100～200 mL/次，2次/天，以减少氨的产生和吸收，稀释并清除肠道内有害物质，减轻氨中毒。

4. 列出患者当前的首要护理问题并制定护理措施。

答：

（1）首要护理问题：意识障碍（与血氨增高有关）。

（2）护理措施：

1）体位与休息：给予患者平卧位，头偏向一侧，以防舌后坠阻塞呼吸道，保持患者呼吸道通畅。

2）给予患者持续低流量吸氧。

3）立即为患者开通2条静脉通道，尽快开通中心静脉通道。

4）遵医嘱采集血标本：包括血型、交叉配血试验、血常规、生化、凝血功能等标本。

5）定期为患者复查血氨、肝功能、肾功能、电解质等。

6）严密监测患者的生命体征、意识状态及瞳孔变化。

7）竖起床栏以防坠床，协助患者做适当的被动肢体运动，以预防静脉血栓形成和肢体萎缩。

8）定时翻身，保持患者皮肤清洁、干燥，做好压力性损伤的预防。

9）做好患者及家属的心理安慰，缓解其紧张情绪。

【案例启示】

通过本案例的护理，医护人员应：

1. 肝硬化合并肝性脑病的患者病程长，病情反复，患者及家属均会出现身心疲惫感，护理人员应给予患者及家属精神支持，宣传疾病相关知识，让患者及家属及时发现病情变化，从而及时就医，避免疾病进一步发展，树立战胜疾病的信心。

2. 指导患者合理安排工作和生活，注意劳逸结合，注意饮食，按医嘱服药，指导家属学会观察患者性格、行为及睡眠习惯等方面的改变，及时发现病情变化。

（柯彩霞　冯晓玲）

第六节　消化道出血患者的护理

【考核说明】

（一）考核内容及方式

1. 考核内容：以案例为主线，在健康评估基础上重点考核学生的操作技能、理论知识及临床思维能力等。

2. 必考操作：静脉输液法、鼻饲法。

3. 其他技能：除以上必考操作外，考核学生结合临床情境判断患者还需进行的其他护理技能，以口述方式表达，不需实际操作。

4. 理论知识：考核学生围绕临床情境所需的理论知识的应用情况。

5. 临床思维：通过【思考题】和【临床任务】考核学生发现问题、分析问题、解决问题的临床思维及职业素养。

（二）考核要求及评分方法

1. 考核要求：本案例共3个临床情境、6道思考题和6个临床任务。考核时长20～30 min（包括用物准备），或由考官酌情决定。

2. 评分方法：由考官对考生操作的规范性、准确性、熟练度，以及沟通能力、合作能力、临床思维能力进行综合考评，采用百分制计分，包括个人得分和团队得分。

（1）个人得分：根据每位考生的技能考核或理论答题完成情况计分。

（2）团队得分：依据案例所需工作内容的完成度、完成质量及团队合作情况计分。

（三）区域布局

1. 准备区：配备静脉输液法、鼻饲法的技术操作相关用物。

2. 操作区：配备病床、床旁桌椅、护理人模型、静脉手臂模型等。

（四）角色分配

1. 2名考生扮演护士：①由考官指定或考生抽签决定角色A或B；②每个情境开始时，考官给每位考生提供一个任务卡，考生之间不可商量答案；③负责操作的学生不可协助答题，负责答题的学生完成答题后可协助操作。

2. 患者1名、医生1名：由实训室配备。

（五）考核程序

1. 考生进入考场，阅读【病例介绍】，开始计时。

2. 考官根据考核目的，出示【临床情境】【思考题】和【临床任务】，考生按指令进行操作或答题。

3. 预设的考核时间到，考官示意考生终止操作。如考生提前结束操作，则举手示意，考官记录操作结束的时间。

【病例介绍】

患者，男，65岁，已婚，小学毕业，农民。

主诉：呕吐鲜红色胃内容物约300 mL。

简要病史：因呕吐鲜红色胃内容物约300 mL而被家人送入院。患者既往有胃溃疡及右侧鼻息肉病史。

体格检查：T 36.2 ℃，P 86次/min，R 20次/min，BP 110/63 mmHg。意识清醒，查体合作。皮肤黏膜苍白，巩膜无黄染，听诊双肺呼吸音清，未闻及干、湿啰音。心率86次/min，律齐，未闻及杂音。上腹部压痛，无反跳痛，肝脾未触及，双下肢无浮肿。

初步诊断：上消化道出血。

【临床情境一】

患者由急诊轮椅送入院，面色苍白，意识清醒。

医嘱：留置胃管，胃肠减压；复方氯化钠注射液 500 mL iv drip st。

【思考题】

1. 为该患者选用什么型号的胃管比较合适？

2. 应选用患者哪侧鼻孔留置胃管？

3. 如何为该患者测量插胃管的长度？

【临床任务】

任务1：接诊患者并执行医嘱。

任务2：在答题纸上书写或口述回答以上思考题。

【临床情境二】

（考核说明：护士给患者留置好胃管后出现临床情境二。）

该患者再次呕吐鲜红色血性液1次，量约200 mL，诉口渴。

【思考题】

（接临床情境一的思考题）

4. 该患者留置胃管胃肠减压后仍出现呕血，考虑胃管方面出现了什么问题？

5. 列出患者当前的主要护理问题并制定护理措施。

【临床任务】

任务3：结合患者的病情给予相应的处理。

任务4：在答题纸上书写或口述回答以上思考题。

【临床情境三】

（考核说明：临床情境二出现2 min后，考官出示临时医嘱。）

临时医嘱：冰0.9%氯化钠溶液 200 mL+重酒石酸去甲肾上腺素注射液 8 mg 胃管内注入。

【思考题】

（接临床情境二的思考题）

6. 胃管内注入冰0.9%氯化钠溶液加去甲肾上腺素的操作前后，应注意什么？

【临床任务】

任务5：执行临时医嘱。

任务6：在答题纸上书写或口述回答以上思考题。

【案例反思】

操作完毕，考生在考官带领下进行引导性反馈，谈谈本案例对临床护理的启示。

参考答案

【临床考点】

（一）临床情境一的考点

1. 护士应先为患者测量生命体征，进行病史采集和体格检查。

2. 为患者建立静脉通道（用大号针头），遵医嘱补液。

3. 选用左侧鼻孔留置胃管（患者右侧鼻息肉），插管长度为前额发际到胸骨剑突的距离，再增加10 cm。嘱患者禁食禁饮。

4. 嘱患者卧床休息并进行防跌倒指导。

5. 给予患者心理安抚、健康指导、人文关怀。

6. 2名护士分别站在患者的左、右侧，以利于操作。

（二）临床情境二的考点

1. 将患者头偏向一侧以防误吸，及时清理呕吐物，必要时为患者进行口腔护理。准确记录呕吐物性质、量、颜色。及时报告医生出血情况。

2. 为患者建立双静脉通道，配血，稍加快输液速度以补充血容量。

3. 监测生命体征（有条件时接心电监护仪），密切观察患者病情变化，警惕发生低血容量性休克。

4. 给予患者低流量吸氧。

5. 妥善固定胃管，防止折叠、堵塞，患者呕吐后观察胃管是否脱出或盘在口腔内。

6. 观察患者排便情况及腹部体征。

7. 督促患者卧床休息并在床上大小便，安抚患者。

（三）临床情境三的考点

1. 为患者注入药液前要先抽空胃内容物，注入后要夹管1 h。

2. 夹管期间密切观察患者是否出现呕吐，防止误吸。

3. 夹管1 h后开放胃管，注意观察引出液颜色、性质、量，以判断患者是否有活动性出血。计算引流量时注意减去注入胃管的液体量。

【答题解析】

1. 为该患者选用什么型号的胃管比较合适?

答：为该患者选用14～16号胃管比较合适，以预防血凝块堵塞胃管。

2. 应选用患者哪侧鼻孔留置胃管?

答：应选用患者左侧鼻孔留置胃管，因右侧鼻孔有息肉且未处理，插管易损伤息肉导致出血，而且息肉会致鼻腔狭窄，胃管难以通过。

3. 如何为该患者测量插胃管的长度?

答：为更好地引流胃肠内液体，达到减压效果，用于胃肠减压的胃管前端应插至胃窦部，因此该患者测量插胃管长度方法为前额发际至胸骨剑突处的距离，再加10 cm。

4. 该患者留置胃管胃肠减压后仍出现呕血，考虑胃管方面出现了什么问题?

答：考虑胃管方面出现了以下2个问题。

（1）胃管置入深度不够，未及时引出胃内血液，需及时调整胃管深度至胃窦部。

（2）胃管被血凝块堵塞，致胃内血液滞留在胃内，应用甘油注射器回抽血凝块或用少量盐水冲洗，以促使胃管复通，便于及时引出胃内血液与了解出血量。

5. 列出患者当前的主要护理问题并制定护理措施。

答：

（1）主要护理问题：

1）体液不足：与出血致血容量减少有关。

2）焦虑/恐惧：与出血有关。

（2）护理措施：

1）体位：调整患者至休克体位，头和躯干抬高20°～30°，下肢抬高15°～20°。

2）给氧：常规给氧，氧浓度40%～50%，氧流量4～6 L/min。

3）立即为患者开通2条静脉通道，并尽快开通中心静脉通道。

4）液体复苏，遵医嘱给予患者补液治疗，输液量与速度根据血压而定。

5）遵医嘱采集血标本：包括血型、交叉配血试验、血常规、生化、凝血功能等标本。

6）遵医嘱给予患者使用血管活性药物：如去甲肾上腺素、多巴胺等。

7）严密监测患者的生命体征，调节心电监护，每15～30 min测量1次血压。

8）遵医嘱为患者插导尿管，监测尿量；监测中心静脉压。

9）维持患者正常体温，做好患者的保暖，竖起床栏以防坠床。

10）做好患者的心理安慰，缓解其紧张情绪，及时清理呕吐物，保持患者床单位整洁。

11）遵医嘱予患者禁食，行胃肠减压。禁食期间，遵医嘱予肠外营养，监测患者血糖情况。

6. 胃管内注入冰0.9%氯化钠溶液加去甲肾上腺素的操作前后，应注意什么？

答：注入药液前要先抽空胃内容物，注入后要夹管1 h，并嘱咐患者左右侧变换卧位，使药物与胃黏膜充分接触，以保证药物在胃内有充分的作用时间。

【案例启示】

本案例的护理提示我们：要加强患者及家属的心理护理。

1. 因患者呕血，患者和家属会出现焦虑或恐惧心理，应及时给予安抚。平复情绪有助于各项护理工作的顺利开展。

2. 呕吐后应及时为患者清理呕吐物，及时辅助患者漱口、清洁面部，保持患者口腔、颜面清洁，衣服及床单位整洁，减少患者和家属的视觉刺激，同时做好患者保暖工作，体现护士良好的人文关怀素质。

（罗凝香　陈玉英）

第七节　胆石症患者的护理

【考核说明】

（一）考核内容及方式

1. 考核内容：以案例为主线，在健康评估基础上重点考核学生的操作技能、理论知识及临床思维能力等。

2. 必考操作：静脉血标本采集法、尿液及大便标本采集法、床上擦浴。

3. 其他技能：除以上必考操作外，考核学生结合临床情境判断患者还需进行的其他护理技能，以口述方式表达，不需实际操作。

4. 理论知识：考核学生围绕临床情境所需的理论知识的应用情况。

5. 临床思维：通过【思考题】和【临床任务】考核学生发现问题、分析问题和解决问题的临床思维及职业素养。

（二）考核要求及评分方法

1. 考核要求：本案例共3个临床情境、7道思考题和6个临床任务。考核时长40 min（包括用物准备），或由考官酌情决定。

2. 评分方法：由考官对考生操作的规范性、准确性、熟练度，以及沟通能力、合作能力、临床思维能力进行综合考评，采用百分制计分，包括个人得分和团队得分。

（1）个人得分：根据每位考生的技能考核或理论答题完成情况计分。

（2）团队得分：依据案例所需工作内容的完成度、完成质量及团队合作情况计分。

（三）区域布局

1. 准备区：配备静脉血标本采集法、尿液及大便标本采集法、床上擦浴的技术操作相关用物。

2. 操作区：配备病床、床旁桌椅、护理人模型、静脉手臂模型等。

（四）角色分配

1. 2名考生扮演护士：①由考官指定或考生抽签决定角色A或B；②每个情境开始时，考官给每位考生提供一个任务卡，考生之间不可商量答案；③负责操作的考生不可协助答题，负责答题的考生完成答题后可协助操作。

2. 患者1名、家属（患者丈夫）1名、医生1名：由实训室配备。

（五）考核程序

1. 考生进入考场，阅读【病例介绍】，开始计时。

2. 考官根据考核目的，出示【临床情境】【思考题】和【临床任务】，考生按指令进行操作或答题。

3. 预设的考核时间到，考官示意考生终止操作。如考生提前结束操作，则举手示意，考官记录操作结束的时间。

【病例介绍】

患者，女，50岁，已婚，小学毕业，务农。

主诉：发现胆囊结石2个月。

简要病史：患者2个月前晚餐后出现右上腹阵发性绞痛，疼痛向右肩部放射，遂到当地医院就诊，按“急性胆囊炎、胆囊结石、胆管结石”治疗后好转，现为进一步治疗收入我院。

初步诊断：胆囊结石；胆管结石。

【临床情境一】

入院时患者精神一般，皮肤无黄染，腹部无压痛，墨菲征阴性。T 36.8 ℃，P80次/min，R 20次/min，BP 120/65 mmHg。

医嘱：静脉采血（血细胞计数＋白细胞五分类、血型、凝血功能、生化组合＋肝功能组合+肝酶组合、感染筛查组合）；尿液、大便采集（尿常规、大便常规）。

【思考题】

1. 为该患者进行静脉采血时，采血管排管在首位的是哪个项目？为什么？
2. 为该患者进行静脉采血时，患者是否需要空腹？为什么？
3. 如何指导该患者收集尿常规和大便常规的标本？

【临床任务】

任务1：接诊患者并执行医嘱。

任务2：在答题纸上书写或口述回答以上思考题。

【临床情境二】

入院第2天，患者拟上午在全身麻醉下行胆囊切除+胆总管切开取石+T管引流术。术前测得：T 38.5 ℃，P 90次/min，R 20次/min，BP 106/64 mmHg。

【思考题】

（接临床情境一的思考题）

4. 如果你是值班护士，测得患者手术日晨体温为38.5 ℃，是否送手术？

【临床任务】

任务3：口头回答思考题并给患者进行手术日晨（送手术前）的健康指导。

【临床情境三】

患者在全身麻醉下行胆囊切除+胆总管切开取石+T管引流术。现为手术后第1天，T 38.3 ℃，P 102次/min，R 18次/min，BP 116/72 mmHg。患者诉伤口仍有疼痛，观察伤口敷料干燥，无渗血、渗液，腹腔引流管通畅，引流液为淡红色血性液；T管引流通畅，引流液为棕褐色，引流量为300 mL。

【思考题】

（接临床情境二的思考题）

5. 为手术后第1天的患者进行床上擦浴的目的是什么？

6. 根据患者目前情况，请提出主要的护理诊断或护理问题，并提出相应的护理措施。

7. 该患者术后留置T管引流的目的是什么？

【临床任务】

任务5：为患者进行床上擦浴。

（考核说明：患者床单位的床栏放下，但把引流管卡住了，考查考生有无及时发现问题并纠正。）

任务6：在答题纸上书写或口述回答以上思考题。

【案例反思】

操作完毕，考生在考官带领下进行引导性反馈，谈谈本案例对临床护理的启示。

参考答案

【临床考点】

（一）临床情境一的考点

1. 应先了解该女性患者是否处于月经期，以便准确指导患者做好血液、尿液、大便标本采集的准备。

2. 跟进检验结果，为患者进一步治疗提供依据。

3. 患者高热并伴有右上腹阵发性绞痛，应关心并安慰患者，并给予积极的降温处理，帮助患者取舒适的卧位。

（二）临床情境二的考点

1. 一般情况下，术前发热不建议手术，可告知管床医生，征得同意后延迟手术。

2. 送手术前询问患者是否处于月经期，是否按医嘱禁食。嘱患者排空膀胱，脱去内衣裤，仅穿病号服，摘除首饰、发夹、活动假牙、手机、钱包、钥匙等物品，请工作人员送患者到手术室。

（三）临床情境三的考点

1. 在为患者进行护理操作的同时，做好病情观察，并结合病情给予健康指导。

2. 患者切口疼痛，能正确解释疼痛的原因并给予关心及相应的处理。

3. 能确保T管引流符合规范。考生能察觉到床栏卡住引流管，并及时纠正，确保引流管通畅。

【答题解析】

1. 为该患者进行静脉采血时，采血管排管在首位的是哪个项目？为什么？

答：多管采血的排管顺序要求为血培养管→血凝管、血沉管（枸橼酸钠抗凝管）→血清管（含促凝剂和/或分离胶）→肝素管→EDTA管→血糖管（草酸盐/氟化钠管）。此医嘱中没有血培养，不需要血培养管，故采集凝血功能的枸橼酸钠抗凝管应排在首位，这是为了避免凝血功能试管受其他试管内的抗凝剂或促凝剂污染，同时，凝血功能对采血量要求严格，过多或过少，抗凝比例都不符合要求，均会影响检测数值，所以凝血功能抽血应排首位。

2. 为该患者进行静脉采血时，患者是否需要空腹？为什么？

答：需要空腹。因为“生化组合+肝功能组合+肝酶组合”检查的是患者的肝功能、肾功能、血糖，以及一些常见的离子如钾、钠、氯、钙、镁、磷，还有心肌酶谱等，这些项目只有在空腹采血时才能反映患者真实状态，才不会影响对患者病情的判断。

3. 如何指导该患者收集尿常规和大便常规的标本？

答：该患者能自理，将准备好的标本容器交给患者，告知其留取尿常规及大便常规标本的方法，并嘱其清晨留取标本后放到指定的标本放置处。

（1）尿常规标本：

1）该患者为45岁的女性，应询问患者是否处于月经期，注意月经期不宜留取尿液标本。

2）指导患者将晨起第一次尿的中段尿留于标本容器内，即先排去前段尿液，留取5～10 mL的中段尿液于尿杯内，再倒入尿标本试管内并拧紧试管盖。注意不可将大便或其他物质混入尿液中。

（2）大便常规标本：

留好尿标本后再排便于清洁便器内，用检便匙取大便中央部分约5 g，置于检便盒内送检。注意避免混有尿液等异物。不能用有棉絮的棉签挑取大便标本。

4. 如果你是值班护士，测得患者手术日晨体温为38.5 ℃，是否送手术？

答：一般情况下，术前发热不建议手术，可告知管床医生，征得同意后延迟手术。

5. 为手术后第1天的患者进行床上擦浴的目的是什么？

答：

（1）保持患者皮肤清洁，促进其身心舒适。

（2）促进患者血液循环，增强皮肤排泄功能，预防感染。

（3）观察患者病情变化，尤其是腹部症状、伤口及引流管情况。

（4）促进护患交流，增进护患关系。

6. 根据患者目前情况，请提出主要的护理诊断或护理问题，并提出相应的护理措施。

答：

（1）主要护理诊断或护理问题：

1）疼痛：与手术创伤有关。

2）潜在并发症：胆瘘。

3）知识缺乏：缺乏手术后自我护理相关知识。

（2）护理措施：

1）疼痛护理：患者生命体征稳定后，可采取半坐卧位，以松弛腹肌；患者翻身等活动时，指导患者用手按压切口，以降低切口张力，减轻伤口的疼痛；动态进行疼痛评分，必要时给予止痛药。

2）观察腹部体征及引流液情况，一旦发现异常，及时报告医生并协助处理：①充分引流胆汁，取半坐卧位，安置腹腔引流管，保持引流通畅；②维持水电解质平衡。

3）饮食护理：术后胃肠功能未恢复前应予禁食。当患者肛门排气后，遵医嘱予进食流质，如无不适，可逐渐过渡到正常饮食。

4）用药护理：术后继续遵医嘱静脉滴注抗生素。

5）T管引流的护理：①妥善固定，将T管妥善固定于腹壁，防止翻身、活动时牵拉造成管道脱出。②保持引流通畅，预防T管扭曲、折叠、受压，引流液中有血凝块、絮状物、泥沙样结石时要定时挤捏，防止管道阻塞。③预防感染，始终保持引流管及引领袋低于腹部引流出口，防止逆行感染。长期带管者，应定期更换引流袋，更换引流袋时严格执行无菌操作。引流管周围皮肤覆盖无菌纱布，保持局部干燥，防止胆汁浸润皮肤引起炎症反应。④加强观察，观察并记录引流液的颜色、量和性状，发现异常应及时报告医生。⑤做好交班记录。

7. 该患者术后留置T管引流的目的是什么？

答：该患者术后留置T管引流的目的是引流胆汁，降低胆道压力，避免胆汁渗漏造成胆汁性腹膜炎，同时可以引流残余的泥沙样结石，且能支撑胆道，避免胆道瘢痕性狭窄。

【案例启示】

本案例的护理提示我们：要加强患者及家属的心理护理。

1. 患者手术前出现焦虑等心理反应，应做好术前心理护理，耐心倾听患者诉说，根据具体情况给予详细的健康宣教，说明手术的重要性和疾病的转归，消除其顾虑，增强其治愈的信心。

2. 在护理患者的过程中，不但要理论过关，还要能应用理论，提高病情观察能力和发现问题、解决问题的能力，确保为患者提供高质量、有温度的护理。

（吴丽萍　罗凝香）

第八节　急性阑尾炎患者的护理

【考核说明】

（一）考核内容及方式

1. 考核内容：以案例为主线，在健康评估基础上重点考核学生的操作技能、理论知识及临床思维能力等。

2. 必考操作：生命体征的评估、温水/乙醇拭浴。

3. 其他技能：除以上必考操作外，考核学生结合临床情境判断患者还需进行的其他护理技能，以口述方式表达，不需实际操作。

4. 理论知识：考核学生围绕临床情境所需的理论知识的应用情况。

5. 临床思维：通过【思考题】和【临床任务】考核学生发现问题、分析问题、解决问题的临床思维及职业素养。

（二）考核要求及评分方法

1. 考核要求：本案例共2个临床情境和2个临床任务。考核时长30 min（包括用物准备），或由考官酌情决定。另设3道思考题，操作考核结束并计时后由考官酌情提问。

2. 评分方法：由考官对考生操作的规范性、准确性、熟练度，以及沟通能力、合作能力、临床思维能力进行综合考评，采用百分制计分。

（三）区域布局

1. 准备区：配备生命体征的评估、温水/乙醇拭浴的技术操作相关用物。

2. 操作区：配备病床、床旁桌椅、护理人模型等。

（四）角色分配

1. 1名考生扮演护士。

2. 患者1名、医生1名：由实训室配备。

（五）考核程序

1. 考生进入考场，阅读【病例介绍】，开始计时。

2. 考官根据考核目的，出示【临床情境】和【临床任务】，考生按指令进行操作或答题。

3. 预设的考核时间到，考官示意考生终止操作。如考生提前结束操作，则举手示意，考官记录操作结束的时间。

4. 考官酌情提问考生思考题。

【病例介绍】

患者，男，10岁，小学生。

主诉：腹痛、腹泻、发热、呕吐15 h。

简要病史：患儿15 h前进食晚餐后出现上腹部疼痛，呈阵发性并伴有恶心、呕吐，呕吐物为胃内容物；伴发热，体温37.6～39.3 ℃；腹泻4次，为稀烂便，无脓血。腹泻、呕吐后腹痛无缓解。2 h前腹痛转移到右下腹并进行性加重，现由急诊车床送入院。患儿既往身体健康，家属诉患儿有乙醇过敏史。

体格检查：T 39.7 ℃，P 110次/min，R 26次/min，BP 108/70 mmHg。右下腹麦氏点固定压痛，腹肌紧张，未发现其他异常。

初步诊断：急性阑尾炎。

【临床情境一】

患儿由急诊车床送入院，意识清醒，痛苦面容，恶心、呕吐胃内容2次，量约400 mL。患儿因腹痛剧烈难以忍受而大声哭闹、全身大汗。

医嘱：测量生命体征。

【临床任务】

任务1：接诊患者并执行医嘱。

【临床情境二】

护士测得患儿的体温高达39.7 ℃。患儿面色潮红，腹痛加重。拟行急诊阑尾切除术。

医嘱：物理降温。

【临床任务】

任务2：结合患者的病情执行医嘱。

【思考题】

（考核说明：操作考核结束并计时后，考官酌情提问考生思考题。）

1. 在为患儿进行生命体征测量时，应注意哪些事项？

2. 结合医嘱完成物理降温的主要注意事项有哪些？

3. 列出患儿当前的主要护理问题并制定相应的护理措施。

【案例反思】

操作完毕，考生在考官带领下进行引导性反馈，谈谈本案例对临床护理的启示。

参考答案

【临床考点】

（一）临床情境一的考点

1. 患儿因腹痛剧烈难以忍受而大声哭闹、全身大汗，此时不能马上给患儿测量生命体征，以免影响测量结果的准确性。

2. 护士应为患儿摆放舒适体位，并关心、安慰患儿，指导其深呼吸或转移注意力，以减轻疼痛。

3. 在患儿家属的配合下，先测量患儿的体温。待患儿情绪平稳20～30 min后，再测量患儿的脉搏、呼吸和血压。

4. 测量患儿的血压，应使用儿童专用的血压计袖带。

（二）临床情境二的考点

1. 考生测得患儿的体温为39.7 ℃，因患儿腹痛加重，拟行急诊阑尾切除术。考生应考虑尽快将患儿体温降至38 ℃及以下，然后送去手术，故在提供冰敷的同时进行温水/乙醇拭浴。

2. 因患儿有乙醇过敏史，故禁止进行乙醇拭浴，可用温水拭浴。

3. 擦拭后30 min测量体温，若低于39 ℃，应取下头部冰袋，在体温单上记录降温后的体温。

【答题解析】

1. 在为患儿进行生命体征测量时，应注意哪些事项？

答：在为患儿进行生命体征测量时，要注意影响生命体征测量准确性的因素。此患儿因腹痛剧烈难以忍受而大声哭闹、全身大汗，此时不能马上给患儿测量生命体征，以免影响结果。待患儿情绪平稳20～30 min后再测量生命体征。测量各项生命体征的注意事项如下。

（1）体温的测量：①在为患儿测量体温前，应清洁体温计并检查和确保其无破损；②评估患儿半小时前有无影响体温的各种因素，如是否使用过冰敷，若有，应选择未使用过冰敷的部位测量体温，或等半小时后再测量；③患儿全身大汗，要擦干腋下汗液，以免影响体温测量的准确性；④体温测量时间要达10 min；⑤测量结束后，如果发现体温与病情不符合，要查找原因，给予复测。

（2）脉搏的测量：①测量脉搏时，要注意勿用拇指诊脉，因为操作者拇指小动脉的搏动较强，易与患者的脉搏相混淆；②如果发现异常脉搏，应测量1 min，如果脉搏细弱难以触诊，则测心尖搏动1 min；③体温升高时，脉率会有相应的加快，一般体温每升高1 ℃，脉率约增加10次/min，此患儿体温39.7 ℃，其脉搏110次/min，属于正常范围。

（3）血压的测量：患儿10岁，应使用儿童专用的血压计袖带。

（4）呼吸的测量：给患儿测量呼吸前不要解释，以免其紧张，影响测量的准确性。

2. 结合医嘱完成物理降温的主要注意事项有哪些？

答：结合医嘱完成物理降温的主要注意事项有以下5点。

（1）物理降温前应充分评估患儿局部皮肤情况及有无感觉障碍。若患儿高热处于寒战期，则禁止进行温水/乙醇拭浴。

（2）因患儿有乙醇过敏史，故禁止进行乙醇拭浴，可用温水拭浴。在进行温水拭浴时，禁止拭浴患儿颈后、耳廓、胸前区、腹部、阴囊及足底。将冰袋置于患儿头部，以助降温并减轻头痛。将热水袋置于足底，以促进足底血管扩张而减轻头部充血。

（3）拭浴时应注意观察患儿皮肤情况及其反应。拭浴全过程不超过20 min。如患儿出现寒战或呼吸、脉搏异常，应立即停止拭浴，报告医生及时处理。

（4）当患儿体温降至38 ℃以下时，应停止冰敷等冷疗。

（5）记录降温效果，拭浴结束30 min后为患儿复测体温。

3. 列出患儿当前的主要护理问题并制定相应的护理措施。

答：

（1）主要护理问题：

1）体温升高：与阑尾炎有关。

2）急性疼痛：与阑尾炎炎症刺激腹膜有关。

（2）护理措施：

1）做好病情观察：严密监测患儿的生命体征、腹痛及腹部体征的情况。根据病情及时做好急诊手术的准备。

2）积极物理降温：患儿高热，应在术前积极给予冰敷及温水拭浴等物理降温。

3）积极缓解疼痛：患儿腹痛剧烈难以忍受，应协助患儿取舒适体位，如半坐卧位，半坐卧位可放松腹肌，减轻腹部张力，缓解疼痛；诊断未明确前禁用镇痛药，以免掩盖病情。

4）避免肠内压增高：在非手术治疗期间应予禁食，同时给予肠外营养；禁服泻药及灌肠，以免加快肠蠕动，增高肠内压力，导致阑尾穿孔或炎症扩散。

5）积极控制感染：遵医嘱及时应用抗生素治疗。

6）做好心理护理：做好患儿及家属的心理安慰，缓解其紧张情绪，及时清理呕吐物，保持患儿床单位整洁。

【案例启示】

本案例的护理提示我们：①要加强患儿及家属的心理护理，因患儿急性腹痛、呕吐、发热等，患儿和家属会出现焦虑或烦躁心理，应及时给予安抚，平复情绪有助于各项护理工作的顺利开展；②患儿呕吐后，应及时为其清理呕吐物并辅助其漱口、清洁面部，保持患儿口腔、颜面清洁，衣服及床单位干洁，减少患儿和家属的视觉刺激；③应及时遵医嘱做好患儿高热、腹痛等不适症状的缓解，进行物理降温处理，保证患儿的舒适，以体现护士良好的专业素质及人文关怀理念。

（陈玉英　罗凝香）

第九节　慢性肾衰竭患者的护理

【考核说明】

（一）考核内容及方式

1. 考核内容：以案例为主线，在健康评估基础上重点考核学生的操作技能、理论知识及临床思维能力等。

2. 必考操作：穿、脱隔离衣，静脉注射法和导尿术。

3. 其他技能：除以上必考操作外，考核学生结合临床情境判断患者还需进行的其他护理技能，以口述方式表达，不需实际操作。

4. 理论知识：考核学生围绕临床情境所需的理论知识的应用情况。

5. 临床思维：通过【思考题】和【临床任务】考核学生发现问题、分析问题、解决问题的临床思维及职业素养。

（二）考核要求及评分方法

1. 考核要求：本案例共3个临床情境、8道思考题和6个临床任务。考核时长30～40 min（包括用物准备），或由考官酌情决定。

2. 评分方法：由考官对考生操作的规范性、准确性、熟练度，以及沟通能力、合作能力、临床思维能力进行综合考评，采用百分制计分，包括个人得分和团队得分。

（1）个人得分：根据每位考生的技能考核或理论答题完成情况计分。

（2）团队得分：依据案例所需工作内容的完成度、完成质量及团队合作情况计分。

（三）区域布局

1. 准备区：配备穿、脱隔离衣，静脉注射法和导尿术的技术操作相关用物。

2. 操作区：配备病床、床旁桌椅、护理人模型和导尿模型等。

（四）角色分配

1. 2名考生扮演护士：①由考官指定或考生抽签决定角色A或B；②每个情境开始

时，考官给每位考生提供一个任务卡，考生之间不可商量答案；③负责操作的学生不可协助答题，负责答题的学生完成答题后可协助操作。

2. 患者1名、医生1名：由实训室配备。

（五）考核程序

1. 考生进入考场，阅读【病例介绍】，开始计时。

2. 考官根据考核目的出示【临床情境】和【临床任务】，考生按指令进行操作，每项操作结束后，考官出示【思考题】并请考生答题。

3. 预设的考核时间到，考官示意考生终止操作。如考生提前结束操作，则举手示意，考官记录操作结束的时间。

【病例介绍】

患者，男，56岁，已婚，小学毕业，农民。

主诉：发现肌酐升高3年，腹胀1周，全身水肿3天。

简要病史：患者3年前体检发现血清肌酐升高，为200 μmol/L，当地医院诊断为慢性肾衰竭，具体不详。2周前在当地医院诊断为肺炎，进入重症监护室治疗。1周前出现腹胀。3天前发现眼睑及四肢水肿，痰培养提示多重耐药鲍曼不动杆菌阳性，现转入我院肾内科接受进一步治疗。患者既往有前列腺增生病史。

体格检查：T 36.2 ℃，P 86次/min，R 21次/min，BP 155/99 mmHg。意识清醒，精神欠佳，查体合作。眼睑水肿，听诊双肺呼吸音清，未闻及干、湿啰音。心率86次/min，律齐，各瓣膜区未闻及心脏杂音。腹软，无压痛、反跳痛，全腹叩诊呈鼓音，移动性浊音阴性，膀胱耻骨上缘未触及，双肾区无叩击痛。四肢中度凹陷性水肿。

初步诊断：水肿查因；慢性肾衰竭；前列腺增生。

【临床情境一】

患者由外院重症监护室转入我院肾内科病区。

医嘱：心电监护。

【思考题】

1. 为该患者安装心电监护仪时应采取何种隔离措施？为什么？其隔离单位如何设置？

2. 哪些情况下需要穿隔离衣？穿隔离衣的注意事项有哪些？

【临床任务】

任务1：接诊患者，做好个人防护并执行医嘱。

任务2：口述回答考官出示的思考题。

【临床情境二】

患者入院实验室检查结果显示血钾6 mmol/L。现患者出现恶心、呕吐。

医嘱：呋塞米注射液 20 mg iv st。

【思考题】

（接临床情境一的思考题）

3. 患者的实验室检查结果提示什么问题？为何需要使用呋塞米注射液治疗？

4. 根据患者目前的情况，应先对患者进行何种处理？

5. 为该患者静脉穿刺时，选择何种静脉穿刺针？为什么？如何提高静脉穿刺的成功率？

【临床任务】

任务3：做出相应的处理并执行医嘱。

任务4：口述回答考官出示的思考题。

【临床情境三】

遵医嘱予静脉推注呋塞米注射液20 mg 2 h后，患者仍无尿液排出。现患者呈急性面容，诉下腹胀痛。P 99次/min，R 24次/min，BP 170/101 mmHg。

【思考题】

（接临床情境二的思考题）

6. 为该患者推注呋塞米注射液后，患者仍无尿液排出，可能发生了什么问题？如何评估与处理？

7. 为该患者留置导尿管时有哪些注意事项？

8. 护士为该患者执行完医嘱后，脱隔离衣的注意事项有哪些？

【临床任务】

任务5：结合患者的病情进行护理评估并实施护理措施。

（考核说明：考生实施一系列护理措施后提出“患者出现尿潴留，常规护理措施无效，建议导尿”后，考官出示“医嘱：留置导尿管”；若考生判断错误，考官出示【思考题】，回答正确后出示“医嘱：留置导尿管”。）

任务6：口述回答考官出示的思考题。

【案例反思】

操作完毕，考生在考官带领下进行引导性反馈，谈谈本案例对临床护理的启示。

参考答案

【临床考点】

（一）临床情境一的考点

1. 因患者痰培养提示多重耐药鲍曼不动杆菌阳性，护士接触患者前应采取接触传播的隔离与预防方法，穿上隔离衣后再为患者安装心电监护仪（若学生未学过心电监护，可口述替代操作）。

2. 操作前要向患者及家属解释接触性隔离的目的。

3. 穿隔离衣后，只限在规定区域活动，不得进入清洁区。

4. 脱下隔离衣后，应根据所在区域，选择合适的衣面暴露。

5. 对患者进行接触性隔离指导。

6. 操作中注重人文关怀。

（二）临床情境二的考点

1. 护士应正确判读患者的实验室检查结果，掌握呋塞米注射液的药理作用。

2. 应先协助患者处理呕吐问题，并及时静脉注射呋塞米注射液以缓解病情。

3. 应选择留置针作为穿刺工具，并使用0.9%氯化钠溶液预充，药物推注完毕后再次使用0.9%氯化钠溶液封管。

4. 因患者四肢中度凹陷性水肿，可使用针对水肿患者的穿刺技巧以提高穿刺成功率。

5. 操作中注重人文关怀。

（三）临床情境三的考点

1. 应先评估患者用药后有无尿意，是无尿还是有尿难以排出，分析无尿液排出的原因。

2. 结合患者前列腺增生病史，行膀胱叩诊和触诊，判断尿潴留情况。

3. 针对患者目前的急症，应立即选择导尿术以协助患者排尿。

4. 导尿时应选择规格合适的导尿管，合理使用针对男性前列腺增生的导尿技巧进行插管。

5. 留置导尿管后，第一次放尿不得超过1000 mL，并做好管道管理。

6. 安抚患者情绪，给予健康指导及人文关怀。

【答题解析】

1. 为该患者安装心电监护仪时应采取何种隔离措施？为什么？其隔离单位如何设置？

答：

（1）接触该患者时应采取接触传播的隔离措施。因为该患者已感染多重耐药菌即鲍曼不动杆菌，此菌经接触途径传播。

（2）应将患者安置于隔离区域内，其隔离单位设置如下：

1）首选单间隔离：隔离区域入口处、患者床单元和病历夹上应有接触隔离标识，以警示进入隔离单位者。

2）门外或入口处放置隔离衣、清洁手套，备速干手消毒剂、专用医疗垃圾桶。

2. 哪些情况下需要穿隔离衣？穿隔离衣的注意事项有哪些？

答：

（1）以下情况需要穿隔离衣：

1）接触经接触途径传播的感染性疾病患者时，如传染病患者、多重耐药菌感染患者等。

2）对患者实行保护性隔离时，如大面积烧伤、骨髓移植等患者的诊疗及护理。

3）可能受到患者血液、体液、分泌物、排泄物喷溅时。

（2）穿隔离衣时应注意：

1）穿隔离衣前，应检查隔离衣有无潮湿或破损，隔离衣的长度应能全部遮盖工作服。

2）穿隔离衣过程中，避免污染面部、帽子和隔离衣的衣领、清洁面，始终保持衣领清洁。

3）穿好隔离衣后，双臂保持在腰部以上和视线范围内，在规定区域内活动，不得进入清洁区，避免接触清洁物品。

3. 患者的实验室检查结果提示什么问题？为何需要使用呋塞米注射液治疗？

答：

（1）实验室检查提示患者为高钾血症，正常血钾范围是3.5～5.5 mmol/L。

（2）该患者全身多处水肿，水钠潴留明显，且实验室检查结果提示高钾血症。呋塞米注射液是一种排钾利尿剂，使用后可减轻患者水钠潴留情况，同时可降低血钾的水平。

4. 根据患者目前的情况，应先对患者进行何种处理？

答：应先协助患者处理呕吐问题，嘱患者将头偏向一侧以防误吸，接着为患者测量生命体征，并及时报告医生。同时迅速执行静脉注射医嘱。

5. 为该患者静脉穿刺时，选择何种静脉穿刺针？为什么？如何提高静脉穿刺的成功率？

答：

（1）宜选择静脉留置针为患者静脉穿刺。因为患者可能需要持续静脉用药，且其四肢水肿不易穿刺，静脉留置针可提高工作效率，减轻患者痛苦。

（2）患者四肢水肿，评估该患者血管时，可沿静脉走向，用手按揉局部，暂时驱散皮下水分，使静脉充分显露后再进行穿刺。

6. 为该患者推注呋塞米注射液后，患者仍无尿液排出，可能发生了什么问题？如何评估与处理？

答：

（1）患者有前列腺增生病史，推注呋塞米注射液2 h后仍无小便排出，可能发生了尿潴留。

（2）评估和处理方法：应根据患者的主诉，询问患者腹痛前有无出现尿急或其他症状，同时结合膀胱叩诊和触诊进行判断。针对该患者发生急性尿潴留的情况，应立即实施导尿术。

7. 为该患者留置导尿管时有哪些注意事项？

答：该患者有前列腺增生，留置导尿管时的注意事项有以下4点。

（1）男性一般使用12～16F导尿管。患者有前列腺增生，建议选择细长如12F或尖头的硅胶材质导尿管，以利于插管，保护尿道黏膜。

（2）插管前除按常规润滑导尿管外，可自尿道外口注入2%利多卡因凝胶或无菌石蜡油5～10 mL，以利于全程润滑，减小插管摩擦力，避免损伤尿道黏膜。

（3）插管时，一手持无菌纱布固定阴茎并提起，使之与腹壁呈60°，使耻骨前弯消失，以利于插管。

（4）该患者留置导尿管成功后，第一次放尿不得超过1000 mL，以避免腹内压急剧下降及膀胱内压突然降低出现血压下降或血尿。

8. 护士为该患者执行完医嘱后，脱隔离衣的注意事项有哪些？

答：护士为该患者执行完医嘱后，脱隔离衣时应注意以下3点。

（1）操作结束后，应至半污染区脱下隔离衣，脱隔离衣过程中避免污染面部、帽子和隔离衣的衣领、清洁面，始终保持衣领清洁，脱下隔离衣后在流动水下洗手。

（2）脱下的隔离衣还需使用时，如挂在半污染区，其清洁面向外；如挂在污染区，则其污染面向外。

（3）隔离衣应每天更换1次，如有潮湿或污染，应立即更换。接触不同病种患者时应更换隔离衣。

【案例启示】

本案例的护理提示我们：

1. 对待医院感染的防控应严谨、慎独，严格按照医院消毒隔离技术规范实施护理工作。

2. 应将责任心与爱心贯穿于整个护理过程中，及时跟进治疗效果，积极了解患者情况，关心患者感受，选择切实有效的护理措施解决患者的健康问题，充分发挥专业精神，密切观察患者病情变化，全面分析问题，做出专业、准确的判断，最终达到守护患者生命健康的目的。

（殷俊　冯晓玲）

第十节　急性白血病患者的护理

【考核说明】

（一）考核内容及方式

1. 考核内容：以案例为主线，在健康评估基础上重点考核学生的操作技能、理论知识及临床思维能力等。

2. 必考操作：温水/乙醇拭浴、特殊口腔护理。

3. 其他技能：除以上必考操作外，考核学生结合临床情境判断患者还需进行的其他护理技能，以口述方式表达，不需实际操作。

4. 理论知识：考核学生围绕临床情境所需的理论知识的应用情况。

5. 临床思维：通过【思考题】和【临床任务】考核学生发现问题、分析问题、解决问题的临床思维及职业素养。

（二）考核要求及评分方法

1. 考核要求：本案例共2个临床情境、4道思考题和4个临床任务。考核时长30～40 min（包括用物准备），或由考官酌情决定。

2. 评分方法：由考官对考生操作的规范性、准确性、熟练度，以及沟通能力、合作能力、临床思维能力进行综合考评，采用百分制计分，包括个人得分和团队得分。

（1）个人得分：根据每位考生的技能考核或理论答题完成情况计分。

（2）团队得分：依据案例所需工作内容的完成度、完成质量及团队合作情况计分。

（三）区域布局

1. 准备区：配备温水/乙醇拭浴、特殊口腔护理的技术操作相关用物。

2. 操作区：配备病床、床旁桌椅、护理人模型等。

（四）角色分配

1. 2名考生扮演护士：①由考官指定或考生抽签决定角色A或B；②每个情境开始时，考官给每位考生提供一个任务卡，考生之间不可商量答案；③负责操作的学生不可协助答题，负责答题的学生完成答题后可协助操作。

2. 患者1名、医生1名：由实训室配备。

（五）考核程序

1. 考生进入考场，阅读【病例介绍】，开始计时。

2. 考官根据考核目的，出示【临床情境】【思考题】和【临床任务】，考生按指令进行操作或答题。

3. 预设的考核时间到，考官示意考生终止操作。如考生提前结束操作，则举手示意，考官记录操作结束的时间。

【病例介绍】

患者，男，48岁，已婚，小学毕业，装修工人。

主诉：皮肤出现瘀斑伴头晕、乏力1月余，发热、鼻出血5天。

简要病史：患者1月余前无明显诱因出现头晕、乏力，皮肤出现瘀斑，入院前5天开始发热，间中有鼻出血。骨髓检查报告提示大量原始幼稚细胞，现为进一步治疗收入我院。

初步诊断：急性白血病。

【临床情境一】

患者由急诊轮椅送入院，虚弱乏力，意识清醒，情绪焦虑。

体格检查：T 39.5 ℃，P 110次/min，R 22次/min，BP 121/85 mmHg。

【思考题】

1. 该患者可否选择乙醇拭浴？

2. 温水拭浴时，该患者突然出现寒战、面色苍白，应如何处理？

【临床任务】

任务1：接诊患者并为患者进行温水拭浴。

任务2：你作为责任护士，请口述回答以上思考题。

【临床情境二】

（考核说明：负责答题的考生回答完毕，立即出示“临床情境二”。）

患者住院期间采用联合化疗方案治疗。化疗5天后，患者诉口腔溃疡伴疼痛，口腔黏膜可见散在白斑、白膜。血常规提示红细胞计数2.3×10^{12}/L，血红蛋白75 g/L，白细胞计数0.8×10^{9}/L，中性粒细胞绝对值0.5×10^{9}/L，血小板计数17×10^{9}/L。

医嘱：特殊口腔护理 bid。

【思考题】

（接临床情境一的思考题）

3. 该患者应该选用哪种口腔护理液？为什么？

4. 该患者有口腔溃疡，在特殊口腔护理后，应如何处理？

【临床任务】

任务3：结合患者的病情执行医嘱。

任务4：口述回答以上思考题。

【案例反思】

操作完毕，考生在考官带领下进行引导性反馈，谈谈本案例对临床护理的启示。

参考答案

【临床考点】

（一）临床情境一的考点

1. 护士应先为患者测量生命体征和进行体格检查（可口述）。

2. 开通静脉通道，按医嘱给予对症支持治疗（可口述）。

3. 为患者提供冰敷，若冰敷效果不理想，则采用温水拭浴，因为白血病患者进行乙醇拭浴易导致或加重出血。

4. 操作中贯穿心理护理和人文关怀。

（二）临床情境二的考点

1. 正确选择口腔护理液，选用1%～4%碳酸氢钠溶液、制霉菌素溶液、1：2000的氯己定溶液。

2. 正确指导患者处理口腔溃疡。

3. 向患者进行健康教育，如防出血指导、防感染指导等。

【答题解析】

1. 该患者可否选择乙醇拭浴?

答：该患者不能选择乙醇拭浴来物理降温，因为血液肿瘤患者的血小板功能或数量异常，局部乙醇擦浴会导致局部血管扩张，从而容易发生局部皮下出血。

2. 温水拭浴时，该患者突然出现寒战、面色苍白，应如何处理?

答：该患者出现上述异常情况时，应立即停止拭浴，加强保暖措施，口服温热液体，报告医生对症处理。

3. 该患者应该选用哪种口腔护理液？为什么?

答：该患者化疗后口腔黏膜出现散在白斑、白膜，考虑为真菌感染所致，选用1%～4%碳酸氢钠溶液、制霉菌素溶液、1：2000的氯己定溶液。

4. 该患者有口腔溃疡，在特殊口腔护理后，应如何处理?

答：该患者口腔溃疡伴疼痛，可补充B族维生素，局部选用促进溃疡面愈合的药物，指导患者三餐后及睡前用漱口液含漱后，将药涂在溃疡处。促进溃疡面愈合的药物有以下几种。

（1）用碘甘油10 mL加蒙脱石散剂1包与地塞米松5 mg调配而成的糊状制剂。

（2）其他：溃疡贴膜、外用重组人表皮生长因子衍生物、锡类散、新霉素、金霉素甘油等。

【案例启示】

本案例的护理提示我们：要加强个体化护理、人文关怀和预见性护理。因患者首次诊断为急性白血病，发热、血小板减少等症状明显，容易产生恐惧、悲观等负性情绪，护士应根据患者具体情况提供个体化护理，缓解症状。同时，多鼓励患者表达内心的不良情绪，关心、帮助患者，增强其战胜病魔的信心。在患者化疗期间，护士应定期评估患者的口腔，做好饮食指导和营养护理，必要时增加患者漱口次数和应用黏膜保护剂等，以预防口腔溃疡的发生或减轻症状。

（胡细玲　冯晓玲）

第十一节　乳腺癌患者的护理

【考核说明】

（一）考核内容及方式

1. 考核内容：以案例为主线，在健康评估基础上重点考核学生的操作技能、理论知识及临床思维能力等。

2. 必考操作：生命体征的评估、静脉输液法。

3. 其他技能：除以上必考操作外，考核学生结合临床情境判断患者还需进行的其他护理技能，以口述方式表达，不需实际操作。

4. 理论知识：考核学生围绕临床情境所需的理论知识的应用情况。

5. 临床思维：通过【思考题】和【临床任务】考核学生发现问题、分析问题、解决问题的临床思维及职业素养。

（二）考核要求及评分方法

1. 考核要求：本案例共3个临床情境、3道思考题和6个临床任务。考核时长20～30 min（包括用物准备），或由考官酌情决定。

2. 评分方法：由考官对考生操作的规范性、准确性、熟练度，以及沟通能力、合作能力、临床思维能力进行综合考评，采用百分制计分，包括个人得分和团队得分。

（1）个人得分：根据每位考生的技能考核或理论答题完成情况计分。

（2）团队得分：依据案例所需工作内容的完成度、完成质量及团队合作情况计分。

（三）区域布局

1. 准备区：配备生命体征的评估、静脉输液法的技术操作相关用物。

2. 操作区：配备病床、床旁桌椅、护理人模型、静脉输液手臂模型等。

（四）角色分配

1. 2名考生扮演护士：①由考官指定或考生抽签决定角色A或B；②每个情境开始时，考官给每位考生提供一个任务卡，考生之间不可商量答案；③负责操作的学生不可协助答题，负责答题的学生完成答题后可协助操作。

2. 患者1名、医生1名：由实训室配备。

（五）考核程序

1. 考生进入考场，阅读【病例介绍】，开始计时。

2. 考官根据考核目的，出示【临床情境】【思考题】和【临床任务】，考生按指令进行操作或答题。

3. 预设的考核时间到，考官示意考生终止操作。如考生提前结束操作，则举手示意，考官记录操作结束的时间。

【病例介绍】

患者，女，52岁，已婚，小学毕业，家庭主妇。

主诉：发现左乳肿块半个月。

简要病史：患者半个月前洗澡时无意中触到左乳外上象限有一肿块，肿块质硬，无压痛。自发病以来，患者精神、食欲好，自觉身体无其他不适。自诉有心律失常、高血压病史3年，血压最高可至170/95 mmHg，无规律服药。

体格检查：意识清醒，查体合作。全身皮肤无黄染。听诊双肺呼吸音清，未闻及干、湿啰音。双乳外观正常，乳头突出，未见橘皮样外观，左乳2～3点方向可触及一大小约2 cm×2 cm的肿块，肿块质硬，边界欠清，活动度欠佳，无压痛。左侧腋窝可扪及肿大淋巴结。

初步诊断：乳腺癌。

【临床情境一】

患者由门诊步行入院，神志清楚，精神尚可。

护嘱：测量生命体征。

【思考题】

1. 简述为该患者测量脉搏和术前术后测量血压的注意事项。

【临床任务】

任务1：接诊患者并执行护嘱。

（考核说明：护士在测量患者脉搏时，考官出示“脉搏短绌”。）

任务2：在答题纸上书写或口述回答以上思考题。

【临床情境二】

该患者行左侧乳腺癌改良根治术+腋下淋巴结清扫术。术后第1天，患者精神差，伤口加压包扎处有少量鲜红色渗液，伤口负压引出鲜红色温热液体约500 mL。

医嘱：琥珀酰明胶注射液 500 mL iv drip st。

【思考题】

（接临床情境一的思考题）

2. 如何为该患者正确执行静脉输液?

【临床任务】

任务3：结合患者的病情执行医嘱。

任务4：在答题纸上书写或口述回答以上思考题。

【临床情境三】

患者静脉输液后诉头晕，全身湿冷。测量生命体征：P 118次/min，R 24次/min，BP 91/54 mmHg。

医嘱：0.9%氯化钠注射液 40 mL+盐酸多巴胺注射液 150 mg 以2 mL/h iv泵入；红细胞悬液 2 U iv drip。

【思考题】

（接临床情境二的思考题）

3. 列出患者当前最主要的护理问题并制定护理措施。

【临床任务】

任务5：结合患者病情执行医嘱。

任务6：在答题纸上书写或口述回答以上思考题。

【案例反思】

操作完毕，考生在考官带领下进行引导性反馈，谈谈本案例对临床护理的启示。

参考答案

【临床考点】

（一）临床情境一的考点

1. 测量生命体征前应先评估患者有无影响测量结果的因素，如运动、进食或情绪紧张等。

2. 患者有心律失常、高血压且不规律用药病史，测量心率应该计数1 min。患者有脉搏短绌，应由2名护士同时测量，一人听心率，另一人测脉率，由听心率者发出“始”“停”口令，计数1 min，记录方式为“心率/脉率”。例如，患者心率为100次/min，脉率为85次/min，则写成100/85次/min。

3. 分别测量患者双上肢血压以做比较，若发现血压过高，要及时通知医生处理。

4. 讲解降压药规律服用的重要性。

5. 评估患者有无头晕等，嘱患者卧床休息并进行防跌倒指导。

6. 做好患者及家属的心理安抚、健康指导，体现人文关怀，如消除患者对手术本身及手术后外形受损的恐惧，给予患者及家属精神上的支持等。

（二）临床情境二的考点

1. 患者存在术后出血的可能，故有快速扩容或输血的必要，留置针应选用大号。

2. 静脉输液应避免在左上肢进行，因患者是左侧乳腺癌术后，患侧上肢避免穿刺，以防静脉回流障碍。

3. 迅速为患者建立2条静脉通道，以备抢救用。

4. 监测患者生命体征（有条件时接心电监护仪），禁止在患侧上肢测量血压，密切观察患者病情变化，警惕发生低血容量性休克。

5. 询问医生是否需要配血及采集血标本。

（三）临床情境三的考点

1. 患者存在出血性休克的可能，为患者摆休克体位，头和躯干抬高20°～30°，下肢抬高15°～20°。

2. 为患者行床边心电监护并给予吸氧，氧流量为4～6 L/min。

3. 多巴胺是血管活性药物，紧急情况下可选择外周大静脉输注，注意预防药液外渗，以免造成局部组织坏死。血管活性药物是警示药物，使用前应双人核对医嘱、用量、用法、泵速等。建议选择中心静脉通道输注，同时宜使用注射泵输注（口述补充中心静脉通道，无须操作）。

4. 遵医嘱用药。执行口头医嘱时必须复述一遍，并由双人核对无误后方可执行。

5. 严密监测患者的生命体征，记录每小时尿量。

6. 做好保暖，调节室温。

7. 做好患者的心理安慰，缓解其紧张情绪。

【答题解析】

1. 简述为该患者测量脉搏和术前术后测量血压的注意事项。

答：

（1）测量脉搏：该患者有心律失常、高血压且不规律用药病史，测量心率应该数1 min。患者有脉搏短绌，应由2名护士同时测量，一人听心率，另一人测脉率，由听心率者发出“始”“停”口令，计数1 min，记录方式为“心率/脉率”。例如，患者心率为100次/min，脉率为85次/min，则写成100/85次/min。

（2）测量血压：①该患者有高血压，手术前第一次测量血压的时候，需要同时测量两侧上肢的血压，血压偏高的一侧反映的才是真实血压，以后每次测量血压以这侧为准。两侧血压差的正常值在20 mmHg以内。如果血压差超过了20 mmHg或发现血压过高，要及时通知医生。②患者行左侧乳腺癌改良根治术+腋下淋巴结清扫术，手术后应避免在患侧上肢测量血压，以免因为淋巴回流受阻而导致上肢水肿。

2. 如何为该患者正确执行静脉输液？

答：为该患者正确执行静脉输液的要点有4个。

（1）正确选择输液工具：因患者有出血的风险，可能需要快速扩容，应选用大号静脉留置针。

（2）正确选择输液部位：患者为左侧乳腺癌改良根治术+腋下淋巴结清扫术术后，患侧上肢禁止输液，所以输液部位应选择右上肢。

（3）正确选择输液通道：应建立至少2条静脉通道，同时建议医生予留置深静脉导管，以备抢救用。

（4）正确调节输液速度：因患者出现术后出血，可能有出血性休克的风险，需要快速扩容，应将扩容药物琥珀酰明胶注射液的输液速度调到80滴/min以上，剂量和速度取决于患者的实际情况，如脉搏、血压、外周组织灌注量、尿量等情况，必要时可加压输注。快速输注时应加温液体，但不应超过37 ℃。该患者目前伤口负压引出鲜红色温热液体约500 mL，其血液或血浆丢失尚不严重，如无继续活动性出血，一般1～3 h内输注500～1000 mL扩容药物，输注量视缺血程度而定。

3. 列出患者当前最主要的护理问题并制定护理措施。

答：

（1）最主要的护理问题：体液不足（与出血致血容量减少有关）。

（2）护理措施：

1）体位：给予患者休克体位，头和躯干抬高20°～30°，下肢抬高15°～20°。

2）给予患者床边心电监护并严密监测，每15～30 min测量1次血压。

3）给予患者吸氧，氧流量为4～6 L/min。

4）通过多条静脉通道进行液体复苏，遵医嘱予患者补液治疗，治疗量与速度根据脉搏、血压、外周组织灌注量、尿量等而定。

5）遵医嘱采集血标本：包括血型、交叉配血试验、血常规、生化、凝血功能等标本。

6）遵医嘱使用血管活性药物如多巴胺。多巴胺宜选择中心静脉通道输注，紧急情况下可选择外周大静脉输注。此患者属于出血性休克的紧急情况，且右上肢留置针所在静脉也属于相对较大的外周静脉，因此可短时间内用以输注血管活性药物，但如果此患者需长期使用血管活性药物，应建议医生予留置深静脉导管，以防药液渗漏造成组织坏死，同时宜使用注射泵输注。血管活性药物是警示药物，使用前应双人核对医嘱、用量、用法、泵速等。

7）遵医嘱为患者插导尿管，严密监测尿量和中心静脉压。

8）维持患者正常体温，做好患者的保暖，竖起床栏以防坠床。

9）做好患者的心理安慰，缓解其紧张情绪。

【案例启示】

本案例的护理提示我们：静脉输液时要结合患者的病情制定正确的输液方案，包括输液部位、输液方式、输液针头型号的选择等。乳腺癌患者术后要避免使用患侧上肢进行静脉穿刺或测量血压，以防静脉回流障碍，同时要加强术后并发症的观察。

此外，还要加强患者及家属的心理护理。患者因乳房切除手术导致自我形象紊乱，会出现严重的焦虑或忧郁心理，护士应及时给予安抚，平复情绪有助于各项护理工作的顺利开展。术前向患者讲解疾病相关知识，告知患者手术的必要性及相关注意事项；术后做好伤口及引流管的护理，并及时缓解患者的心理落差，给予患者及家属心理上的支持，体现护士尊重患者、关心患者的人文素质和沟通技巧。

（陈玉英　罗凝香）

第十二节　肺癌患者的护理

【考核说明】

（一）考核内容及方式

1. 考核内容：以案例为主线，在健康评估基础上重点考核学生的操作技能、理论知识及临床思维能力等。

2. 必考操作：冷疗法、卧床患者更换床单法。

3. 其他技能：除以上必考操作外，考核学生结合临床情境判断患者还需进行的其他护理技能，以口述方式表达，不需实际操作。

4. 理论知识：考核学生围绕临床情境所需的理论知识的应用情况。

5. 临床思维：通过【思考题】和【临床任务】考核学生发现问题、分析问题、解决问题的临床思维及职业素养。

（二）考核要求及评分方法

1. 考核要求：本案例共2个临床情境、5道思考题和4个临床任务。考核时长30～40 min（包括用物准备），或由考官酌情决定。

2. 评分方法：由考官对考生操作的规范性、准确性、熟练度，以及沟通能力、合作能力、临床思维能力进行综合考评，采用百分制计分，包括个人得分和团队得分。

（1）个人得分：根据每位考生的技能考核或理论答题完成情况计分。

（2）团队得分：依据案例所需工作内容的完成度、完成质量及团队合作情况计分。

（三）区域布局

1. 准备区：配备冷疗法、卧床患者更换床单法的技术操作相关用物。

2. 操作区：配备病床、床旁桌椅、护理人模型等。

（四）角色分配

1. 2名考生扮演护士：①由考官指定或考生抽签决定角色A或B；②每个情境开始时，考官给每位考生提供一个任务卡，考生之间不可商量答案；③负责操作的学生不可协助答题，负责答题的学生完成答题后可协助操作。

2. 患者1名、医生1名：由实训室配备。

（五）考核程序

1. 考生进入考场，阅读【病例介绍】，开始计时。

2. 考官根据考核目的，出示【临床情境】【思考题】和【临床任务】，考生按指令进行操作或答题。

3. 预设的考核时间到，考官示意考生终止操作。如考生提前结束操作，则举手示意，考官记录操作结束的时间。

【病例介绍】

患者，男，45岁，已婚，高中毕业，工人。

主诉：体检发现左肺部结节3个月。

简要病史：患者3个月前于单位体检发现左肺部结节，随访复查行CT检查，结果提示左肺下叶背段磨玻璃结节，考虑早期腺癌可能。

初步诊断：左肺结节。

目前病情：患者在全身麻醉下行左下肺肺癌根治术+左侧胸腔闭式引流术，术中冰冻病理检查结果显示腺癌。

现患者为术后第1天，T 37.9 ℃，P 85次/min，R 22次/min，BP 135/70 mmHg。意识清楚，精神疲倦，痛苦面容，查体合作。心率85次/min，律齐。气管位置居中，腹式呼吸形态，听诊双肺呼吸音清，可闻及左肺底少许湿啰音。左胸部手术伤口无渗血、渗液，无皮下气肿，左侧胸腔闭式引流管引流通畅。留置导尿管通畅。

【临床情境一】

患者诉全身发热，复测患者体温为38.9 ℃。

医嘱：物理降温。

【思考题】

1. 肺癌手术后患者发热的主要原因有哪些？此患者主要考虑是何种原因？判断依据是什么？

2. 物理降温的方法包括哪些？此患者首选什么方法？依据是什么？

3. 此患者物理降温有哪些注意事项？

【临床任务】

任务1：诊视患者并执行医嘱。

任务2：在答题纸上书写或口述回答以上思考题。

【临床情境二】

患者进行物理降温后，大量出汗，衣物、床单被汗液弄湿。

护嘱：更换床单。

【思考题】

（接临床情境一的思考题）

4. 为此患者更换床单时的主要风险包括哪些？

5. 列出患者当前的主要护理问题并制定护理措施。

【临床任务】

任务3：做出相应的处理并执行护嘱。

任务4：在答题纸上书写或口述回答以上思考题。

【案例反思】

操作完毕，考生在考官带领下进行引导性反馈，谈谈本案例对临床护理的启示。

参考答案

【临床考点】

（一）临床情境一的考点

1. 护士应先诊视患者，评估病情，解释和安抚患者。

2. 患者术后发热有多种可能性，应先根据热型、胸部X线、血常规、尿常规等初步判断发热的原因，经与医生沟通后及时做好患者和家属的解释和安抚。

3. 物理降温有多种方法，优选对患者影响最小且最有效的方式，如冰敷。

4. 熟知物理降温的禁忌部位，根据患者手术部位和手术方式综合考虑冰敷的部位。患者左侧腋窝不能放冰袋，以免冰袋的冷凝水弄湿伤口敷料而污染伤口。

5. 物理降温后及时复测体温。

6. 做好患者的心理安抚、健康指导，给予患者人文关怀。

7. 2名护士注意配合，评估患者情况，为患者进行物理降温。

（二）临床情境二的考点

1. 护士应根据患者术后第1天的情况，综合考虑患者的精神状态、疼痛程度、引流管的部位等细节，做好卧床更换床单的准备和解释工作。

2. 应先协助患者摆放正确体位，做好镇痛措施，避免增加患者的痛苦。

3. 操作前指导患者掌握保护伤口和配合改变卧位的方法，确认引流管固定妥善，确认引流管的通畅性和长度，避免管道过度拉扯造成非计划性拔管。

4. 操作中观察患者的呼吸、心率等变化，询问患者的感受，及时发现患者的不适，并妥善处理，避免发生操作并发症，如疼痛加重、病情变化、坠床、非计划性拔管等。

5. 操作中为避免坠床发生，应使用床栏，床栏安装在患者面向的一侧，且双人操作时应有一人固定患者。

6. 操作后再次确认患者的感受，安放引流管，做好固定，确保引流通畅。

7. 操作后调整患者体位，在患者生命体征稳定时给予其半坐卧位，以利于呼吸、引流和减轻疼痛。患者已行肺癌根治术，尽量选择健侧卧位，以利于手术侧残余肺组织的膨胀与扩张。如患者呼吸功能较差，则取平卧位，避免健侧肺受压而限制肺的通气功能。

8. 注重人文关怀。

【答题解析】

1. 肺癌手术后患者发热的主要原因有哪些？此患者主要考虑是何种原因？判断依据是什么？

答：

（1）肺癌手术后患者发热的主要原因包括术后吸收热、感染性发热。

（2）判断依据：

1）术后吸收热：一般是无菌性炎症，非感染所致，多发生在术后1～2天。术后吸收热的患者一般全身体温不会超过38.5 ℃，发热主要原因是手术后有些部位出血，人体吸收血液成分，导致炎症反应及炎症因子释放。

2）术后感染性发热：可能是肺部感染、伤口感染、尿路感染等问题。通过听诊双肺呼吸音、检查伤口局部情况、观察导尿管引流尿液的颜色、了解白细胞是否有升高等方法，判断患者是否属于感染性发热。

（3）该患者体温超过38.5 ℃，要跟踪血常规的结果，进一步明确是否有肺部感染的情况，若不排除感染性发热的可能性，应尽早拔除导尿管。

2. 物理降温的方法包括哪些？此患者首选什么方法？依据是什么？

答：

（1）物理降温的方法包括冰袋降温、冰帽降温、冷湿敷、温水或乙醇拭浴。

（2）此患者首选的方法是冰袋降温。因为患者是术后第1天，伤口疼痛，配合度低，冰袋降温取材简单，操作简便，患者便于配合，不良反应少。

3. 此患者物理降温有哪些注意事项？

答：此患者物理降温的注意事项有以下4点。

（1）放置部位：首选颈侧、腋窝和腹股沟，但左侧腋窝不能放冰袋，以免冰袋的冷凝水弄湿伤口敷料而污染伤口。禁止在胸前区、腹部、颈后、耳廓、阴囊及足底使用冰袋，以减少不良反应。

（2）检查冰袋有无漏水，冰袋外包干燥布套：冰袋必须装入布套内方可给患者使用，避免冰袋与患者皮肤直接接触，以增加患者舒适感并防止冻伤。定时检查冰袋有无漏水，如果布套被弄湿，应及时更换。冰融化后应及时更换。

（3）严密观察：观察冰袋使用部位的皮肤色泽，防止冻伤。倾听患者使用冰袋过程中的主诉，如有不适，应及时调整，必要时停用。

（4）使用冰袋30 min后复测体温（非冰敷部位）：如果患者体温降至38.5 ℃以下，则撤去冰袋并做好记录。

4. 为此患者更换床单时的主要风险包括哪些？

答：为此患者更换床单时的主要风险有以下3点。

（1）伤口疼痛：因操作前未做好保护伤口的指导、未提前使用镇痛泵、操作中牵拉伤口、操作者动作过大等导致。

（2）牵拉管道甚至非计划性拔管：因操作前未做好管道整理、未做好患者体位配合的指导、操作中未及时观察引流管等导致。

（3）坠床：因操作前未做好患者体位配合的指导、操作中未使用或未恰当使用床栏、未正确指导和沟通等导致。

5. 列出患者当前的主要护理问题并制定护理措施。

答：

（1）主要护理问题：

1）气体交换受损：与手术、呼吸道分泌物潴留等因素有关。

2）体温异常（发热）：与手术、痰液不易咳出等因素有关。

3）潜在非计划性拔管的风险：与留置的胸腔引流管有关，与操作前未做好管道整理、未做好患者体位配合的指导、操作中未及时观察引流管等有关。

4）知识缺乏：缺乏术后康复、锻炼和保健知识。

5）潜在并发症：出血、感染、肺不张、心律失常、哮喘发作、支气管胸膜瘘、肺水肿、肺栓塞、心肌梗死、成年人呼吸窘迫综合征。

（2）护理措施：

1）病情观察：注意观察患者生命体征，观察患者有无呼吸窘迫，甲床、口唇及皮肤色泽有无异常等情况。若患者的血压持续下降，应考虑是否存在心功能不全、出血、疼痛、组织缺氧或循环血量不足等情况。

2）安置体位：患者清醒且血压稳定时，可改为半坐卧位，以利于呼吸和引流。患者已行肺癌根治术，应尽量选择健侧卧位，以利于手术侧残余肺组织的膨胀与扩张。如患者呼吸功能较差，则取平卧位，避免健侧肺受压而限制肺的通气功能。

3）维持呼吸道通畅：给予患者鼻导管吸氧，观察呼吸频率、幅度及节律，听诊双肺呼吸音，观察患者有无气促、发绀等缺氧征象及血氧饱和度情况。指导患者深呼吸及咳嗽，每1～2 h 1次，及时执行雾化吸入帮助患者咳出痰液。咳嗽前先给患者由下向上、由外向内叩背，使肺叶、肺段处的分泌物松动并移至支气管，而后嘱患者做3～5次深呼吸，再深吸气后屏气3～5 s，然后用力咳嗽将痰液咳出。患者咳嗽时，使用双手、枕头或胸带固定胸部伤口，以减轻震动引起的疼痛。

4）胸腔闭式引流管的护理：①一般护理，水封瓶低于胸腔引流管引流口平面60～100 cm，水封瓶内的长管没入水面下3～4 cm，水柱波动正常为4～6 cm，咳嗽时有气泡溢出。更换引流瓶时，用双钳双向夹管，若为有齿钳，其齿端需包裹纱布或胶套，防止夹管时导致引流管破裂、漏气。指导患者及家属正确认识水封瓶，胸腔引流管拔除前应正确移动、提拉和放置水封瓶，以免发生连接管松脱、水封瓶倾倒等情况。②保持系统的密闭性，定时检查引流管穿刺口有无皮下气肿，引流管各接口有无松动，长管内水柱波动是否在正常范围内。③保持引流通畅，定期正确挤压，防止管道堵塞。④保持引流管无菌，胸壁引流口处的敷料应清洁、干燥。⑤水封瓶按说明书定期更换，如引流量多，应及时更换。⑥观察胸腔引流液的性质、颜色和量，及时发现活动性出血。一般术后24 h内引流量约500 mL，当引流量突然增多（每小时＞100 mL），呈鲜红色，有血凝块，患者出现烦躁不安、血压下降、脉搏增快、尿少等血容量不足的表现时，应考虑有活动性出血。⑦当发生非计划性拔管时，告知患者或家属不要恐惧，患者不要大力呼吸，及时捏紧患者端引流管或引流管出口处皮肤，呼唤医生或其他护士到场处理。

5）做好发热的护理：及时为患者降温并做好体温复测，规范记录。

6）鼓励患者早进食：当患者清醒且无恶心等不适时，即可开始饮水，从清淡饮食逐渐过渡到正常饮食，以保证营养，提高机体抵抗力，促进伤口愈合。

7）鼓励患者早活动、早下床：当患者清醒且生命体征平稳时，即可给予翻身和叩背，指导患者深呼吸和有效咳嗽，以防止肺部感染和肺不张；指导患者做下肢运动，如足趾的活动、踝泵运动、股四头肌等长收缩运动等，使下肢肌肉收缩挤压腓肠肌，以防止下肢深静脉血栓形成。尽早协助患者坐起及下床活动，以预防压力性损伤。

8）及时处理术后并发症：术后并发症包括出血、肺不张、心律失常、支气管胸膜瘘等，做好患者的病情观察，及时发现并发症的早期症状，并做出有效处理。

【案例启示】

本案例的护理提示我们：

1. 患者术后出现发热，护士应准确研判发热的可能原因，加强术后呼吸功能锻炼的讲解工作，争取患者和家属对护理康复行为的配合和参与。

2. 充分评估患者的疼痛情况，做好解释及指导工作，使患者感觉舒适，以免患者产生不良情绪。

3. 应将责任心、爱心、耐心贯穿整个护理过程中，关心患者感受，倾听患者主诉，选择切实有效的护理措施解决患者的健康问题，充分发挥专业精神，密切观察患者病情变化，全面分析问题，做出专业、准确的判断，最终达到守护患者生命健康的目的，同时体现护士良好的人文关怀素质。

（王玉翠　陈妙霞）

第十三节　食管癌患者的护理

【考核说明】

（一）考核内容及方式

1. 考核内容：以案例为主线，在健康评估基础上重点考核学生的操作技能、理论知识及临床思维能力等。

2. 必考操作：静脉血标本采集法、静脉输液法。

3. 其他技能：除以上必考操作外，考核学生结合临床情境判断患者还需进行的其他护理技能，以口述方式表达，不需实际操作。

4. 理论知识：考核学生围绕临床情境所需的理论知识的应用情况。

5. 临床思维：通过【思考题】和【临床任务】考核学生发现问题、分析问题、解决问题的临床思维及职业素养。

（二）考核要求及评分方法

1. 考核要求：本案例共3个临床情境和3个临床任务。考核时长30 min（包括用物准备），或由考官酌情决定。另设3道思考题，操作考核结束并计时后由考官酌情提问。

2. 评分方法：由考官对考生操作的规范性、准确性、熟练度，以及沟通能力、合作能力、临床思维能力进行综合考评，采用百分制计分。

（三）区域布局

1. 准备区：配备静脉血标本采集法、静脉输液法的技术操作相关用物。

2. 操作区：配备病床、床旁桌椅、护理人模型、静脉手臂模型等。

（四）角色分配

1. 1名考生扮演护士。

2. 患者1名、医生1名：由实训室配备。

（五）考核程序

1. 考生进入考场，阅读【病例介绍】，开始计时。

2. 考官根据考核目的，出示【临床情境】和【临床任务】，考生按指令进行操作或答题。

3. 预设的考核时间到，考官示意考生终止操作。如考生提前结束操作，则举手示意，考官记录操作结束的时间。

4. 考官酌情提问考生思考题。

【病例介绍】

患者，男，60岁，已婚，小学毕业，工人。

主诉：进行性吞咽困难3个月，加重1周，全身乏力3天。

简要病史：患者3个月前无明显诱因出现进食时哽咽感，以进食干硬食物时为重。1周前只能进食流质，吞咽时伴有胸骨后刺痛感。3天前出现乏力、头晕，无恶心呕吐，无呕血及黑便。近1周体重下降约5 kg。在当地医院行胃镜检查，结果提示“食管占位，距中切牙38 cm处至贲门”。现入住我院胸外科接受进一步治疗。

体格检查：意识清楚，精神疲倦，皮肤弹性差，无水肿，全身各处未扪及肿大淋巴结。气管位置居中，颈静脉无怒张，胸骨无压痛，听诊双肺呼吸音清，未闻及干、湿啰音。心律齐，腹平软，无压痛及反跳痛。

初步诊断：食管癌。

【临床情境一】

入院第1天，患者精神疲倦，T 36.5 ℃，P 105次/min，R 18次/min，BP 125/65 mmHg。身高175 cm，体重50 kg。左侧手背有留置针，正在滴注5%葡萄糖氯化钠注射液500 mL。

医嘱：静脉采血（血常规、生化、凝血功能、肝功能、肾功能）。

【临床任务】

任务1：接诊患者并执行医嘱。

【临床情境二】

患者全身乏力、头晕，入院至今4 h尿量约300 mL。急查生化检查，结果显示血钾2.8 mmol/L。

医嘱：5%葡萄糖注射液 500 mL+10% 氯化钾注射液 15 mL iv drip qd。

【临床任务】

任务2：结合患者的病情做出相应的处理并执行医嘱。

【临床情境三】

患者入院第2天。护士准备给患者接上当日的补液时发现，患者的左侧手背沿静脉走向出现条索状红线，长度2 cm，伴有发红、疼痛。

【临床任务】

任务3：评估患者情况并提出护理措施。

【思考题】

（考核说明：操作考核结束并计时后，考官酌情提问考生思考题。）

1. 此患者静脉采血时有哪些注意事项？

2. 简述静脉补钾的原则并判断该患者能否静脉补钾。

3. 该患者的静脉出现了什么问题？判断依据是什么？如何处理？

【案例反思】

操作完毕，考生在考官带领下进行引导性反馈，谈谈本案例对临床护理的启示。

参考答案

【临床考点】

（一）临床情境一的考点

1. 护士应先采集病史，评估、解释和安抚患者。

2. 准确采集静脉血标本：准确把握采血时机、采血部位（应选择右手肘部大血管）、采血方法、采血顺序。

本病例的排管顺序应为：①凝血功能的抗凝管（枸橼酸钠抗凝管）→②生化、肝功能、肾功能的血清管→③血常规的EDTA管。

3. 密切跟踪检查结果：患者3天前因进食困难出现乏力、头晕，应该标注急查，并及时跟踪生化的检查结果。

4. 观察患者有无营养失调、自理能力下降、跌倒等风险，及时进行宣教和预防措施的指导。

5. 做好患者的心理安抚、健康指导，给予患者人文关怀。

（二）临床情境二的考点

1. 血钾正常值为3.5～5.5 mmol/L，正确判断患者血钾2.8 mmol/L为低钾血症。

2. 评估患者低钾血症的临床表现，有无全身无力、食欲不振、腹胀、呼吸困难、心律失常等。该患者表现为全身乏力、头晕不适。

3. 评估患者可否补钾：患者入院至今4 h尿量约300 mL，医嘱的钾浓度为0.3%，根据补钾原则，可以补钾。

4. 评估患者现有的左侧手背的静脉留置针是否适合补钾：了解静脉留置针已使用

时间、静脉通道的回血情况，确认注射部位无外渗，方可补钾。

5. 注意调节滴数不超过每分钟40滴。

6. 做好静脉补钾的相关宣教和指导，并加强巡视，注重人文关怀。

（三）临床情境三的考点

1. 通过评估，判断患者出现了静脉炎。

2. 做好患者的解释工作，立即拔除原有的静脉留置针，重新选择粗直的静脉进行穿刺，以完成静脉补钾等输液计划。

3. 抬高患者左侧上肢并制动，遵医嘱局部使用50%硫酸镁行湿敷。

4. 安抚患者情绪，给予患者健康指导及人文关怀。

【答题解析】

1. 此患者静脉采血时有哪些注意事项？

答：为此患者准确采集静脉血标本的注意事项有以下4点。

（1）采血时机：患者的静脉采血医嘱中，生化项目最好在早晨空腹安静时采血。因此，患者的静脉采血时间宜选择空腹时。患者吞咽困难，采血前应询问患者最后一次进食进水的时间，若禁食时间达8 h，即可采血，以保证血标本采集的有效性和准确性。

（2）采血部位：①患者左侧手背正在输液，应选择右手采集血标本，以免影响检验的真实结果；②患者的采血项目较多，应选择肘部大血管穿刺，以保证采集速度和采血量；③避免在皮肤受损、瘢痕、炎症、硬结处进针。

（3）采血方法：①选择采血的静脉时，不宜拍打患者血管；②一般止血带捆扎不要超过1 min，时间过长，将影响结果；③局部消毒并待消毒液自然干燥后再穿刺，以防止标本溶血及皮肤产生灼烧感；④当采血不顺利时，切忌在同一处反复穿刺，以免标本溶血或出现小凝块影响检验结果；⑤含有抗凝剂的采血管在血液采集后宜立即轻柔颠倒混匀，防止凝血，但不可剧烈震荡混匀，以避免溶血；⑥询问患者是否有凝血功能异常或使用抗凝药物等，凝血功能异常者拔针后的按压时间应延长至10 min；⑦采集标本后应立即送检，并做好交接和记录。

（4）采血顺序：根据中华人民共和国卫生行业标准《静脉血液标本采集指南（WS/T 661—2020）》，不同采血管的采集顺序是，①血培养瓶；②枸橼酸钠抗凝采血管；③血清采血管，包括含有促凝剂和/或分离胶；④含有或不含分离胶的肝素抗凝采血管；⑤含有或不含分离胶的EDTA抗凝采血管；⑥葡萄糖酵解抑制采血管。

因此，本病例的排管顺序应为：①凝血功能的抗凝管（枸橼酸钠抗凝管）→②生化、肝功能、肾功能的血清管→③血常规的EDTA管。

2. 简述静脉补钾的原则并判断该患者能否静脉补钾。

答：

（1）补钾原则：①不宜过早，见尿补钾，询问患者今天的尿量，保证患者在每小时尿量＞40 mL或每天尿量＞500 mL时进行补钾；②不宜过浓，补钾溶液的浓度不超过0.3%；③不宜过快，成年人每分钟的补钾滴数为30～40滴；④不宜过多，成年人每天补钾量不超过5 g。

（2）患者入院至今4 h尿量约300 mL，目前补钾医嘱的浓度为0.3%，根据补钾原则，患者可以补钾。

3. 该患者的静脉出现了什么问题？判断依据是什么？如何处理？

答：

（1）该患者的静脉发生静脉炎，属于3级。

（2）根据美国静脉炎护理实践标准，穿刺部位疼痛伴发红、条索状物形成，可触摸到条索状静脉，即为3级。若条索状静脉长度＞2.5 cm则判断为4级。

（3）患者此时静脉炎的处理方法包括：

1）停止此部位的输液，更换输液部位重新穿刺。

2）患肢抬高、制动。

3）局部使用50%硫酸镁行湿敷。

4）超短波理疗。

5）中药治疗。

6）如合并感染，遵医嘱给予抗生素治疗。

【案例启示】

本案例的护理提示我们：要加强患者及家属的心理护理，对于外周静脉使用高浓度药物应选择好静脉通道，并严密观察。

1. 因患者吞咽困难，不能进食，体重下降明显，加之输液出现并发症，应重视患者和家属的焦虑或恐惧心理，及时给予安抚。平复情绪有助于各项护理工作的顺利开展。

2. 应将责任心、爱心、耐心贯穿整个护理过程中，关心患者感受，倾听患者主诉，选择切实有效的护理措施解决患者的健康问题，充分发挥专业精神，密切观察患者病情变化，全面分析问题，做出专业、准确的判断，最终达到守护患者生命健康的目的，同时体现护士良好的人文关怀素质。

（王玉翠　陈妙霞）

第十四节 胃癌患者的护理

【考核说明】

（一）考核内容及方式

1. 考核内容：以案例为主线，在健康评估基础上重点考核学生的操作技能、理论知识及临床思维能力等。

2. 必考操作：鼻饲法、卧床患者更换床单法。

3. 其他技能：除以上必考操作外，考核学生结合临床情境判断患者还需进行的其他护理技能，以口述方式表达，不需实际操作。

4. 理论知识：考核学生围绕临床情境所需的理论知识的应用情况。

5. 临床思维：通过【思考题】和【临床任务】考核学生发现问题、分析问题、解决问题的临床思维及职业素养。

（二）考核要求及评分方法

1. 考核要求：本案例共3个临床情境、5道思考题和6个临床任务。考核时长30 min（包括用物准备），或由考官酌情决定。

2. 评分方法：由考官对考生操作的规范性、准确性、熟练度，以及沟通能力、合作能力、临床思维能力进行综合考评，采用百分制计分，包括个人得分和团队得分。

（1）个人得分：根据每位考生的技能考核或理论答题完成情况计分。

（2）团队得分：依据案例所需工作内容的完成度、完成质量及团队合作情况计分。

（三）区域布局

1. 准备区：配备鼻饲法、卧床患者更换床单法的技术操作相关用物。

2. 操作区：配备病床、床旁桌椅、护理人模型等。

（四）角色分配

1. 2名考生扮演护士：①由考官指定或考生抽签决定角色A或B；②每个情境开始时，考官给每位考生提供一个任务卡，考生之间不可商量答案；③负责操作的学生不可协助答题，负责答题的学生完成答题后可协助操作。

2. 患者1名、医生1名：由实训室配备。

（五）考核程序

1. 考生进入考场，阅读【病例介绍】，开始计时。

2. 考官根据考核目的，出示【临床情境】【思考题】和【临床任务】，考生按指令进行操作或答题。

3. 预设的考核时间到，考官示意考生终止操作。如考生提前结束操作，则举手示意，考官记录操作结束的时间。

【病例介绍】

患者，男，71岁，已婚，初中毕业，农民。

主诉：反酸、腹胀、腹痛1月余。

简要病史：患者因反酸、腹胀、腹痛1月余，胃镜病理活检诊断为“胃癌”而入院。患者既往有胃溃疡病史10年，曾口服药物治疗（具体不详）。

初步诊断：胃癌。

【临床情境一】

入院第1天，患者中午突然呕吐胃内容物约1000 mL，伴心慌、气促。面色苍白，意识清醒。

体格检查：T 36.1 ℃，P 98次/min，R 22次/min，BP 100/50 mmHg。

医嘱：留置胃管，胃肠减压。

【思考题】

1. 该患者留置胃管的长度应如何测量？

2. 该患者留置胃管胃肠减压后仍出现呕吐，考虑胃管方面出现了什么问题？应如何处理？

【临床任务】

任务1：评估患者并执行医嘱。

任务2：在答题纸上书写或口述回答以上思考题。

【临床情境二】

患者再次呕吐黄色胃内容物200 mL，并出现烦躁不安，神情紧张，呼吸急促、困难的情况，其用双手捂住喉咙，焦躁地说：“护士，我觉得喘不过气来。”

体格检查：P 118次/min，R 32次/min，BP 100/50 mmHg。

【思考题】

（接临床情境一的思考题）

3. 结合病情，该患者极有可能出现了什么问题？

4. 作为管床护士，应该采取哪些应急护理措施？

【临床任务】

任务3：结合患者的病情给予相应的处理。

任务4：在答题纸上书写或口述回答以上思考题。

【临床情境三】

全胃切除术后第1天，患者腹腔引流管引流口处渗出液比较多，床单污迹明显，需予以更换。

【思考题】

（接临床情境二的思考题）

5. 更换床单前及更换过程中在管道护理方面要特别注意什么？

【临床任务】

任务5：给卧床患者更换床单。

任务6：在答题纸上书写或口述回答以上思考题。

【案例反思】

操作完毕，考生在考官带领下进行引导性反馈，谈谈本案例对临床护理的启示。

参考答案

【临床考点】

（一）临床情境一的考点

1. 嘱患者将头偏向一侧以防误吸，及时为其清理呕吐物，必要时进行口腔护理。嘱患者禁食禁饮。准确记录呕吐物性质、量、颜色。及时报告医生患者呕吐情况。

2. 为患者建立静脉通道（用大号针头）。

3. 遵医嘱为患者留置胃管行胃肠减压，插管长度为前额发际到胸骨剑突的长度，再增加10 cm。

4. 做好患者的心理安抚、健康指导，给予患者人文关怀。

（二）临床情境二的考点

1. 检查患者口腔有无残留呕吐物，协助其翻身并给予拍背以辅助排痰。

2. 听诊肺部，判断患者误吸状态并作出对应处理。

3. 准备吸痰用物，及时为患者吸痰，保持呼吸道通畅。

4. 摇高床头，给予吸氧或调高吸氧流量。

5. 给予心电监测，监测患者血氧、心率、血压，观察患者嘴唇及甲床发绀情况。

6. 检查胃管通畅度及置入深度是否合适。

7. 嘱患者若再呕吐，要将头偏向一侧，以防误吸。

8. 做好患者的心理安抚。

（三）临床情境三的考点

1. 评估渗出液的性质、颜色、量。

2. 了解患者体温及营养状况，为患者进行腹部体格检查，评估并发症（吻合口瘘）发生的可能性。

3. 通知医生换药。

4. 及时更换患者潮湿的衣服及床上用品。

5. 向患者解释渗液多的原因。

6. 注意做好患者伤口周围皮肤的保护，预防皮炎发生。

【答题解析】

1. 该患者留置胃管的长度应如何测量?

答：用于胃肠减压的胃管前端应插至胃窦部，因此测量患者前额发际至胸骨剑突处的距离，再加10 cm即为留置胃管的长度。

2. 该患者留置胃管胃肠减压后仍出现呕吐，考虑胃管方面出现了什么问题? 应如何处理?

答：该患者留置胃管胃肠减压后仍出现呕吐，考虑胃管方面出现了以下2个问题。

（1）胃管置入深度不够，未及时引出胃内容物，需及时调整胃管深度至胃窦部。

（2）胃管被胃内容物堵塞，致胃内容物滞留在胃内，应用甘油注射器回抽或用少量盐水冲洗，促使胃管复通，以及时引出胃内容物，避免再次呕吐。

3. 结合病情，该患者极有可能出现了什么问题?

答：结合病情，该患者极有可能出现了误吸，呕吐物堵塞呼吸道。

4. 作为管床护士，应该采取哪些应急护理措施?

答：作为管床护士，应该采取以下6点应急护理措施。

（1）检查患者口腔有无残留呕吐物，协助其翻身并给予拍背以辅助排痰。

（2）听诊肺部，判断患者误吸状态并作出对应处理。

（3）准备吸痰用物，及时为患者吸痰。

（4）摇高床头，调高氧流量。

（5）心电监测患者血氧、心率、血压，观察患者嘴唇及甲床发绀情况。

（6）嘱患者若再呕吐，要将头偏向一侧，以防误吸。

5. 更换床单前及更换过程中在管道护理方面要特别注意什么?

答：更换床单前及更换过程中在管道护理方面要特别注意以下2点。

（1）更换床单前需检查胃管及腹腔引流管是否固定良好，是否有充足的松动长度以满足卧床更换床单时的翻身需要。

（2）卧床更换床单过程中需严密预防非计划性拔管的发生。

【案例启示】

本案例的护理提示我们:

1. 老年患者呕吐时，关键是要注意防误吸，呕吐后应及时为患者清理呕吐物，及时辅助患者漱口、清洁面部，保持患者口腔、颜面清洁，衣服及床单位干洁。

2. 为卧床患者更换床单时应动作轻柔，特别对于术后早期患者，应尽量减少由翻身牵拉导致的伤口疼痛，有管道者要注意妥善放置管道，严防更换床单时牵拉管道导致脱管或引流液反流，同时注意做好患者的保暖工作，体现护士良好的人文关怀素质。

（罗凝香　陈玉英）

第十五节　直肠癌患者的护理

【考核说明】

（一）考核内容及方式

1. 考核内容：以案例为主线，在健康评估基础上重点考核学生的操作技能、理论知识及临床思维能力等。

2. 必考操作：导尿术、床上擦浴。

3. 其他技能：除以上必考操作外，考核学生结合临床情境判断患者还需进行的其他护理技能，以口述方式表达，不需实际操作。

4. 理论知识：考核学生围绕临床情境所需的理论知识的应用情况。

5. 临床思维：通过【思考题】和【临床任务】考核学生发现问题、分析问题、解决问题的临床思维及职业素养。

（二）考核要求及评分方法

1. 考核要求：本案例共3个临床情境和3个临床任务，考核时长40～50 min（包括用物准备），或由考官酌情决定。另设7道思考题，操作考核结束并计时后由考官酌情提问。

2. 评分方法：由考官对考生操作的规范性、准确性、熟练度，以及沟通能力、合作能力、临床思维能力进行综合考评，采用百分制计分。

（三）区域布局

1. 准备区：配备导尿术、床上擦浴的技术操作相关用物。

2. 操作区：配备病床、床旁桌椅、护理人模型、导尿模型等。

（四）角色分配

1. 1名考生扮演护士。

2. 患者1名、医生1名：由实训室配备。

（五）考核程序

1. 考生进入考场，阅读【病例介绍】，开始计时。

2. 考官根据考核目的，出示【临床情境】和【临床任务】，考生按指令进行操作或答题。

3. 预设的考核时间到，考官示意考生终止操作。如考生提前结束操作，则举手示意，考官记录操作结束的时间。

4. 考官酌情提问考生思考题。

【病例介绍】

患者，男，83岁，已婚，文盲，农民。

主诉：排便次数增加、大便带血半年余，加重1个月。

简要病史：患者因排便次数增加、大便带血伴里急后重感半年余，加重1个月，肠镜检查发现距肛门3 cm处有一菜花状肿物，病理活检诊断为“直肠癌”而入院。患者既往有高血压、前列腺增生病史5年。间中服用降压药，没有规律监测血压。

体格检查：T 36.7 ℃，P 86次/min，R 20次/min，BP 155/80 mmHg。

初步诊断：直肠癌。

【临床情境一】

患者已完善各项术前检查，拟上午8点送手术室行腹会阴联合直肠癌根治术（Miles手术）。

医嘱：术前留置导尿管。

【临床任务】

任务1：评估患者并执行医嘱。

【临床情境二】

手术后第1天，拟为患者进行床上擦浴。床上擦浴的过程中，患者右上肢正进行静脉输液，护士发现患者左侧腹壁肠造口黏膜呈暗红色。

【临床任务】

任务2：给患者进行床上擦浴。

【临床情境三】

手术后第6天，患者情况良好，半流饮食，伤口无渗液，导尿管引出液清。

医嘱：拔除导尿管。

【临床任务】

任务3：评估患者并执行医嘱。

【思考题】

（考核说明：操作考核结束并计时后，考官酌情提问考生思考题。）

1. 导尿过程中发现该患者的导尿管置入困难，原因可能是什么？应如何处理？

2. 该患者导尿管插入的长度应为多少？如何操作？

3. 拔除导尿管8 h后，患者仍未自解小便，自诉无尿意，体格检查发现下腹部稍膨隆。该患者可能出现了什么问题？

4. 如果给患者重新留置导尿管，首次放尿应注意什么？为什么？

5. 给该患者进行床上擦浴时，擦洗四肢的方向应该怎样安排？穿、脱衣服的顺序应该怎样安排？

6. 此时该患者的肠造口黏膜呈暗红色，是否正常？应如何处理？

7. 床上擦浴后患者应以何种卧位为主？为什么？

【案例反思】

操作完毕，考生在考官带领下进行引导性反馈，谈谈本案例对临床护理的启示。

参考答案

【临床考点】

（一）临床情境一的考点

1. 评估患者是否有尿频、夜尿增多、排尿困难等前列腺增生的症状及严重程度。

2. 查看患者泌尿系统超声检查结果，评估前列腺增生的严重程度。

3. 选用尖头导尿管；插管前除按常规润滑导尿管外，还可自尿道外口注入4～5 mL无菌石蜡油，以利于全尿道润滑，减少插管摩擦力。

4. 如使用尖头导尿管仍不能置入，不可暴力操作，应及时报告医生处理，提议到手术室麻醉后再置入。

5. 做好患者的健康指导，给予患者人文关怀。

（二）临床情境二的考点

1. 给患者床上擦浴时，应注意做好患者的保暖及隐私的保护，以利于达到皮肤清洁的目的。

2. 因该患者的右上肢正在进行静脉输液，故给患者床上擦浴时，应注意观察患者病情变化，注意静脉输液的通畅和输液速度等。脱衣时，应先脱左侧后脱右侧；穿衣时，应先穿右侧后穿左侧。

3. 引流管的护理与观察：妥善固定引流管，保持引流管通畅，观察引流液的颜色、性质、量。

4. 早期并发症的观察：观察患者是否有出血、吻合口瘘或造口缺血坏死等情况。

5. 给予患者术后活动指导。

（三）临床情境三的考点

1. 评估患者是否有缺水表现，如口干、皮肤弹性差、尿色深等。

2. 评估患者近期出入量，是否有出多入少的现象。

3. 排查肝、肾、心等方面导致的水钠潴留。

4. 检查患者膀胱充盈情况，评估是否有尿潴留及潴留量，必要时行超声检查以协助评估。

【答题解析】

1. 导尿过程中发现该患者的导尿管置入困难，原因可能是什么？应如何处理？

答：该患者置入导尿管困难的原因，可能是前列腺增生压迫尿道使之变窄。普通导尿管不容易置入，可尝试改用尖头导尿管，如果仍然不能置入，不可暴力操作，应及时报告医生处理，或建议患者到手术室麻醉后再置入导尿管，以减轻患者的痛苦。

2. 该患者导尿管插入的长度应为多少？如何操作？

答：该患者导尿管插入的长度应为20～22 cm，插入双腔气囊导尿管见尿后，再插入7～10 cm。

3. 拔除导尿管8 h后，患者仍未自解小便，自诉无尿意，体格检查发现下腹部稍膨隆。该患者可能出现了什么问题？

答：该患者拔导尿管后8 h仍未自解小便，可能出现了尿潴留。

4. 如果给患者重新留置导尿管，首次放尿应注意什么？为什么？

答：如果该患者重新留置导尿管，首次放出的尿量不应超过1000 mL。因为尿液潴留于膀胱内，会造成膀胱高度膨胀，如果首次放尿超过1000 mL，腹腔内压力会突然降低，原来被挤压排空的腹腔内血管会因为腹腔内压力降低而在短时间内被血液快速充盈，血液大量滞留在腹腔血管内，易引起全身血压下降而出现休克、晕倒等症状。而且，如果放尿过快，膀胱内压力突然降低，也会导致受压迫缺血的膀胱黏膜急剧充血而形成血尿。

5. 给该患者进行床上擦浴时，擦洗四肢的方向应该怎样安排？穿、脱衣服的顺序应该怎样安排？

答：

（1）给该患者擦洗四肢时，应从远心端朝近心端方向擦洗，以促进静脉回流。

（2）该患者的右上肢正在进行静脉输液，脱衣时，应先脱左侧后脱右侧；穿衣时，应先穿右侧后穿左侧。

6. 此时该患者的肠造口黏膜呈暗红色，是否正常？应如何处理？

答：正常肠造口颜色呈红色，此时该患者的肠造口黏膜呈暗红色为不正常，提示患者的肠黏膜缺血，应及时报告医生予以处理。

7. 床上擦浴后患者应以何种卧位为主？为什么？

答：床上擦浴后，患者应以平卧或患侧（左侧）卧位为主，尽量避免健侧卧位。因为Miles手术一般在左下腹做永久性肠造口，腹部伤口未愈合前，如果造口底板出现松脱，采用健侧卧位会导致粪水流入腹部伤口而造成伤口感染。

【案例启示】

本案例的护理提示我们：导尿及床上擦浴均会暴露患者的隐私部位，故在为患者进行这两项技能操作时，护士要注意做好患者的遮挡及保暖工作，保护好患者的隐私，同时因患者是前列腺增生的老年男性患者，留置导尿管有困难时绝不可暴力操作，可预见性地选择尖头导尿管并充分润滑后再操作。操作时应时刻关注患者的感受，及时给予回应并作出相应处理，预防患者受凉或损伤，体现护士尊重病患、关爱患者的人文精神。

（罗凝香　陈玉英）

第十六节　肝癌患者的护理

【考核说明】

（一）考核内容及方式

1. 考核内容：以案例为主线，在健康评估基础上重点考核学生的操作技能、理论知识及临床思维能力等。

2. 必考操作：卧床患者更换床单法、床上擦浴。

3. 其他技能：除以上必考操作外，考核学生结合临床情境判断患者还需进行的其他护理技能，以口述方式表达，不需实际操作。

4. 理论知识：考核学生围绕临床情境所需的理论知识的应用情况。

5. 临床思维：通过【思考题】和【临床任务】考核学生发现问题、分析问题、解决问题的临床思维及职业素养。

（二）考核要求及评分方法

1. 考核要求：本案例共2个临床情境和2个临床任务，考核时长40～50 min（包括用物准备），或由考官酌情决定。另设2道思考题，操作考核结束并计时后由考官酌情提问。

2. 评分方法：由考官对考生操作的规范性、准确性、熟练度，以及沟通能力、合作能力、临床思维能力进行综合考评，采用百分制计分。

（三）区域布局

1. 准备区：配备卧床患者更换床单法、床上擦浴的技术操作相关用物（由实训室准备，考生检查并补充操作物品）。

2. 操作区：配备病床、床旁桌椅、护理人模型等。

（四）角色分配

1. 1名考生扮演护士。

2. 患者1名：由实训室配备。

（五）考核程序

1. 考生进入考场，阅读【病例介绍】，开始计时。

2. 考官根据考核目的，出示【临床情境】和【临床任务】，考生按指令进行操作或答题。

3. 预设的考核时间到，考官示意考生终止操作。如考生提前结束操作，则举手示意，考官记录操作结束的时间。

4. 考官酌情提问考生思考题。

【病例介绍】

患者，男，60岁，已婚，初中毕业，工人。

主诉：右上腹持续性钝痛20余天，加重3天。

简要病史：患者因出现右上腹持续性钝痛20余天，加重3天，伴随乏力、腹胀、食欲下降、体重下降等而被门诊收入院。患者既往有乙肝病史30余年，脑卒中病史5年，现右侧肢体偏瘫。

体格检查：T 37.5 ℃，P 78次/min，R 20次/min，BP 130/85 mmHg，身高172 cm，体重53 kg。意识清醒，查体合作。皮肤、巩膜中度黄染，全身浅表淋巴结无肿大，腹部平坦，未见腹壁静脉曲张，腹软，肝脏未触及，脾脏于肋下2 cm可触及，腹部叩诊呈鼓音，移动性浊音阴性，肠鸣音3～5次/min。

辅助检查：甲胎蛋白600 μg/L；腹部CT示肝硬化、脾大、右肝前上段占位性病变。

初步诊断：肝硬化；原发性肝癌；门静脉高压。

【临床情境一】

患者意识清醒，面色蜡黄，虚弱乏力，精神状态差，刚呕吐胃内容物1次，约200 mL，弄脏了床单位，左手留置静脉输液进行护肝及营养治疗。

护嘱：更换床单。

【临床任务】

任务1：接诊患者并执行护嘱。

【临床情境二】

患者行右肝癌切除术后第3天，意识清醒，表情淡漠，伤口无渗液，留置的胃管及腹腔引流管通畅，留置的左颈静脉穿刺输液管通畅。

护嘱：床上擦浴。

【临床任务】

任务2：评估患者并执行护嘱。

【思考题】

（考核说明：考核结束并计时后，考官酌情提问考生思考题。）

1. 按照入院后时间顺序及轻重缓急的原则，列出患者的主要护理问题及护理措施。

2. 护士在为患者进行床上擦浴的过程中，发现患者双手有扑翼样震颤，家属反映患者术后的性格、行为有些怪异。请问：该患者可能出现了什么情况？请提出相应的护理措施。

【案例反思】

操作完毕，考生在考官带领下进行引导性反馈，谈谈本案例对临床护理的启示。

参考答案

【临床考点】

（一）临床情境一的考点

1. 护士操作时应注意调节室温及保护患者的隐私，防止患者受凉。

2. 患者上腹部疼痛及乏力，体形消瘦，操作中应注意观察病情及给予人文关怀。

3. 患者呕吐胃内容物，要观察患者呕吐的次数、量及性质，有无伴随其他不适等，同时关心、安慰患者。

4. 患者左手留置静脉输液，为患者更换床单时要注意补液的通畅及输液速度等。

5. 患者有脑卒中病史5年，右侧肢体偏瘫。在为患者更换床单时，应注意做好翻身的协助，同时要注意安全，防止患者坠床。更换床单后应协助患者取良肢位。

（二）临床情境二的考点

1. 患者有伤口，留置胃管及腹腔引流管，留置左颈静脉穿刺输液管，故在床上擦浴时注意不要弄湿患者伤口，保持引流管及补液的固定、通畅，注意输液速度等。

2. 患者有脑卒中病史5年，现右侧肢体偏瘫，为其进行床上擦浴时应注意穿衣及脱衣的顺序。脱衣时，应先脱健侧后脱患侧；穿衣时，应先穿患侧后穿健侧。

3. 为患者进行床上擦浴时，应注意严密观察患者病情变化，如发现患者有表情淡漠、扑翼样震颤及性格、行为怪异等情况，应考虑是否发生肝性脑病，并及时汇报医生，积极处理。

【答题解析】

1. 按照入院后时间顺序及轻重缓急的原则，列出患者的主要护理问题及护理措施。

答：

（1）主要护理问题：

1）疼痛：与肿瘤迅速增长导致肝包膜张力增加等有关。

2）发热：可能与恶性肿瘤造成的癌性发热有关。

3）营养失调：低于机体需要量，与食欲减退、肿瘤引起高代谢消耗等有关。

4）活动无耐力：与疾病进展引起全身代谢异常有关。

5）焦虑/恐惧：与担心疼痛、疾病预后等因素有关。

6）潜在并发症：出血、感染、肝性脑病等。

（2）护理措施：

1）疼痛的护理：患者出现右上腹持续性钝痛，应评估患者疼痛发生的时间、部位、性质、诱因和程度，遵医嘱按照三阶梯止痛原则给予镇痛药物，并观察药物效果及不良反应，指导患者控制疼痛和分散注意力的方法。

2）发热的护理：患者有低热，嘱患者卧床休息，多饮水补充水分，补足营养。调节好病室的室温和湿度，经常通风换气。若患者出现高热，可先给予物理降温，必要时遵医嘱给予药物降温。

3）饮食护理：嘱患者采用高热量、高维生素、低脂、易消化饮食及选择营养价值高的优质蛋白饮食，少量多餐进食。若进食不能达到所需的能量及营养素，可考虑增加口服营养或补充肠内外营养。

4）休息与活动：嘱患者卧床休息，保持充足的睡眠和体力。

5）心理护理：做好患者的心理安慰，给予患者精神上的支持，鼓励患者及家属共同面对疾病，建立战胜疾病的信心；及时缓解患者紧张情绪及全身不适症状，保持患者舒适。

6）病情观察：严密观察患者的生命体征，准确记录24 h出入量，每天观察患者的体重及腹部体征，做好相应处理以预防并发症的发生。嘱患者尽量避免进食干硬食物，以免导致食管胃底静脉曲张破裂出血；尽量避免剧烈咳嗽、用力排便等使腹压骤升的动作；避免肝性脑病的诱因，可遵医嘱给予患者间歇吸氧3～4日，严禁使用肥皂水为患者灌肠。若患者突发腹痛伴腹膜刺激征，应怀疑是肝癌破裂出血，此时应立即汇报医生并做好抢救处理。

2. 护士在为患者进行床上擦浴的过程中，发现患者双手有扑翼样震颤，家属反映患者术后的性格、行为有些怪异。请问：该患者可能出现了什么情况？请提出相应的护理措施。

答：

（1）患者可能出现了肝性脑病。

（2）肝性脑病的主要护理措施如下：

1）及时将患者病情变化告知医生，并观察患者有无其他肝性脑病的早期症状。

2）遵医嘱给予患者吸氧，以保护患者肝功能。

3）注意避免肝性脑病的诱因，如上消化道出血、高蛋白饮食、便秘、感染、应用麻醉剂、使用镇静催眠药等。禁用肥皂水为患者灌肠，以免诱发肝性脑病。

4）遵医嘱给予患者新霉素或卡那霉素，抑制肠道细菌繁殖，减少氨的产生。

5）遵医嘱给予患者降血氨药、富含支链氨基酸的制剂或溶液。

6）指导患者限制蛋白质的摄入。

【案例启示】

本案例的护理提示我们：

1. 要加强癌症患者的症状管理，做好患者及家属的心理护理。

2. 因患者有腹痛加剧，精神、胃纳差及体重明显下降等症状，患者和家属会出现焦虑或担忧心理，此时应在提供一般护理的基础上，及时给予安抚，平复情绪有助于各项护理工作的顺利开展。

3. 在患者出现呕吐等导致床单位不清洁的情况时，应及时更换床单，以保持床单位整洁，减少患者和家属的视觉刺激，同时做好患者的保暖工作，体现护士人文关怀、尊重患者的良好专业素质。对病情较重而无法自行洗澡的患者，要做好床上擦浴的护理，擦浴过程中要注意观察患者病情变化，如患者出现性格、行为变化，表情淡漠，双手有扑翼样震颤等肝性脑病症状时，要及时报告医生并进行相应处理。

（陈玉英　罗凝香）

第十七节　子宫肌瘤患者的护理

【考核说明】

（一）考核内容及方式

1. 考核内容：以案例为主线，在健康评估基础上重点考核学生的操作技能、理论知识及临床思维能力等。

2. 必考操作：鼻导管给氧法、静脉输血法、留置导尿术。

3. 其他技能：除以上必考操作外，考核学生结合临床情境判断患者还需进行的其他护理技能，以口述方式表达，不需实际操作。

4. 理论知识：考核学生围绕临床情境所需的理论知识的应用情况。

5. 临床思维：通过【思考题】和【临床任务】考核学生发现问题、分析问题、解决问题的临床思维及职业素养。

（二）考核要求及评分方法

1. 考核要求：本案例共3个临床情境、7道思考题和6个临床任务。考核时长40 min（包括用物准备），或由考官酌情决定。

2. 评分方法：由考官对考生操作的规范性、准确性、熟练度，以及沟通能力、合作能力、临床思维能力进行综合考评，采用百分制计分，包括个人得分和团队得分。

（1）个人得分：根据每位考生的技能考核或理论答题完成情况计分。

（2）团队得分：依据案例所需工作内容的完成度、完成质量及团队合作情况计分。

（三）区域布局

1. 准备区：配备鼻导管给氧法、静脉输血法、留置导尿术的技术操作相关用物。

2. 操作区：配备病床、床旁桌椅、护理人模型、氧气装置、静脉手臂模型、导尿模型等。

（四）角色分配

1. 2名考生扮演护士：①由考官指定或考生抽签决定角色A或B；②每个情境开始时，考官给每位考生提供一个任务卡，考生之间不可商量答案；③负责操作的学生不可协助答题，负责答题的学生完成答题后可协助操作。

2. 患者1名、医生1名：由实训室配备。

（五）考核程序

1. 考生进入考场，阅读【病例介绍】，开始计时。

2. 考官根据考核目的，出示【临床情境】【思考题】和【临床任务】，考生按指令进行操作或答题。

3. 预设的考核时间到，考官示意考生终止操作。如考生提前结束操作，则举手示意，考官记录操作结束的时间。

【病例介绍】

患者，女，49岁，已婚，小学毕业，农民。

主诉：经期紊乱3年，月经量增多2个月。

简要病史：患者近3年经期紊乱，近2个月月经量明显增多，经期延长，伴头晕、乏力。曾服用中药治疗，具体用药不详，效果欠佳。末次月经为2周前。

体格检查：意识清醒，查体合作。全身皮肤及黏膜无黄染，无皮下出血点。面色、甲床稍苍白，眼睑结膜苍白。双肺呼吸音清，未闻及干、湿啰音。心率108次/min，律齐，未闻及杂音。腹壁稍隆起，未扪及包块，无压痛及反跳痛。

妇科检查：外阴发育正常，已产式，阴道通畅，宫颈光滑，无接触性出血，无抬举痛。宫体前位，增大如孕4月大小，质中，活动度可，无压痛。

辅助检查：B超提示子宫增大、多发性子宫肌瘤，肌瘤最大约58 mm × 49 mm × 59 mm。血常规提示血红蛋白42 g/L。

初步诊断：多发性子宫肌瘤；重度贫血。

【临床情境一】

患者诉头晕不适、活动后气促、乏力。T 37.4 ℃，P 108次/min，R 20次/min，BP 88/58 mmHg。

医嘱：低流量吸氧；静脉采血（交叉配血试验）；同型红细胞悬液 2 U iv drip。

【思考题】

1. 简述为患者吸氧的注意事项。

2. 输血时，应如何做好查对工作？

【临床任务】

任务1：结合患者的病情给予初步处理并执行医嘱。

（考核说明：患者在吸氧过程中，提出要喝水。）

任务2：在答题纸上书写或口述回答以上思考题。

【临床情境二】

输血过程中，患者诉呼吸困难，检查发现面色潮红，眼睑、口唇水肿，全身皮肤散在斑丘疹。

【思考题】

（接临床情境一的思考题）

3. 结合患者当前的情况，考虑患者出现了什么问题？

4. 结合患者当前病情，应给予哪些护理措施？

5. 患者呼吸困难，拟调大吸氧流量，应如何操作？

【临床任务】

任务3：结合患者的病情给予初步处理。

任务4：在答题纸上书写或口述回答以上思考题。

【临床情境三】

为患者进一步完善相关检查，予输血、补血治疗后复查血常规，结果提示血红蛋白81 g/L。今天送手术室行腹腔镜下子宫肌瘤切除术，患者术中留置导尿管，术后安全返回病房。

医嘱：请接手术患者并做好留置导尿管护理。

【思考题】

（接临床情境二的思考题）

6. 患者留置导尿管，如何预防泌尿系逆行感染？

7. 患者术后拟离床活动，应如何固定导尿管及向患者进行健康宣教？

【临床任务】

任务5：接手术患者并执行医嘱。

任务6：在答题纸上书写或口述回答以上思考题。

【案例反思】

操作完毕，考生在考官带领下进行引导性反馈，谈谈本案例对临床护理的启示。

参考答案

【临床考点】

（一）临床情境一的考点

1. 低流量吸氧的操作方法及注意事项：选择单腔或双腔鼻导管为患者进行低流量吸氧。使用鼻导管前，注意检查、清理患者鼻腔，保持气道通畅。氧气进入人体呼吸道前须经过湿化瓶湿化。吸氧时注意防火、防震、防油、防热。嘱患者不要自行调节氧气开关。注意观察患者症状有无改善，及时调整用氧浓度。

2. 患者在吸氧过程中，提出要喝水：为防止误吸，应暂停吸氧，先分离鼻导管与湿化瓶连接处或取下鼻导管，等患者喝水后，再接上鼻导管。

3. 输血查对制度：

（1）备血时：核对患者的血型单、医嘱单、输血处方，确认输血处方内姓名、住院号、血制品类型、血制品剂量、血型无误；若尚未配血，同时应采集血标本，核对输血申请单，送血库行交叉配血试验。

（2）取血时：根据输血处方，至血库取血，与血库人员持发血报告单、血袋共同核对姓名、床号、住院号、血袋号、血型、交叉配血试验结果、血制品种类及剂量，同时检查血制品有效期、包装完整性及血液质量，确认血制品在有效期内，血袋完整无破损，血液无变色、浑浊、血凝块或其他异常物质，方可签字取血。

（3）输血时：2名护士持医嘱、血型单、血袋、发血报告单在床边共同核对患者的姓名、床号、住院号、血袋号、血型、交叉配血试验结果、血制品种类及剂量，同时检查血制品有效期、包装完整性及血液质量，询问患者姓名、血型。

（二）临床情境二的考点

1. 输血过敏反应的临床表现：轻度过敏反应表现为皮肤瘙痒，局部或全身荨麻疹；中度过敏反应出现血管神经性水肿，颜面部多见，也可发生喉头水肿；重度时发生过敏性休克。

2. 输血过敏反应的护理措施：

（1）立即停止输血，并通知医生。

（2）更换输液管，用0.9%氯化钠溶液维持患者静脉通道，以备急救使用。

（3）遵医嘱给予患者肌内注射1∶1000肾上腺素0.5～1 mL或静脉滴注地塞米松等抗过敏药物。

（4）及时给予呼吸困难者氧气吸入，必要时行气管切开。

（5）遵医嘱给予患者抗休克治疗。

（6）严密监测患者生命体征变化。

（7）保留血袋备查。

3. 患者呼吸困难，需调大氧流量的注意事项：先将患者鼻导管取下，调节氧流量表，调节好后再为患者戴好鼻导管，或分离鼻导管与湿化瓶连接处，调节至需要流量后，再重新连接鼻导管与湿化瓶。必要时，更换为面罩吸氧。

（三）临床情境三的考点

（1）接手术患者前，做好床单及相关用物准备，如心电监护仪、输液架等。

（2）术后患者返回病房，检查患者神志、伤口、皮肤、各类管道、带入补液等情况，与陪同返回的医护人员做好病情交接。协助将患者转移至床单位，过床时注意保护氧管、输液管、导尿管、引流管等。

（3）根据术后医嘱，为患者连接心电监护仪，妥善固定氧管、导尿管及引流管等，各类管道使用不同颜色标识并注明管道名称、留置时间，尿袋、引流袋应注明更换时间。

（4）向患者交代术后饮食、活动、病情自我观察的注意事项，指导其活动时注意保护导尿管，避免用力牵拉导致导尿管脱出，避免导尿管弯曲、打折、受压。离床活动时，将集尿袋固定于上衣下摆或裤子上，不要高过膀胱，以防止尿液反流；病情允许时，鼓励患者每天摄入水量2000 mL以上。

【答题解析】

1. 简述为患者吸氧的注意事项。

答：低流量吸氧一般选择使用单腔或双腔鼻导管。使用鼻导管前，注意检查、清理患者鼻腔，保持气道通畅。氧气进入人体呼吸道前须经过湿化瓶湿化，长时间吸氧应注意及时检查湿化瓶水量。吸氧时注意防火、防震、防油、防热。嘱患者不要自行调节氧气开关。注意观察患者症状有无改善，及时调整用氧浓度。

2. 输血时，应如何做好查对工作？

（1）备血时：核对患者的血型单、医嘱单、输血处方，确认输血处方内姓名、住院号、血制品类型、血制品剂量、血型无误；若尚未配血，同时应采集血标本，核对输血申请单，送血库行交叉配血试验。

（2）取血时：根据输血处方，至血库取血，与血库人员持发血报告单、血袋共同核对姓名、床号、住院号、血袋号、血型、交叉配血试验结果、血制品种类及剂量，同时检查血制品有效期、包装完整性及血液质量，确认血制品在有效期内，血袋完整无破损，血液无变色、浑浊、血凝块或其他异常物质，方可签字取血。

（3）输血时：2名护士持医嘱、血型单、血袋、发血报告单在床边共同核对患者的姓名、床号、住院号、血袋号、血型、交叉配血试验结果、血制品种类及剂量，同时检查血制品有效期、包装完整性及血液质量，询问患者姓名、血型。

3. 结合患者当前的情况，考虑患者出现了什么问题？

答：患者出现了过敏反应。

4. 结合患者当前病情，应给予哪些护理措施？

答：

（1）立即停止输血，并通知医生。

（2）更换输液管，用0.9%氯化钠溶液维持患者静脉通道，以备急救使用。

（3）遵医嘱给予患者肌内注射1∶1000肾上腺素0.5～1 mL或静脉滴注地塞米松等抗过敏药物。

（4）及时给予呼吸困难者氧气吸入，必要时行气管切开。

（5）遵医嘱给予患者抗休克治疗。

（6）严密监测患者生命体征变化。

（7）保留血袋备查。

5. 患者呼吸困难，拟调大吸氧流量，应如何操作？

答：先将患者鼻导管取下，调节氧流量表，调节好后再为患者戴好鼻导管，或分离鼻导管与湿化瓶连接处，调节至需要流量后，再重新连接鼻导管与湿化瓶。必要时，更换为面罩吸氧。

6. 患者留置导尿管，如何预防泌尿系逆行感染？

答：子宫肌瘤手术后，患者留置导尿管的时间一般为1～2天，预防泌尿系逆行感染的措施有以下4点。

（1）保持尿道口及会阴部清洁：定期行会阴抹洗，擦拭外阴及尿道口，排便后及时清洗肛门及会阴部皮肤。

（2）观察尿液性状并及时倾倒：注意观察尿液情况，发现尿液性状、颜色改变，应及时处理。及时排空集尿袋内尿液，并记录尿量。

（3）集尿袋放置不超过膀胱高度，并避免挤压集尿袋，以防止尿液反流。

（4）病情允许时，鼓励患者每天摄入水量2000 mL以上，以达到冲洗尿道的目的。

7. 患者术后拟离床活动，应如何固定导尿管及向患者进行健康宣教？

答：

（1）将导尿管远端固定于大腿上，告知患者活动时注意保护导尿管，避免用力牵拉导致导尿管脱出，避免导尿管弯曲、打折、受压。

（2）卧床时，将集尿袋固定于床下方或床单侧缘，位置不要高过床沿。

（3）离床活动时，将集尿袋固定于上衣下摆或裤子上，不要超过膀胱高度，并避免挤压集尿袋，防止尿液反流。

（4）指导患者自行观察尿液情况，若出现尿液浑浊、沉淀、有结晶或其他不适时，应及时告知医务人员。

【案例启示】

子宫肌瘤是女性生殖系统最常见的良性肿瘤，该患者因子宫肌瘤导致月经过多，继发贫血，可行手术治疗。部分女性患者缺乏相关保健知识，在选择治疗方案时感到无助，本案例的护理提示我们：要加强患者及家属的心理护理。

1. 详细评估患者所具备的相关知识，与其建立良好的护患关系，讲解疾病有关知识，纠正其错误认识。

2. 为患者提供表达内心顾虑、感受和期望的机会与环境，帮助患者参与到护理和治疗方案的决定中。

3. 告知患者子宫肌瘤为良性肿瘤，消除其不必要的顾虑，增强康复信心。

（陈志昊　陈妙霞）

第十八节　异位妊娠患者的护理

【考核说明】

（一）考核内容及方式

1. 考核内容：以案例为主线，在健康评估基础上重点考核学生的操作技能、理论知识及临床思维能力等。

2. 必考操作：静脉血标本采集法、会阴抹洗法。

3. 其他技能：除以上必考操作外，考核学生结合临床情境判断患者还需进行的其他护理技能，以口述方式表达，不需实际操作。

4. 理论知识：考核学生围绕临床情境所需的理论知识的应用情况。

5. 临床思维：通过【思考题】和【临床任务】考核学生发现问题、分析问题、解决问题的临床思维及职业素养。

（二）考核要求及评分方法

1. 考核要求：本案例共3个临床情境、6道思考题和6个临床任务。考核时长30 min

（包括用物准备），或由考官酌情决定。

2. 评分方法：由考官对考生操作的规范性、准确性、熟练度，以及沟通能力、合作能力、临床思维能力进行综合考评，采用百分制计分，包括个人得分和团队得分。

（1）个人得分：根据每位考生的技能考核或理论答题完成情况计分。

（2）团队得分：依据案例所需工作内容的完成度、完成质量及团队合作情况计分。

（三）区域布局

1. 准备区：配备静脉血标本采集法、会阴抹洗法的技术操作相关用物。

2. 操作区：配备病床、床旁桌椅、护理人模型、静脉手臂模型等。

（四）角色分配

1. 2名考生扮演护士：①由考官指定或考生抽签决定角色A或B；②每个情境开始时，考官给每位考生提供一个任务卡，考生之间不可商量答案；③负责操作的学生不可协助答题，负责答题的学生完成答题后可协助操作。

2. 患者1名、患者家属1名、医生1名：由实训室配备。

（五）考核程序

1. 考生进入考场，阅读【病例介绍】，开始计时。

2. 考官根据考核目的，出示【临床情境】【思考题】和【临床任务】，考生按指令进行操作或答题。

3. 预设的考核时间到，考官示意考生终止操作。如考生提前结束操作，则举手示意，考官记录操作结束的时间。

【病例介绍】

患者，女，30岁，已婚，大学本科毕业，公务员。

主诉：不规则阴道出血10天，下腹胀痛3天。

简要病史：患者停经50天，10天前出现不规则阴道出血，量少、暗红色、呈点滴状。自觉下腹胀痛3天。

体格检查：T 36.2 ℃，P 104次/min，R 20次/min，BP 85/60 mmHg。意识清楚，查体合作。全身皮肤及黏膜无黄染，无皮下出血点。双肺呼吸音清，未闻及干、湿啰音。心率104次/min，律齐，未闻及杂音。腹肌稍紧张，全腹压痛，以左侧为重。

妇科检查：外阴正常，阴道通畅，见少量血性分泌物，宫颈光滑，有举痛，阴道后穹窿触痛。子宫后位，质软，活动度可。尿妊娠试验阳性。

初步诊断：阴道出血查因；腹痛查因。

【临床情境一】

患者由急诊步行入院，已完成以上初步评估与体查。

医嘱：静脉采血（急查血常规、血型、凝血功能、急诊生化组合、术前筛查组合）。

【思考题】

1. 给患者静脉采血时，应如何安排采血顺序？

2. 标本送检半小时后，检验科通知标本溶血，无法检测，出现这种情况的可能原因是什么？应如何避免？

【临床任务】

任务1：接诊患者并执行医嘱。

任务2：在答题纸上书写或口述回答以上思考题。

【临床情境二】

医生为患者行阴道后穹窿穿刺，抽出暗红色不凝血液。辅助检查：超声提示子宫后位，子宫增大，宫内未见孕囊，左附件旁见直径约3 cm的不均质回声团。

现患者诉腹部疼痛加剧，左下腹撕裂样疼痛，伴肛门坠胀感。面色苍白，四肢湿冷，伴恶心，呕吐胃内容物1次。阴道有鲜红色流血，量约50 mL。

【思考题】

（接临床情境二的思考题）

3. 结合当前的情况，考虑患者可能出现了什么问题？为什么？

4. 列出患者当前的主要护理问题并制定护理措施。

【临床任务】

任务3：结合患者的病情给予初步处理。

任务4：在答题纸上书写或口述回答以上思考题。

【临床情境三】

患者昨日行腹腔镜下左侧输卵管切除术，术后留置导尿管1条。现为术后第1天。

医嘱：会阴抹洗 bid。

【思考题】

（接临床情境二的思考题）

5. 患者留置导尿管和会阴抹洗的目的是什么？

6. 简述为该患者进行会阴抹洗的注意事项。

【临床任务】

任务5：评估患者并执行医嘱。

任务6：在答题纸上书写或口述回答以上思考题。

【案例反思】

操作完毕，考生在考官带领下进行引导性反馈，谈谈本案例对临床护理的启示。

参考答案

【临床考点】

（一）临床情境一的考点

1. 异位妊娠是妇产科常见急腹症之一。若患者有停经史，伴下腹疼痛、阴道出血时，应高度怀疑先兆流产或异位妊娠。

2. 应仔细询问患者月经史，以准确推断停经时间，重点询问有无不孕、宫内节育器、盆腔炎等高危因素。

3. 腹部检查时注意患者有无腹肌紧张、下腹部压痛及反跳痛（重点检查患侧）。

4. 正确采集静脉血标本，掌握采集的方法、注意事项，避免出现标本溶血等。

5. 做好患者的健康指导，给予患者人文关怀。

（二）临床情境二的考点

1. 输卵管妊娠破裂的识别：异位妊娠典型症状为停经、腹痛与阴道流血。输卵管妊娠未发生流产或破裂时，常表现为一侧下腹部隐痛或酸胀感。发生输卵管妊娠流产或破裂时，患者常突感一侧下腹部撕裂样疼痛，多伴恶心、呕吐。血液积聚于直肠子宫陷凹时，常伴肛门坠胀感，经阴道后穹窿穿刺可抽出暗红色不凝血液。随着出血继续，疼痛可由下腹部向全腹扩散，甚至引起肩胛部放射性疼痛及肩部疼痛。根据患者症状、体征、辅助检查，考虑患者极有可能是输卵管妊娠破裂。

2. 及时呼叫医生及其他护士到场协助。

3. 一名护士立即负责患者的抽血并送交叉配血试验，开通2条静脉通道，必要时开通中心静脉通道，以为输液、输血做好准备。

4. 另一名护士负责患者的病情观察，生命体征监测、记录，用药核对等。

5. 积极做好术前准备，尽快将患者送急诊手术。

6. 安抚患者，讲解手术的必要性及注意事项，取得患者的理解、配合，缓解其紧张、恐惧情绪。

（三）临床情境三的考点

1. 会阴抹洗操作规范，操作过程中减少患者的暴露，注意患者的保暖与隐私保护。

2. 操作动作轻柔，避免导尿管脱出。

【答题解析】

1. 给患者静脉采血时，应如何安排采血顺序？

答：采用真空采血管同时抽取不同种类的血标本时，根据多管采血的排管顺序要求，其排管顺序应为：血培养管→血凝管、血沉管（枸橼酸钠抗凝管）→血清管（含促凝剂和/或分离胶）→肝素管→EDTA管→血糖管（草酸盐/氟化钠管）。

为该患者进行静脉采血时，各项血标本应选用的真空采血管为：

（1）血型、血常规：选用EDTA-K2抗凝管。

（2）凝血功能：选用枸橼酸钠抗凝管。

（3）急诊生化组合、术前筛查组合：选用分离胶促凝血清管。

该患者各项血标本的采集顺序：凝血功能→急诊生化组合→术前筛查组合→血型→血常规。

2. 标本送检半小时后，检验科通知标本溶血，无法检测，出现这种情况的可能原因是什么？应如何避免？

答：多种原因可引起标本溶血。发生溶血的常见原因有以下4点。

（1）静脉采血操作不当：止血带结扎过紧或时间过长干扰血流；采血时进针不准确，反复穿刺造成血肿。

（2）选择采血的静脉过细或静脉充盈不良，选择的采血针针头口径过小，采血时间长，以致血液流入缓慢。

（3）注射器或采血试管不符合要求：采血试管负压过大，血液撞击管底过快、过猛导致红细胞破裂；注射器和容器欠干燥或抗凝剂不足。

（4）采血后或运输过程过度震荡等。

为避免溶血，采血时应选择适合患者的采血针及采血管，规范采血操作。止血带使用时间不宜过长，若穿刺困难需要延长止血带使用时间，可中途间断放松止血带后再扎紧。针头穿刺进入采血管后，应稍倾斜采血管或将针头压向采血管侧壁，使血液沿管壁流下，避免血液剧烈撞击管底。含有添加剂的采血管在采集血液后应轻柔颠倒混匀，不可剧烈震荡混匀。

3. 结合当前的情况，考虑患者可能出现了什么问题？为什么？

答：结合当前的情况，考虑患者可能出现了输卵管妊娠破裂。异位妊娠典型症状为停经、腹痛与阴道流血。输卵管妊娠未发生流产或破裂时，常表现为一侧下腹部隐痛或酸胀感。发生输卵管妊娠流产或破裂时，患者常突感一侧下腹部撕裂样疼痛，多伴恶心、呕吐。血液积聚于直肠子宫陷凹时，常伴肛门坠胀感，经阴道后穹窿穿刺可抽出暗红色不凝血液。结合异位妊娠表现及患者症状、体征、辅助检查，考虑患者是输卵管妊娠破裂的可能性大。

4. 列出患者当前的主要护理问题并制定护理措施。

答：

（1）主要护理问题：

1）潜在并发症：失血性休克。

2）恐惧：与出血有关。

（2）护理措施：

1）严密监测患者生命体征，调节心电监护仪每15～30 min测量1次血压。

2）立即为患者开通2条静脉通道，视病情需要开通中心静脉通道。

3）立即为患者抽血并送交叉配血试验，配合医生积极予患者补液及补充血容量治疗。

4）留置导尿管以观察尿量，记录患者出入量情况。

5）积极做好术前准备，尽快将患者送急诊手术。

6）安抚患者，讲解手术的必要性及注意事项，取得患者的理解、配合，缓解其紧张、恐惧情绪。

5. 患者留置导尿管和会阴抹洗的目的是什么？

答：

（1）留置导尿管的目的：

1）患者发生失血性休克，留置导尿管可准确观察尿量，协助评估休克状况。

2）术前留置导尿管，可帮助患者排空膀胱，避免术中误伤膀胱。

3）术后继续留置导尿管，可协助引流尿液，避免麻醉后患者膀胱过度充盈造成尿潴留。同时可帮助准确记录尿量，有助于评估患者术后出入量情况。此外，还可帮助观察术中是否有尿道损伤。

（2）会阴抹洗的目的：保持患者会阴部清洁，预防和减少感染的发生。

6. 简述为该患者进行会阴抹洗的注意事项。

答：会阴抹洗时遵循由外向内、由上至下的抹洗原则；每抹洗一处应更换棉球或棉签；触碰过肛门的棉签应丢弃，不能用于抹洗其他部位；抹洗过程中应注意避免导尿管弯曲、打结，清洁导尿管时，自导尿口处向远端依次擦净导尿管4个面；操作过程中应减少患者的暴露，注意患者的保暖与隐私保护。

【案例启示】

本案例的护理提示我们：要加强患者的心理护理。

1. 护理过程中注意讲解各种治疗的必要性，取得患者及家属的配合，消除其紧张、恐惧心理。

2. 帮助患者以正确的心态接收妊娠失败的现实，讲解异位妊娠及再次怀孕的有关知识，减少其因害怕再次异位妊娠而抵触妊娠的不良情绪，提高患者的自我保健意识。

（陈志昊　陈妙霞）

第十九节　产后出血患者的护理

【考核说明】

（一）考核内容及方式

1. 考核内容：以案例为主线，在健康评估基础上重点考核学生的操作技能、理论知识及临床思维能力等。

2. 必考操作：静脉输液法、肌内注射法。

3. 其他技能：除以上必考操作外，考核学生结合临床情境判断患者还需进行的其他护理技能，以口述方式表达，不需实际操作。

4. 理论知识：考核学生围绕临床情境所需的理论知识的应用情况。

5. 临床思维：通过【思考题】和【临床任务】考核学生发现问题、分析问题、解决问题的临床思维及职业素养。

（二）考核要求及评分方法

1. 考核要求：本案例共3个临床情境、7道思考题和6个临床任务。考核时长30～40 min（包括用物准备），或由考官酌情决定。

2. 评分方法：由考官对考生操作的规范性、准确性、熟练度，以及沟通能力、合作能力、临床思维能力进行综合考评，采用百分制计分，包括个人得分和团队得分。

（1）个人得分：根据每位考生的技能考核或理论答题完成情况计分。

（2）团队得分：依据案例所需工作内容的完成度、完成质量及团队合作情况计分。

（三）区域布局

1. 准备区：配备静脉输液法、肌内注射法的技术操作相关用物。

2. 操作区：配备病床、床旁桌椅、护理人模型、静脉输液手臂、肌内注射模型等。

（四）角色分配

1. 2名考生扮演护士：①由考官指定或考生抽签决定角色A或B；②每个情境开始时，考官给每位考生提供一个任务卡，考生之间不可商量答案；③负责操作的学生不可协助答题，负责答题的学生完成答题后可协助操作。

2. 患者1名、医生1名：由实训室配备。

（五）考核程序

1. 考生进入考场，阅读【病例介绍】，开始计时。

2. 考官根据考核目的，出示【临床情境】【思考题】和【临床任务】，考生按指令进行操作或答题。

3. 预设的考核时间到，考官示意考生终止操作。如考生提前结束操作，则举手示意，考官记录操作结束的时间。

【病例介绍】

患者，女，25岁，已婚，大学本科毕业，公司职员。

主诉：停经38^{+4}周，阴道流液6 h。

简要病史：患者因阴道流液6 h在家人陪同下入院。患者既往有2次清宫史。

体格检查：T 36.2 ℃，P 86次/min，R 20次/min，BP 110/63 mmHg。意识清楚，查体合作。全身皮肤及黏膜无黄染，无皮下出血点。双肺呼吸音清，未闻及干、湿啰音。心率86次/min，律齐，未闻及杂音。上腹部无压痛及反跳痛，肠鸣音正常。肝脾脏肋下未触及，胆囊未触及。双下肢无水肿。

妇科检查：腹部呈纵椭圆形；宫高34 cm，腹围89 cm；胎心145次/min；宫缩间隔15～20 min 1次，每次持续10～15 s，强度弱；跨耻征阴性。阴道检查示宫颈中位质软，宫颈消退50%，头先露S-3，胎方位不清，胎膜已破，羊水清。

初步诊断：妊娠状态（孕3产0宫内妊娠38^{+4}周单活胎枕左前位先兆临产）；胎膜早破。

【临床情境一】

患者由急诊平车送入院，意识清醒，诉有大量阴道流液，偶有下腹紧缩感。

医嘱：静脉采血（急查血常规、血型、凝血功能、生化组合）；乳酸林格注射液 500 mL iv drip（冲管用）；0.9%氯化钠注射液 500 mL+缩宫素注射液 2.5 U iv drip，24 mL/h起，视宫缩调速。

【思考题】

1. 该患者采血、输液时选择什么样的穿刺部位比较合适？为什么？

2. 所使用输液器的点滴系数为20，该患者开始点滴缩宫素时每分钟滴数为多少？如何安排患者的输液？

3. 输液过程中发现患者穿刺部位肿胀，应如何处理？

【临床任务】

任务1：接诊患者并执行医嘱。

任务2：在答题纸上书写或口述回答以上思考题。

【临床情境二】

患者诉腹痛难忍，宫缩间隔1～2 min 1次，每次持续40～50 s，便意感强烈，阴道检查示宫口开全，头先露+2。3 h后行会阴侧切术，顺产娩出一活婴。胎盘娩出后见阴道大量出血，检查子宫质软、轮廓不清，患者精神疲惫、口唇苍白、皮肤湿冷，测T 36.2 ℃，P 112次/min，R 25次/min，BP 85/53 mmHg。

【思考题】

（接临床情境一的思考题）

4. 结合患者当前的情况，考虑出现了什么问题?

5. 列出患者当前的主要护理问题并制定护理措施。

【临床任务】

任务3：结合患者的病情给予初步处理。

任务4：在答题纸上书写或口述回答以上思考题。

【临床情境三】

（考核说明：临床情境二出现5 min后，出现以下情境。）

患者子宫收缩乏力，给予子宫按摩，并使用缩宫剂加强子宫收缩。

医嘱：卡贝缩宫素注射液 100 μg iv st，1 min内缓慢推注；卡前列素氨丁三醇注射液 250 μg im st。

【思考题】

（接临床情境二的思考题）

6. 拟在静脉留置针处推注卡贝缩宫素，用药时要注意什么?

7. 患者现取膀胱截石位缝合会阴部伤口，肌内注射时要注意什么?

【临床任务】

任务5：评估患者并执行医嘱。

任务6：在答题纸上书写或口述回答以上思考题。

【案例反思】

操作完毕，考生在考官带领下进行引导性反馈，谈谈本案例对临床护理的启示。

参考答案

【临床考点】

（一）临床情境一的考点

1. 一名护士先检查患者阴道流液、胎心音、宫缩情况，为其测量生命体征，完成病史采集和体格检查。

2. 另一名护士负责静脉采血及建立静脉通道。静脉采血应在输液前采集或避开输液侧肢体，避免在输液针头处抽取血标本。

3. 患者有多次清宫史，此为产后出血的高危因素，应考虑后续产后出血的预防及护理。建立静脉通道宜选择上肢粗而直的静脉，避开易活动的关节部位，使用18～20G较大号的静脉留置针穿刺。

4. 输注缩宫素时，先使用乳酸林格注射液开通静脉通道，使用输液泵调节输液速度至24 mL/h，再接0.9%氯化钠注射液500 mL+缩宫素注射液2.5 U滴注。

5. 准确调节输液速度：已知输液器点滴系数为20。医嘱输液速度为24 mL/h起，每分钟滴数为输液速度（mL/h）×点滴系数（滴/mL）/60（min）=24×20/60=8滴。

（二）临床情境二的考点

1. 结合患者症状及生命体征，考虑患者出现了产后出血引起的低血容量性休克。

2. 监测患者生命体征（有条件时持续接心电监护仪），密切观察患者病情变化。

3. 为患者建立2条静脉通道，配血，稍加快输液速度以扩容。

4. 给予患者吸氧。

5. 调整患者至休克体位，严密观察患者精神状态，子宫收缩、阴道出血、膀胱排空情况，甲床与皮肤颜色等。

6. 做好患者的人文关怀。

（三）临床情境三的考点

1. 卡贝缩宫素可用于预防和处理宫缩乏力引起的产后出血。其起效时间短，给药简便，静脉注射量为1 mL，需在1 min内缓慢注射完毕。使用头皮针、静脉留置针侧端肝素锁或加药壶给药时，应注意冲管，以保证药物足量注入静脉内。

2. 卡前列素氨丁三醇可引起全子宫协调、强有力的收缩，用于治疗子宫收缩乏力引起的产后出血，用法为肌内注射或子宫肌层注射。肌内注射卡前列素氨丁三醇时，应注意不要影响会阴部手术缝合操作，不要污染手术无菌敷料区域。产妇保持膀胱截石位不方便选择臀部肌肉注射时，可选择在上臂三角肌进行注射。

【答题解析】

1. 该患者采血、输液时选择什么样的穿刺部位比较合适？为什么？

答：患者有多次清宫史，应考虑后续产后出血的预防及护理。建立静脉通道宜选择上肢粗而直的静脉，避开易活动的关节部位，使用18～20G较大号静脉留置针。静脉采血应在输液前采集或避开输液侧肢体，避免在使用中的输液针头处抽取血标本，以免影响检验结果。

2. 所使用输液器的点滴系数为20，该患者开始点滴缩宫素时每分钟滴数为多少？如何安排患者的输液？

答：医嘱输液速度为24 mL/h起，输液器点滴系数为20。每分钟滴数为输液速度（mL/h）×点滴系数（滴/mL）/60（min）=24×20/60=8滴。切忌直接将缩宫素溶于溶媒后直接穿刺行静脉输注，应先使用乳酸林格注射液开通静脉通道，使用输液泵调节好速度后再接0.9%氯化钠注射液500 mL+缩宫素注射液2.5 U滴注。输液过程中，应根据宫缩、胎心情况动态调整滴速，一般每隔20 min调整1次，每次增加4滴或应用等差法调速，直至出现有效宫缩。

3. 输液过程中发现患者穿刺部位肿胀，应如何处理？

答：输液过程中发现患者穿刺部位肿胀，可能是针头滑出血管外、液体注入皮下组织所致。此时应将原针头拔出，另选血管重新穿刺。

4. 结合患者当前的情况，考虑出现了什么问题？

答：考虑患者出现了产后出血引起的低血容量性休克。

5. 列出患者当前的主要护理问题并制定护理措施。

答：

（1）主要护理问题：

1）体液不足：与出血致血容量减少有关。

2）焦虑/恐惧：与出血有关。

（2）护理措施：

1）体位：调整患者至休克体位，头和躯干抬高20°～30°，下肢抬高15°～20°。

2）给氧：常规给氧，氧浓度40%～50%，氧流量4～6 L/min。

3）立即为患者开通2条静脉通道，视病情需要开通中心静脉通道。

4）液体复苏，遵医嘱给予患者补液治疗，治疗量与速度根据失血量而定。

5）遵医嘱采集血标本：包括血型、交叉配血试验、血常规、生化、凝血功能等标本。

6）遵医嘱给予患者使用加强宫缩的药物：如卡贝缩宫素、麦角新碱等。

7）严密监测患者生命体征，调节心电监护仪每15～30 min测量1次血压。

8）遵医嘱为患者留置导尿管，监测尿量；监测中心静脉压。

9）协助做好宫腔填塞或再次手术的准备。

10）维持患者正常体温，做好患者的保暖，竖起床栏以防坠床。

11）安抚患者，缓解其紧张情绪，及时更换衣物，保持患者床单位整洁。

6. 拟在静脉留置针处推注卡贝缩宫素，用药时要注意什么？

答：

（1）100 μg卡贝缩宫素注射液的药物量为1 mL，需在1 min内缓慢推注完毕。

（2）可直接在原静脉通道给药。使用静脉留置针侧端肝素锁或加药壶给药时，应注意冲管，以保证药物足量注入静脉内。

（3）注射前后注意保护和消毒静脉通道接口。

7. 患者现取膀胱截石位缝合会阴部伤口，肌内注射时要注意什么？

答：肌内注射卡前列素氨丁三醇注射液时，应注意不要影响会阴部手术缝合操作，不要污染手术无菌敷料区域。产妇保持膀胱截石位不方便选择臀部肌肉注射时，可选择在上臂三角肌进行注射。

【案例启示】

本案例的护理提示我们：要加强患者及家属的心理护理。

1. 分娩对产妇来说是持久而强烈的应激过程，初产妇面临着分娩引起的剧烈宫缩痛，加之担心胎膜早破会对胎儿产生影响，临产后常处于焦虑、不安或恐惧的心理状态。护士应及时给予安抚，主动向产妇和家属介绍环境，讲解分娩的相关知识，消除其陌生感和对未知的恐惧感，增强其自然分娩的信心。

2. 多次清宫史是产后出血的高危因素之一。发生产后出血时，应注意患者的保暖和救治过程中患者的隐私保护，及时更换污染的床单位及衣物，主动给予产妇关爱与关心，增加其安全感。同时，应注意向患者及家属及时交代母儿救治情况，缓解其焦虑、紧张情绪。

（陈志昊　陈妙霞）

第二十节　癫痫患者的护理

【考核说明】

（一）考核内容及方式

1. 考核内容：以案例为主线，在健康评估基础上重点考核学生的操作技能、理论知识及临床思维能力等。

2. 必考操作：吸痰法、鼻导管给氧法、肌内注射法。

3. 其他技能：除以上必考操作外，考核学生结合临床情境判断患者还需进行的其他护理技能，以口述方式表达，不需实际操作。

4. 理论知识：考核学生围绕临床情境所需的理论知识的应用情况。

5. 临床思维：通过【思考题】和【临床任务】考核学生发现问题、分析问题、解决问题的临床思维及职业素养。

（二）考核要求及评分方法

1. 考核要求：本案例共3个临床情境、6道思考题和6个临床任务。考核时长30 min（包括用物准备），或由考官酌情决定。

2. 评分方法：由考官对考生操作的规范性、准确性、熟练度，以及沟通能力、合作能力、临床思维能力进行综合考评，采用百分制计分，包括个人得分和团队得分。

（1）个人得分：根据每位考生的技能考核或理论答题完成情况计分。

（2）团队得分：依据案例所需工作内容的完成度、完成质量及团队合作情况计分。

（三）区域布局

1. 准备区：配备吸痰法、鼻导管给氧法、肌内注射法的技术操作相关用物。

2. 操作区：配备病床、床旁桌椅、护理人模型、吸痰机、吸氧装置、肌内注射模型等。

（四）角色分配

1. 2名考生扮演护士：①由考官指定或考生抽签决定角色A或B；②每个情境开始时，考官给每位考生提供一个任务卡，考生之间不可商量答案；③负责操作的学生不可协助答题，负责答题的学生完成答题后可协助操作。

2. 患者1名、家属（患者母亲）1名、医生1名：由实训室配备。

（五）考核程序

1. 考生进入考场，阅读【病例介绍】，开始计时。

2. 考官根据考核目的，出示【临床情境】【思考题】和【临床任务】，考生按指令进行操作或答题。

3. 预设的考核时间到，考官示意考生终止操作。如考生提前结束操作，则举手示意，考官记录操作结束的时间。

【病例介绍】

患者，男，8岁，小学生。

主诉：无明显诱因突发双目失神2月余，再发1天。

简要病史：患儿在上学时无明显诱因突发双目失神，不能回应老师的提问，持续约10 min，对当时发生的事情无法回忆，遂由家长携至神经科就诊。据患儿家长回忆，首次发现时为2个多月前，当时患儿亦无明显诱因突发双目失神、呼之不应，随后可自行缓解，无法回忆双目失神的事情经过。

体格检查：T 36.5 ℃，P 92次/min，R 18次/min，BP 103/62 mmHg，神志清楚。

初步诊断：癫痫。

【临床情境一】

患儿入住神经内科，入科第2天清晨在进食早餐过程中，突然双目失神、茫然凝视，嘴角可见白色粥样液体流出。家长发现后立即按呼叫铃。护士立即至床旁，发现患儿唇部发绀。

【思考题】

1. 根据患儿目前的情况，应立即给予何种操作？有哪些操作注意事项？

2. 经紧急处理后，患儿发绀缓解，但仍茫然凝视，应提供哪些护理措施？

【临床任务】

任务1：给患儿进行紧急处置并执行医嘱。

（考核说明：护士提出“立即吸痰”后，考官出示“医嘱：吸痰；低流量吸氧；心电监测”。）

任务2：在答题纸上书写或口述回答以上思考题。

【临床情境二】

患儿吸痰后失神缓解，心电监护仪示SaO_2 91%，R 16次/min。约半分钟后患儿出现双目凝视，短暂抽搐持续大约15 s。

医嘱：中流量吸氧（调整吸氧流量）。

【思考题】

（接临床情境一的思考题）

3. 患儿当前的主要护理问题有哪些？

4. 针对患儿目前的病情，观察要点有哪些？

【临床任务】

任务3：结合患儿的病情进行相应的处理并执行医嘱。

任务4：在答题纸上书写或口述回答以上思考题。

【临床情境三】

患儿经初步处理10 min后，再次出现抽搐（持续时间超过5 min）。患儿母亲急呼医生、护士。

医嘱：苯巴比妥钠注射液 75 mg im st。

【思考题】

（接临床情境二的思考题）

5. 根据患儿病情，初步判断患儿是什么状态？

6. 医嘱肌内注射苯巴比妥的目的是什么？如何选择注射器及掌握进针的深度？

【临床任务】

任务5：结合患儿的病情进行相应的处理并执行医嘱。

任务6：在答题纸上书写或口述回答以上思考题。

【案例反思】

操作完毕，考生在考官带领下进行引导性反馈，谈谈本案例对临床护理的启示。

参考答案

【临床考点】

（一）临床情境一的考点

1. 一名护士立即评估患儿，另一名护士通知医生，随即为患儿行床旁吸痰操作。吸痰时动作轻柔，压力选择正确，深层部分采用左右旋转并向上提管的手法吸痰，每次吸引时间不超过15 s。

2. 为患儿去枕并将头偏向一侧，避免发生误吸或窒息。床旁备好压舌板、口咽通气管等急救用物。

3. 为患儿开通静脉通道，并遵医嘱进行相关抽血及静脉输液等操作（口述，无须操作）。

4. 遵医嘱给予患儿低流量吸氧，注意用氧安全（口述，无须操作）。

5. 给患儿安装心电监护仪，监测生命体征，密切观察患儿病情变化（口述，无须操作）。

6. 安抚患儿及家属。

7. 2名护士分工合理，操作配合流畅。

（二）临床情境二的考点

1. 再次评估患儿病情，检查患儿血氧仪连接情况并重新测量血氧。

2. 遵医嘱将低流量吸氧调整为中流量吸氧。注意应先分离鼻导管与湿化瓶连接处，调节好流量后再接上。确保管道通畅，没有扭曲，接口密封无氧气泄漏。注意做好“四防”用氧安全措施。

3. 患儿抽搐发作时，竖起床栏保护，以防跌倒和坠床。

4. 松开患儿衣领、腰带，有保护性约束者应松开约束。

5. 将患儿头偏向一侧，保持呼吸道通畅，如有呕吐物，应及时清理。

（三）临床情境三的考点

1. 立即将患儿平卧，并将头偏向一侧，松解衣领以保持呼吸道通畅。

2. 立即通知医生。

3. 正确执行医嘱：执行者复述医嘱一次以确认是否正确，询问家属患儿有无药物过敏史，评估注射部位是否适合注射，摆好注射部位后进行注射。根据患儿的年龄和不足1 mL的药液注射剂量，选择合适的注射器，掌握准确的进针深度，确保药液注入肌肉内，操作时注意固定好针栓，以防注射器针头断针。

4. 记录执行情况及观察用药后效果。

【答题解析】

1. 根据患儿目前的情况，应立即给予何种操作？有哪些操作注意事项？

答：

（1）根据患儿目前的情况，应立即给患儿行床旁吸痰操作。

（2）吸痰过程中应注意：

1）选择合适的吸痰管（8号吸痰管）。吸痰时，如遇阻力或吸痰管插入困难，则停止吸痰。吸痰时动作轻柔，压力选择正确，深层部分采用左右旋转并向上提管的手法吸痰，每次吸引时间不超过15 s。吸痰前后予吸纯氧30～60 s。

2）吸痰时应先吸引口咽部再吸引鼻咽部。

3）评估患儿血氧饱和度，严密观察患儿的意识、面色及呼吸状态的变化，并进行心电监护和血氧饱和度监测。

4）为患儿去枕并将头偏向一侧，取头低侧卧位或平卧位。

5）吸痰后记录痰液的颜色、性质、量。

2. 经紧急处理后，患儿发绀缓解，但仍茫然凝视，应提供哪些护理措施？

答：

（1）给予患儿鼻导管吸氧，氧流量根据血氧饱和度进行适当调整。

（2）持续给予患儿心电、血压及血氧饱和度监测。

（3）保持患儿静脉通道通畅，并遵医嘱给予药物治疗，观察药物疗效。

（4）严密观察患儿有无脑水肿、感染、水电解质紊乱等表现并做好护理记录。

（5）落实各项防跌倒及坠床的措施。

（6）安抚患儿家属，做好心理护理。

3. 患儿当前的主要护理问题有哪些？

答：患儿当前的主要护理问题有以下3点。

（1）窒息：与癫痫发作时意识丧失、喉头痉挛、口腔和支气管分泌物增多有关。

（2）有受伤危险：与癫痫发作时意识丧失、判断障碍有关。

（3）潜在并发症：脑水肿、酸中毒、水电解质紊乱。

4. 针对患儿目前的病情，观察要点有哪些？

答：针对患儿目前的病情，观察要点有以下3点。

（1）患儿癫痫发作的时间、发作形式、持续时间、瞳孔变化。

（2）患儿癫痫发作的诱发因素。

（3）患儿的生命体征、神志、肌张力。

5. 根据患儿病情，初步判断患儿是什么状态？

答：根据患儿病情，初步判断患儿是癫痫持续状态。

6. 医嘱肌内注射苯巴比妥的目的是什么？如何选择注射器及掌握进针的深度？

答：

（1）肌内注射苯巴比妥的目的是抗癫痫持续状态。

（2）注射器和进针深度的选择方法如下：

1）选择正确的注射器：100 mg苯巴比妥钠注射液的药物量为1 mL。医嘱开具75 mg，即0.75 mL，应选择1 mL的注射器空筒。

2）患儿8岁，肌内注射应选用6号针头，而非1 mL注射器配套的4.5号针头，因要确保针梗足够长且能将药液注入肌肉内。

3）选择正确的进针深度：除了选用足够长的针头以确保药液注入肌肉，还应注意进针时切勿将针梗全部刺入，以防患儿抽搐导致针头折断难以取出。

【案例启示】

1. 在本案例护理过程中，应与患儿及家属进行良好的沟通，减轻患儿及家属的顾虑。在操作过程中，应忙而不乱，工作严肃、认真，操作轻柔、规范，不增加患儿的痛苦和不适，体现良好的护理职业道德及人文关怀理念。

2. 在癫痫患者的护理中，应体现临床思维：

（1）癫痫持续状态的治疗目的：保持稳定的生命体征和心肺功能支持，终止癫痫持续状态的发作，减少癫痫发作对脑部神经元的损害，并尽可能根除病因及诱因，处理并发症。临床中无论是成年人还是非成年人，生命支持都是非常重要的，故在临床护理过程中，应配合医生对癫痫患者进行全面且细致的病情观察并做好相关生命支持，如保持呼吸道通畅等。

（2）患者癫痫发作时存在受伤的危险，应对患者及家属进行癫痫发作期安全健康宣教，避免患者受伤。如告知患者若出现癫痫前驱症状应立即平卧，避免意外受伤；若患者发作时抽搐，指导家属切忌用力按压患者抽搐肢体；指导家属在癫痫间歇期为患者创造安全、安静的休养环境；提醒患者避免在床旁放置危险物品等。

（冯晓薇　冯晓玲）

第二十一节　农药中毒患者的护理

【考核说明】

（一）考核内容及方式

1. 考核内容：以案例为主线，在健康评估基础上重点考核学生的操作技能、理论知识及临床思维能力等。

2. 必考操作：洗胃术、吸痰法。

3. 其他技能：除以上必考操作外，考核学生结合临床情境判断患者还需进行的其他护理技能，以口述方式表达，不需实际操作。

4. 理论知识：考核学生围绕临床情境所需的理论知识的应用情况。

5. 临床思维：通过【思考题】和【临床任务】考核学生发现问题、分析问题、解决问题的临床思维及职业素养。

（二）考核要求及评分方法

1. 考核要求：本案例共2个临床情境、5道思考题和4个临床任务。考核时长30 min（包括用物准备），或由考官酌情决定。

2. 评分方法：由考官对考生操作的规范性、准确性、熟练度，以及沟通能力、合作能力、临床思维能力进行综合考评，采用百分制计分，包括个人得分和团队得分。

（1）个人得分：根据每位考生的技能考核或理论答题完成情况计分。

（2）团队得分：依据案例所需工作内容的完成度、完成质量及团队合作情况计分。

（三）区域布局

1. 准备区：配备洗胃术、吸痰法的技术操作相关用物。

2. 操作区：配备病床、床旁桌椅、护理人模型、吸痰装置、洗胃机、急救车等。

（四）角色分配

1. 2名考生扮演护士：①由考官指定或考生抽签决定角色A或B；②每个情境开始时，考官给每位考生提供一个任务卡，考生之间不可商量答案；③负责操作的学生不可协助答题，负责答题的学生完成答题后可协助操作。

2. 患者1名、医生1名：由实训室配备。

（五）考核程序

1. 考生进入考场，阅读【病例介绍】，开始计时。

2. 考官根据考核目的，出示【临床情境】【思考题】和【临床任务】，考生按指令进行操作或答题。

3. 预设的考核时间到，考官示意考生终止操作。如考生提前结束操作，则举手示意，考官记录操作结束的时间。

【病例介绍】

患者，男，23岁，高中毕业，工人。

主诉：自行服农药1 h。

简要病史：患者母亲1 h前发现患者躺于卧室，意识不清，对呼叫无反应，身旁有药瓶（具体药名看不清）。患者既往有抑郁症病史，服药情况不详，家属诉其曾有“割腕”行为。

【临床情境一】

患者由120救护车送入急诊。体格检查：T 35.8 ℃，全身湿冷，心电监护仪示P 60次/min，R 30次/min，BP 82/45 mmHg，SaO_2 92%；可闻及明显大蒜味，瞳孔对光反射消失，针尖样瞳孔，意识状态为昏迷。

【思考题】

1. 接诊护士对该患者的初步诊断是什么？该如何配合抢救患者？

2. 为该患者洗胃，应选择何种液体？有哪些注意事项？

3. 给该患者吸氧时，有哪些注意事项？

【临床任务】

任务1：作为急诊护士，请接诊患者并对患者进行初步判断后执行医嘱。

（考核说明：考生提出初步诊断后，考官出示“医嘱：复方氯化钠注射液 500 mL iv drip st；洗胃；低流量吸氧”。请执行洗胃操作。）

任务2：在答题纸上书写或口述回答以上思考题。

【临床情境二】

在洗胃过程中患者血氧饱和度进行性下降，口角处可见白色涎样分泌物，SaO_2 85%。医护在配合下为患者行气管插管并连接呼吸机，患者双肺可闻及明显痰鸣音。

医嘱：吸痰 st；硫酸阿托品注射液 0.5 mg iv st。

【思考题】

（接临床情境二的思考题）

4. 给该患者吸痰护理时，有哪些注意事项？

5. 何为“阿托品化”？抢救需达到“阿托品化”的目的是什么？

【临床任务】

任务3：结合患者的病情给予相应的处理，并执行吸痰操作。

任务4：在答题纸上书写或口述回答以上思考题。

【案例反思】

操作完毕，考生在考官带领下进行引导性反馈，谈谈本案例对临床护理的启示。

参考答案

【临床考点】

（一）临床情境一的考点

1. 护士接诊患者，对患者进行快速的健康评估，并判断出初步诊断：急性农药中毒。

2. 操作者做好个人防护，迅速彻底清除未被患者机体吸收的毒物，如用清水将患者皮肤、毛发等清理干净，更换衣物。

3. 监测患者生命体征，密切观察患者病情变化，选择双腔鼻导管给患者吸氧。在给患者吸氧前一定要清理呼吸道分泌物以保证气道的通畅（口述，无须操作）。

4. 用9号以上的针头为患者建立双静脉通道，并遵医嘱用药（口述，无须操作）。

5. 为患者留置洗胃管，插管长度为前额发际到胸骨剑突的距离，再增加10 cm。洗胃前一定要抽尽胃部内容物，并留取标本。

6. 洗胃体位为将患者头偏向一侧，以防误吸，如有呕吐物需及时清理，准确记录呕吐物性质、量、颜色，并报告医生呕吐情况。

7. 妥善固定洗胃管，防止洗胃管被折叠、堵塞。

8. 2名护士分工合理，操作配合流畅。

（二）临床情境二的考点

1. 在床旁备好急救仪器设备（吸氧、吸痰、气管插管用物和急救车等用物）。

2. 立即暂停洗胃，行床旁吸痰操作，选择粗细合适的吸痰管。吸痰时动作轻柔，压力选择正确，深层部分采用左右旋转并向上提管的手法吸痰，每次吸引时间不超过15 s，同时抽尽胃内液体，给予高浓度氧气吸入（口述吸氧，无须操作）。选择经鼻吸痰，以提高吸痰成功率。吸痰时，如遇阻力或吸痰管插入困难，应停止吸痰，防止吸痰管和胃管打结。

3. 遵医嘱为患者进行相关抽血及用药处置（静脉注射、静脉输液）等操作（口述，无须操作）。

4. 吸痰后患者体位取去枕仰卧位，头偏向一侧。

5. 观察患者用药反应，监测患者生命体征，密切观察患者病情变化。

6. 抢救时护士应反应敏捷、迅速，应对沉着、冷静。

7. 为患者提供健康指导，注重人文关怀。

【答题解析】

1. 接诊护士对该患者的初步诊断是什么？该如何配合抢救患者？

答：

（1）初步诊断：急性农药中毒。

（2）接诊护士应立即进行以下操作：

1）摆好患者体位，迅速为患者清除毒物：操作者在做好个人防护的情况下，应彻底清除未被患者机体吸收的毒物，如用清水将患者皮肤、毛发等清理干净，更换衣物。

2）遵医嘱为患者洗胃，洗胃过程中应密切观察患者病情变化，不得离开患者。

3）为患者选择双腔鼻导管进行吸氧，以改善呼吸状况，做好患者的生命支持。

4）为患者开通静脉通道，准备好急救车及各种急救工具，准备好洗胃相关物品。

5）做好患者的病情观察并记录抢救过程。

2. 为该患者洗胃，应选择何种液体？有哪些注意事项？

答：

（1）因不能确定患者药物中毒的种类，故可用温开水或0.9%氯化钠溶液为患者洗胃。

（2）洗胃注意事项有：

1）在洗胃过程中应随时观察患者生命体征的变化，如引出血性灌洗液或患者出现休克现象，应立即停止洗胃。

2）要注意每次灌入量与吸出量的基本平衡。每次灌入量不宜超过500 mL。灌入量过多可引起急性胃扩张，使胃内压上升，增加毒物的吸收。

3）洗胃液的温度一般为25～38 ℃，温度过高可使血管扩张，加速血液循环，促使毒物吸收。温度过低，不仅会引起寒战、高热，还可刺激胃蠕动，促使胃排空而不利于彻底洗胃。

4）洗胃前应检查患者生命体征，如患者缺氧或呼吸道分泌物过多，应先吸取痰液，保持呼吸道通畅，再行洗胃术。

3. 给该患者吸氧时，有哪些注意事项？

答：在给该患者吸氧之前，一定要清理呼吸道的分泌物，以保证气道通畅后再给予低流量的氧气吸入，同时还要监测患者的生命体征，如脉搏、心率、呼吸、血压、血氧等。

4. 给该患者吸痰护理时，有哪些注意事项？

答：给该患者吸痰护理时，有以下2点注意事项。

（1）吸痰时应立即暂停洗胃，同时要抽尽胃内液体。

（2）根据患者已留置的胃管位置（经口或经鼻），应选择避开胃管的位置吸痰，以提高吸痰成功率。吸痰时，如遇阻力或吸痰管插入困难，应停止吸痰，防止吸痰管和胃管打结。吸痰时动作轻柔，压力选择正确，深层部分采用左右旋转并向上提管的手法吸痰，每次吸引时间不超过15 s。吸痰前后予吸纯氧30～60 s，并评估患者血氧饱和度、机械通气波形，监测气囊压，记录吸引物的颜色、性状、量。

5. 何为“阿托品化”？抢救需达到“阿托品化”的目的是什么？

答：

（1）阿托品化是指使用阿托品治疗有机磷农药中毒时，阿托品剂量达到有机磷农药中毒的治疗标准，具体临床表现为：①瞳孔较前扩大；②颜面潮红；③皮肤干燥、腺体分泌减少、无汗、口干；④肺部湿啰音消失；⑤心率增快。

（2）抢救需达到“阿托品化”的目的：使用阿托品治疗有机磷农药中毒时，只有达到阿托品化才能有效对抗有机磷农药中毒的毒蕈碱样症状。

【案例启示】

本案例的临床思维包括：

1. 食入性中毒的急救，常通过催吐、洗胃、导泻、灌肠、使用吸附剂等方法清除胃肠道内尚未被吸收的毒物，毒物清除越早、越彻底，病情改善越明显，预后越好。其中，催吐和洗胃在临床中较为常用。神志清楚的患者，若无催吐禁忌证，均应做催吐处理；对于昏迷、惊厥的患者，洗胃时应注意保持呼吸道通畅，避免发生误吸。

2. 在本案例护理过程中，应密切观察患者生命体征及用药反应，同时应具备良好的急救思维。抢救时，在床旁备好急救用物，使吸痰用物处于备用状态；抢救结束后，应及时清点并补充气管插管箱、呼吸机、急救车内的物品，并做好抢救记录。护士在抢救过程中要敏捷、迅速、沉稳、冷静、不慌乱，同时还应加强对患者的人文关怀。

（冯晓薇　冯晓玲）

附录 I

临床护理技能模拟比赛实例

【比赛说明】

（一）比赛内容及方式

1. 比赛内容：以案例为主线，在健康评估基础上重点考核学生的操作技能、理论知识及临床思维能力等。

2. 必考操作：静脉输液法、心电监护、心肺复苏。

3. 其他技能：除以上必考操作外，参赛学生结合临床情境判断患者还需进行的其他护理技能操作，以口述方式表达，不需实际操作。

4. 理论知识：考核学生围绕临床情境所需的理论知识的应用情况。

5. 临床思维：通过【临床任务】考核学生发现问题、分析问题、解决问题的临床思维及职业素养。

（二）比赛要求及评分方法

1. 比赛要求：本案例共4个临床情境和6个临床任务。比赛时长30 min（包括用物准备），或由考官酌情决定。

2. 评分方法：由考官对学生操作的规范性、准确性、熟练度，以及沟通能力、合作能力、临床思维能力进行综合考评，采用百分制计分，包括个人得分和团队得分。

（1）个人得分：根据每位学生的技能比赛或理论答题完成情况计分。

（2）团队得分：依据案例所需工作内容的完成度、完成质量及团队合作情况计分。

（三）区域布局

1. 准备区：根据案例配备静脉输液法、心电监护、心肺复苏的技术操作相关用物。

2. 操作区：根据案例配备病床、床旁桌椅、护理人模型、静脉手臂模型、心电监护仪、心肺复苏模型等。

（四）角色分配

1. 2名学生扮演护士：①由考官指定或学生抽签决定角色A或B；②每个情境开始时，考官给每位学生提供一个任务卡，学生之间不可商量答案；③负责操作的学生不可协助答题，负责答题的学生完成答题后可协助操作。

2. 患者1名、医生1名：由赛场配备。

（五）比赛程序

1. 学生进入赛场，阅读【病例介绍】，开始计时。

2. 考官根据比赛目的，出示【临床情境】和【临床任务】，学生按指令进行操作或答题。

3. 预设的比赛时间到，考官示意学生终止操作。如学生提前结束操作，则举手示意，考官记录操作结束的时间。

【病历介绍】

患者，男，60岁，已婚，小学毕业，农民。

主诉：反复气短、喘息、咳嗽5年，加重3天。

简要病史：患者5年来反复出现气短、喘息、咳嗽，冬春季加重，每年发作3个月以上，2年前诊断为慢性阻塞性肺疾病，在家间断服药。3天前受凉后出现明显气短、喘息，咳嗽加剧，咳黄痰，张口呼吸，不能平卧。胸部X线显示肺气肿。今天下午由呼吸科门诊收入院。患者既往有吸烟史30年，已戒烟5年。患有慢性胃炎，有乙醇过敏史。

体格检查：T 38.7 ℃，P 98次/min，R 27次/min，BP 130/70 mmHg。

初步诊断：慢性阻塞性肺疾病。

【临床情境一】

患者急性病容，咳嗽、咳痰，诉有憋气感，讲话间断，面色潮红，口唇发绀，出现三凹征。

“护士，护士……”患者边喘息边喊，咳嗽加剧，咳黄色黏痰，张口呼吸，不能平卧。

【临床任务】

任务1：根据患者的情况进行相应的处理。

任务2：执行以下口头医嘱。

5%葡萄糖注射液 100 mL+多索茶碱注射液 0.2 g iv drip st；心电监护；吸氧；动脉血气分析。

【临床情境二】

连接好心电监护仪并完成所有参数调节后，心电监护仪示P 102次/min，心电图如图Ⅰ-1所示。动脉血气分析示pH值7.2 mmol/L，$PaCO_2$ 65 mmHg，PaO_2 55 mmHg，血钾2.9 mmol/L，血钠105.29 mmol/L。

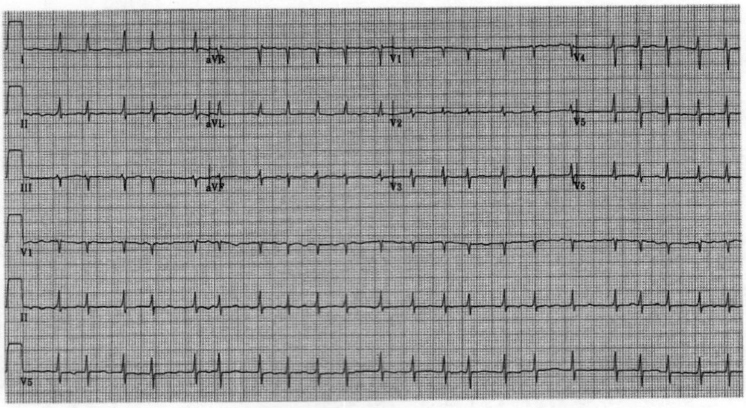

图Ⅰ-1　本患者心电图表现（1）

【临床任务】

任务3：汇报心电图结果。

任务4：判断患者动脉血气分析结果。

【临床情境三】

（比赛说明：多索茶碱静脉滴注后出现此临床情境。）

患者的喘息稍缓解，但诉全身无力，并呻吟“好累……”。

【临床任务】

任务5：执行以下医嘱。

碳酸氢钠注射液 125 mL iv drip；5%葡萄糖注射液 250 mL+氯化钾注射液 7.5 mL iv drip；0.9%氯化钠注射液 100 mL+10% 氯化钠注射液 20 mL iv drip。

【临床情境四】

（在完成心电监护和开通静脉通道后出现此临床情境。）

患者突然意识丧失，呼之不应，心电图如图Ⅰ-2所示。

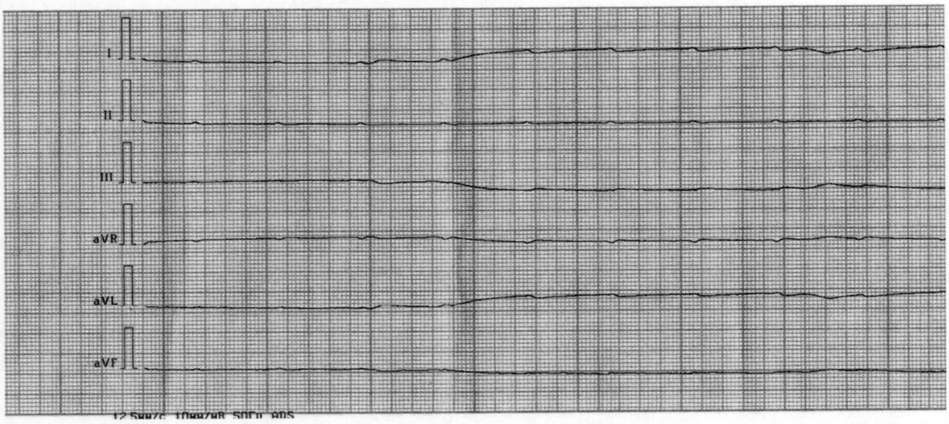

图Ⅰ-2　本患者心电图表现（2）

【临床任务】

任务6：汇报心电图结果并给予相应的处理。

参考答案

【临床考点】

（一）临床情境一的考点

1. 调整患者至半坐卧位或端坐卧位。
2. 通知医生查看患者并向医生汇报患者病情。
3. 尽快为患者接上心电监护仪，测血压、血氧饱和度。
4. 遵医嘱给予患者低流量吸氧（1～2 L/min）。
5. 备吸痰装置。
6. 复述口头医嘱，医生回应"是"才执行医嘱。
7. 遵医嘱为患者采集动脉血标本，用于检查动脉血气分析。
8. 为患者建立静脉通道。患者有乙醇过敏史，不能用乙醇溶液消毒。
9. 调节多索茶碱静脉滴注速度为8滴/min。
10. 在床旁准备急救车。
11. 安抚患者。
12. 及时更换患者汗湿的衣服，做好患者的保暖。

（二）临床情境二的考点

1. 汇报患者心电图结果：快速型心房颤动。
2. 判断患者动脉血气分析结果：Ⅱ型呼吸衰竭、酸中毒、低钾血症、低钠血症。

（三）临床情境三的考点

给药顺序：先执行碳酸氢钠静脉滴注，目的是先纠正酸中毒。

（四）临床情境四的考点

1. 判断患者心电图结果：心室停搏（心电静止）。
2. 马上为患者进行心肺复苏。
3. 调高患者吸氧流量（6～8 L/min）。
4. 如有室颤，尽快除颤。
5. 为患者建立双静脉通道。
6. 准备肾上腺素，以及时执行医嘱。
7. 为患者吸痰。
8. 做好患者的保暖。

【案例启示】

本案例的护理提示我们：专业理论知识扎实、操作技术过硬，才能迅速而有条不紊地开展工作。

1. 严重呼吸困难患者的病情变化快，需要密切观察和重视患者的主诉。

2. 抢救患者时医务人员要保持镇定，迅速而有条不紊地开展工作，给予患者信心。

3. 要做好患者及家属的安抚工作，减轻患者的恐慌，平复其情绪以避免加重病情，体现护士良好的人文关怀素质。

（李元　罗凝香　万丽红）

附录Ⅱ

基础护理学基本技能操作会话实例（汉英对照）

一、插胃管、鼻饲法（Nasogastric Tube Insertion and Feeding）

【病例 Case】

1床，约翰·史密斯，男，60岁，退休工人。

John Smith, in bed one, is a 60-year-old retired worker.

因发现右下后牙龈菜花状肿块6个月，拟“牙龈癌”收入院。

He presented with a six-month history of right lower rear gum cauliflower-like growth in the mouth and was admitted for “Gingival Carcinoma”.

患者昨日在气管内麻醉下行“右侧牙龈癌扩大切除术+右侧舌骨上淋巴结清扫术”。

“Right gingival carcinoma radical removal and right supra hyoid lymphadenectomy” was performed under general endotracheal anesthesia yesterday.

术后第1天，患者神志清醒，伤口有少许疼痛，口腔内未见血性分泌液吐出，不能经口进食。

On the first day post-operation, the patient is alert and oriented. There is mild pain of the incision site, but no blood is detected/seen from the oral cavity. He can’t eat through the mouth.

医嘱：留置胃管，鼻饲流质饮食。

Doctor’s order: Keep a nasogastric feeding tube for liquid diet.

【护理操作会话 Dialogs for Nursing Action】

▲**护士**：您好，我姓陈，您的护士。能告诉我您的全名吗？

Nurse: Hello, I’m Ms. Chen, your nurse. Would you tell me your full name?

●**患者**：您好，陈护士。我叫约翰·史密斯。

Patient: Hello, Ms. Chen. I am John Smith.

▲**护士**：史密斯先生，您现在感觉怎么样？伤口痛吗？

Nurse: Mr. Smith, how do you feel now? Do you have pain of the incision site?

●**患者**：我觉得嘴里有点胀胀的，伤口有点痛。

Patient: Yes, I feel a kind of swollen with a little bit of pain in the mouth.

▲**护士：** 别担心。现在是您手术后第1天，您说的这种感觉是正常的。昨晚睡得怎样？

Nurse: Don't worry. This is your first day after the operation. It is normal to experience the feelings that you have described. How was your sleep last night?

●**患者：** 睡得还可以，谢谢您的关心！

Patient: Not too bad. Thank you for asking!

▲**护士：** 不用谢。因为您的口腔做了手术，暂时不能用嘴巴吃东西。为了使您得到足够的营养和水分，我们需要将1条胃管从您鼻腔插入胃内，经胃管为您提供营养和水分。可以吗？

Nurse: You are welcome. Because you had an operation in the mouth, you cannot eat through the mouth for a while. In order for you to get enough nutrition and fluid, we need to put a nasogastric tube through your nose into the stomach so that we can give you the nutrition and liquid through the tube. Is it OK?

●**患者：** 好的。

Patient: That will be fine.

▲**护士：** 您以前有没有插过胃管呢？

Nurse: Have you had the experience of a nasogastric tube being placed into your stomach?

●**患者：** 没有。插胃管痛不痛？

Patient: No. Will it hurt?

▲**护士：** 不必担心。插的过程可能会有恶心等不适，但时间不长，也不会痛。而且您可以通过深呼吸等方法来减轻不适。我会教您插管时的吞咽动作。现在，我来教您做深呼吸及吞咽动作。

Nurse: Well, there is no need to become anxious about this procedure. There might be some sense of nausea during the procedure, but it won't take long and won't cause pain. And you can take deep breaths or use other ways to reduce the discomfort. I will show you how to swallow the tube in the process. I am going to teach you deep breathing and swallowing now.

●**患者：** 我做得对吗？

Patient: Am I right?

▲**护士：** 对，您做得很好，等会儿插管时您就这样做吧。您现在有没有鼻塞等不适？

Nurse: Yes, you are doing very well. That is the way I want you to do later when we do the insertion. Are you having a stuffy nose or some other discomforts now?

●**患者：** 没有，还好。

Patient: No, I am fine.

▲护士：我可以检查一下您的鼻子和口腔吗？

Nurse: Can I check your nose and mouth?

●患者：当然可以。

Patient: Sure.

▲护士：您平时有没有吞咽困难或吃饭后呕吐的情况呢？

Nurse: Do you usually have problems with swallowing or throwing up (or vomitting) after meals?

●患者：没有。

Patient: No.

▲护士：好的。这个操作可能需要10 min，您现在是否要解大小便呢？

Nurse: Good. This procedure may take up to 10 minutes. Do you need to go to the bathroom now?

●患者：现在不需要。谢谢！

Patient: Not now. Thank you!

▲护士：您稍等一会儿，好吗？我去准备操作用物，马上回来。

Nurse: Can you please wait a few minutes? I am going to get the equipment for the procedure and I will be right back.

●患者：好的。

Patient: Fine.

（几分钟过后）

(A few minutes later)

▲护士：您好！请再告诉我您的全名。

Nurse: Hi! Would you please repeat your full name to me?

●患者：约翰·史密斯。

Patient: John Smith.

▲护士：史密斯先生，现在我准备帮您插胃管。我先摇高床头，这样方便操作，您也会觉得舒服些。现在这样躺着舒服吗？

Nurse: Mr. Smith, I am now ready for you to insert the nasogastric tube. I will raise the head of the bed for convenience and you will be feeling better with it. Are you comfortable now?

●患者：挺好的。

Patient: Very good.

▲护士：我现在给您清洁鼻孔。

Nurse: I am going to clean your nostril now.

●**患者：**好的。

Patient: OK.

▲**护士：**现在我准备给您插胃管了。插管时可能会有些不适。如果您觉得想呕吐，就做深呼吸。若有其他不适，请告诉我。

Nurse: Now I am going to insert the nasogastric tube. There will be some discomforts. You can take deep breaths if you feel nauseous. Please let me know if there are any other discomforts.

●**患者：**好的。

Patient: All right.

▲**护士：**我开始插入胃管了。请您放松一点。很好，胃管已插过咽喉部。现在请您配合做吞咽动作。来，吞咽一下，再吞咽一下。

Nurse: I am putting the tube in now. Please relax. Very good. It has already passed the throat. Now I need your cooperation. Please start to swallow now, one more time.

●**患者：**我很难受，想呕吐。

Patient: I'm not feeling well. I feel like throwing up.

▲**护士：**（暂停插管并观察病情）不用怕。张开口，让我检查一下。没事。来，继续慢慢做深呼吸、放松。您现在感觉怎样？

Nurse: (Stop insertion and observe the situation) It will be fine. Please open your mouth and let me check. It is good. Keep slow and deep breaths. Relax. How do you feel now?

●**患者：**好些了。

Patient: Better.

▲**护士：**那好。来，继续，吞咽一下，再吞咽一下……，您做得很好。现在胃管已经插到预定位置了。有没有不舒服？

Nurse: Great. Let's continue, swallow, and swallow… . You have done a great job. Now the nasogastric tube is in the right place. Are you OK?

●**患者：**觉得喉咙里有东西梗住。

Patient: I feel like something blocking in my throat.

▲**护士：**没事，这是胃管刺激引起的正常感觉。您可以继续做深呼吸，慢慢就适应了。我再检查一下胃管位置，然后固定胃管。

Nurse: That is OK. It is a normal feeling caused by the tube. You can continue the deep breaths, and you will get used to it in a little while. I am going to double-check the position and fix the tube.

●**患者：**好的。

Patient: All right.

（护士再次检查、确认胃管在胃内并固定胃管）

(Nurse double-checks and asserts that the tube is in the stomach and then secures the tube)

▲护士：胃管已插好。现在，我把医生开的流质从这条胃管注入您的胃内，给您补充身体所需的营养。在注入的过程中如有不舒服请告诉我。

Nurse: Very well done. Now I am going to infuse the liquid into your stomach through the tube that the doctor has ordered for you to get the nutrition your body needs. Please let me know if you have any discomforts while I do the tube feeding.

●患者：好的。现在我不用担心我的营养问题了。谢谢您！陈护士。

Patient: OK. Now I don't have to worry about my nutrition. Thank you！ Ms. Chen.

▲护士：不用谢。能帮助您，我也很高兴。

Nurse: You are welcome. I am glad for you too.

（护士为患者鼻饲并观察病情）

(Nurse does the tube feeding and observing)

▲护士：现在，我已经把您今早的流质全部注入了，感觉怎样？

Nurse: Now I have already finished all your liquid for breakfast. How do you feel?

●患者：没什么特别的感觉。

Patient: Nothing particular.

▲护士：那就好。现在我帮您处理好胃管。这条胃管要放置一段时间，等到您口腔内的伤口愈合后才能拔管。在这期间，我们会根据医嘱通过胃管给您注入营养液及水分。当您起床或转身时注意不要拔出胃管。我们还会定时为您清洁口腔。若有腹痛、腹泻等不适，请随时通知我们。我们也会经常过来观察。现在还有没有其他需要我协助的？

Nurse: That is good. Now let's manage the tube. This tube needs to be in for a period of time till your oral wound is healed. We will give you the nutrition and liquid through the tube according to doctor's order for you during this period. Please be careful not to pull it out when you get up or turn from side to side. We are going to help you clean the mouth regularly too. Please inform us whenever you have abdominal pain, loose bowel, etc. We will come to check regularly. Is there anything I can do for you now?

●患者：暂时没有。谢谢！

Patient: I can't think of anything now. Thank you!

▲护士：那您保持这种半坐卧位半小时，好好休息。祝您早日康复！我先走了，有事可按呼叫器，我们会经常过来看您的。

Nurse: Please remain in this semi-Fowler position for half an hour and have a good rest. Hope you recover soon! I am leaving now. Please press the call signal if you need us. We will come to see you often.

二、留置导尿术（Retention Catheterization）

【病例 Case】

2床，泰勒·威廉斯，男，70岁，退休中学教师。

Tyler Williams, in Bed 2, is a 70-year-old, retired middle school teacher.

主诉：下腹胀痛、排尿困难10 h。

Chief complaint (CC): Lower abdominal distension and pain, difficulty in urination for 10 hours.

体格检查：耻骨上膨隆，扪及囊样包块，叩诊呈实音，有压痛。

Physical examination (PE): Fullness above pubic bone, a mass palpable, dull on percussion, tender on palpation.

患者因良性前列腺增生5年，不能自行排尿10 h，拟“急性尿潴留”收入院。

The patient presented with a history of Benign Prostatic Hyperplasia（BPH）for 5 years and difficulty urinating for 10 hours. He was admitted due to/for “Acute Urinary Retention”.

医嘱：留置导尿管导尿。

Doctor’s order: Insert a retention catheter for drainage of urine.

【护理操作会话 Dialogs for Nursing Action】

▲**护士：**下午好！能告诉我您的全名吗？

Nurse: Good afternoon! Would you please tell me your full name?

●**患者：**下午好！我叫泰勒·威廉斯。

Patient: Good afternoon! My name is Tyler Williams.

▲**护士：**我姓陈，您的护士。您现在感觉怎么样？

Nurse: I’m Ms. Chen, your nurse. How do you feel now?

●**患者：**感觉挺难受的。想小便但就是无法排出来。

Patient: I am very uncomfortable. My bladder is full but I am having difficulty voiding.

▲**护士：**我明白您的感受。别担心。我们会尽快帮助您的。您以前有没有类似的情况发生？

Nurse: I know how you feel. Don’t worry. We are here to help you. Have you ever had this problem before?

●**患者：**没有，这是第一次。

Patient: No, this is the first time.

▲**护士：**您以前小便有问题吗？

Nurse: Do you have any urinary problems before?

●**患者：**我有良性前列腺增生病史5年了，经常排尿不够顺畅，但没有像这次这么严重。现在我完全不能排出尿来。

Patient: I've had benign prostatic hypertrophy for 5 years. I experienced hesitancy in urination frequently, but it was never like this time. Now I can't urinate at all.

▲**护士：**您知道出什么问题了吗？

Nurse: Do you know what the problem is?

●**患者：**医生说是"急性尿潴留"，严重吗？

Patient: My doctor told me that I had "acute urinary retention". Is it serious?

▲**护士：**别担心。尿潴留是由尿路梗阻引起的。我帮您用导尿管从尿道口插入膀胱，把尿液引出来，然后您会感觉好很多。操作中需要您配合一下。

Nurse: Don't worry. The urinary retention is caused by urinary tract obstruction. I will insert a catheter to your bladder through your urethra, then urine will come out through the catheter and you will feel much better afterwards. I need your cooperation while I am doing the procedure.

●**患者：**好的，谢谢！

Patient: OK. Thank you!

▲**护士：**您以前有没有插过导尿管呢？

Nurse: Have you ever had a catheter inserted to your bladder?

●**患者：**没有，插管痛不痛？

Patient: No. Is it painful?

▲**护士：**不用害怕。插管可能会有些不舒服，但时间不会很长。我教您深呼吸方法，这方法可以减轻不适。来，一起学学深呼吸的方法吧。

Nurse: Don't be scared. It may cause some discomforts, but it won't take long. I will teach you a deep breathing technique, which will help you relieve the discomforts. Let's practise deep breathing.

●**患者：**是这样做吗？

Patient: Am I doing it right?

▲**护士：**对，您做得很好。等一会儿我插管时您就这样做。

Nurse: Yes, you are doing very well. This is what you should do while I insert the catheter in a while.

●**患者：**好的。

Patient: OK.

▲**护士：**让我检查一下您的膀胱及会阴部皮肤情况。现在感觉怎样？

Nurse: Let me examine your bladder and genital skin condition. How do you feel so far?

●**患者：**我感觉膀胱胀痛，很想小便但是排不出。

Patient: I feel my bladder is full and painful. I have a strong urge to urinate but I can't do it.

▲**护士：**是的，您的膀胱确实很胀，因为有大量的尿液在里面。您现在不方便上洗手间清洗会阴部，没错吧？

Nurse: Yes, your bladder is very full due to the large amount of urine inside. It is not convenient for you to go to the bathroom to clean your genital area, is it?

●**患者：**确实不方便。

Patient: No, it isn't.

▲**护士：**那么，请等会儿。我现在去准备物品，然后尽快过来给您插导尿管。

Nurse: Then, please wait a moment. I am going to get the equipment ready and come back as soon as possible to insert the catheter.

●**患者：**好的。

Patient: OK.

（几分钟过后）

(A few minutes later)

▲**护士：**威廉斯先生，我帮您关好门、拉上窗帘，好吗？

Nurse: Mr. Williams, Shall I close the door and draw the curtain for you?

●**患者：**好的，谢谢！

Patient: Yes, please. Thank you!

▲**护士：**威廉斯先生，我现在就准备帮您插导尿管。请放松一点。

Nurse: Mr. Williams, I am going to insert the catheter now. Please relax.

●**患者：**我会尽量的。

Patient: I will try.

▲**护士：**为了预防尿路感染，我先帮您清洗并消毒会阴部，先帮您脱下一侧裤子，好吗？

Nurse: In order to prevent urinary tract infection, I need to clean and sterilize your genital area. Can I help you take off one side of your pants?

●**患者：**好的，谢谢！

Patient: OK, thank you!

▲**护士**：请您把臀部抬高一下，我在您臀下垫张单子以保护床单。

Nurse: Please raise your bottom so I can tuck the sheet underneath to protect the linen.

●**患者**：好的。

Patient: OK.

▲**护士**：我现在帮您清洗会阴部。觉得冷吗？

Nurse: Now I am cleaning your genital area. Is it cold?

●**患者**：还好，不算冷。

Patient: It is OK, not too bad.

▲**护士**：现在我帮您消毒会阴部。

Nurse: Now I'm sterilizing your genital area.

●**患者**：好的。

Patient: OK.

▲**护士**：您现在这样躺着舒服吗？请您的手脚和身体不要动，因为我要在您两腿间铺个无菌洞巾，还要保证这个区域无菌。如果操作过程中有不舒服，请告诉我。

Nurse: Are you comfortable in this position? Please do not move your extremities and body, because I need to put a aseptic hole-towel between your legs and need to keep this area aseptic. If you are not feeling well during the procedure, please let me know.

●**患者**：没问题。

Patient: No problem.

（在患者两腿间铺好无菌洞巾后）

(After putting a aseptic hole-towel between the patient's legs)

▲**护士**：我再为您消毒一下会阴部，接着给您插导尿管。现在，请放松，慢慢做深呼吸，很快就会插好的。

Nurse: I am sterilizing your genital part one more time and I will insert the catheter right after. Now, please relax and take deep breaths slowly. I am almost done.

●**患者**：好的。

Patient: OK.

▲**护士**：您配合得很好。现在导尿管已经插入膀胱，有尿液流出来了。感觉怎样？

Nurse: You are doing very well. The catheter is in the bladder and the urine is coming out now. How do you feel?

●**患者**：有点想小便的感觉。

Patient: I feel the urge to urinate.

▲**护士**：别担心。这种感觉很正常，是导尿管刺激引起的。请您不要用力排尿，

尿液会顺着导尿管自行排出的。请继续放松，很快您就会适应的。我正在帮您固定导尿管。

Nurse: Don’t worry. It is normal to feel that. The irritation is caused by the catheter. Don’t try to urinate. The urine will come out through the catheter by itself. Please continue to relax and you will get used to it in a little while. I am stabilizing the catheter.

●**患者：**好的。

Patient: OK.

▲**护士：**现在先帮您放尿1000 mL，约30 min后再继续放尿，因为一次性放尿太多您可能会感到头晕。现在暂时关闭导尿管。

Nurse: Now I will let out 1000 mL of urine at the beginning and continue 30 minutes later because you may feel dizzy if I let out too much of urine at a time. I am closing the catheter for you now.

●**患者：**好的。

Patient: OK.

▲**护士：**我已打开门，拉开窗帘。这条导尿管要放置一段时间，我们会根据您的情况决定何时拔管。注意起床或转身时不要拔出导尿管，而且要多喝水。

Nurse: I’ve opened the door and withdrawn the curtain. The catheter will stay for a while and we will decide when to remove it based on your condition. Please be careful not to pull it out when you get up or turn from side to side. And you should drink a lot of water.

●**患者：**好的，知道了。

Patient: Yes, I know.

▲**护士：**现在还有没有其他需要我协助的?

Nurse: Is there anything I can do for you now?

●**患者：**不，暂时没有。

Patient: No, not now.

▲**护士：**好好休息。30 min后我再过来。

Nurse: Get some rest. I’ll come back in 30 minutes.

●**患者：**谢谢!

Patient: Thanks!

（30 min后）

(30 minutes later)

▲**护士：**威廉斯先生，是不是感觉舒服些了?

Nurse: Mr. Williams, do you feel better now?

●**患者**：现在感觉舒服多了。谢谢您！

Patient: I feel much better now. Thank you!

▲**护士**：不用谢。看到您舒服多了我很高兴。现在我帮您开放导尿管。注意保持尿袋不要高于膀胱位置，以防尿液倒流。有事请按呼叫器，我们会经常过来观察的。祝您早日康复！

Nurse: You are welcome. I am so glad that you are feeling better. Now I'm opening the catheter for you. Please be careful to keep the urine bag lower than the bladder position so the urine will not go back to the bladder. Please press the call signal if you need help and we will often watch out for you too. Wish you a fast recovery.

●**患者**：谢谢您！陈护士。

Patient: Thank you! Ms. Chen.

三、清洁灌肠法（Cleansing Enema）

【病例 Case】

3床，杰克·斯科特，男，65岁，退休职员。

Jack Scott, in Bed 3, is a 65-year-old, retired clerk.

因大便次数增多3个月，大便变细带血1周，直肠指检初步诊断为“直肠肿物”入院。

He presented with increased frequency of bowel movement for 3 months and with thin and bloody stool for a week. The digital rectal examination revealed suspected “Rectal Neoplasms”. He was admitted for further evaluation and treatment.

入院第2天，患者神志清醒，主诉大便仍带有鲜血，否认腹胀、腹痛等不适。

On the second day in hospital, the patient is alert and oriented, complains of stool with fresh blood, denies abdominal distension and pain, etc.

该患者已预约今天上午10点进行电子结肠镜检查。现护士为其进行检查前的清洁灌肠。

The patient is scheduled for a electronic colonoscopy at 10 am today. Nurse comes in for pre-exam cleansing enema.

【护理操作会话 Dialogs for Nursing Action】

▲**护士**：早上好！我姓陈，您的护士。能告诉我您的全名吗？

Nurse: Good morning! I'm Ms. Chen, your nurse. Would you please tell me your full name?

●**患者**：早上好！我叫杰克·斯科特。

Patient: Good morning! I am Jack Scott.

▲**护士：** 您好！斯科特先生。感觉怎样？有没有腹胀或腹痛？

Nurse: Hello！ Mr. Scott. Are you feeling well? Is there any abdominal distension or pain?

●**患者：** 其他没什么，就是大便带有少量血。

Patient: No, not really, just a little bit of blood in the stool.

▲**护士：** 是吗？那您每次大便时要自己注意观察一下大便，如果出血较多，要及时通知我们。今天早上10点您要做结肠镜检查，相信您已经知道了吧。

Nurse: Is that right? Please pay attention to the observation after each bowel movement yourself, and report to us immediately if you have heavy bleeding. I am sure you know that you are going to do a colonoscopy at 10 this morning.

●**患者：** 是的。医生说了，只有做了结肠镜检查，才能对我的情况做出明确的诊断。

Patient: Yes. The doctor told me that the colonoscopy is the standard diagnostic procedure to make final diagnosis for my situation.

▲**护士：** 是的。为使检查更清楚，您需要清洁肠道。您以前有没有做过灌肠呢？

Nurse: That is true. For a better view during the colonoscopy, you need to clean your bowel. Have you ever had enema before?

●**患者：** 什么是灌肠？

Patient: What is enema?

▲**护士：** 灌肠就是将一条管从肛门插入您的直肠内，再将灌肠液灌入您的肠道，以刺激肠蠕动，促进排便，从而清洁干净您的肠道。

Nurse: Enema is a quantity of fluid infused into the rectum through a tube passed into the anus. It stimulates the bowel, removes feces and cleans your bowel.

●**患者：** 会不会很难受？

Patient: Will it cause a lot of discomforts?

▲**护士：** 不用太紧张。灌肠时可能会有些腹胀和想大便的感觉，但您可以通过深呼吸等方法来减轻不适。

Nurse: Please don't be too nervous. You may experience minor discomforts such as distension or urge of going to the bathroom, but some techniques can help you to relieve it such as deep breathing.

●**患者：** 好。谢谢！

Patient: That is fine. Thank you!

▲**护士：** 昨天晚餐后就没吃东西了吧？

Nurse: Did you fast after dinner last night?

●**患者**：是的，昨天晚餐后我就没吃东西了。

Patient: Yes. I did fast after dinner last night.

▲**护士**：今早也不能吃东西。但口渴的话，可以喝少量的水。等做完检查没有明显腹部不适后，才可以吃东西。

Nurse: Please keep your fast this morning. But you can have small amount of water if you are thirsty. You cannot eat until you have no obvious abdominal discomforts after the exam.

●**患者**：知道了。

Patient: Sure.

▲**护士**：您有没有心脏或肝脏的问题？

Nurse: Do you have any cardiac or liver problems?

●**患者**：没有。

Patient: No.

▲**护士**：您先上厕所排干净大小便，然后到灌肠室灌肠。我先准备物品。

Nurse: Please go to the bathroom to relieve your bowel and bladder. Then come back to the enema room for enema. I will get the equipment ready.

●**患者**：好的。

Patient: OK.

（几分钟过后在灌肠室）

(A few minutes later in the enema room)

▲**护士**：我再核实一次您的名字。是杰克·斯科特吗？

Nurse: I am going to double-check your name. Are you Jack Scott?

●**患者**：是的，我是杰克·斯科特。

Patient: Yes, I am Jack Scott.

▲**护士**：刚才去解大小便了吗？

Nurse: Did you empty your bladder and bowel?

●**患者**：去过了。

Patient: Yes.

▲**护士**：好，我现在就帮您灌肠。这是等会儿给您用的纸巾。请放松一点。

Nurse: Good, I am going to help you with the enema. Here is some tissue for you to use later. Please relax.

●**患者**：好的。

Patient: OK.

▲**护士**：请您将臀部抬高一下，我在您臀下垫个治疗巾来保护床单。来，谢谢！

Nurse: Please lift up your buttocks a little bit, I will put a sheet under them to protect the linen. There you go. Thank you!

●**患者：** 不用谢。

Patient: You are welcome.

▲**护士：** 请您转向左侧卧，双腿屈曲，把臀部靠近床边，裤子脱到膝下。

Nurse: Please roll to your left side, bend your knees, move the buttocks close to the edge of the bed, and pull your pants down to the knees.

●**患者：** 是这样做吗？

Patient: Am I doing it right?

▲**护士：** 做得很好。我帮您盖好被子，露出臀部就行了。您觉得冷吗？

Nurse: You are doing very well. I will put a quilt on you and leave the bottom part out only. Do you feel cold?

●**患者：** 不冷。

Patient: No, I am not.

▲**护士：** 您现在这样躺舒服吗？

Nurse: Are you comfortable now?

●**患者：** 舒服。

Patient: I feel comfortable.

▲**护士：** 很好。现在，我准备给您插条管到直肠里。插管时可能会有些不舒服，尽量放松。来，做深呼吸。

Nurse: Very good. Now, I am putting a tube into the rectum. There may be some discomforts, try to relax. Come on, take deep breaths.

●**患者：** （做深呼吸……）

Patient: (Taking deep breaths...)

▲**护士：** 很好。插好管了。您现在有没有觉得有水流进肠内？温度怎样？

Nurse: Very good. The tube is in place now. Do you feel liquid going into your bowel? How is the temperature?

●**患者：** 是的，好像是有液体进去。温度还行。

Patient: Yes, it seems like that. The temperature is fine.

▲**护士：** 我现在给您灌入液体，可能会有想排便的感觉，但您要尽量忍住。

Nurse: The liquid is getting in and you may feel like going to the bathroom, but you have to hold on it to the best of your ability.

●**患者：** 我现在想排大便了。

Patient: I want to go to the bathroom now.

▲**护士：**别担心，这是正常的。我帮您调慢速度或暂停一下灌肠。继续慢慢做深呼吸、放松。现在感觉怎样？

Nurse: Don’t worry, it is normal. I’ll slow down the infusion speed or pause. Please keep taking deep breaths and relax. How do you feel now?

●**患者：**好一点了。

Patient: It’s better now.

▲**护士：**（缓慢调节速度并观察病情）有没有腹痛或头晕等不适？

Nurse: (Adjust the speed slowly and observe the situation) Is there any abdominal pain or dizziness?

●**患者：**没有。

Patient: No.

▲**护士：**好。现在灌肠液已全部灌完了，我把管拔出来了。现在请您躺平，穿好裤子。

Nurse: Good. It is done. I am pulling the tube out. Now, please lie flat and get dressed.

●**患者：**多谢！

Patient: Thank you so much!

▲**护士：**为使灌肠效果好些，请尽量忍住大便，最好忍5～10 min后再解大便。当然，如果实在忍不住，也可以去排便。现在感觉怎样？

Nurse: For better result, please try your best to hold on for another 5–10 minutes before going to the bathroom. Of course, you can go if you really can’t hold. How do you feel now?

●**患者：**现在不是特别急。我会尽量忍的。

Patient: It is not too bad now. I will try to hold.

▲**护士：**那好，您先休息一下。等会儿大便后您要注意看看排出的大便有无粪渣和有无出血。要一直灌到排出的液体无粪渣才行。如果有便血请马上通知我。现在还有没有其他需要我帮忙的？

Nurse: That is good. Please take a break now. I want you to observe the feces for any evidence of blood when you go to the bathroom. We need to repeat the enema until there is no residue of feces. Please let me know as soon as you see any blood in the stool. Is there anything I can do for you now?

●**患者：**暂时没有，谢谢！陈护士。

Patient: Nothing else, thank you! Ms. Chen.

▲**护士：**不用谢。

Nurse: You are welcome.

（做了3次大量不保留灌肠后）

(After 3 large-volume non-retention enemas)

▲护士： 斯科特先生，最后一次排出的大便的情况怎样？

Nurse: Mr. Scott, how is the stool last time?

●患者： 排出的水已经很清了。

Patient: It was very clear.

▲护士： 那好，灌肠已完成。等会儿将有专人带您到肠镜室。注意不要将手机带进肠镜室，以免干扰机器正常运行。贵重物品请自己保管好。

Nurse: Great, we are done with the procedures. Later on someone will come to take you to the colonoscopy room. Please do not take your cell phone to the operating room because it may interfere with the machine. You are responsible for taking care of your own treasures.

●患者： 好的，谢谢！

Patient: That is fine. Thank you!

四、皮内注射法（青霉素过敏试验）[Intradermal Injection (Penicillin Allergy Test)]

【病例 Case】

4床，罗伯特·沃克，男，20岁，大学生。

The patient in Bed 4 is Robert Walker. He is a 20-year-old undergraduate student.

主诉：咳嗽、咳痰2天。

CC: Coughing with phlegm for 2 days.

体格检查：体温39.7 ℃，无呼吸困难，左下胸部叩诊有浊音，听诊于吸气末闻及湿啰音。

PE: Body temperature 39.7 ℃, no dyspnea. The left lower chest showed dullness on percussion with moist rales at the end of inspiration on auscultation.

因发热、咳嗽2天，拟“急性肺炎”收入院。

He presented with fever and cough that lasted for 2 days, and was admitted due to “Acute Pneumonia”.

医嘱：0.9%氯化钠注射液 2mL＋青霉素G 80万 U im bid Ast。

Doctor’s order: 0.9% sodium chloride injection 2 mL+penicillin G 800 000 units im bid Ast.

护士先为患者进行青霉素过敏试验。

A nurse will administer penicillin allergy test for the patient first.

【护理操作会话 Dialogs for Nursing Action】

▲**护士：**下午好！能告诉我您的全名吗？

Nurse: Good afternoon! Would you tell me your full name?

●**患者：**下午好！我叫罗伯特·沃克。

Patient: Good afternoon! My name is Robert Walker.

▲**护士：**我姓陈，您的护士。您还有咳嗽吗？

Nurse: I'm Ms. Chen, your Nurse. Are you still coughing?

●**患者：**有，比昨天严重。

Patient: Yes, it is worse than yesterday.

▲**护士：**今天还有咳痰吗？

Nurse: Did you cough up any phlegm today?

●**患者：**有，黄色的。

Patient: Yes, it was yellow.

▲**护士：**您的体温是39.7 ℃。您知道您得的是什么病吗？

Nurse: And your body temperature is 39.7 ℃. Do you know your diagnosis?

●**患者：**医生说我得了急性肺炎，严重吗？

Patient: A doctor told me that I've got acute pneumonia. Is it serious?

▲**护士：**别担心。您要住院并用青霉素治疗，几天后您就会好些的。您以前用过青霉素吗？

Nurse: Don't worry. You need to stay in the hospital and be treated with penicillin. You will feel much better after several days. Have you ever used penicillin before?

●**患者：**没有。

Patient: No.

▲**护士：**您有没有食物过敏（比如海鲜）？

Nurse: Are you allergic to any food such as sea food?

●**患者：**我对虾、蟹过敏。

Patient: I'm allergic to shrimps and crabs.

▲**护士：**您吃了虾、蟹后有什么反应？

Nurse: What happened after you ate shrimps or crabs?

●**患者：**有皮疹，还发痒。

Patient: I had itchy rashes.

▲**护士：**您有没有对某些药物过敏？

Nurse: Are you allergic to any medications?

●**患者：**没有。

Patient: No.

▲**护士：**您现在有没有感到头晕或肚子饿?

Nurse: Do you feel dizzy or hungry now?

●**患者：**没有。

Patient: No.

▲**护士：**医生给您开了青霉素肌内注射。有些人对青霉素过敏，但过敏反应发生率很低，然而一旦发生，情况会很严重。我必须在给您打青霉素前为您做个皮试，证明您对青霉素没有过敏后才能用药。别担心。

Nurse: The doctor prescribed you penicillin for intramuscular injection. Some people are allergic to it. The incidence of allergic reaction is very low. However, the reaction can be very serious. I have to do a skin test before giving you the penicillin injection to make sure you are not allergic to it. Don't worry.

●**患者：**好的。

Patient: Sure.

▲**护士：**您现在需要上洗手间吗?

Nurse: Do you need to go to the bathroom now?

●**患者：**不用了。

Patient: No.

▲**护士：**请等会儿。我去给您准备皮试液。

Nurse: Please wait a moment. I'll prepare the skin test solution for you.

●**患者：**好的。

Patient: OK.

（几分钟过后）

(A few minutes later)

▲**护士：**请再告诉我您的全名。

Nurse: Please tell me your full name once again.

●**患者：**罗伯特·沃克。

Patient: Robert Walker.

▲**护士：**沃克先生，请伸出手臂，我现在给您消毒皮肤。

Nurse: Mr. Walker, please show me your forearm. Now I am going to sterlize your skin.

●**患者：**好的。

Patient: OK.

▲护士： 我准备进针了，会有一点儿痛，请您的手不要动。好，针打完了。

Nurse: I'm going to insert the needle. You will feel a little prick. Please don't move your arm. OK, it's all done.

●患者： 谢谢您！陈护士。

Patient: Thank you! Ms. Chen.

▲护士： 不用谢。请不要搔抓或按压试针部位，也不要离开病房。如有不适，请按呼叫器。20 min后我将回来观察皮试结果。

Nurse: You are welcome. Please do not scratch or press on the test site and do not leave the room. Please press the call signal if you don't feel well. I'll return to check the skin test result in 20 minutes.

（20 min后）

(20 minutes later)

▲护士： 罗伯特，有哪儿不舒服吗？

Nurse: Robert, are you OK?

●患者： 还好。

Patient: I am fine.

▲护士： 没有皮疹、皮肤瘙痒、恶心，也没有气喘等不适？很好，皮试结果是阴性的。一会儿我给您肌内注射青霉素。

Nurse: No rashes, itching, nausea, and no wheezing and other discomforts? Good, it is a negative reaction to penicillin. I am going to give you penicillin for intramuscular injection in a few minutes.

●患者： 谢谢！

Patient: Thank you!

五、肌内注射法（Intramuscular Injection）

【病例 Case】

4床，罗伯特·沃克，男，20岁，大学生。

The patient in Bed 4, Robert Walker, is a 20-year-old, male undergraduate student.

主诉：咳嗽、咳痰2天。

CC: Coughing with phlegm for 2 days.

体格检查：体温39.7 ℃，无呼吸困难，左下胸部叩诊有浊音，听诊于吸气末闻及湿啰音。

PE: Body temperature 39.7 ℃, no dyspnea. The left lower chest showed dullness on percussion with moist rales at the end of inspiration on auscultation.

因发热、咳嗽2天，拟“急性肺炎”收入院。

He presented with fever and cough for 2 days, and was admitted due to “Acute Pneumonia”.

医嘱：0.9%氯化钠注射液 2 mL + 青霉素G 80万 U im bid。

Doctor’s order: 0.9% sodium chloride injection 2 mL+penicillin G 800 000 units im bid.

护士已为患者进行青霉素过敏试验，结果为阴性。现准备为患者进行青霉素肌内注射。

Penicillin allergy test was done and the result was negative. The nurse is preparing to give the patient a penicillin intramuscular injection.

【护理操作会话 Dialogs for Nursing Action】

（继续“对话4”）

(Continued with “Dialog 4”)

▲护士：您好，罗伯特。现在我准备给您肌内注射青霉素，请再次告诉我您的全名。

Nurse: Hello, Robert. I am going to give you the penicillin intramuscular injection. Please tell me your full name again.

●患者：罗伯特·沃克。

Patient: Robert Walker.

▲护士：对。您现在有没有哪里不舒服?

Nurse: Yes. Are you feeling OK now?

●患者：没有。

Patient: I am fine.

▲护士：为了保护您的隐私，我给您拉上窗帘。您想打哪边?

Nurse: To ensure/protect your privacy, let me close the curtain. Which side of your hips do you prefer me to give you the injection?

●患者：右边。

Patient: The right side.

▲护士：好，请向左侧躺下并把裤子脱下一点。很好。我现在给您消毒皮肤，您可能会觉得有点凉。

Nurse: OK, please lie on your left side and pull down your pants a little bit. You are doing very well. I am going to sterilize the skin and you will feel a little cold.

●患者：好的。

Patient: All right.

▲护士：会有一点儿痛，请深呼吸、放松，很快就行。不要动。（进针）好。（推药）现在觉得怎样？

Nurse: It will hurt a little bit. You can take deep breaths in and out to help you relax and it should be done shortly. Please stay still. (Insert the needle) OK. (Inject the medication) Are you doing OK?

●患者：真痛。

Patient: It really hurts.

▲护士：那我慢些推药。好些了吗？

Nurse: I am going to inject the medication slower. Do you feel better now?

●患者：觉得好点了。很抱歉，我一向害怕打针。

Patient: I'm feeling better now. Sorry, I'm always afraid of shots.

▲护士：没关系。您仍然高烧、咳黄痰，您需要多喝水、多休息。

Nurse: It doesn't matter. You are still having high fever and coughing up yellow sputum, you need to drink a lot of water and rest more.

●患者：知道了，谢谢！

Patient: Sure. Thank you!

▲护士：您吸烟吗？

Nurse: Do you smoke?

●患者：没有。我知道吸烟对肺有害。

Patient: Never. I know that smoking will damage the lungs.

▲护士：您说得对。好，针打完了。请穿好裤子。记住20 min内不要离开病房。如果您觉得不舒服，请立即通知我们。

Nurse: You are right. OK, the injection is finished. Please put on your pants and remember not to leave your room in the next 20 minutes and let us know if you have any discomforts.

●患者：知道了。谢谢！

Patient: I see. Thank you!

▲护士：还有别的事需要我帮忙吗？

Nurse: Is there anything else I can do for you now?

●患者：暂时没有了。谢谢！

Patient: Nothing else. Thank you!

六、皮下注射法（Subcutaneous Injection）

【病例 Case】

6床，海伦·尼玛，女，55岁，商人。

The patient in Bed 6, Helen Nima, is a 55-year-old business woman.

因口渴、多饮、多尿、疲乏约2个月，拟“2型糖尿病”收入院。

She presented with increasing thirst, polydipsia, polyuria and fatigue for about 2 months, and was admitted due to “Type 2 Diabetes”.

医嘱：人胰岛素注射液 8 U H tid 餐前30 min。

Doctor’s order: human insulin injection 8 units H tid 30 minutes before a meal.

【护理操作会话 Dialogs for Nursing Action】

▲**护士：**您好，我是您的护士，我姓陈。能告诉我您的全名吗？

Nurse: Hello, I’m your nurse, Ms. Chen. Would you tell me your full name?

●**患者：**您好，陈护士。我叫海伦·尼玛。

Patient: Hello, Ms. Chen. I’m Helen Nima.

▲**护士：**您知道您得的是什么病吗？

Nurse: Do you know your diagnosis?

●**患者：**最近我总觉得口渴，小便很多。尽管食欲很好，我的体重却减轻了，而且整天都觉得累。医生说我得了糖尿病。

Patient: Recently I’ve been feeling very thirsty and passing a lot of urine. I’ve lost weight despite my good appetite, and I feel tired all the time. My doctor told me that I had suffered from diabetes.

▲**护士：**是的。糖尿病是种慢性病。目前还没有治愈的办法，但可以控制病情。除了坚持控制饮食和定期运动外，胰岛素注射是很重要的治疗方法之一。医生给您开了人胰岛素注射液注射。

Nurse: Yes. Diabetes is a chronic disease. At present, it can’t be cured. However, it can be controlled. Besides sticking to a special diet and having some regular exercises, insulin injection is one of the important treatment options. Your doctor ordered human insulin injection for you.

●**患者：**谢谢！

Patient: Thank you!

▲**护士：**因为注射胰岛素会导致血糖过低，所以注射前必须准备好饭。您现在有午餐了吗？

Nurse: Since insulin can cause hypoglycemia, you need to prepare your meal before injection. Is your lunch ready now?

●**患者：**准备好了。

Patient: Yes, it is ready.

▲**护士：**很好！您现在头晕吗？

Nurse: Good. Do you feel dizzy now?

●**患者：**没有。

Patient: No.

▲**护士：**现在请卷起袖子，露出您的上臂，我给您消毒皮肤，您可能会觉得有点凉。

Nurse: Now, please roll up your sleeve and show your upper arm. I am going to sterilize your skin and you will feel a little cold.

●**患者：**好的。

Patient: That will be fine.

▲**护士：**我准备进针了，会有一点儿痛，请您的手不要动。好，针打完了。

Nurse: I'm going to insert the needle. You will feel a little prick. Please don't move your arm. OK, it's all done.

●**患者：**谢谢您！陈护士。

Patient: Thank you! Ms. Chen.

▲**护士：**不用谢。别忘了30 min后吃午餐。如果感到有头晕、出冷汗等不适，请立即通知我们。

Nurse: You are welcome. Don't forget to have your lunch 30 minutes later. If you are not feeling well such as feeling dizzy or sweating, please inform us immediately.

●**患者：**知道了。

Patient: I know.

▲**护士：**还有什么需要我帮助的吗？

Nurse: Is there anything I can do for you now?

●**患者：**暂时没有了，谢谢！

Patient: Nothing else. Thanks!

▲**护士：**好好休息，祝您早日康复！

Nurse: Have a good rest. I hope you recover soon!

七、卧床患者更换床单法（Changing an Occupied Bed）

【病例 Case】

7床，乔治·威尔逊，男，58岁，中学教师。

The patient in Bed 7, George Wilson, is a 58-year-old, high school teacher.

胃部手术后第1天，患者半坐卧位，留置有胃肠减压管、导尿管各一条。伤口有些渗血和渗液，床单及被套有一小部分被沾湿，需要更换。

On the first day post-operation for gastric surgery, the patient is in semi-Fowler position, with a nasogastric tube and a urethral catheter. The occupied bed needs to be changed because a part of the sheet and quilt-cover are soiled with blood and drainage from the incision.

【护理操作会话 Dialogs for Nursing Action】

▲护士：威尔逊先生，您好，我是您的护士，我姓陈。

Nurse: Hello, Mr. Wilson. I am your nurse, Ms. Chen.

●患者：您好，陈护士。

Patient: Hi, Ms. Chen.

▲护士：威尔逊先生，您现在感觉怎么样？伤口还痛吗？

Nurse: How are you now, Mr. Wilson? Is your incision painful?

●患者：比昨天好些了，不过感觉伤口还是有点痛。

Patient: I am feeling better than yesterday. But still a little bit painful.

▲护士：别担心。现在是您手术后第1天，有点不舒服是正常的。或许您可以做一下深呼吸，这样您会舒服些。让我看看您的伤口与引流管的情况，好吗？

Nurse: Don't worry. On the first day after surgery, it is normal to feel a bit uncomfortable. Perhaps if you take some deep breaths, that will help. May I take a look at your incision and the drainage tubes?

▲患者：好的。

Patient: Alright.

▲护士：伤口有些渗血和渗液，床单及被套有一小部分被弄脏了。您不用担心，刚做完手术的伤口会有少许渗血和渗液，这是常有的事。我马上通知医生来为您换药。等医生换好药，我来帮您换套干净的床单及被套，这样您会舒适些。您稍等一会儿，我马上回来。

Nurse: Your incision has some discharge that has gotten on the sheet and quilt-cover. Don't worry. This is often the case. I will call the doctor to change your incision dressing right now. After the dressing has been changed, I will change your sheet and quilt-cover. Then you will be more comfortable. I will leave you now, but return shortly.

▲患者： 好的。

Patient: OK.

（换药后）

(After the dressing has been changed)

▲护士： 威尔逊先生，您好！医生已给您的伤口换好药了。现在我准备帮您换床单及被套。您刚做完手术，暂时起不了床。不用担心。您不必下床，我会告诉您怎样配合。我先稍摇平些床头，这样方便操作，现在这样躺着可以吗？

Nurse: Hi, Mr. Wilson. Now that your doctor has changed the incision dressing for you, I will change your sheet and quilt-cover. You cannot get up just after the operation. Don't worry. You don't have to get out of bed. I will tell you how you can help. First I will slowly lower the head of bed for convenient practice. Are you feeling alright now?

▲患者： 挺好的。

Patient: I am fine.

▲护士： 我现在将您的引流管固定在左侧，这样方便操作。来，您将手放在胸前，两腿屈起，先移至我这边，然后我协助您转身到左侧。侧身时手可扶住床栏，这样容易翻身些。我先帮您更换右侧。

Nurse: Now I will attach your drainage tubes to the left side of the bed for convenience. Please cross your arms on your chest and bend your knees. Then move towards me. I will help you to turn onto your left side. It is easier if you grab the rail. I will change the sheet on the right side of the bed first.

▲患者： 好的。

Patient: Alright.

▲护士： 好，我这侧床单已换好，您现在可躺平，然后慢慢移动到已换好床单的这一侧来，我再准备帮您换对侧。来，慢慢来，需要我帮您吗？

Nurse: Done. You can now lie on your back, then slowly turn over to the changed side of the bed so I can finish changing the other side of the bed. Just slowly. Do you need some help?

▲患者： 不用，谢谢！我可以慢慢移动。

Patient: No, thank you. I can move slowly.

▲护士： 刚才您慢慢移动的方法很好。做完手术后要多在床上活动，这样可以促进胃肠功能恢复。现在我将您的引流管再固定到已换好的那一侧。我准备换另一侧了。好，床单已换好，您再慢慢移动到床中间来吧。挪动身体时要小心些。我已将您的2条引流管重新固定在最佳位置了。注意不要压住或牵拉引流管，以免造成不通畅或脱出，

否则就要重插了。如果遇到什么问题，随时告诉我。

Nurse: It's very good to move as slowly as you did. Movement in bed after surgery is good for the recovery of normal bowel movement. Now I will attach the tubes to the changed side of the bed and change your sheet. Done. You can move to the middle of bed slowly. You should be cautious while moving. I have attached your tubes at the best locations. Please don't press or pull the tubes, for that could cause a blockage or the tubes could slip out and then need to be re-inserted. If there are problems, let me know.

▲患者： 好的，谢谢您提醒，我会按您说的去做。

Patient: Well, thanks for the reminding. I will follow your instructions.

▲护士： 现在帮您换被套，您躺着就行了，有没有不适？

Nurse: Now I will change the quilt-cover. Just lie still. Are you experiencing any discomfort?

▲患者： 没有。

Patient: No.

▲护士： 麻烦您帮忙抓住污被套上端，我要把被子撤出来。谢谢！我现在把清洁被套铺在上面，将被子取出后放入清洁被套内。请抓住清洁被子，我要撤去污被套。谢谢！

Nurse: Please help me by holding on to the upper part of the soiled quilt-cover as I pull the quilt out. Thanks. I'm now placing the new quilt-cover on top. I will put the quilt inside. Please hold on to the clean bedding while I pull the soiled quilt-cover out. Thank you for your help.

▲患者： 好的。

Patient: OK.

▲护士： 被套已换好了。现在要帮您换枕套。麻烦您抬一下头，我把枕头拿出来。

Nurse: Done. Next I'd like to change your pillowcase. Please raise your head so I can remove the pillow.

▲患者： 好的。

Patient: OK.

▲护士： 来，再抬一下头，将枕头放回去给您。现在整个床单位的被服均已换好了。我再帮您将床头摇高些，尽量保持半坐卧位，这样有利于呼吸和引流。现在这样躺着舒服吗？还有没有其他需要？

Nurse: Now if you can raise your head a little bit, I'll place the pillow under your head. Done. I will raise the head of bed, so as to put you in a semi-Fowler position. This position helps breathing and drainage. Are you comfortable now? Is there anything you need?

▲**患者：** 挺舒服的，暂时没有其他需要了，谢谢您！

Patient: I am fine. No, thank you.

▲**护士：** 不客气。那您好好休息。有事可按呼叫器，我们也会经常过来看您的。

Nurse: You are welcome. I will leave you now so that you can rest. Please call us with the call signal if you need any help. We will be coming by on a regular basis and see you often.

八、血压的测量（Assessing Blood Pressure）

【病例 Case】

8床，比尔·戴维斯，男，50岁，经理。

The patient in Bed 8, Bill Davis, is a 50-year-old manager.

主诉：头痛、头晕5年，加重2天。

CC: Headache, dizziness for 5 years with deterioration for 2 days.

体格检查：T 36.2 ℃，P 110次/min，R 26次/min，BP 180/120 mmHg，身高176 cm，体重90 kg。心尖搏动位于左侧第6肋间锁骨中线外1 cm，心率110次/min，律齐，主动脉瓣区第二心音亢进，可闻及收缩期杂音。

PE: T 36.2 ℃，P 110 times/minute，R 26 times/minute, BP 180/120 mmHg, height 176 cm, weight 90 kg. Point of apex impulse locates at 1 cm left to the 6th midclavicular line, heart rate 110 times/minute, regular rhythm, loud aortic valve second heart sound with systolic murmur.

因头痛、头晕5年加重2天，拟“原发性高血压”入院。

He had headache, dizziness for 5 years with deterioration for 2 days, and was admitted for “Essential Hypertension”.

医嘱：严密观察血压变化，测血压 qh。

Doctor’s order: Closely monitor blood pressure with hourly measurement.

【护理操作会话 Dialogs for Nursing Action】

▲**护士：** 您好！我是您的护士，我姓陈。能告诉我您的全名吗？

Nurse: Hello, I am your nurse, Ms. Chen. Could you tell me your full name please?

▲**患者：** 早上好！我叫比尔·戴维斯。

Patient: Good morning! My name is Bill Davis.

▲**护士：** 戴维斯先生，现在感觉怎样？头痛、头晕好些了吗？

Nurse: Mr. Davis, how are you now? Have your headache and dizziness got better?

▲**患者：** 谢谢关心！比刚入院时好些了，不过还是有些头痛、头晕。

Patient: Thank you for asking. I am still feeling dizzy and having a headache, but better since admission.

▲**护士：**哦，这头痛、头晕与您的高血压有关。医生已针对您的病情给予相关的治疗。您不用太担心，慢慢会好转的。我们将每小时给您测量一次血压，以观察疗效。请问您入院前多长时间测量一次血压？平时血压情况如何？

Nurse: Oh, your headache and dizziness are related to your hypertension. The physician has ordered the treatment for you. Don't worry. You will get better gradually. We will measure your blood pressure every hour to evaluate the treatment. Before admission to the hospital how often/frequently did you take your blood pressure? What is your blood pressure usually?

▲**患者：**我5年前就被诊断为高血压，也有吃药，但因工作忙碌经常不规律吃药。有时在家自己量血压，血压时高时低，一般在160～180/95～120 mmHg之间。

Patient: 5 years ago, I was diagnosed with hypertension and treated by medications. However, I don't take them as prescribed because of my busy schedule. Sometimes I take my blood pressure at home. It fluctuates between 160–180/95–120 mmHg.

▲**护士：**这血压挺高的。可能与您没有遵医嘱服药有关。通常像您这样的高血压是需要规律用药和健康生活方式来控制的。您应该关爱您的身体。不能因为工作忙碌而忘记吃药。请问这30 min内您有无剧烈运动或有无情绪激动等情况？

Nurse: Those blood pressure readings are high. This is probably because you have not been taking the medications as prescribed. Usually high blood pressure like yours can be controlled with regular medication and a healthy lifestyle. You should take care of yourself. Don't forget to take medications as you are busy. Did you have any strenuous activity or mood swing in the past 30 minutes?

▲**患者：**没有，我一直躺在床上休息。

Patient: No. I had been lying in bed.

▲**护士：**很好！现在您要多休息，避免过度劳累、剧烈运动和情绪激动。同时还要控制体重，这样对控制血压有好处。来，我帮您量血压，我先将床头放平，这样测量会准确些。您这样躺会不舒服吗？

Nurse: Perfect! You should have adequate rest, and avoid exhaustion, strenuous activity or mood swing. Meanwhile, weight control is good for your blood pressure as well. Let me lower the head of your bed before taking your blood pressure. It is more accurate. Any discomfort?

▲**患者：**不会。

Patient: No more discomfort in this position.

▲**护士：**我帮您卷起衣袖，扎上袖带，这样绑会不会太紧？

Nurse: Let me help you roll up your sleeve and I will put the cuff on your arm. Is it too tight?

▲患者：还好！

Patient: I am fine.

▲护士：我待会要给袖带充气和放气，可能会给您带来一点不适。您放松点，不要讲话，身体不要移动，这样测量会准确些。

Nurse: I will pump the bulb and then release air from the cuff, causing a feeling of pressure and perhaps a bit discomfort. If you can rest quietly, not to talk or move, the reading will be more accurate.

▲患者：好的。

Patient: Alright.

▲护士：血压已经测好了，160/100 mmHg，比您刚入院时好多了，不过还是偏高，所以还是要继续抗高血压治疗，严密观察血压变化。我待会儿会做好记录并将测量结果告诉医生。您知道导致高血压的危险因素有哪些吗？

Nurse: Done. Your blood pressure is 160/100 mmHg. It's lower than the reading on admission, but it is still elevated. Anti-hypertensive treatment with closely monitoring should be continued. I will document your blood pressure, and keep the doctor informed. Do you know the risk factors for hypertension?

▲患者：不是很清楚，我只知道我爸爸也有高血压，是否与这也有关？

Patient: Not that I know exactly. I know my father has hypertension. Is it related?

▲护士：是的。高血压家族史是其中一个危险因素。此外，不良生活方式如长期过于紧张劳累、缺乏运动、吸烟、过多喝酒、肥胖等也是很重要的危险因素，在平时生活与工作中要尽量避免。您有吸烟、喝酒吗？

Nurse: Yes, family history is one of the risk factors. Other risk factors include a stressful lifestyle, lack of exercise, smoking, alcoholism, and obesity. Please avoid them in your daily life. Do you smoke or drink?

▲患者：没有。

Patient: I don't smoke or drink.

▲护士：那就很好。还要记住刚才与您说的要按时吃药、定期测量血压、定期复查、避免剧烈运动或情绪激动等。只要保持健康的生活方式，您的血压是可以控制好的。请多保重！

Nurse: Great. Please remember to have medications on time, measure blood pressure regularly, and avoid strenuous activity or mood swing. Your blood pressure can be under control with a healthy lifestyle. Take care!

▲患者：原来是这样，以后我会更加注意服药和生活方式。谢谢您！

Patient: I see. I will pay more attention to my medication and lifestyle. Thank you!

（陈玉英　吴丽萍　万丽红　曹素贞）

附录Ⅲ

课堂用语实例（汉英对照）

一、上课开始时（At the Beginning of a Lesson）

【基本问候 Basic Greetings】

教师：同学们，你们早上/中午/晚上好！很高兴见到你们！你们都好吗？

Instructor: Hello/Good morning/Good afternoon/Good evening, everyone! Nice to see you! How are you today?

学生：也很高兴见到您！我们都好。谢谢！

Students: Nice to see you too! We are fine. Thank you!

【相关例句 Related Sample Sentences】

我很高兴见到你们。

I'm pleased/glad/happy to see you.

能和大家见面我很高兴。

I'm delighted to meet you all.

【假期归来后的问候 Greetings after a Holiday】

教师：很高兴又见到你们，暑假过得怎样？

Instructor: Nice to see you again. How was your summer vacation/holiday?

学生：过得不错。您呢？

Students: It was great. What about yours?

教师：我也过得很开心。

Instructor: It was great too. I had a lot of fun/a good time/a great time.

【相关例句 Related Sample Sentences】

很高兴寒假后见到你们。春节过得愉快吗？

Glad to see you all after the winter vacation. Did you enjoy your Spring Festival?

周末过得开心吗？

Did you have a nice weekend?

昨天是圣诞节，过得开心吗？

It was Christmas yesterday. Did you have a good time?

假期过得怎样？好玩/有趣吗？

How was your holiday? Did you have fun?

【新教师的自我介绍 New Instructors' Self-introduction】

教师：同学们，早上好！上课前我先介绍一下自己。我姓李，是你们的老师。

Instructor: Good morning! Before starting our lesson, let me introduce myself first. I'm Ms. Li, your instructor/teacher.

学生：李老师，早上好！

Students: Good morning, Ms. Li!

【相关例句 Related Sample Sentences】

首先，我介绍一下我自己。

First of all, I would like to introduce myself.

我猜大家很想了解一下我的情况。好吧，我叫……

I guess you would like to know something about me. OK, I am… .

从现在开始，我教你们基础护理学。

From now on, I'll teach you Fundamentals of Nursing.

我们将一起上基础护理学这门课程，课程持续两学期。

We'll be working together for 2 semesters in the course of Fundamentals of Nursing.

【课程要求 Curriculum Requirements】

1. 基础护理学是必修课而不是选修课。

Fundamentals of Nursing is a required course, not an elective course.

2. 要求学生积极参与课堂教学活动，如小组讨论等。

Students are required to participate in class activities actively such as group discussion.

3. 我示范时，你们应该做些笔记，这有助于你们复习。

While I'm demonstrating, please take some notes. They will help you a lot when you go over your lessons.

4. 你们要多花些时间练习护理操作。

You ought to/should spend some more time practising the nursing procedures.

5. 学习基础护理学的最好方法是多练习。

The best way to learn Fundamentals of Nursing is to practise more.

6. 你们课后应多练习基本护理技能。

You should practise the essential nursing skills regularly/frequently after class.

7. 记住，熟能生巧。

Remember, practice makes perfect.

8. 本课程成绩包括平时成绩（20%）和期末考试成绩（80%）。平时成绩包括书面作业、出勤等。期末考试成绩包括书面考试（50%）和护理操作考试（30%）。

The evaluation of this course includes grades for regular class activities/performance (20%) and final exam (80%). The former includes/covers written assignments, class attendance, etc; the latter includes a written/paper test (50%) and a nursing procedures demonstration/performance (30%).

9. 要求课堂上口头汇报。

Oral presentation will be required/given in class.

10. 要求学生完成小组作业。

Students are required to carry out a group project/complete some team work.

11. 不超过5个学生组成一组来完成作业。

Students will be divided into small groups of 5 or less to work on the project.

12. 每个小组书写一份提案，课堂上汇报后上交。

The group will be expected to draw up a proposal, present it in class and submit it.

13. 要求学生完成个人论文，字数限定在2000到2500字。

Students are required to write an individual paper. The total word limit is between 2000 to 2500 words. / Students are required to write a paper of 2000 to 2500 words independently.

二、上课过程中（During a Lesson）

【复习旧课 Review the Previous Lesson】

1. 还记得上节课我们学过什么吗？

Do you still remember what we have learned in the previous lesson?

2. 上周一/上星期我们学了什么？有人记得吗？

What did we learn last Monday/ last week? Anyone still remembers?

3. 谁愿意说说？好吧，小明，你来讲讲。

Would anyone like to say something about it? Yeah, Xiaoming, please.

4. 上星期我们学了注射原则，我们先来复习一下。

Last week in our lesson, we learned the principles of injection. Let’s go over it first.

【导入新课 Move on to a New Lesson】

1. 我们已经学完了第七章，现在我们进入第八章的学习。

We have finished Chapter Seven, and we are now moving/going to Chapter Eight.

2. 让我们转到第八章的学习。准备好了吗？

Let’s move on to Chapter Eight. Are you ready?

3. 今天，我们将继续学习上次课剩下的内容。

Today, we'll continue with what we left over last time.

4. 今天，我们学习新的一章。

Today, we are going to learn a new chapter.

5. 今天，我们继续学习第三节。

Today, let's go on with Section Three.

6. 今天，我们的课题是如何执行注射法。

Today, our topic is how to administer injections.

7. 让我们继续讨论静脉注射法。

Let's continue to discuss intravenous injection.

8. 我们开始学新课："生命体征的评估"。

Let's start a new lesson: "Assessing Vital Signs".

9. 现在我们来讲"冷热疗法"。

Now we are going to talk about "Heat and Cold Therapy".

【课程目标 Course Objectives】

1. 这些是今天课程的学习目标。

These are the learning objectives for today.

2. 请看今天的学习目标。

Let's see today's learning objectives.

3. 学完这节内容，学生将学会正确测量血压。

At the end of this section, the students will be able to take blood pressure correctly.

4. 课程结束时，学生应能够给医院感染、无菌技术等下定义。

By the end of the course, the students should be able to define Nosocomial Infection, Aseptic Technique, etc.

5. 学生在实验课中将能正确运用无菌技术原则，包括无菌手套的使用、建立无菌区及将无菌物品加入无菌区内。

The students will correctly apply the rules of aseptic techniques to a lab exercise involving the application of sterile gloves, the creation of a sterile field, and the addition of sterile items to a sterile field.

6. 了解以下概念：皮内注射法、皮下注射法、肌内注射法。

Understand the definition of the following terms: intradermal injection, subcutaneous injection and intramuscular injection.

7. 掌握皮内注射、皮下注射、肌内注射的操作方法。

Master the nursing procedures including intradermal injection, subcutaneous injection and intramuscular injection.

8. 熟悉皮内注射、皮下注射、肌内注射的区别。

Be familiar with the difference between intradermal injection, subcutaneous injection and intramuscular injection.

9. 完成这课程/章/节后，学生能够：

Upon completion of this course/chapter/section, the students will be able to:

（1）给列出的主要术语下定义。

Define the key terms as listed.

（2）解释以下概念，包括……

Explain the following concepts: … .

（3）描述护理程序的步骤。

Describe the steps of nursing process.

（4）列出……的结构。

List the structure of … .

（5）分析影响……的因素。

Analyze factors affecting of … .

（6）提出……的策略。

Propose strategies for … .

（7）应用……理论于……

Apply…theory to … .

（8）比较A和B。比较C、D与E的区别。

Compare A with B. Compare/contrast C, D and E.

【指明重点 Point out Emphasis】

1. 在今天的课堂上，我将强调给药原则。

In today's lesson, I'll highlight/focus on the medication principles.

2. 这节课的重点是给药原则。

Medication principles will be emphasized in this period/lesson.

3. 今天，我们重点学习注射原则。

Today, we will pay special/close attention/attach great importance to the injection principles.

4. 最重要的内容是安全给药原则。

The most important content/issue is the principle of safety in administering medications.

5. 请给注射原则加上三角号，以表示重点。

Please give the injection principles a triangle mark, which means it is very important. / Please mark the injection principles with a triangle, so as to highlight its importance.

6. 这一点很重要，因为它告诉我们怎样安全给药。

This is a very important point because it tells us how to administer medications safely.

7. 请注意查对“五对”，即“在正确的时间采用正确的途径给正确的患者正确的药物和药物剂量”。

Please pay attention to the “Five Rights”, that is “to give the right drug to the right patient in the right dose by the right route at the right time”.

8. 做皮试时记住不要用碘酊消毒注射部位。

Remember not to sterilize the injection site with iodine when you administer skin anaphylactic test.

9. 请注意，吸药时不要触及活塞体部。

Attention, please. While withdrawing a drug, don’t touch the plunger body of a syringe.

【课堂活动 Class Activities 】

（一）讲授法 Lecture Method

1. 首先，我给大家讲一个有关佛罗伦斯·南丁格尔的故事。

First of all, I’ll tell you a story about Florence Nightingale.

2. 大家知道，克里米亚战争中的“提灯女神”南丁格尔是现代护理学的创始人。

As we all know, Nightingale, the “Lady with the Lamp” of the Crimean War, was the founder of modern nursing.

3. 上课前，我给大家讲一个关于青霉素过敏的例子。

Before starting today’s lecture, I would like to tell you a story about penicillin allergy.

4. 首先让我举几个关于给药的例子。

Let me share/take some examples of administering medications first.

5. 此外，目前大多数注射器都是一次性的，因此注射器必须密封良好而且在有效期内。

In addition, most syringes used today are disposable. So it must be sealed well and within the expiration date.

6. 另一方面，护士应该……

On the other hand, the nurse must… .

7. 现在我们看看怎样自安瓿或密封瓶内抽吸药液。

Now let’s see how to withdraw medication from an ampule or vial.

（二）谈话法/提问法 Conversation Method/Questioning

1. 哪位同学能告诉我青霉素过敏反应的发生机理？

Who can tell me the mechanism of penicillin allergic reaction?

2. 杰克，你怎么想的？

What do you think about it, Jack?

3. 杰克，你有其他看法或异议吗？

Do you have any other opinions/objections, Jack?

4. 杰克，你想说些什么吗？

Do you want to say something, Jack?

5. 一旦患者发生过敏性休克，你要先怎么做？

Once the patient suffers anaphylactic shock, what will you do first?

6. 你知道怎样遵守无菌原则吗？

Do you know how to observe aseptic principles?

7. 你知道“导尿术”的定义吗？你怎么定义“导尿术”？

Do you know the definition of Urethral Catheterization? How do you define “Urethral Catheterization”?

8. 正常体温的范围是多少？

What is the range of normal body temperature?

9. 你有没有更好的方法与大家分享一下？

Do you have any better ways to share with us?

10. 有哪位同学知道怎样用热水袋吗？——我知道。——好吧，请说。

Does anyone know how to use a hot-water bag? —I do. —OK, go ahead.

11. 谁知道答案？

Who has/knows the answer?

12. 请同学们各抒己见吧。

Please air your views/express your thoughts/ideas/opinions.

13. 每位同学的发言时间是5 min。

5 minutes for each presentation.

14. 请上讲台发言吧。

Please come to the stage/platform for your presentation.

15. 知道答案的同学请举手。

If anyone knows the answer, please raise your hand.

16. 哪位同学想试一下？请举手。

Who would like to have a try? Please put up your hand.

17. 对于杰克的回答，你是怎么想的？

What do you think of Jack's answer?

18. 对于杰克的回答，你有什么看法？

What's your opinion about Jack's answer?

19. 对于杰克的方法，你觉得怎样？

How do you feel about Jack's method?

20. 如果你是这个护士/患者，你的第一反应是什么？

If you are/were the nurse/patient, how do/would you respond first?

21. 如果事情发生在你的身上，你还能做什么？

If this case happened to you, what else could you do?

22. 请仔细看肌内注射法的录像，然后回答以下问题。

Please watch the video of intramuscular injection carefully, and then answer the following questions.

23. 你为什么这么说？

Why do you say so/that?

24. 能告诉我……的原因吗？

Would you tell me why…?

25. 你怎么知道的？

How did you know it?

26. 你能想出个方法来解决这个问题吗？

Can you come up with a way to handle this problem?

27. 现在我给大家看几幅图，请告诉我……

Now I'll show you some pictures. Please tell me… .

（三）讨论法 Discussion Method

1. 让我们针对这个问题进行讨论。

Let's discuss this topic/have a discussion on this topic.

2. 5 min自学，然后和你的同伴讨论。

5 minutes for your self-study, and then discuss with your partner.

3. 我想我们最好讨论一下。

I think we had better have a discussion.

4. 我想到办法了。

I've got an idea.

5. 我正试着为患者找个新方法。

I'm trying to find a new treatment for the patient.

6. 我想，能否给患者用冰袋。

I wonder whether/if I can give the patient an ice bag.

7. 谢谢你让我加入你们组。

Thank you for allowing me to join your group/taking me into your team.

8. 需要我帮忙吗？

What can I do for you?

9. 我猜你还没找到答案吧。

I guess you haven't found the answer.

（四）读书指导法 Reading Tutoring Method

1. 图书馆有很多英文版的护理书籍，你们有空可以到图书馆查阅。

There are many nursing books in English in our library. You can go there to consult them when you are free.

2. 如果你想了解专科护士的执业标准，请上网查资料。

If you want to know the qualifications/professional standards for clinical nurse specialist, please search on the Internet.

3. 如果你想了解更多有关护理专业的发展，请到图书馆查资料。

If you want to know more about the development of the nursing profession, please go to the library.

4. 如果你想获得第一手资料，你可以亲自做个调查。

If you want to get the first-hand data, you can conduct a survey by yourself.

（五）演示法与练习法 Demonstration Method and Exercising Method

1. 哪位同学愿意出来示范测量血压？有没有自愿的？

Who would like to demonstrate taking blood pressure? Any volunteers?

2. 杰克，你来试试吧，没什么可怕的。

Come on, Jack, there is nothing to be afraid of.

3. 不要紧张，我相信你一定行。

Don't worry. I'm sure you can do it.

4. 别放弃，尽你自己最大的努力吧，慢慢来。

Don't give up. Just try your best and take your time.

5. 对于杰克测量血压的操作，同学们认为他做得怎样呢？

How did Jack do when he took the blood pressure?

6. 对于杰克的操作，请大家提出改进意见和建议。

Please give Jack some suggestions and comments so he can improve.

7. 你这个护理操作做得很好，让我们掌声鼓励。

You did a good job in this nursing procedure. Let's give him a big hand please.

8. 别灰心，再试一次，记住别再犯同样的错误了。

Don't lose your confidence. Try again and remember not to make the same mistake.

9. 你的操作不够熟练，课后要加强练习。

Some of the procedures have not been well done yet. You need more practice after class.

10. 我觉得你的护理操作进步不小，继续努力。

I think you are making a lot of progress in nursing procedures. Keep on practising.

（六）角色扮演法 Role Playing Method

1. 我们将对这个病例进行角色扮演。

We are going to role play the case.

2. 现在找两位同学进行角色扮演，一位扮演患者，另一位扮演护士，谁愿意？

I need two volunteers for role playing, one as a nurse and the other as a patient. Who are willing to do it/want to have a try?

3. 我们开始角色扮演，约翰扮演患者，朱蒂扮演护士。

Let's start the role-playing game with John as the patient and Judy in the role of the nurse.

【了解学生对讲课的反应 Getting Students' Responses to the Class】

1. 你们能看清黑板/投影上的字吗？

Can you see the words on the blackboard/screen?

2. 坐在后座的同学能看清字吗？

For those sitting in the back, can you see the words clearly?

3. 大家都能听清我的声音吗？

Can you all hear me?

4. 同学们都清楚或明白我讲的课吗？

Are you all clear?/Do you understand what I said?

5. 大家都理解了吗？

Does this make sense to everybody?

6. 大家听懂我的意思了吗？

Have you got/caught my idea?

7. 你们明白我的意思了吗？

Have you got what I meant?

8. 你确定明白我的话了吗？——是的。我明白了。

Are you sure you've got my point? —Yes, I've got it.

【回应学生的回答 Giving Feedback to Students' Answers】

1. 很好/对/是的/正确/非常准确。

Very Good/Right/Yes/Correct/Exactly.

2. 真是太好了。

That's great/wonderful/fantastic.

3. 说得好/不错/好主意。

That's it./It sounds good./Good idea.

4. 你做得太棒了。

You did a good/great job.

5. 你回答得太棒了。

Your answer is terrific.

6. 做得好，祝贺你！

Well-done! Congratulations!

7. 别紧张。你已经进步很大了。

Take it easy. You've made great progress.

8. 你有了很大的进步。

You've improved quite a lot.

9. 你这次做得好多了。

It's much better this time.

10. 我不这么认为。

I don't think so.

11. 我不同意你的看法。

I don't agree with you.

12. 你的回答还没答到点子上。

Your answer doesn't come to the point.

13. 来，再试试。

Come on, try it again.

14. 对，就这样做。

That's the way to do it.

15. 不要害怕出错。试试吧。尽力吧。

Don't be afraid of/worry about making mistakes. Just try. Do your best.

16. 相信自己，并没有想象的难。

Trust yourself. It's not as difficult as it looks.

17. 你能用英语说说吗？

Would you express yourself in English?

18. 这问题有点难，课后好好想想。

This question is a little bit difficult. Try to think about it after class.

19. 你的操作不够理想，我想你需要多些练习。

You didn't have a good performance. I think you need more practice.

【课堂控制 Controlling the Class】

1. 好了。时间关系，就讲到这。其他还没有发言的同学，下次再发言吧。

Well, since time is up, we are going to stop here. For those who haven't made a speech, we will do it next time.

2. 现在请停止讨论，请听听露西的看法。

Stop discussing now. Let's listen to Lucy's opinion.

3. 其他同学发言的时候请不要打扰，要认真听。

Don't interrupt and listen carefully when another student is speaking.

4. 请合上课本。

Please close your books.

5. 请看黑板/投影。

Please look at the blackboard/screen.

6. 请把课本翻到20页。

Open your books and turn to page 20.

7. 现在给你们10 min的准备时间。

Now you have 10 minutes for preparation.

8. 让我们回到“饮食与营养”这个主题上来。

Let's come back to our main topic, Diet and Nutrition.

9. 吉米，现在轮到你了。

Now Jimmy, it is your turn.

三、课堂结束前（Before Ending a Lesson）

【课堂总结 Summing up a Lesson】

1. 只剩下5 min了，我们总结一下今天学过的内容吧。

We have only 5 minutes left. Let's sum up what we have learned today.

2. 总之，过敏性休克是会危及生命的！在使用青霉素前，询问过敏史是很重要的。

In a word, anaphylactic shock can be life-threatening! Before administering penicillin, it is important to ask about the patient's allergy history/ask the patient about his/her allergy history.

3. 总之，无菌技术对于感染预防与控制是十分重要的。

In conclusion/In short/In brief/In a word/All in all, aseptic techniques are very important to the infection prevention and control.

4. 我们来做些练习检测今天学过的内容吧。

Let's review/check up on/go over what we have learned today by doing some exercises.

【布置作业/参考文献 Giving Assignments/References】

1. 以下是本课的参考文献，你们可以拷贝或在网上浏览。

The following is a list of references for today's lesson. You can copy or browse them on the Internet.

2. 差不多下课了，请记下你们的作业。

It is almost the end of our lesson. Please write/note down your homework.

3. 第一题是个人作业，第二题是小组作业，每3到4位同学一组。

The first question is for individual homework. The second one is for group teamwork, with 3 or 4 students per group.

4. 请写一篇关于注射法的文献综述。

Please write a literature review about/on injections.

5. 下周二交作业。

Hand in your assignments next Tuesday.

【通知考试/测验 Giving Information about the Test/Exam】

1. 七月份期末考试，包括书面考试和护理操作考试。

The final exams, including paper test and nursing procedures performance, are scheduled in July.

2. 学完这章将有一次书面考试。

We are going to have a paper test when we finish this chapter.

3. 本课程的期中考试时间定在6月18日。

The mid-term exam of this course is scheduled on June 18th.

4. 学完这章，我们来测验一下同学们是否已经掌握了。

We have finished this chapter. Let's have an exam to see whether you grasp it or not.

5. 请大家做好准备，离期末考试仅剩几天了。

Please get ready. The final exam is only several days away.

6. 如果想考试取得好成绩，请全面复习所有学过的内容。

If you want to get a good mark in the exam, please go over all we've learned.

7. 如果你想考好护理操作，请反复练习。

If you want to get a good score in the nursing procedure exam, please practise more.

8. 这张卷子总分是100分。

The total mark of this paper is 100.

【课堂结束 Dismissing a Class】

1. 对于这堂课，大家有疑问吗？

Do you have any questions on this lesson?

2. 如果对我的课还有问题，可以来问我。

If you have any questions on my lesson, please come to/contact me.

3. 如果有问题，请不要犹豫，尽管问我。

Please don't hesitate to ask me if you have any questions.

4. 请随便问我任何问题。

Please feel free to ask me any questions.

5. 还有其他问题吗？

Any other questions?

6. 你们完成作业有困难吗？

Do you have any problems in your homework?

7. 好，下课铃响了。

Well, there's/there goes the bell.

8. 再见！下次见。

Goodbye! See you next time.

9. 今天就讲这么多，周五见。

That's all for today. See you on Friday.

10. 今天就讲到这，周末愉快！

So much for today. Have a nice weekend!

（曹素贞　万丽红）

附录Ⅳ

本书常用医嘱缩写对照表

医嘱缩写	中文含义
qh	每小时1次
po	口服
qd	每天1次
bid	每天2次
H	皮下注射
iv	静脉注射
im	肌内注射
iv drip	静脉滴注
prn	必要时
Ast	皮肤过敏试验
st	立即执行

参考文献

［1］万丽红，陈妙霞．基础护理学基本技能（汉英对照）［M］．2版．广州：广东科技出版社，2017.

［2］李小寒，尚少梅．基础护理学［M］．7版．北京：人民卫生出版社，2022.

［3］尤黎明，吴瑛．内科护理学［M］．7版．北京：人民卫生出版社，2022.

［4］李乐之，路潜．外科护理学［M］．7版．北京：人民卫生出版社，2022.

［5］安力彬，陆虹．妇产科护理学［M］．7版．北京：人民卫生出版社，2022.

［6］李映兰，王爱平．护理综合实训［M］．北京：人民卫生出版社，2018.

［7］李海燕，张玲娟，陆清声．静脉血栓栓塞症防治护理指南［M］．北京：人民卫生出版社，2021.

［8］万丽红，谢晖，王翠丽．基础护理学［M］．北京：北京大学医学出版社，2023.

［9］复旦大学附属中山医院，空军军医大学附属西京医院，中日友好医院，等．静脉血液标本采集指南：WS/T 661—2020［S］．北京：中华人民共和国国家卫生健康委员会，2020.